高等学校"十四五"创新教材

供中西医结合类、中医学类、临床医学类等专业用

中医方药学

教育部高等学校中西医结合类专业教学指导委员会　组织编写

主　编　李　冀　钟赣生
副主编　（以姓氏笔画为序）
　　　　左铮云　刘树民　杨　桢　季旭明　胡素敏　胡晓阳
编　委　（以姓氏笔画为序）

马少丹（福建中医药大学）	王　茜（河北中医学院）
王均宁（山东中医药大学）	方向明（安徽中医药大学）
左铮云（江西中医药大学）	龙旭阳（河南中医药大学）
刘　敏（南京中医药大学）	刘立萍（辽宁中医药大学）
刘兴隆（成都中医药大学）	刘春慧（内蒙古医科大学）
刘树民（黑龙江中医药大学）	李　然（辽宁中医药大学）
李　冀（黑龙江中医药大学）	杨　桢（北京中医药大学）
杨　蕾（广州中医药大学）	杨力强（广西中医药大学）
张　晗（天津中医药大学）	张文风（长春中医药大学）
陈绍红（北京中医药大学）	季旭明（浙江中医药大学）
孟　拓（黑龙江中医药大学）	胡素敏（北京中医药大学）
胡晓阳（黑龙江中医药大学）	钟赣生（北京中医药大学）
姚凤云（江西中医药大学）	袁立霞（南方医科大学）
高　洁（云南中医药大学）	常惟智（黑龙江中医药大学）
黎同明（广州中医药大学）	

U0208200

人民卫生出版社

·北　京·

图书在版编目（CIP）数据

中医方药学/李冀，钟赣生主编. —北京：人民
卫生出版社，2022.10
ISBN 978-7-117-33692-5

Ⅰ. ①中… Ⅱ. ①李…②钟… Ⅲ. ①方剂学－医学
院校－教材 Ⅳ. ①R289

中国版本图书馆 CIP 数据核字（2022）第 183528 号

人卫智网	www.ipmph.com	医学教育、学术、考试、健康， 购书智慧智能综合服务平台
人卫官网	www.pmph.com	人卫官方资讯发布平台

中医方药学
Zhongyi Fangyaoxue

主　　编：李　冀　钟赣生
出版发行：人民卫生出版社（中继线 010-59780011）
地　　址：北京市朝阳区潘家园南里 19 号
邮　　编：100021
E - mail：pmph @ pmph.com
购书热线：010-59787592　010-59787584　010-65264830
印　　刷：三河市潮河印业有限公司
经　　销：新华书店
开　　本：787 × 1092　1/16　　印张：18
字　　数：438 千字
版　　次：2022 年 10 月第 1 版
印　　次：2022 年 12 月第 1 次印刷
标准书号：ISBN 978-7-117-33692-5
定　　价：59.00 元

打击盗版举报电话：**010-59787491**　E-mail：**WQ @ pmph.com**
质量问题联系电话：010-59787234　E-mail：zhiliang @ pmph.com
数字融合服务电话：4001118166　E-mail：zengzhi @ pmph.com

序

党的十八大以来，以习近平同志为核心的党中央把中医药工作摆在更加突出的位置，中医药教育发展取得显著成绩。党的二十大报告又进一步提出"促进中医药传承创新发展"。同时也应看到，中医药人才总体规模仍然不够，中医药人才培养结构亟需优化、培养质量亟待提升，具有中医药特色的人才培养模式仍需完善，迫切需要加快推进中医药教育改革创新，更好地发挥中医药教育在服务中医药传承创新发展和健康中国建设中的独特优势。

课程教材改革是中医药教育改革的核心，同时也是改革的难点。在现行的高等中医药本科教育课程体系中，中医药基础理论涵盖中医基础理论、中医诊断学、中药学、方剂学、内经、伤寒论、金匮要略、温病学等课程，采用学科式课程教学模式。在此教学模式下，各学科知识虽然具有较强的系统性和完整性，但学科内容之间存在过多交叉重复、知识逻辑推理欠缺等问题，学生在校学习时间的有限性与知识的无限性之间的矛盾也越来越突显。有鉴于此，教育部高等学校中西医结合类专业教学指导委员会提出构建中医药基础知识课程整合模式，组织编撰系列创新教材《中医基础学》《中医方药学》和《中医临床经典》。

本系列教材在整体观念的指导下，遵循中医药发展规律，坚持传承和创新相结合，注重科学性、系统性和实用性相统一，一方面对中医学基础理论知识的认知进行合理重组与构建，避免不必要的重复；另一方面适度融入中医理论最新研究进展，从现代科学视角诠释中医生命观，形成一种独特的知识架构，有利于构建中医知识推理逻辑，进而促进中医临床思维的形成。

我们希望本系列教材不仅可以激发临床医学类专业学生对中医药的学习兴趣，同时也可以帮助中西医结合类、中医学类和临床医学类专业本科生系统掌握中医药基础理论核心内容和牢固树立中医临床思维。希望本系列教材的出版，能够为教育部推广的"推进中医药课程教材体系改革""整合中医药课程内容"教学改革提供重要参考。

本系列教材建设凝聚了全国范围内各高等中医药院校和西医院校专家的心血和智慧，在此谨向有关单位和专家、同仁致以衷心的感谢！本教材属于创新教材，在编写过程中进行了重大改革，尽管所有组织者和参编者精益求精、臻于至善，但难免有不足之处，仍有一定的提升空间，敬请同道专家和广大师生提出宝贵意见和建议，以便今后进一步修订和提高。

教育部高等学校中西医结合类专业教学指导委员会 主任委员

北京中医药大学 校长

二〇二二年十一月一日

前　言

方以药成，遣药组方。中药学和方剂学是中医药理论体系中的重要组成部分，也是中医药学各专业的核心课程。两门课程知识相互贯通，相辅相成。

本教材各论部分的方药由详解与简释两部分组成。详解部分的知识容量不亚于任何一本单行的统编教材《中药学》和《方剂学》；简释部分的知识内容虽以简明扼要的文字呈现，但又不失重点、不漏难点。全书内容详略得当，主次分明，重点突出，基本涵盖了现行研究生统一招生考试和执业医师考试所必备的中药与方剂部分的全部考点、要点。

本教材的编写突出以学生为本，希望其在使用过程中，既减少记忆负担，提高学习效率，又能够学以致用，提高遣方用药的临证能力。同时也节约了教学资源，为授课教师提供更多的发挥空间。我们以"授之以渔"为准则，试图培养学生从被动"学方""学药"到主动"悟方""悟药"的兴趣和思维，回归高效、快乐的学习本质，这也是本教材编写之初衷。

本教材将中药学和方剂学知识有机地融合在一起，理论与实践相结合。方之于药后，药之于方中，使中药之气味、归经、功效等元素得以在方剂中更具象地展现和表达，加深和细化中药在临床运用中的理解，从而有效解决从"药"到"方"的衔接问题，冀以达到方药相融相通之境界。此即"医当论方，不当论药。当就方以论药，不当执药以论方"。

本书分为上、下两篇。上篇总论 11 章主要介绍方药发展史中重要古籍述略、中药的性能、方药配伍与组方法则、方剂与治法、方剂变化与药力等方药学理论相关内容。

下篇各论分为解表方药、泻下方药、清热方药、温里方药、补益方药、固涩方药、安神方药、开窍方药、理气方药、理血方药、平肝息风方药、祛湿方药、祛痰方药、消食方药、和解剂和其他类中药，共计 16 章。**共收录中药 368 味，方剂 322 首。其中详解中药 69 味，简析中药 299 味；详解方剂 54 首，简释方剂 268 首**。附有中药名称索引和方剂名称索引。

每章方药首冠概说，简述本章方药的概念、分类、适应范围、使用注意，以及遣药组方理论等。详解中药下列药名（汉字与拼音）、出处、来源（含拉丁名）、产地、药性、功效、应用、用法用量及部分中药的使用注意、鉴别用药、文献摘要、现代研究等项。详解方剂下列方名与方源、组成、用法、功用、主治、证治机理、方解、运用、方论选录、医案举例、实验研究、方歌、部分方剂之鉴别等项。

本教材中药部分上篇由钟赣生编写。下篇第一章第一节由陈绍红编写；第二章第一节由刘树民编写；第三章第一节由刘树民、胡素敏编写；第四章第一节由陈绍红编写；第五章第一节由常惟智、王茜编写；第六章第一节、第七章第一节、第八章第一节由王茜编写；第九章第一节由刘立萍编写；第十章第一节由杨蕾编写；第十一章第一节由刘立萍编写；第十二章第一节由高洁编写；第十三章第一节、第十四章第一节由刘敏编写；第十六章由刘敏编写。

本教材方剂部分上篇由李冀编写。下篇第一章第二节由左铮云、姚凤云编写；第二章第二节由杨桢编写；第三章第二节由季旭明、张晗编写；第四章第二节由胡晓阳编写；第五章第二节由孟拓、刘兴隆编写；第六章第二节由马少丹编写；第七章第二节由袁立霞编写；第八章第二节由方向明编写；第九章第二节由龙旭阳编写；第十章第二节由王均宁编写；第十一章第二节由黎同明编写；第十二章第二节由杨力强编写；第十三章第二节由李然编写；第十四章第二节由刘春慧编写；第十五章由张文风编写。

本教材中药部分定稿人为钟赣生，方剂部分定稿人为李冀，总定稿人为李冀。

为进一步提高本教材的质量，希望各中医药院校教师及广大读者提出宝贵意见，以便再版时修订。

《中医方药学》编委会

2022 年 7 月

目 录

上 篇

第一章 方药发展史中重要古籍述略 2

第二章 方药分类 8
    第一节 中药分类 8
    第二节 方剂分类 9

第三章 中药的产地与采集 11
    第一节 中药的产地 11
    第二节 中药的采集 12

第四章 中药的炮制 13
    第一节 中药炮制的目的 13
    第二节 中药炮制的方法 14

第五章 中药的性能 17
    第一节 四气 17
    第二节 五味 18
    第三节 升降浮沉 20
    第四节 归经 21
    第五节 中药的毒性 23

第六章 方药配伍与组方法则 26
    第一节 七情配伍 26
    第二节 组方法则 27

第七章 中药的用药禁忌 31
    第一节 配伍禁忌 31
    第二节 证候用药禁忌 32
    第三节 妊娠用药禁忌 32
    第四节 服药饮食禁忌 32

第八章 方药的剂型 34

第九章 方药的剂量与煎服法 37
    第一节 方药的剂量 37

第二节　方药的煎法⋯⋯⋯⋯⋯⋯⋯⋯⋯⋯⋯⋯⋯⋯⋯⋯⋯⋯⋯⋯⋯38
第三节　方药的服法⋯⋯⋯⋯⋯⋯⋯⋯⋯⋯⋯⋯⋯⋯⋯⋯⋯⋯⋯⋯⋯40
第十章　方剂与治法⋯⋯⋯⋯⋯⋯⋯⋯⋯⋯⋯⋯⋯⋯⋯⋯⋯⋯⋯⋯⋯41
第一节　方剂与治法的关系⋯⋯⋯⋯⋯⋯⋯⋯⋯⋯⋯⋯⋯⋯⋯⋯⋯41
第二节　常用治法——八法⋯⋯⋯⋯⋯⋯⋯⋯⋯⋯⋯⋯⋯⋯⋯⋯⋯41
第十一章　方剂变化与药力⋯⋯⋯⋯⋯⋯⋯⋯⋯⋯⋯⋯⋯⋯⋯⋯⋯⋯43
第一节　方剂的变化⋯⋯⋯⋯⋯⋯⋯⋯⋯⋯⋯⋯⋯⋯⋯⋯⋯⋯⋯⋯43
第二节　药力及影响药力之相关因素⋯⋯⋯⋯⋯⋯⋯⋯⋯⋯⋯⋯44

下　篇

第一章　解表方药⋯⋯⋯⋯⋯⋯⋯⋯⋯⋯⋯⋯⋯⋯⋯⋯⋯⋯⋯⋯⋯48
第一节　解表药⋯⋯⋯⋯⋯⋯⋯⋯⋯⋯⋯⋯⋯⋯⋯⋯⋯⋯⋯⋯⋯48
一、辛温解表药⋯⋯⋯⋯⋯⋯⋯⋯⋯⋯⋯⋯⋯⋯⋯⋯⋯⋯⋯⋯48
麻黄 / 48　　　　桂枝 / 49
简析药
紫苏叶 / 50　　　生姜 / 50　　　香薷 / 50
荆芥 / 50　　　　防风 / 51　　　羌活 / 51
白芷 / 51　　　　细辛 / 51　　　藁本 / 51
苍耳子 / 51　　　辛夷 / 51　　　葱白 / 51
西河柳 / 51
二、辛凉解表药⋯⋯⋯⋯⋯⋯⋯⋯⋯⋯⋯⋯⋯⋯⋯⋯⋯⋯⋯⋯52
薄荷 / 52　　　　桑叶 / 52　　　柴胡 / 53
简析药
牛蒡子 / 54　　　蝉蜕 / 54　　　菊花 / 54
升麻 / 54　　　　葛根 / 54　　　蔓荆子 / 54
淡豆豉 / 55　　　大豆黄卷 / 55
第二节　解表剂⋯⋯⋯⋯⋯⋯⋯⋯⋯⋯⋯⋯⋯⋯⋯⋯⋯⋯⋯⋯55
麻黄汤 / 55　　　桂枝汤 / 56　　　九味羌活汤 / 58
小青龙汤 / 59　　败毒散（人参败毒散）/ 60　银翘散 / 61
麻黄杏仁甘草石膏汤 / 63　香薷散 / 64　　清燥救肺汤 / 64
简释方
三拗汤 / 65　　　麻黄加术汤 / 66　麻黄杏仁薏苡甘草汤 / 66
华盖散 / 66　　　大青龙汤 / 66　　桂枝加厚朴杏子汤 / 66
桂枝加葛根汤 / 66　桂枝加桂汤 / 66　桂枝加芍药汤 / 66
大羌活汤 / 67　　香苏散 / 67　　　射干麻黄汤 / 67
小青龙加石膏汤 / 67　止嗽散 / 67　　桑菊饮 / 67
越婢汤 / 67　　　柴葛解肌汤 / 67　升麻葛根汤 / 67

葱豉桔梗汤 / 67　　　　荆防败毒散 / 67　　　　参苏饮 / 68

再造散 / 68　　　　　　麻黄细辛附子汤 / 68　　加减葳蕤汤 / 68

葱白七味饮 / 68　　　　正柴胡饮 / 68　　　　　新加香薷饮 / 68

杏苏散 / 68　　　　　　桑杏汤 / 68　　　　　　川芎茶调散 / 68

菊花茶调散 / 69　　　　大秦艽汤 / 69　　　　　消风散 / 69

牵正散 / 69　　　　　　止痉散 / 69　　　　　　小活络丹 / 69

玉真散 / 69

第二章　泻下方药……………………………………………………………72

　第一节　泻下药…………………………………………………………72

　　大黄 / 72

　　简析药

　　芒硝 / 73　　　　　　番泻叶 / 74　　　　　　芦荟 / 74

　　火麻仁 / 74　　　　　郁李仁 / 74　　　　　　甘遂 / 74

　　京大戟 / 74　　　　　红大戟 / 74　　　　　　芫花 / 74

　　牵牛子 / 75　　　　　商陆 / 75　　　　　　　巴豆霜 / 75

　　巴豆 / 75　　　　　　千金子 / 75

　第二节　泻下剂…………………………………………………………75

　　大承气汤 / 75　　　　大黄牡丹汤 / 76　　　　温脾汤 / 77

　　济川煎 / 78

　　简释方

　　小承气汤 / 79　　　　调胃承气汤 / 79　　　　宣白承气汤 / 79

　　大陷胸汤 / 79　　　　大黄附子汤 / 79　　　　温脾汤 / 79

　　三物备急丸 / 79　　　麻子仁丸 / 80　　　　　五仁丸 / 80

　　润肠丸 / 80　　　　　十枣汤 / 80　　　　　　舟车丸 / 80

　　控涎丹 / 80　　　　　甘遂半夏汤 / 80　　　　禹功散 / 80

　　导水丸 / 81　　　　　己椒苈黄丸 / 81　　　　黄龙汤 / 81

　　新加黄龙汤 / 81　　　增液承气汤 / 81

第三章　清热方药……………………………………………………………83

　第一节　清热药…………………………………………………………83

　　一、清热泻火药………………………………………………………83

　　　石膏 / 83　　　　　栀子 / 84

　　　简析药

　　　知母 / 85　　　　　芦根 / 85　　　　　　天花粉 / 85

　　　竹叶 / 85　　　　　淡竹叶 / 85　　　　　莲子心 / 85

　　　夏枯草 / 85　　　　决明子 / 86

　　二、清热燥湿药………………………………………………………86

　　　黄芩 / 86　　　　　黄连 / 87　　　　　　龙胆 / 88

简析药

黄柏 / 88　　　　　　　苦参 / 89　　　　　　　白鲜皮 / 89

秦皮 / 89

三、清热解毒药···89

金银花 / 89　　　　　　射干 / 90　　　　　　　白头翁 / 90

简析药

连翘 / 91　　　　　　　穿心莲 / 91　　　　　　贯众 / 91

蒲公英 / 91　　　　　　紫花地丁 / 91　　　　　鱼腥草 / 91

大青叶 / 91　　　　　　板蓝根 / 92　　　　　　青黛 / 92

大血藤 / 92　　　　　　败酱草 / 92　　　　　　山豆根 / 92

马勃 / 92　　　　　　　马齿苋 / 92　　　　　　鸦胆子 / 92

土茯苓 / 93　　　　　　山慈菇 / 93　　　　　　白花蛇舌草 / 93

熊胆粉 / 93

四、清热凉血药···93

生地黄 / 93　　　　　　玄参 / 94

简析药

牡丹皮 / 95　　　　　　赤芍 / 95　　　　　　　紫草 / 95

水牛角 / 95

五、清虚热药···95

青蒿 / 95

简析药

地骨皮 / 96　　　　　　白薇 / 96　　　　　　　银柴胡 / 96

胡黄连 / 96

第二节　清热剂···97

白虎汤 / 97　　　　　　清营汤 / 98　　　　　　普济消毒饮 / 99

仙方活命饮 / 100　　　　导赤散 / 101　　　　　　龙胆泻肝汤 / 102

青蒿鳖甲汤 / 103

简释方

白虎加人参汤 / 104　　　白虎加桂枝汤 / 104　　　白虎加苍术汤 / 104

竹叶石膏汤 / 104　　　　清暑益气汤 / 104　　　　犀角地黄汤 / 104

黄连解毒汤 / 104　　　　泻心汤 / 105　　　　　　凉膈散 / 105

五味消毒饮 / 105　　　　四妙勇安汤 / 105　　　　犀黄丸 / 105

苇茎汤 / 105　　　　　　清瘟败毒饮 / 105　　　　化斑汤 / 106

泻青丸 / 106　　　　　　左金丸 / 106　　　　　　戊己丸 / 106

泻白散 / 106　　　　　　葶苈大枣泻肺汤 / 106　　清胃散 / 106

泻黄散 / 106　　　　　　玉女煎 / 106　　　　　　芍药汤 / 107

香连丸 / 107　　　　　　黄芩汤 / 107　　　　　　白头翁汤 / 107

清骨散 / 107　　　　　　秦艽鳖甲散 / 107　　　　当归六黄汤 / 107

第四章　温里方药 ·· 109

第一节　温里药 ·· 109

附子 / 109　　　　　干姜 / 110　　　　　肉桂 / 111

吴茱萸 / 112

简析药

小茴香 / 112　　　　丁香 / 112　　　　　高良姜 / 113

花椒 / 113

第二节　温里剂 ·· 113

理中丸 / 113　　　　四逆汤 / 114　　　　阳和汤 / 115

简释方

附子理中丸 / 116　　　桂枝人参汤 / 116　　　小建中汤 / 116

黄芪建中汤 / 116　　　吴茱萸汤 / 116　　　大建中汤 / 116

通脉四逆汤 / 117　　　白通汤 / 117　　　　参附汤 / 117

回阳救急汤 / 117　　　当归四逆汤 / 117

当归四逆加吴茱萸生姜汤 / 117　　　　　　黄芪桂枝五物汤 / 117

暖肝煎 / 117

第五章　补益方药 ·· 119

第一节　补益药 ·· 120

一、补气药 ·· 120

人参 / 120　　　　　黄芪 / 121　　　　　白术 / 122

甘草 / 123

简析药

西洋参 / 123　　　　党参 / 124　　　　　太子参 / 124

山药 / 124　　　　　白扁豆 / 124　　　　大枣 / 124

饴糖 / 124　　　　　蜂蜜 / 124

二、补血药 ·· 125

当归 / 125　　　　　熟地黄 / 125　　　　白芍 / 126

简析药

阿胶 / 127　　　　　何首乌 / 127　　　　龙眼肉 / 127

三、补阴药 ·· 128

北沙参 / 128　　　　麦冬 / 128　　　　　百合 / 129

龟甲 / 129

简析药

南沙参 / 130　　　　天冬 / 130　　　　　石斛 / 130

玉竹 / 130　　　　　黄精 / 131　　　　　枸杞子 / 131

墨旱莲 / 131　　　　女贞子 / 131　　　　桑椹 / 131

黑芝麻 / 131　　　　鳖甲 / 131

四、补阳药···132
　　鹿茸 / 132　　　　　　　补骨脂 / 132
　　简析药
　　鹿角 / 133　　　　　　　鹿角胶 / 133　　　　　　淫羊藿 / 133
　　巴戟天 / 133　　　　　　仙茅 / 134　　　　　　　杜仲 / 134
　　续断 / 134　　　　　　　肉苁蓉 / 134　　　　　　锁阳 / 134
　　益智仁 / 134　　　　　　菟丝子 / 134　　　　　　沙苑子 / 134
　　蛤蚧 / 134　　　　　　　核桃仁 / 134　　　　　　冬虫夏草 / 134
　　紫河车 / 135

第二节　补益剂···135
　　四君子汤 / 135　　　　　补中益气汤 / 136　　　　四物汤 / 137
　　归脾汤 / 138　　　　　　肾气丸 / 139　　　　　　炙甘草汤 / 141
　　简释方
　　异功散 / 142　　　　　　六君子汤 / 142　　　　　香砂六君子汤 / 142
　　参苓白术散 / 142　　　　七味白术散 / 142　　　　举元煎 / 143
　　升陷汤 / 143　　　　　　升阳益胃汤 / 143　　　　保元汤 / 143
　　玉屏风散 / 143　　　　　生脉散 / 143　　　　　　人参蛤蚧散 / 143
　　胶艾汤 / 143　　　　　　圣愈汤 / 144　　　　　　桃红四物汤 / 144
　　补肝汤 / 144　　　　　　当归补血汤 / 144　　　　透脓散 / 144
　　八珍汤 / 144　　　　　　十全大补汤 / 144　　　　人参养荣汤 / 144
　　泰山磐石散 / 145　　　　六味地黄丸 / 145　　　　内补黄芪汤 / 145

第六章　固涩方药···148
　第一节　固涩药···148
　　乌梅 / 148　　　　　　　五味子 / 149　　　　　　山茱萸 / 149
　　简析药
　　麻黄根 / 150　　　　　　浮小麦 / 150　　　　　　五倍子 / 150
　　罂粟壳 / 150　　　　　　诃子 / 151　　　　　　　肉豆蔻 / 151
　　赤石脂 / 151　　　　　　莲子 / 151　　　　　　　莲须 / 151
　　芡实 / 151　　　　　　　覆盆子 / 151　　　　　　金樱子 / 151
　　桑螵蛸 / 151　　　　　　海螵蛸 / 151　　　　　　椿皮 / 152

　第二节　固涩剂···152
　　四神丸 / 152　　　　　　桑螵蛸散 / 153　　　　　固冲汤 / 153
　　简释方
　　牡蛎散 / 154　　　　　　九仙散 / 155　　　　　　真人养脏汤 / 155
　　桃花汤 / 155　　　　　　驻车丸 / 155　　　　　　金锁固精丸 / 155
　　缩泉丸 / 155　　　　　　固经丸 / 155　　　　　　易黄汤 / 155
　　清带汤 / 155

第七章　安神方药 ……………………………………………………………… 157

　第一节　安神药 ……………………………………………………………… 157

　　一、重镇安神药 ……………………………………………………………… 157

　　　朱砂 / 157

　　　简析药

　　　　磁石 / 158　　　　　　龙骨 / 158　　　　　　琥珀 / 158

　　二、养心安神药 ……………………………………………………………… 159

　　　酸枣仁 / 159

　　　简析药

　　　　柏子仁 / 159　　　　　首乌藤 / 159　　　　　远志 / 160

　　　　合欢花 / 160　　　　　合欢皮 / 160　　　　　小麦 / 160

　第二节　安神剂 ……………………………………………………………… 160

　　　朱砂安神丸 / 160　　　　酸枣仁汤 / 161

　　　简释方

　　　　生铁落饮 / 162　　　　磁朱丸 / 162　　　　　珍珠母丸 / 162

　　　　桂枝甘草龙骨牡蛎汤 / 162　天王补心丹 / 162　　柏子养心丸 / 162

　　　　孔圣枕中丹 / 162　　　甘麦大枣汤 / 162　　　养心汤 / 163

　　　　定志丸 / 163　　　　　交泰丸 / 163　　　　　黄连阿胶汤 / 163

第八章　开窍方药 ……………………………………………………………… 165

　第一节　开窍药 ……………………………………………………………… 165

　　　麝香 / 165

　　　简析药

　　　　牛黄 / 166　　　　　　冰片 / 166　　　　　　苏合香 / 166

　　　　安息香 / 167　　　　　石菖蒲 / 167

　第二节　开窍剂 ……………………………………………………………… 167

　　　简释方

　　　　安宫牛黄丸 / 167　　　牛黄清心丸 / 167　　　紫雪 / 167

　　　　至宝丹 / 167　　　　　行军散 / 168　　　　　抱龙丸 / 168

　　　　苏合香丸 / 168　　　　紫金锭 / 168

第九章　理气方药 ……………………………………………………………… 170

　第一节　理气药 ……………………………………………………………… 170

　　　陈皮 / 170　　　　　　　枳实 / 171　　　　　　木香 / 171

　　　香附 / 172

　　　简析药

　　　　青皮 / 173　　　　　　橘核 / 173　　　　　　枳壳 / 173

　　　　紫苏梗 / 173　　　　　沉香 / 173　　　　　　檀香 / 173

　　　　川楝子 / 173　　　　　乌药 / 173　　　　　　佛手 / 173

　　　　香橼 / 173　　　　　　薤白 / 173　　　　　　柿蒂 / 174

第二节　理气剂 174
越鞠丸 / 174　　瓜蒌薤白白酒汤 / 175　　苏子降气汤 / 176
简释方
柴胡疏肝散 / 177　　金铃子散 / 177　　瓜蒌薤白半夏汤 / 177
枳实薤白桂枝汤 / 177　　半夏厚朴汤 / 177　　枳实消痞丸 / 178
枳术汤 / 178　　枳术丸 / 178　　厚朴温中汤 / 178
良附丸 / 178　　天台乌药散 / 178　　橘核丸 / 178
加味乌药汤 / 178　　定喘汤 / 178　　旋覆代赭汤 / 178
橘皮竹茹汤 / 178　　丁香柿蒂汤 / 179　　四磨汤 / 179
五磨饮子 / 179　　六磨饮子 / 179

第十章　理血方药 180
第一节　理血药 180
一、活血化瘀药 180
川芎 / 180　　丹参 / 181　　桃仁 / 182
牛膝 / 182
简析药
延胡索 / 183　　郁金 / 183　　姜黄 / 183
乳香 / 183　　没药 / 184　　五灵脂 / 184
红花 / 184　　西红花 / 184　　川牛膝 / 184
益母草 / 184　　泽兰 / 184　　鸡血藤 / 184
王不留行 / 184　　凌霄花 / 185　　骨碎补 / 185
血竭 / 185　　马钱子 / 185　　土鳖虫 / 185
莪术 / 185　　三棱 / 185　　水蛭 / 185
虻虫 / 185
二、止血药 186
小蓟 / 186　　三七 / 186　　艾叶 / 187
简析药
大蓟 / 187　　地榆 / 187　　槐花 / 188
侧柏叶 / 188　　荷叶 / 188　　白茅根 / 188
苎麻根 / 188　　茜草 / 188　　蒲黄 / 188
白及 / 188　　仙鹤草 / 188　　棕榈炭 / 189
血余炭 / 189　　炮姜 / 189　　灶心土 / 189
第二节　理血剂 189
血府逐瘀汤 / 189　　温经汤 / 190
简释方
桃核承气汤 / 192　　下瘀血汤 / 192　　通窍活血汤 / 192
会厌逐瘀汤 / 192　　膈下逐瘀汤 / 192　　少腹逐瘀汤 / 192
身痛逐瘀汤 / 192　　补阳还五汤 / 193　　复元活血汤 / 193

七厘散 / 193　　　　　生化汤 / 193　　　　　桂枝茯苓丸 / 193

失笑散 / 193　　　　　丹参饮 / 193　　　　　大黄䗪虫丸 / 193

鳖甲煎丸 / 193　　　　十灰散 / 194　　　　　咳血方 / 194

小蓟饮子 / 194　　　　槐花散 / 194　　　　　黄土汤 / 194

第十一章　平肝息风方药 ·· 196

第一节　平肝息风药 ·· 196

牡蛎 / 196　　　　　　羚羊角 / 197　　　　　钩藤 / 197

天麻 / 198

简析药

石决明 / 199　　　　　代赭石 / 199　　　　　珍珠母 / 199

刺蒺藜 / 199　　　　　地龙 / 199　　　　　　全蝎 / 199

蜈蚣 / 199　　　　　　僵蚕 / 200

第二节　平肝息风剂 ·· 200

镇肝熄风汤 / 200

简释方

羚角钩藤汤 / 201　　　建瓴汤 / 201　　　　　天麻钩藤饮 / 201

大定风珠 / 202　　　　小定风珠 / 202　　　　三甲复脉汤 / 202

阿胶鸡子黄汤 / 202

第十二章　祛湿方药 ·· 203

第一节　祛湿药 ··· 203

一、祛风湿药 ··· 203

独活 / 203　　　　　　防己 / 204　　　　　　桑寄生 / 205

简析药

威灵仙 / 205　　　　　川乌 / 205　　　　　　草乌 / 205

蕲蛇 / 205　　　　　　木瓜 / 206　　　　　　蚕沙 / 206

路路通 / 206　　　　　秦艽 / 206　　　　　　桑枝 / 206

豨莶草 / 206　　　　　络石藤 / 206　　　　　雷公藤 / 206

五加皮 / 206　　　　　狗脊 / 207　　　　　　千年健 / 207

二、化湿药 ··· 207

广藿香 / 207　　　　　苍术 / 207　　　　　　厚朴 / 208

简析药

佩兰 / 209　　　　　　砂仁 / 209　　　　　　豆蔻 / 209

草豆蔻 / 209　　　　　草果 / 209

三、利水渗湿药 ··· 209

茯苓 / 209　　　　　　泽泻 / 210　　　　　　茵陈 / 211

简析药

薏苡仁 / 211　　　　　猪苓 / 211　　　　　　香加皮 / 211

大腹皮 / 211　　　　　生姜皮 / 211　　　　　椒目 / 211

车前子 / 212　　　　　滑石 / 212　　　　　木通 / 212

通草 / 212　　　　　草薢 / 212　　　　　瞿麦 / 212

萹蓄 / 212　　　　　海金沙 / 212　　　　石韦 / 212

灯心草 / 212　　　　金钱草 / 212　　　　虎杖 / 213

第二节　祛湿剂···213

真武汤 / 213　　　　完带汤 / 214　　　　独活寄生汤 / 215

平胃散 / 216　　　　茵陈蒿汤 / 217　　　五苓散 / 218

防己黄芪汤 / 219　　苓桂术甘汤 / 219

简释方

藿香正气散 / 220　　栀子柏皮汤 / 220　　茵陈四逆汤 / 220

八正散 / 220　　　　三仁汤 / 220　　　　藿朴夏苓汤 / 221

甘露消毒丹 / 221　　连朴饮 / 221　　　　当归拈痛汤 / 221

二妙散 / 221　　　　六一散 / 221　　　　桂苓甘露散 / 221

胃苓汤 / 221　　　　茵陈五苓散 / 221　　猪苓汤 / 221

五皮散 / 222　　　　茯苓桂枝甘草大枣汤 / 222

甘草干姜茯苓白术汤 / 222　实脾散 / 222　　　　草薢分清饮 / 222

羌活胜湿汤 / 222

第十三章　祛痰方药···225

第一节　祛痰止咳平喘药···225

半夏 / 225　　　　　旋覆花 / 226　　　　瓜蒌 / 227

苦杏仁 / 228

简析药

半夏曲 / 228　　　　天南星 / 229　　　　胆南星 / 229

白附子 / 229　　　　芥子 / 229　　　　　皂荚 / 229

白前 / 229　　　　　橘红 / 229　　　　　前胡 / 229

桔梗 / 229　　　　　川贝母 / 230　　　　浙贝母 / 230

竹茹 / 230　　　　　竹沥 / 230　　　　　天竺黄 / 230

胖大海 / 230　　　　冬瓜子 / 230　　　　海藻 / 230

昆布 / 230　　　　　黄药子 / 230　　　　海蛤壳 / 231

礞石 / 231　　　　　紫苏子 / 231　　　　百部 / 231

紫菀 / 231　　　　　款冬花 / 231　　　　马兜铃 / 231

枇杷叶 / 231　　　　桑白皮 / 231　　　　葶苈子 / 231

白果 / 232

第二节　祛痰剂···232

二陈汤 / 232

简释方

导痰汤 / 233　　　　涤痰汤 / 233　　　　小半夏汤 / 233

金水六君煎 / 233　　茯苓丸 / 233　　　　温胆汤 / 233

黄连温胆汤 / 234　　　　清气化痰丸 / 234　　　　清金降火汤 / 234

清金化痰汤 / 234　　　　小陷胸汤 / 234　　　　　柴胡陷胸汤 / 234

滚痰丸 / 234　　　　　　贝母瓜蒌散 / 234　　　　苓甘五味姜辛汤 / 234

三子养亲汤 / 234　　　　半夏天麻白术汤 / 235　　定痫丸 / 235

小金丹 / 235　　　　　　海藻玉壶汤 / 235　　　　消瘰丸 / 235

第十四章　消食方药···237

　第一节　消食药···237

　　简析药

　　　山楂 / 237　　　　　六神曲 / 237　　　　　麦芽 / 238

　　　莱菔子 / 238　　　　鸡内金 / 238

　第二节　消食剂···238

　　　保和丸 / 238

　　简释方

　　　枳实导滞丸 / 239　　木香导滞丸 / 239　　　木香槟榔丸 / 239

　　　健脾丸 / 240　　　　葛花解酲汤 / 240

第十五章　和解剂···241

　　　小柴胡汤 / 241　　　逍遥散 / 243　　　　　半夏泻心汤 / 244

　　　乌梅丸 / 245

　　简释方

　　　柴胡桂枝干姜汤 / 247　柴胡加龙骨牡蛎汤 / 247　蒿芩清胆汤 / 247

　　　达原饮 / 247　　　　　四逆散 / 247　　　　　加味逍遥散 / 247

　　　黑逍遥散 / 247　　　　当归芍药散 / 247　　　痛泻要方 / 247

　　　生姜泻心汤 / 248　　　甘草泻心汤 / 248　　　黄连汤 / 248

　　　葛根黄芩黄连汤 / 248　五积散 / 248　　　　　大柴胡汤 / 248

　　　防风通圣散 / 248　　　厚朴七物汤 / 248　　　疏凿饮子 / 248

第十六章　其他类中药···251

　第一节　驱虫药···251

　　　槟榔 / 251

　　简析药

　　　使君子 / 252　　　　苦楝皮 / 252　　　　　南瓜子 / 252

　　　鹤草芽 / 252　　　　雷丸 / 252　　　　　　鹤虱 / 253

　　　榧子 / 253　　　　　芜荑 / 253

　第二节　涌吐药···253

　　简析药

　　　甜瓜蒂 / 253　　　　常山 / 253　　　　　　胆矾 / 253

　第三节　攻毒杀虫止痒生肌药···254

　　简析药

　　　雄黄 / 254　　　　　硫黄 / 254　　　　　　白矾 / 254

蛇床子 / 254　　　　蟾酥 / 254　　　　红粉 / 255
轻粉 / 255　　　　　砒石 / 255　　　　炉甘石 / 255
硼砂 / 255　　　　　斑蝥 / 255　　　　皂角刺 / 255

中药名称索引……………………………………………………257
方剂名称索引……………………………………………………263
主要参考书目……………………………………………………269

上 篇

第一章 方药发展史中重要古籍述略

中药和方剂的历史悠久，是我们伟大祖先长期社会医疗活动的必然产物。早在原始社会，先民们为了生存而采用最原始的人类活动方式，如在利用采集植物、狩猎动物等方式获取食物的过程中，逐渐了解并积累了一些植物、动物的特性及其对人体影响的直观经验。通过无数次的试验、观察和实践，逐步形成了简单的药物知识体系。这些药物包括植物药、动物药和矿物药，随着药物知识的积累和药物体系的完善，我们的祖先也完成了从最初只是用单味药治病到几味药配合应用的质变，即方剂的形成过程。

一、先秦时期（前21世纪—前221年）

《诗经》用以比喻吟咏的植物和动物达300余种，其中很多为后世本草著作收载药物，如苍耳、芍药、枸杞、蟾蜍等。《山海经》记载药物120余种，其中包括植物、动物、矿物等，并明确指出了药物的产地、性状特点与功效，而在服法方面亦分内服和外用两种。所治病种达31种之多，涵盖内、外、妇、眼、皮肤等科，其中关于补药和预防的记载更反映了当时中国古代预防医学思想的萌芽，可见当时药物的知识已较丰富。

《五十二病方》，本书原无书名，因其将所载之283首方剂（原数应在300首左右）分列于五十二类疾病之下，且原书目录之末尚有"凡五十二（病）"的字样，故马王堆帛书小组将其命名为《五十二病方》。其中用药已达247种之多，所治疾病涉及内、外、妇、五官等科。此外，对药物的贮藏、炮制、制剂、配伍用药方面也有不少记载。1977年安徽阜阳出土的《万物》汉简中，可辨出药名的药物有110多个。《万物》与《五十二病方》所载信息代表了当时方药学知识发展的客观水平，反映出春秋战国时期方药学发展已由零散记载向系统化专门化整合过渡。

《黄帝内经》约成书于春秋战国时期，是现存医籍中最早的中医药理论经典著作。全书虽仅载方13首，但在剂型上已有汤、丸、散、丹、膏、酒之分，并总结出有关辨证、治法与组方原则、组方体例等理论，为后世方剂学的发展奠定了理论基础，同时也对中药理论的发展和临床用药产生了深远的影响。

二、秦汉时期（前221—220年）

西汉初年已有药物专书流传民间，如《史记·扁鹊仓公列传》载，有公乘阳庆传其弟子淳于意《药论》一书；《汉书·楼护传》谓："护少诵医经、本草、方术数十万言"；《汉书·平帝纪》云："元始五年……征天下通知……本草……教授者……遣诣京师。"可见秦汉时期已有本草专著问世，并有众多的本草教授，本草学的发展已初具规模，遗憾的是专门的本草文献未能留传下来。《汉书·艺文志》曾记载"经方十一家",其中有《五脏六腑痹十二病方》《五脏六腑疝十六病方》《五脏六腑瘅十二病方》《风寒热十六病方》《秦始皇帝扁鹊俞跗方》《五脏伤中十一病方》《客疾五脏癫狂病方》《金疮瘛疭方》《妇人婴儿方》《汤液经法》《神农黄帝食禁》等。这些方书现虽已亡佚,但在汉代曾广泛流传。

现存最早的本草专著《神农本草经》(简称《本经》)作者不详,成书年代存疑,多数学者认为不晚于东汉末年(2世纪)。全书3卷,载药365种,按药物之有毒与无毒、养身延年与祛邪治病的不同,分为上、中、下三品,即"三品分类法"。上品120种,功能滋补强壮,延年益寿,无毒,可以久服;中品120种,功能治病补虚,兼而有之,有毒或无毒,当斟酌使用;下品125种,功专祛寒热,破积聚,治病攻邪,多具毒性,不可久服。《神农本草经》序录中还简要赅备地论述了中药的基本理论,如四气五味、有毒无毒、配伍法度、辨证用药原则、服药方法及丸、散、膏、酒等多种剂型,并对中药的产地、采集、加工、贮存、真伪鉴别等方面做了简要介绍,为中药学的全面发展奠定了理论基石。书中所载药物大多朴实有验,至今仍然习用,如常山抗疟、车前子利水、阿胶止血、黄连治痢、麻黄治喘、茵陈利胆退黄、海藻治瘿等,故称《神农本草经》为我国本草学的奠基之作。

东汉张仲景著《伤寒杂病论》,后经晋代王叔和整理编次,宋代林亿等校正刊印,分为《伤寒论》与《金匮要略》。全书创造性地融理、法、方、药于一体,系统论述了外感与内伤的病因、病机、病证、诊治、方剂,前者载方113首,后者载方262首,去其重者,共载方314首。其中绝大多数方剂配伍严谨,用药精当,疗效卓著,被后世誉为"方书之祖"(《伤寒论集注》),其所载方剂被称为"经方"。

三、三国、两晋、南北朝时期(220—589年)

220年李当之著《李当之药录》、239年吴普著《吴普本草》等均为此期较早的本草著作。3世纪末,东晋葛洪著《肘后备急方》,书中所辑之方,多为价廉、易得、简便、有效的单方、验方,阐明了晋代以前的医药成就和民间疗法。东晋陈延之所撰《小品方》亦为晋代的一部重要方书,全书理、法、方、药俱备,对临床确有指导意义,但原书已于北宋末年亡佚,现有后人辑校本刊行。南朝刘宋时期雷敩(420—479年)所著《雷公炮炙论》是我国第一部炮制专著,该书较系统地介绍了300种中药的炮制方法,提出药物经过炮制可以提高药效,降低毒性,便于贮存、调剂、制剂等。此书对后世中药炮制的发展产生了极大影响,书中记载的某些炮制方法至今仍有很大参考价值。483年由晋末刘涓子所传,南齐龚庆宣整理而成的《刘涓子鬼遗方》,总结了晋以前外科方面的经验和成就,颇切临床实际应用,是中国现存最早的外科专著,对后世金疮、痈疽、疥癣、烫火伤等外科方剂的发展有很大影响。5世纪末,梁代陶弘景(456—536年)在东汉《神农本草经》的基础上所辑之《本草经集注》,载药730种。在"序例"部分,对《神农本草经》原文逐一加以注释,并增补了大量有关药物采收、品种鉴别、加工、炮制方法、古今药用度量衡折合、合药分剂料理法、丸散汤膏的制法要点、煎汤合药注意事项、诸病通用药、中毒解救法、服药食忌例、凡药不宜入汤酒者、药物畏恶七情等内容。在单味药的分类上,首创按药物自然属性分类的方法,同时也保留了《神农本草经》的上、中、下三品分类。即把药物分为玉石、草木、虫兽、果、菜、米食、有名无实七类,并在各类之中(有名无实除外)再以三品为序排列药物。其首创的"诸病通用药",分别列举80多种疾病的通用药物,如治风通用药有防风、秦艽等,治黄疸通用药有茵陈、栀子等,便于药物检索和医生临证处方用药。在单味药的书写方法上，采用"朱墨杂书，并子注"。即朱书《神农本草经》，墨写《名医别录》，附经为文，双行小字加注，是《神农本草经》较早注本的一种，它系统地总结了六朝以前的本草学成就，全面发展了本草学基本理论。本书不仅是这一时期最具代表性的本草著作，还标志着综合本草模式的初步确立，奠定了我国古本草的编写体例。原书早佚，其主要内容仍保存于《证类本草》等书中。此外，又有在敦煌出土的唐以前写本残卷1种，但仅存其序例部分。

四、隋唐、五代十国时期(581—979年)

隋唐两代，方药学取得了较大发展。652年唐代孙思邈编撰《备急千金要方》，孙氏在序中云："人命至重，有贵千金；一方济之，德逾于此。"故以"千金"名之。全书共30卷，凡232门，合方、论5 300余首。孙氏尤其注重医德，"若有疾厄来求救者，不得问其贵贱贫富，长幼妍媸，怨亲善友，华夷愚智，普同一等，皆如至亲之想，亦不得瞻前顾后，自虑吉凶……一心赴救。"由长孙无忌、李勣领衔，苏敬等23人，在《本草经集注》的基础上进行重修，于659年修成，定名《新修本草》，又称《唐本草》。本书是我国历史上第一部官修本草。全书共54卷，载药850种(一说为844种)，由本草、药图、图经三部分组成，分为玉石、草、木、兽禽、虫鱼、果、菜、米谷、有名未用等九类，除有名未用外，其余各类又分为上、中、下三品。本书在编写过程中，唐政府通令全国各地选送当地道地药材作为实物标本进行描绘，从而增加了药物图谱，并附以文字说明，开创了世界药学著作图文对照的先河，反映了唐代本草学的辉煌成就，奠定了我国大型骨干本草编写的格局。731年即传入日本，日本律令《延喜式》即有"凡医生皆读苏敬《新修本草》"的记载。由于《新修本草》是由国家组织修订和推行的，因此它也是世界上公开颁布的最早的药典性本草著作，比1542年欧洲纽伦堡药典要早800余年。682年，孙思邈鉴于《备急千金要方》有诸多遗漏，"犹恐岱山临目，必昧秋毫之端，雷霆在耳，或遗玉石之响"，又撰《千金翼方》以辅之。全书共30卷，包括妇人、伤寒、小儿、养性、补益、杂病、疮痈、针灸等，凡189门，合方、论、法2 900余首。713—741年，陈藏器对《新修本草》进行了增补和辨误，编写成《本草拾遗》，扩展了用药范围，并根据药物功效，提出宣、通、补、泻、轻、重、涩、滑、燥、湿十种分类方法，对后世方药分类产生了重大影响。752年，《外台秘要》为王焘取其数十年搜集且视为"秘密枢要"的医方编著而成，全书共40卷，论述内、外、妇、儿、五官各科病证，收载医方6 800余首。该书保存了《深师》《集验》《小品方》等众多方书的部分内容，是研究唐以前医学成就的重要文献。

五代十国时期包括五代(907—960年)与十国(891—979年)等众多割据政权。后蜀、南唐、吴越地处南方，成为五代十国时期文化最为发达的地区，故吴越有《日华子本草》、后蜀有《蜀本草》、南唐有《食性本草》等。其中，《蜀本草》是后蜀广政年间韩保昇等受蜀主孟昶之命，以《新修本草》为蓝本而编成。它对药品的性味、形态和产地做了许多补充，绘图也十分精致，颇具特点，常为后人编纂本草时所引用，是一部对本草学发展有影响的书籍。

五、宋金元时期(960—1368年)

973年刊行了刘翰、马志等9人编撰的宋代第一部官修本草《开宝新详定本草》；在此基础上974年经李昉等重新校勘，定名为《开宝重定本草》(简称《开宝本草》)。992年宋代王怀隐等编著的《太平圣惠方》是中国历史上由政府组织编写的第一部方书。全书共100

卷，分 1 670 门，载方 16 834 首。本书是宋以前各家验方及医论的汇编，既继承了前代医学成就，又总结了当代医学经验，是一部临床实用的方书。1060 年掌禹锡、林亿、苏颂等奉命再次编撰，于 1060 年刊行《嘉祐补注本草》（简称《嘉祐本草》）。在编辑《嘉祐本草》时，于 1058 年由政府下令向全国征集各地所产药物的实图，并令注明开花结实、采收季节和功用，凡进口药物则询问收税机关和商人，辨清来源，选出样品，送到京都，由苏颂等负责整理，于 1061 年刊行《本草图经》（一名《图经本草》）。宋代本草学的代表作当首推唐慎微的《经史证类备急本草》（简称《证类本草》）。唐慎微整理了经史百家 247 种典籍中有关药学的资料，在《嘉祐本草》《本草图经》的基础上，于 1108 年撰成《经史证类备急本草》。全书 31 卷，载药 1 700 余种（各种刊本的数字略有出入），附方 3 000 余首。每味药物附有图谱，这种方药兼收、图文并茂的编写体例，较前代本草著作又有所进步，且保存了民间用药的丰富经验。每药还附以制法，为后世提供了药物炮制资料。他广泛引证历代文献，援引了《日华子本草》《开宝本草》《嘉祐本草》等佚书内容。本书不仅切合实际，而且在集前人著作大成方面作了极大贡献，为后世存留了大量宋以前本草和方书的宝贵文献。《圣济总录》（成书于 1111—1117 年）是继《太平圣惠方》之后，由政府组织编写的又一方书巨著。全书共 200 卷，载方近 20 000 首，系征集当时民间及医家所献医方和"内府"所藏秘方，经整理汇编而成。此外，宋代尚有诸多著名方药古籍，如钱乙著《小儿药证直诀》（成书于 1119 年）；王贶著《全生指迷方》（撰于 12 世纪初）；许叔微著《普济本事方》（约成书于 12 世纪中期）；陈自明著《妇人大全良方》（成书于 1237 年）；严用和著《济生方》（成书于 1253 年）。

　　1156 年，金元时期学者成无己著《伤寒明理药方论》，是历史上首次依据君臣佐使理论剖析组方原理的专著，虽然只分析了《伤寒论》中的 20 首方剂，但开方论之先河，使方剂学核心理论得到了新的提升。在此之后，刘完素著《黄帝素问宣明论方》（简称《宣明论方》，成书于 1172 年）；陈言著《三因极一病证方论》（成书于 1174 年）；刘完素著《素问玄机原病式》《本草论》（成书于 1185 年），1186 年，刘完素《素问玄机原病式》《素问病机气宜保命集》，提出"六气皆从火化"，倡导辛凉解表和泻热养阴为治疗热病的治则，充分体现了偏重寒凉的治疗大法，后世称为"寒凉派"；张元素著《医学启源》，全书共 3 卷，善于化裁古方，自制新方，师古而不泥古，后世受其影响者诸多，此后各家医书的创作进入蓬勃发展。如王璆著《是斋百一选方》（初刊于 1196 年）；张元素著《珍珠囊》（成书于 12 世纪左右）；张从正著《儒门事亲》（成书于 1228 年），全书共 15 卷，详细记述汗、吐、下三法的应用，主张"治病应着重在祛邪，邪去则正安，不可畏攻而养病"，用药偏攻慎补，自成"攻下派"；李东垣著《内外伤辨惑论》（刊于 1247 年）、《脾胃论》（刊于 1249 年）等，重点论述了由于饮食劳倦所致的脾胃疾病，强调"人以胃气为本"及"内伤脾胃，百病由生"，主张补脾胃、升阳气等，被后世称为"补土派"。1251 年，李东垣著《药类法象》《用药心法》。

　　《太平惠民和剂局方》是宋代官府药局——和剂局的成药配本（初刊于 1078—1085 年），载方 297 首。至大观年间（1107—1110 年），经当时名医陈承、裴宗元、陈师文等校正，内容有所增订。至淳祐年间（1241—1252 年），历经 160 余年的多次重修，增补至 788 首方剂。这是中国历史上第一部由政府编制颁行的成药药典，其中许多方剂至今仍在临床中广泛应用。1298 年，王好古著《汤液本草》，金元时期本草特点开始显现，主要特点有二：一是发展了医学经典中有关升降浮沉、归经等药物性能的理论，使之系统化，并作为药物记述中的重要内容；二是大兴药物奏效原理探求之风。在宋人基础上，以药物形、色、味为主干，利用气化、运气、阴阳、五行学说，建立了一整套法象药理模式。这一成果丰富了中药药性理论的内容，但似有推理简单、机械的一面。

元代忽思慧编著的《饮膳正要》(成书于 1330 年)是饮食疗法的专著，介绍了许多回、蒙民族的食疗方药，至今仍有较高的参考价值。1347 年朱震亨著《格致余论》，并在 1481 年刊行《丹溪心法》，主要论述"阳常有余，阴常不足"之说，独重滋阴降火，故后人称为"滋阴派"。

六、明代(1368—1644 年)

本草学与方剂学，或言方药学，从萌芽之初，至发展之盛，始终相因相成，相辅互长，相侣共建，时至明代，皆可谓之盛世。如赵以德著《金匮要略方论衍义》(约撰于 1368 年)，对《金匮要略》方剂进行了较为深入的分析。朱橚编纂《普济方》(刊于 1406 年)，全书共 426卷，载方 61 739 首，是中国现存古医籍中载方量最多的方书。同时，尚有朱氏《救荒本草》问世。许宏著《金镜内台方议》(约撰于 1422 年)，对《伤寒论》113 方均详为释义，是继《伤寒明理药方论》之后的又一方论专著。兰茂著《滇南本草》(成书于 1436 年)。刘文泰奉敕修订的《本草品汇精要》(成书于 1505 年)(简称《品汇精要》)，共 42 卷，载药 1 815 种，每药项下又分为 24 项记述。本书绘有 1 385 幅精美的彩色药图和制药图。陈嘉谟著《本草蒙筌》(成书于 1565 年)所载五倍子制百药煎(没食子酸)，早于欧洲 200 余年。

1578 年，我国伟大的医药学家李时珍在《证类本草》的基础上，参考了 800 多部文献，对古本草进行了系统全面的整理总结。他亲历实践，广收博采，历时 27 年，三易其稿，终于在 1578 年完成了 200 多万字的本草巨著《本草纲目》。全书共 52 卷，载药 1 892 种，附药图 1 109 幅，附方 11 096 首，新增药物 374 种。序例部分对本草史和中药基本理论进行了全面、系统的总结和发挥，保存了大量医药文献。其百病主治药，既是临床用药经验介绍，又是药物按功效主治病证分类的楷模。本书按自然属性分为水、火、土、金石、草、谷、菜、果、木、服器、虫、鳞、介、禽、兽、人共 16 部 60 类，每药标正名为纲，纲之下列目，纲目清晰。这种分类方法是当时世界上最先进的分类法，它比植物分类学创始人林奈的《自然系统》一书要早 170 多年。《本草纲目》中的每一味药均按释名、集解、修治、气味、主治、发明、附方等项分别叙述。书中不仅汇集了大量前人资料，而且也反映了作者丰富的研究成果和新发现、新经验，并对历代本草错误之处加以纠正。本书不仅是集我国 16 世纪以前药学之大成，亦在训诂、语言文字、历史、地理、植物、动物、矿物、冶金等方面不乏成就，其影响已超出了本草学范畴。吴崑著《医方考》(刊于 1584 年)，选历代良方 700 余首，按病证分为 44 类，每类集同类方若干首，"考其方药，考其见证，考其名义，考其事迹，考其变通，考其得失，考其所以然之故"，是较有影响力的方剂学专著。此外，明朝著名方药书尚有许多，如李中立著《本草原始》(成书于 1612 年)、缪希雍著《炮炙大法》(成书于 1622 年)。张介宾著《景岳全书》(刊于 1624 年)，其中"古方八阵"收录历代方剂 1 516 首，而"新方八阵"则收载张氏自制方剂 186 首，"八阵"对方剂以功用分类影响颇深。缪希雍著《神农本草经疏》(又称《本草经疏》，成书于 1623 年)。施沛著《祖剂》(成书于 1640 年)，收载主方 70 余首、附方 700 余首，以仲景方为祖，将后世方剂同类相附，推衍每类方剂之组方源流，对后世方剂按主方分类及学术研究影响重大。明代《白猿经》所记载用新鲜草乌制取冰晶状的"射罔"，实为乌头碱的结晶，它比欧洲人在 19 世纪初从鸦片中提取的号称世界上第一种生物碱——吗啡，还要早200 年左右。

七、清代(1616—1911年)

清代本草和方剂著作数量颇丰。如张志聪著《本草崇原》(撰于1674年),刘若金著《本草述》(刊于1700年),罗美著《古今名医方论》(成书于1675年)等。汪昂著《医方集解》(刊于1682年),选录临床常用方剂,"正方三百有奇,附方之数过之",按功用分类为21门,每方均说明组成、主治、方义及附方加减等,颇具实用价值。此后,汪氏又著《汤头歌诀》(刊于1694年)等,以功用分类为纲,将临证常用之300余首方剂以七言歌诀形式编纂,对后世影响颇深。张璐著《本经逢原》(成书于1695年)。张仲岩《修事指南》(刊于1704年),将历代各家有关炮制记载综合归纳,较为系统地论述了各种炮制方法。王子接著《绛雪园古方选注》(刊于1732年),全书共3卷,载方345首。上卷以祖方归类,独明仲景113方;中、下二卷分科列方,方后均附以注言。

清代温病学派崛起。叶天士著《温热论》(成书于1746年),分析了温邪的传变规律,创立了卫、气、营、血的辨证体系。黄元御著《玉楸药解》(成书于1754年);吴仪洛著《本草从新》(刊于1757年);严洁等人著《得配本草》(成书于1761年)。赵学敏著《本草纲目拾遗》(成书于1765年),全书共10卷,载药921种,该书是清代本草代表作,在《本草纲目》之外新增药物716种,主要是民间药及外来药,同时也收录了大量已散失的方药书籍的部分内容,它不仅拾《本草纲目》之遗,而且对《本草纲目》已载药物治疗未备、根实未详者加以补充,疏漏之处加以厘正。黄宫绣著《本草求真》(成书于1769年)。杨璿著《伤寒温疫条辨》(撰于1784年),全书共6卷,详细辨析伤寒与温病,分列脉证与治法,载方180首,附方34首。余霖著《疫疹一得》(撰于1794年),虽只有2卷,但对疫疹的治疗研究颇具独到之处。吴鞠通著《温病条辨》(1798年完成),创立了三焦辨证,全书共6卷,载方198首,外附3方。此间,尚有孙星衍、孙冯翼合辑《神农本草经》(成书于1799年);邹澍著《本经疏证》(成书于1837年)、《本经续疏》(刊于1832年);顾观光重辑《神农本草经》(成书于1844年)。吴其浚著《植物名实图考》(刊于1848年),详记每种植物形态、产地、栽培、用途、药用部位、效用治验等内容,并附有插图,为我们研究药用植物提供了宝贵的文献资料。日本森立之重辑《神农本草经》(成书于1854年)。张秉成著《成方便读》(刊于1904年),全书共4卷,汇集古今成方290余首,编成歌诀并加以方义注释。

此外,民国时期受西医传入的影响,形成了"衷中参西"之"中西药学汇通"的鲜明特色。中华人民共和国成立后,方药学的发展更具时代色彩。

第二章 方药分类

第一节 中药分类

中药品种繁多，来源复杂，为了便于检索、研究和运用中药，古今医药学家曾采用了多种分类法。现简介如下：

（一）古代中药分类法

1. 自然属性分类法 以药物的来源和性质为依据的分类方法。古代本草学多采用此法。南北朝时期梁代陶弘景的《本草经集注》首先采用了自然属性分类法，将730种药物分为玉石、草木、虫兽、果、菜、米食、有名无实七类，每类中再分上中下三品。唐代《新修本草》、宋代《证类本草》等书的中药分类法均与其大同小异。明代李时珍的《本草纲目》问世后，自然属性分类法有了突破性进展，将1 892种药物分为水、火、土、金石、草、谷、菜、果、介、木、服器、虫、鳞、禽、兽、人16部（纲），60类（目）。析族区类，振纲分目，分类详明科学，体现了进化论思想，对后世本草学分类影响颇大。

2. 功能分类法 中国现存第一部药学专著《神农本草经》将365种药分为上中下三品，上品补虚养命，中品治病补虚，兼而有之，下品功专治病祛邪。唐代陈藏器的《本草拾遗》按药物的功用提出了十剂分类法，即宣、通、补、泻、燥、湿、滑、涩、轻、重，并对方剂的分类具有重大影响。清代黄宫绣的《本草求真》将520种药分为补剂、收剂、散剂、泻剂、血剂、杂剂、食物等7类。各类再细分小类，系统明晰，排列合理，便于应用，进一步完善了按功能分类的方法。

3. 脏腑经络分类法 以药物归属某一脏腑、经络为主进行分类，以便于临床用药。如《脏腑虚实标本用药式》按肝、心、脾、肺、肾、命门、三焦、胆、胃、大肠、小肠、膀胱十二脏腑将药物进行分类。《本草害利》将常用药物按脏腑分队，分为心部药队、肝部药队、脾部药队、肺部药队、肾部药队、胃部药队、膀胱部药队、胆部药队、大肠部药队、小肠部药队、三焦部药队。

（二）现代中药分类法

1. 中药名称首字笔画排列法 如《中华人民共和国药典·一部》（2020年版）和《中药大辞典》即采用此种分类法，便于读者查阅。

2. 功效分类法 功效分类法的优点是便于掌握同一类药物在药性、功效、主治病证、禁忌等方面的共性和个性，更好地指导临床应用，它是现代中药学教材最普遍采用的分类方法。一般分为解表药、清热药、泻下药、祛风湿药、化湿药、利水渗湿药、温里药、理气药、消食药、驱虫药、止血药、活血化瘀药、化痰止咳平喘药、安神药、平肝息风药、开窍药、补益药、收涩药、涌吐药、解毒杀虫燥湿止痒药、拔毒化腐生肌药。

3. 化学成分分类法 它是按照中药材所含主要化学成分或有效成分的结构和性质进行分类。如《中草药成分化学》分为蛋白质与氨基酸类、脂类、糖及其衍生物、有机酸、酚类和鞣质、醌类、内酯、香豆精和异香豆精类、色原酮衍生物类、木脂素类、强心苷类、皂苷类、C_{21}甾苷类、萜类、挥发性成分、苦味素、生物碱类等。

4. 药用部分分类法 根据中药材入药部分，分为根与根茎类、茎木类、皮类、叶类、花类、果实与种子类、全草类及树脂类、菌藻类、动物类、矿物类、其他等类。

5. 自然分类法 根据生药的原植物或原动物在自然界中的位置，采用分类学的门、纲、目、科、属、种分类方法。

第二节 方剂分类

方剂分类方法是随着方剂学科的发展而不断完善的。纵观历代方剂学文献，有以病证为纲分类者，有以病因为纲分类者，有以脏腑为纲分类者，有以组成为纲分类者，有以治法（功用）为纲分类者，现代亦有仅为检索之便而以方名汉字笔画为纲分类者。

一、病证分类

以病证分类首见于《五十二病方》。该书记载了52类病证，涉及内、外、妇、儿、五官等科。东汉张仲景《伤寒杂病论》、唐代王焘《外台秘要》、宋代王怀隐《太平圣惠方》、明代朱橚《普济方》、清代吴谦《医宗金鉴》等均属按病证分类方剂之作，便于临床以病索方。

脏腑分类亦为病证分类之属，只是首列脏腑，下分病证。如唐代孙思邈的《备急千金要方》，清代《古今图书集成医部全录》中的"脏腑身形"等。病因分类亦属病证分类，是以病因为纲，分列诸证诸方。如宋代陈言《三因极一病证方论》中有中风、中寒、中湿等，清代张璐《张氏医通》中有伤寒、伤暑、伤湿、伤燥、伤火、伤饮食、劳倦等，皆属此类。

二、组成分类

组成分类可上溯至《黄帝内经》。如《素问·至真要大论》有"君一臣二，制之小也；君一臣三佐五，制之中也；君一臣三佐九，制之大也""君一臣二，奇之制也；君二臣四，偶之制也；君二臣三，奇之制也；君二臣六，偶之制也""奇之不去则偶之，是谓重方"等。金代成无己在《伤寒明理药方论·序》中说："制方之用，大、小、缓、急、奇、偶、复七方是也。"首次明确提出了"七方"的概念，并将《黄帝内经》的"重"改为"复"。后世引申"七方"为最早的方剂分类法，但迄今仍未见到按此分类的方书。"七方"的实质是以病邪的轻重、病位的上下、病势的缓急、病体的强弱作为制方的依据。所谓大方，是指药味多或用量大，用治邪气方盛的重剂；小方，是指药味少或用量小，用治病浅邪微的轻剂；缓方，是指药性缓和，用治病势缓慢且需长期服用的方剂；急方，是指药性峻猛，用治病势急重且取效迅速的方剂；奇方，是指单数药味组成的方剂；偶方，是指由双数药味组成的方剂；复方，是指两方或数方组合的方剂。

明代施沛《祖剂》为确切以组成分类者。该书"首冠《素》《灵》二方，次载伊尹汤液一方以为宗，而后悉以仲景之方为祖，其《局方》二陈、四物、四君子等汤，以类附焉"，共载历代名方 788 首，列主方 70 余首，附方 700 余首。清代张璐《张氏医通》中编著"祖方"一卷，选古方 36 首为主，附衍化方 391 首。

三、治法分类

治法分类也称功用分类，始于北齐徐之才《药对》，但原书已佚。据《本草纲目·序例》记载，"徐之才曰：药有宣、通、补、泄、轻、重、涩、滑、燥、湿十种"，并于"宣可去壅""通可去滞""补可去弱""泄可去闭""轻可去实""重可去怯""滑可去著""涩可去脱""燥可去湿""湿可去枯"之下，各举数药为例。宋代寇宗奭《本草衍义》在药物"十种"的基础上补充了"寒""热"，而成十二种，"陶隐居云：'药有宣、通、补、泄、轻、重、涩、滑、燥、湿。此十种今详之，惟寒、热二种何独见遗？如寒可去热，大黄、朴硝之属是也。如热可去寒，附子、桂之属也。今特补此二种，以尽厥旨。"宋代赵佶《圣济经》于每种治法之后加一"剂"字，如《圣济经·审剂篇》云："故郁而不散为壅，以宣剂散之。"金代成无己在《伤寒明理药方论》中云："制方之体，宣、通、补、泻、轻、重、涩、滑、燥、湿，十剂是也。"至此，方书中始用"十剂"之名。后世各家有所增补，明代缪仲淳增加升、降二剂，徐思鹤的《医家全书》在原"十剂"基础上，又增加调、和、解、利、寒、温、暑、火、平、夺、安、缓、淡、清而成"二十四剂"。然而，除清代陈修园《时方歌括》按照宣、通、补、泻、轻、重、燥、湿、涩、滑、寒、热将该书收载的 108 首方分为"十二剂"外，鲜有按此法分类者。明代张介宾鉴于"古方之散列于诸家者，既多且杂，或互见于各门，或彼此之重复"，提出将方剂"类为八阵，曰补、和、攻、散、寒、热、固、因"。《景岳全书·新方八略引》释曰："补方之制，补其虚也""和方之制，和其不和者也""攻方之制，攻其实也""用散者，散表证也""寒方之制，为清火也，为除热也""热方之制，为除寒也""固方之制，固其泄也""因方之制，因其可因者也。凡病有相同者，皆按证而用之，是谓因方"。共选 1 516 首古方，自制 186 首新方，按照"八阵"进行分类，分别称之为"古方八阵"和"新方八阵"。"八阵"之外，复列有妇人、小儿、痘疹、外科诸方，以便临证应用。清代汪昂《医方集解》开创了新的功用分类法，即以治法分类为主，兼顾临床科目。该书选正方三百有奇，附方之数过之，分为补养、发表、涌吐、攻里、表里、和解、理气、理血、祛风、祛寒、清暑、利湿、润燥、泻火、除痰、消导、收涩、杀虫、明目、痈疡、经产共 21 类及救急良方。此分类法概念比较明确，切合临床实际需要，故清代吴仪洛《成方切用》、张秉成《成方便读》等均仿其法而有所增改。

四、笔画分类

现代大型方剂辞书等仅为检索之便，以方名汉字笔画为纲进行分类。其中，《中医方剂大辞典》将古今 96 592 首方剂按名称首字的笔画数，依次排列诸方。这种分类方法便于查阅，利于鉴别同名异方。

第三章　中药的产地与采集

中药的来源除部分人工制品外，绝大多数都是来自于天然的动物、植物、矿物。中药的产地与采收是否适宜，直接影响到中药的质量和疗效。研究中药的产地与采集规律，对于保证和提高中药材的质量和保护中药资源都有十分重要的意义。

第一节　中药的产地

中药材的分布与生产离不开一定的自然条件。中国疆域辽阔，地处亚洲东部，大部分地处北温带，并有大兴安岭北部的寒温带、秦岭淮河以南的亚热带，及华南低纬度的热带，加之地貌复杂，江河湖泽、山陵丘壑、平原沃野及辽阔的海域，形成了复杂的自然地理环境，水质、土壤、日照、气候、生物分布等生态环境各地质量不尽相同，甚至南北迥异，差别很大，因而为各种药用动物、植物的生长和矿物的形成提供了有利条件，也使得各种中药材的生产无论品种、产量和质量都有一定的地域性。古代医药学家经过长期使用、观察和比较，认识到即便是分布较广的药材，也由于自然条件的不同，各地所产的质量优劣不一样，由此逐渐形成了"道地药材"的概念。

所谓道地药材，是指历史悠久、产地适宜、品种优良、产量宏丰、炮制考究、疗效突出、带有地域特点的药材。

道地药材的确定，与药材的产地、品种、质量等多种因素有关，而临床疗效则是其关键因素。历代医药学家都十分重视道地药材的生产。从《神农本草经》《名医别录》起，众多的本草文献都记载了道地药材的品种产地资料。如产于河南焦作的怀地黄、怀山药、怀牛膝、怀菊花为著名的"四大怀药"，以白术（临安）、白芍（东阳）、浙贝母（原鄞县）、杭白菊（桐乡）、延胡索（东阳）、玄参（磐安）、麦冬（慈溪）、温郁金（瑞安）为代表的"浙八味"，自古以来都被称为道地药材，沿用至今。

道地药材是在长期的生产和用药实践中形成的，但并不是一成不变的。环境条件的变化使上党人参绝灭，人们遂贵东北人参；川芎在宋代始成为道地药材；三七原产广西，称为广三七、田三七，云南产者后来居上，称为滇三七，成为三七的新道地产区。

长期的临床医疗实践证明，重视中药产地与质量的关系，强调道地药材的开发和应用，对于保证中药疗效，起着十分重要的作用。因此，研究道地药材的生态环境、栽培技术，开展道地药材的化学成分、药理作用研究，以及野生变家种、动物的驯养工作，创造特定的生产条件，对发展优质药材生产，开拓新的中药资源都是必要的。

第二节 中药的采集

由于动植物在生长发育的不同时期，其药用部分所含的有效及有害成分各不相同，药物的疗效和毒副作用也有较大差异，故中药材的采收必须在适当的时节采集。如唐代孙思邈《备急千金要方》云："早则药势未成，晚则盛时已歇"，即强调了中药材适时采收的重要性。传统通常以中药材入药部分的成熟程度作为依据，即在药用部位的有效成分含量最高的时节采集，按药用部位的不同可归纳为以下几方面：

全草：大多数在植物枝叶茂盛、花朵初开时采集，从根以上割取地上部分。

叶：通常在花蕾将放或正盛开的时候采集，此时叶片茂盛、性味完壮、药力雄厚，最适于采收。有些特定的药物如桑叶，需在深秋或初冬经霜后采集。

花、花粉：花类药材，一般采收未开放的花蕾或刚开放的花朵，以免气味散失、花瓣散落而影响质量。至于蒲黄之类以花粉入药者，则须在花朵盛开时采取。

果实、种子：果实类药物除青皮、枳实、覆盆子等少数药材要在果实未成熟时采收果皮或果实外，一般都在果实成熟时采收。以种子入药的，通常在果实成熟后采集。

根、根（块）茎：一般以早春或深秋时节（即农历二月或八月）采收为佳。但也有少数例外，如半夏、延胡索等则要在夏天采收。

树皮、根皮：通常在春、夏时节植物生长旺盛，植物体内浆液充沛时采集，则药性较强，疗效较高，并容易剥离。

动物类药材的采集，不具有明显的规律性，因品种不同而采收各异。其具体时间，须根据它们各自的生长活动季节，以保证药效及容易获取为原则。

矿物类药材的成分较为稳定，故全年随时皆可采收。

第四章 中药的炮制

中药的炮制,历史上又称"炮炙""修治""修事",是指中药在应用或制成各种剂型前,根据中医药理论,依照辨证施治用药的需要和药材自身性质,以及调剂、制剂的不同要求,而进行必要的加工处理的过程,它是中国制备中药饮片的一门传统制药技术,也是体现中医药学特色的特定专用制药术语。炮制是否得当,对于保障药效、安全用药、便于制剂和调剂等都有十分重要的意义。

第一节 中药炮制的目的

中药炮制的目的大致可以归纳为以下八个方面:

一、纯净药材,保证质量,分拣药物,区分等级

一般中药原药材,多附着泥土、夹带沙石及非药用部分和其他异物,必须经过挑拣修治,水洗清洁,才能使药物纯净,方可保证质量,提供药用。

二、切制饮片,便于调剂制剂

将净选后的中药材,经过软化、切削、干燥等加工工序,制成一定规格的饮片(如片、段、丝、块等),使其便于准确称量、计量,按处方调剂,同时增加饮片与溶剂之间的接触面积,利于有效成分的煎出,便于制剂。

三、干燥药材,利于贮藏

药材经晒干、阴干、烘干、炒制等炮制加工处理,使之干燥,并使所含酶类失去活性,防止霉变,便于保存,久不变质。

四、矫味、矫臭,便于服用

一些动物药及具有特殊气味的药物,经过麸炒、酒制、醋制等处理后,能起到矫味和矫臭的作用,以便临床服用。

五、降低毒副作用,保证安全用药

对一些毒副作用较强的药物经过加工炮制后,可以明显降低药物的毒性和副作用,使之广泛用于临床,并保证安全用药。

六、增强药物功能,提高临床疗效

一些药物经过加工炮制后,可以增强其功能,从而提高临床疗效。如延胡索醋制以后能增强活血止痛功效,百部蜜制增强润肺止咳作用,大黄酒制后活血作用增强。

七、改变药物性能,扩大应用范围

药物经炮制之后,可以改变药物性能,扩大应用范围,使之更加适应病情的需要。如生地黄功专清热凉血、养阴生津,而酒制成熟地黄后则成补血滋阴、益精填髓之品。

八、引药入经,便于定向用药

有些药物经炮制后,可以在特定脏腑经络中发挥治疗作用,便于临床定向选择用药。如知母、杜仲经盐炙后,可增强入肾经的作用;柴胡、香附经醋炙后,增强入肝经的作用。

第二节 中药炮制的方法

炮制方法是历代逐步发展和充实起来的。参照前人的记载,根据现代实际炮制经验,炮制方法一般可以分为以下五类:

一、修制

包括纯净、粉碎、切制药材三道工序,为进一步的加工贮存、调剂、制剂和临床用药做好准备。

1. 纯净药材 借助一定的工具,用手工或机械的方法,如挑、筛、簸、刷、刮、挖、撞等方法,去掉泥土杂质、非药用部分及药效作用不一致的部分,使药物清洁纯净,这是原药材加工的第一道工序。此外,如西洋参、天麻、冬虫夏草等按药材质量不同,经过挑选以区分药材的等级。

2. 粉碎药材 以捣、碾、研、磨、镑、锉等方法,使药材粉碎达到一定粉碎度,以符合制剂和其他炮制的要求,便于有效成分的提取和利用。

3. 切制药材 用刀具采用切、铡的方法将药切成片、段、丝、块等一定的规格,使药物有效成分易于溶出,并便于进行其他炮制,也利于干燥、贮藏和调剂时称量。

二、水制

用水或其他液体辅料处理药材的方法称为水制法。其目的主要是清洁药物、除去杂质、软化药物、便于切制、降低毒性及调整药性等。常见的水制方法有漂洗、浸泡、闷润、喷洒、水飞等。

1. 漂洗 其方法是将药物置于宽水或长流水中,反复地换水,以除去杂质、盐味及腥味。

2. 浸泡 将质地松软或经水泡易损失有效成分的药物,置于水中浸湿立即取出,称为"浸",又称"沾水";而将药物置于清水或辅料药液中,使水分渗入,药材软化,便于切制,或用以除去药物的毒性及非药用部分,称为"泡"。

3. 闷润 根据药材质地的软坚、加工时的气温、工具的不同,而采用淋润、洗润、泡润、浸润、晾润、盖润、伏润、露润、复润、双润等多种方法，使清水或其他液体辅料徐徐渗入药物组织内部，至内外的湿度均匀，便于切制饮片。

4. 喷洒　对一些不宜用水浸泡，但又需潮湿者，可采用喷洒湿润的方法。而在炒制药物时，按不同要求，可喷洒清水、酒、醋、蜜水、姜汁等辅料药液。

5. 水飞　是借药物在水中的沉降性质分取药材极细粉末的方法。将不溶于水的药材粉碎后置乳钵、碾槽、球磨机等容器内，加水共研，然后再加入多量的水搅拌，粗粉即下沉，细粉混悬于水中，随水倾出，剩余之粗粉再研再飞。倾出的混悬液静置沉淀后，将水除净，干燥后即成极细粉末。此法所制粉末既细，又减少了研磨中粉末的飞扬损失。常用于矿物类、贝壳类药物的制粉。

三、火制

火制是将药物经火加热处理的方法。根据加热的温度、时间和方法的不同，可分为炒、炙、煅、煨等。

1. 炒　将药物置锅中加热不断翻动，炒至一定程度取出。根据炒法的操作及加辅料与否，可分为清炒法（单炒法）和加辅料炒法（合炒法）。

（1）清炒法：又根据加热程度不同而分为炒黄、炒焦和炒炭。

炒黄：就是将药物炒至表面微黄或能嗅到药物固有的气味为度，如炒牛蒡子、炒苏子。

炒焦：就是将药物炒至表面焦黄，或焦褐色，内部颜色加深，并具有焦香气味，如焦山楂、焦神曲、焦麦芽等。

炒炭：就是将药物炒至外部枯黑，内部焦黄为度，即"炒炭存性"，如侧柏炭、槐花炭、荆芥炭等。药材炒炭后要洒水，以免复燃。

（2）加辅料炒法：也是根据所加辅料的不同而分为麦麸炒、米炒、土炒、砂炒、蛤粉炒和滑石粉炒等法。其中，加砂、蛤粉或滑石粉炒的方法也称"烫"，是先在锅内加热中间物体（如砂、蛤粉、滑石粉等），温度可达150～300℃，用以烫制药物，使其受热均匀，质地酥脆或鼓起，烫毕，筛去中间物体，至冷即得。如蛤粉烫阿胶。

2. 炙　将药物与液体辅料共置锅中加热拌炒，使液体辅料渗入药物组织内部或附着于药物表面，以改变药性，增强疗效或降低毒副作用的方法称炙法。常用的液体辅料有：蜜、酒、醋、姜汁、盐水等。如蜜炙款冬花可增强润肺止咳作用；酒炙丹参可增强活血之功；醋炙柴胡可增强疏肝解郁之功；醋制甘遂可降低毒性。

3. 煅　将药物用猛火直接或间接煅烧，使质地松脆，易于粉碎，便于有效成分的煎出，以充分发挥疗效。坚硬的矿物药或贝壳类药多直接用煅烧，以煅至透红为度，如代赭石、磁石。间接煅是将药物置于耐火容器中密闭煅烧，至容器底部红透为度，如棕榈炭、血余炭等。

4. 煨　将药物用湿面或湿纸包裹，置于热火灰中或用吸油纸与药物隔层分开进行加热的方法称为煨法。其目的是除去药物中的部分挥发性及刺激性成分，以缓和药性，降低副作用，增强疗效。如煨肉豆蔻、煨木香等。

四、水火共制

这类炮制方法是既要用水又要用火，有些药物还必须加入其他辅料进行炮制。包括煮、蒸、炖、婵、淬等方法。

1. 煮法　是将药物与水或辅料置锅中同煮的方法。它可减低药物的毒性、烈性或附加成分，增强药物的疗效。

2. 蒸法　是以水蒸气或附加成分将药物蒸熟的加工方法。它分清蒸与加辅料蒸两种方法。蒸制的目的在于改变或增强药物的性能，降低药物毒性。

3. 炖法　是蒸法的演变和发展，其方法是将药物置于钢罐或搪瓷器皿中，同时加入一定的液体辅料，盖严后，放入水锅中炖一定时间。

4. 燀法　是将药物快速放入沸水中短暂潦过，立即取出的方法。常用于种子类药物的去皮及肉质多汁类药物的干燥处理。

5. 淬法　是将药物煅烧红后，迅速投入冷水或液体辅料中，使其酥脆的方法。淬后不仅易于粉碎，且辅料被其吸收，可发挥预期疗效。

五、其他制法

1. 制霜　药物经过去油制成松散粉末或析出细小结晶或升华、煎熬成粉渣的方法称为制霜法。根据操作方法不同分为去油制霜（如巴豆霜）、渗析制霜（如西瓜霜）、升华制霜（如砒霜）、煎煮制霜（如鹿角霜）等。

2. 发酵　在一定条件（如温度等）下使药物发酵，从而改变原来药物的性质，可增强和胃消食的作用，如六神曲、建曲等。

3. 发芽　将具有发芽能力的种子药材用水浸泡后，经常保持一定的湿度和温度，使其萌发幼芽，称为发芽，如麦芽、谷芽。

4. 精制　多为水溶性天然结晶药物，先经过水溶除去杂质，再经浓缩、静置后析出结晶即成。如将朴硝精制成芒硝。

5. 药拌　药物中加入其他碾成粉末的固体辅料拌染而成，如朱砂拌茯神。

第五章 中药的性能

中医学认为任何疾病的发生发展过程都是各种致病因素(邪气)作用于人体,引起机体正邪斗争,从而导致脏腑经络功能活动失常或阴阳气血偏盛偏衰的结果。因此,中药治病的基本作用不外乎扶正祛邪,消除病因,恢复脏腑经络的正常生理功能,纠正阴阳气血偏盛偏衰的病理现象,使之最大程度恢复到正常状态,达到治愈疾病,恢复健康的目的。

中药之所以能够针对病情,发挥上述基本作用,是由于中药本身各自具有若干特性和作用,前人将之称为药物的偏性,即以药物的偏性来纠正疾病所导致的阴阳气血偏盛偏衰。

中药的性能,也称药性,是对中药作用的基本性质和特征的高度概括,它包括中药发挥疗效的物质基础和治疗过程中所体现出的作用。它是中医药理论指导下认识和使用中药,并用以阐明其药效机制的理论依据。

研究药性形成的机制及其运用规律的理论称为药性理论,其基本内容包括四气五味、升降浮沉、归经、有毒无毒等。药性理论是中医学理论体系中的一个重要组成部分,是学习、研究、运用中药所必须掌握的基本理论、基本知识。

中药的作用包括治疗作用和不良作用(不良反应)。中药的治疗作用又称为中药的功效,中药的不良作用包括毒性反应和副作用。充分而正确地利用中药的治疗作用,尽量避免不良反应的发生,即确保用药安全、有效、合理,这是临床用药的基本原则。

第一节 四 气

《神农本草经》序录云:"药有酸咸甘苦辛五味,又有寒热温凉四气。"这是有关中药四气五味的最早论述。每味中药都有四气五味的不同,因而也就具有不同的治疗作用。四气和五味是中药性能的重要标志,它对于认识各种中药的共性和个性以及临床运用都有实际意义。

四气,又称四性,就是表示寒热温凉四种不同的药性。它反映了中药对人体阴阳盛衰、寒热变化的作用倾向,是中医说明药物作用的主要理论依据之一。四气之中寓有阴阳含义,寒凉属阴,温热属阳。寒凉与温热是相对立的两种药性,而寒与凉之间、温与热之间则仅仅是程度上的不同,即"凉次于寒""温次于热"。有些本草文献对中药的四性还用"大热""大寒""微温""微寒"等加以描述,这是对中药四气程度不同的进一步区分,以示斟酌使用。但从四性的本质而言,只有寒热两性的区分。

此外,四性之外尚有一类平性药,即是指药性之寒热属性不甚明显、药性平和、作用缓和的一类药,如党参、山药、甘草等。平性能否入性,医家见解不同。或主张"平应入性",或认为虽称平性,但仍有偏温偏凉之不同,如甘草性平,生用性凉,炙用则性偏温,所以平性仍未超出四性的范围,是相对而言的,它不是绝对的平性,遂仍称四气(四性)而不称五气(五性)。

药性的寒热温凉是由药物作用于人体所产生的不同反应和所获得的不同疗效而归纳总结出来的,它与所治疗疾病的寒热性质是相对而言的。故药性的确定是以用药反应为依据,以病证寒热为基准。一般而言,能够减轻或消除热证的药物,属于寒性或凉性;反之,能够减轻或消除寒证的药物,属于温性或热性。如患者表现为高热烦渴、面红目赤、咽喉肿痛、脉洪数,这属于阳热证,用石膏、黄芩等治疗后,症状得以缓解或消除,说明它们是寒凉性质的;反之,如患者表现为面色㿠白、四肢厥冷、冷汗淋漓、脉微欲绝,这属于阴寒证,用附子、干姜等药治疗后,症状得以缓解或消除,说明它们是温热性质的。

寒凉药分别具有清热泻火、凉血解毒、滋阴除蒸、泻热通便、清热利尿、清化热痰、清心开窍、凉肝息风等作用,主要用于实热烦渴、温毒发斑、血热吐衄、火毒疮疡、热结便秘、热淋涩痛、湿热黄疸、湿热水肿、痰热喘咳、高热神昏、热极生风等一系列阳热证。而温热药分别具有温里散寒、暖肝散结、补火助阳、温阳利水、温经通络、引火归原、回阳救逆等作用,主要用于中寒腹痛、寒疝作痛、阳痿不举、宫冷不孕、阴寒水肿、风寒痹证、血寒经闭、虚阳上越、亡阳虚脱等一系列阴寒证。

寒凉药用治阳热证,温热药用治阴寒证,此即《素问·至真要大论》所谓"寒者热之,热者寒之",是临床必须遵循的一般用药原则。

由于寒与凉、热与温之间具有程度上的差异,因而在用药时亦应注意病重药轻或病轻药重之不当,当用温药而用热药则反伤其阴,当用凉药反用寒药则易伤其阳。至于表寒里热,上热下寒,寒热中阻而致的寒热错杂的复杂病证,则当寒、热药并用,使寒热并除。若为寒热错杂、阴阳格拒的复杂病证,又当采用寒热并用佐治之法治之。如遇到真寒假热则当用热药治疗,必要时反佐以寒药;真热假寒则当选用寒药以治之,必要时反佐以热药,不可真假混淆。

第二节　五　味

所谓五味,是指药物有酸、苦、甘、辛、咸不同的药味,有些药物还具有淡味或涩味,古人认为"淡附于甘""涩附于酸",然以酸、苦、甘、辛、咸是最基本的五种药味。

五味的产生,首先是通过口尝,它是药物真实味道的反映。然而和四气一样,五味更主要的还是通过长期的临床实践观察,不同味道的药物作用于人体,产生不同的反应,获得不同的治疗效果,从而归纳总结出五味的理论。换言之,五味不仅是药物味道的真实反映,更重要的是对药物作用的高度概括。自从五味作为归纳药物作用的理论出现后,五味的含义既代表了药物味道的"味",又包含了药物作用的"味",且后者构成了五味理论的主要内容。

《素问·脏气法时论》指出"辛散,酸收,甘缓,苦坚,咸软"。这是对五味作用的最早概括,后世在此基础上进一步补充完善。

辛:"能散能行",即具有发散、行气、行血的作用。辛味药多用治表证、风湿痹证及气血阻滞之证。一般而言,解表药、祛风湿药、行气药、活血药大多具有辛味,如麻黄发散风寒、独活祛风除湿、乌药行气止痛、红花活血化瘀等。

甘:"能补能和能缓",即具有补益、和中、调和药性和缓急止痛的作用。甘味药多用治正气虚弱、食积不化、脘腹挛急疼痛及调和药性、中毒解救等。一般而言，滋养补虚、消食和胃、调和药性及缓解疼痛的药物多具有甘味，如党参补益脾肺之气、当归补血、麦芽消食和胃、饴糖缓急止痛、甘草调和药性并解药食毒等。

酸："能收能涩"，具有收敛、固涩的作用。酸味药多用治自汗盗汗、肺虚久咳、久泻久痢、遗精滑精、遗尿尿频、崩带不止等滑脱不禁的病证。一般固表止汗、敛肺止咳、涩肠止泻、固精缩尿、固崩止带的药物多具有酸味，如五味子固表止汗、诃子敛肺止咳、乌梅涩肠止泻、山茱萸固精止遗等。此外，部分酸味药具有生津止渴的作用，也可用治津亏口渴，如乌梅、酸枣仁等。

苦："能泄、能燥、能坚"，即具有清泄火热、泄降气逆、通泄大便、燥湿、坚阴（泻火存阴）等作用。苦味药多用治火热证、喘咳、呕恶、便秘、湿证、阴虚火旺等证。一般而言，能清热泻火、降气平喘、降逆止呕、通利大便、清热燥湿、散寒燥湿、泻火存阴的药物大多具有苦味。如栀子、黄芩清热泻火，苦杏仁、葶苈子降气平喘，陈皮、半夏降逆止呕，大黄、芒硝泻下通便，黄连、黄柏清热燥湿，苍术、厚朴苦温燥湿，知母、黄柏泻火存阴等。

咸："能下、能软"，即具有泻下通便、软坚散结的作用。咸味药多用治大便燥结、痰核、瘿瘤、癥瘕痞块等证。如芒硝泻下通便，海藻、昆布消散瘿瘤，鳖甲软坚散结等。一般来讲，泻下通便及软化坚硬、消散结块的药物多具有咸味。

淡："能渗、能利"，即具有利水渗湿的作用。淡味药多用治水肿、脚气浮肿、小便不利之证。一些利水渗湿的药物就具有淡味。如茯苓、猪苓、薏苡仁、泽泻等。

涩：与酸味药的作用相似，具有收敛、固涩的作用。多用治自汗盗汗、久泻久痢、遗尿尿频、遗精滑精、崩带不止等滑脱不禁的病证。如芡实固精止带，赤石脂涩肠止泻，海螵蛸收敛止血等。

五味亦可与五脏相联系。如《素问·宣明五气》云："酸入肝、辛入肺、苦入心、咸入肾、甘入脾。"但这仅是一般的规律认识，不可机械地拘泥于此。如黄芩味苦、性寒，作用是清泄肺火而不是泻心火；杜仲味甘，作用是补肝肾而不是补脾。

每种药物均具有性和味，因此必须把四气和五味结合而议，方能准确地把控药物之功用。一般而言，气味相同，作用相近，同一类药物大都如此。有时气味相同，又有主次之别。若气味不同，则作用有别。而气同味异、味同气异者，其所代表药物的作用则各有不同。至于一药兼有数味，则标志其治疗范围的扩大。一般临床用药是既用其气，又用其味，但有时在配伍其他药物，复方用药时，就可能出现或用其气、或用其味的不同情况。由此可见，药物的气味所表示的药物作用以及气味配合的规律是比较复杂的。因此，既要熟悉四气五味的一般规律，又要掌握每一药物气味的特殊治疗作用以及气味配合的规律，方能更好地掌握药性，指导临床用药。

附：芳香药性

气味芳香之药，虽标以辛味，但难以用四气五味理论解释其药性或说明作用机制，因而又有芳香药性之说，它也是中药药性理论的重要组成部分。其主要作用有：辟秽防疫，即芳香药有辟除秽浊疫疠之气，扶助正气，抵御邪气的作用，达到辟秽养正，防病治病的目的；解表散邪，即芳香药以其疏散之性，外走肌表，开宣毛窍，具有芳香疏泄，解表散邪之功；悦脾开胃，即芳香药善入脾胃经，投其所喜，有加强运化，增进食欲，悦脾开胃的功效；化湿去浊，即芳香药能疏通气机，宣化湿浊，消胀除痞，复脾健运，即有化湿运脾之功；通窍止痛，即芳香药行散走窜，芳香上达头目，而有通窍止痛之功；行气活血，即芳香药还有疏散气机，透达经络，行气活血，通经止痛，消肿散结之作用；开窍醒神，即芳香药又有芳香辟秽，开窍启闭，苏醒神志之功效。

第三节　升降浮沉

升降浮沉是表示药物对人体作用的不同趋向性。升，即上升，趋向于上；降，即下降，趋向于下；浮，即向外发散，趋向于外；沉，即向内收敛，趋向于内。升降浮沉是指药物对机体具有向上、向下、向外、向内四种不同的作用趋向。它是与疾病所表现的趋向性相对而言的。其中，升与降，浮与沉是相对立的，升与浮，沉与降，既有区别，又有交叉，难以截然分开，在实际应用时，升与浮，沉与降又常相提并论。升降浮沉表明了中药作用的定向概念，是药性理论的重要组成部分。

中医认为，由于疾病在病势上常常表现出向上（如呕吐、呃逆、喘息）、向下（如脱肛、遗尿、崩漏）、向外（如自汗、盗汗）、向内（表证未解而入里）；在病位上则有在表（如外感表证）、在里（如热结便秘）、在上（如头痛、目赤）、在下（如腹水、尿闭）等不同，因而能够针对病情，改善或消除这些病证的药物，相对来说也就分别具有升降浮沉的作用趋向。

药物升降浮沉作用趋向性的形成，虽然与药物在自然界生成禀赋不同，形成药性不同有关，并受四气、五味、炮制、配伍等诸多因素的影响，但更主要是与药物作用于机体所产生的不同疗效、所表现出的不同作用趋向密切相关。它与四气、五味一样，也是通过药物作用于机体所产生的疗效而归纳总结出来的用药理论。

影响药物升降浮沉的因素主要与四气五味、药物质地轻重有密切关系，并受到炮制和配伍的影响。

药物的升降浮沉与四气五味有关：凡味属辛、甘，气属温、热的药物，一般多为升浮药，如麻黄、桂枝等药；凡味属苦、酸、咸，性属寒、凉的药物，多为沉降药，如大黄、黄连等。

药物的升降浮沉与药物的质地轻重有关：一般而言，花、叶、皮、枝等质轻的药物多为升浮药，如桑叶、菊花、蝉蜕、桑枝等；而果实、种子、矿物、贝壳等质重者大多都是沉降药，如紫苏子、葶苈子、石决明、磁石等。

除上述一般规律外，某些药也有特殊性。如旋覆花虽是花类药，但功能降气消痰、止呕止噫，药性沉降而不升浮；苍耳子虽是果实种子类的药，但功能散风寒、通鼻窍，药性升浮而不沉降，故有"诸花皆升，旋覆独降""诸子皆降，苍耳独升"之说。

此外，部分中药具有升降浮沉的双向性。如川芎上行头目、中开郁结、下行血海，薄蛇内走脏腑、外彻皮肤。由此可见，既要掌握药物的一般共性，又要掌握每味药物的不同个性，才能确切掌握药物的作用趋向。

药物的升降浮沉与炮制的影响有关：药物的炮制可以影响转变其升降浮沉的性能。如有些药物酒制则升，姜汁炒则散，醋炒收敛，盐水炒下行。如黄芩苦寒，属于沉降药，经酒炙后，黄芩善清上焦肺火，用治肺热咳嗽痰黄。

药物的升降浮沉与配伍的影响有关：药物的升降浮沉通过配伍也可发生转化。一般而言，少量升浮药在大队沉降药中能随之下降；反之，少量沉降药在大队升浮药中亦能随之上升。

升降浮沉代表不同的药性，表示药物不同的作用趋向。一般而言，升浮药其性温热，味属辛、甘、淡，质轻，作用趋向多主上升、向外。就其所代表药物的具体功效而言，分别具有疏散解表、宣毒透疹、解毒消疮、宣肺止咳、温里散寒、暖肝散结、温通经脉、通痹散结、行气开郁、活血消癥、开窍醒神、升阳举陷、涌吐等作用。故解表药、温里药、祛风寒湿药、行气药、活血祛瘀药、开窍药、补益药、涌吐药等多具有升浮药性。而沉降药其性寒凉，味属酸、苦、咸，质重，作用趋向多主下行向内。就其所代表药物的具体功效而言，分别具有清热泻火、泻下通便、利水渗湿、重镇安神、平肝潜阳、息风止痉、降逆平喘、止呕、止呃、消积导滞、固表止汗、敛肺止咳、涩肠止泻、固崩止带、涩精止遗、收敛止血、收湿敛疮等作用。故清热药、泻下药、利水渗湿药、降气平喘药、降逆和胃药、安神药、平肝息风药、收敛止血药、收涩药等多具有沉降药性。

药物具有升降浮沉的性能，可以调整脏腑气机的紊乱，使之恢复正常的生理功能，或作用于机体的不同部位，因势利导，驱邪外出，从而达到治愈疾病的目的。

升降浮沉的用药原则是顺着病位，逆着病势。就病位而言，病变部位在上在表者宜升浮不宜沉降，如外感风热则应选用薄荷、蝉蜕等升浮药来疏散；病变部位在下在里者宜沉降不宜升浮，如热结便秘结者则应选用大黄、芒硝等沉降药来泻下通便。就病势而言，病势上逆者，宜降不宜升，如肝阳上亢头晕目眩则应选用龙骨、牡蛎等沉降药来平肝潜阳；病势下陷，宜升不宜降，如气虚下陷久泻脱肛，则应用黄芪、升麻、柴胡等升浮药来升阳举陷。总之，必须针对疾病发生部位有在上在下在表在里的区别，病势有上逆下陷的区别，根据药物有升降浮沉的不同特性，恰当选用药物，这是指导临床用药须遵循的重要原则。

此外，为了适应复杂病机，更好地调节紊乱的脏腑功能，还可采用升降浮沉并用的用药方法，如治疗表邪未解，邪热壅肺，汗出而喘的表寒里热证，常用石膏清泄肺火以平喘止咳，配麻黄解表散寒、宣肺止咳平喘，苦杏仁降气止咳平喘，三药相伍，一清一宣一降，升降并用，以成宣降肺气的配伍。由此可见，升降并用是适应复杂病机，调节紊乱脏腑功能的有效用药方法。

第四节　归　经

归经是药物作用的定位概念，即表示药物作用部位。归是作用的归属，经是脏腑经络的概称。归经就是指药物对于机体某部分的选择性作用，即某药对某些脏腑经络有特殊的亲和作用，因而对这些部位的病变起着主要或特殊的治疗作用，药物的归经不同，其治疗作用也不同。归经指明了药物治病的适用范围，是药性理论基本内容之一。

中药归经理论的形成是在中医基本理论指导下，以脏腑、经络学说为基础，以药物所治疗的具体病证为依据，经过长期临床实践，从药物的疗效中归纳总结出来的用药理论。它与机体因素即脏腑经络生理特点、临床经验的积累、中医辨证理论体系的不断发展与完善及药物自身的特性密不可分。由于经络能沟通人体内外表里，所以一旦机体发生病变，体表病变可以通过经络影响到内在脏腑。反之，内在脏腑病变也可以反映到体表。由于发病所在脏腑及经络循行部位不同，临床上所表现的症状则各不相同。如心经病变多见心悸失眠；肺经病变常见胸闷喘咳；肝经病变每见胁痛抽搐等证。临床用磁石、酸枣仁能治心悸失眠，说明它们归心经；用瓜蒌、浙贝母能治咳嗽气喘，说明它们归肺经；而选用羚羊角、牛黄能治惊风抽搐则说明它们能归肝经。至于一药能归数经，是指其治疗范围的扩大。

掌握归经便于临床辨证用药，即根据疾病的临床表现，通过辨证审因，诊断出病变所在脏腑经络部位，按照归经来选择适当药物进行治疗。如病患热证，有肺热、心火、胃火、肝火等的不同，治疗时用药不同。若肺热咳喘，当用黄芩、地骨皮等肺经药来清泻肺热以平喘；若胃火牙痛当用石膏、黄连等胃经药来清泻胃火；若心火亢盛心悸失眠，当用朱砂、丹参等心经药以清心安神；若肝热目赤，当用夏枯草、决明子等肝经药以清肝明目。

掌握归经理论还有助于区别功效相似的药物。如同是利水药，麻黄善于宣肺利水、黄芪善于补气健脾利水、附子善于温阳利水、猪苓善于通利膀胱之水湿。又羌活、白芷、柴胡、苍术、吴茱萸、独活同为治头痛之良药，但羌活善治太阳经头痛、白芷善治阳明经头痛、柴胡善治少阳经头痛、苍术善治太阴经头痛、吴茱萸善治厥阴经头痛、独活善治少阴经头痛。

运用归经理论指导临床用药，还要依据脏腑经络相关学说，注意脏腑病变的相互影响，恰当选择用药，而不能拘泥于见肝治肝、见肺治肺的单纯分经用药的方法。如肾阴不足，水不涵木，肝火上炎，头痛眩晕，治疗时当选用枸杞子、熟地黄、山茱萸、知母、黄柏等肝、肾两经的药物来治疗，以益阴降火、滋水涵木；而肺病久咳，痰湿稽留，损伤脾气，肺病及脾，脾肺两虚，治疗时则要肺脾兼顾，采用人参、白术、茯苓、陈皮、半夏等肺、脾两经的药物来治疗，以补脾益肺，培土生金。

四气五味、升降浮沉、归经同是药性理论的重要组成部分，因而在运用归经理论指导药物临床应用时，还必须与四气五味、升降浮沉学说结合起来，才能做到全面准确地指导临床用药。如同归肺经的药物，由于有四气的不同，其治疗作用亦异。如生姜温散肺经风寒、薄荷凉散肺经风热、干姜性热温肺化饮、黄芩性寒清泻肺火。同归肺经的药物，由于五味的不同，作用亦殊。如乌梅酸收固涩、敛肺止咳，麻黄辛以发表、宣肺平喘，人参甘以补虚、补肺益气，陈皮苦以下气、止咳化痰，蛤蚧咸以补肾、益肺平喘。同归肺经的药物，因其升降浮沉之性不同，作用迥异。如麻黄、桔梗药性升浮，故能开宣肺气、止咳平喘；苦杏仁、紫苏子药性沉降，故能降气止咳平喘。

附：引经报使与引经药

引经报使是中药的性能之一，指某些药物对某一脏腑经络有特殊作用，其选择性较强，并能引导其他药物的药力到达病变部位，从而提高临床疗效。从治疗意义上来说，主要是作为各经用药的向导，这类药物称为引经药。

历代医家论述的引经报使药甚多，认识不尽一致。大体可分为以下三类：①十二经引经药：如手太阴肺经为桔梗、升麻，手阳明大肠经为白芷、石膏，足太阴脾经为升麻、苍术，足阳明胃经为白芷、葛根，手少阴心经为细辛、黄连，手太阳小肠经为木通、竹叶，足少阴肾经为独活、细辛，足太阳膀胱经为羌活、藁本，手厥阴心包经为柴胡、丹皮，手少阳三焦经为连翘、柴胡，足厥阴肝经为柴胡、吴茱萸，足少阳胆经为柴胡、青皮。②病证引经药：这类药物大多分散记载于本草、医方中，多为临床经验总结，其针对性较强，实用性大，与临床辨证论治中随证加减药相似。如《汤液本草•东垣先生用药心法》"随证治病药品"中有"如头痛，须用川芎，如不愈，各加引经药：太阳川芎，阳明白芷，少阳柴胡，太阴苍术，少阴细辛，厥阴吴茱萸"。③局部穴位引经药：引经药进一步发展，其引导范围又出现机体的某一局部，虽然与经络理论有一定联系，但实际已超出了经络理论的限制，而是以机体局部来定位。这种情况在伤科用药上显得更为突出。如江考卿在《伤科方书》"十三味总方"中论述了十二主穴的引经药。

此外，引经药的作用因其在方中的不同地位而异，概括为以下两个方面：①作为佐使药，引诸药直达病所，以增强临床用药的针对性。如血府逐瘀汤以桔梗开胸行气，使气行则血行，又载诸活血药上入胸中，助其化胸中瘀血。②兼作方剂的主药，发挥主导作用。如镇肝熄风汤重用归肝肾经的牛膝为君药，并引血下行，以治肝肾阴亏、肝阳偏亢、气血逆乱之证。

第五节　中药的毒性

历代本草书籍中，常在每一味中药的性味之下，标明其"有毒""无毒"。"有毒无毒"也是中药性能的重要标志之一，它是掌握药性必须注意的问题。

一、古代中药毒性的概念

古代常常把毒药看作是一切药物的总称，而把药物的毒性看作是药物的偏性。故《周礼·天官冢宰》有"医师掌医之政令，聚毒药以供医事"之说。《尚书·说命》则谓："药弗瞑眩，厥疾弗瘳。"明代张景岳《类经》云："药以治病，因毒为能，所谓毒者，因气味之偏也……大凡可辟邪安正者，均可称为毒药，故曰毒药攻邪也。"而《药治通义》引张载人语："凡药皆有毒也，非指大毒、小毒谓之毒。"论述了毒药的广义含义，阐明了毒性就是药物的偏性。与此同时，古代还把毒性看作是药物毒副作用大小的标志。如《素问·五常政大论》云："大毒治病，十去其六；常毒治病，十去其七；小毒治病，十去其八；无毒治病，十去其九；谷肉果菜，食养尽之，无使过之，伤其正也。"把药物毒性强弱分为大毒、常毒、小毒、无毒四类。

综上所述，古代中药毒性的含义较广，既认为毒药是药物的总称，毒性是药物的偏性，又认为毒性是药物毒副作用大小的标志。而后世本草书籍在其药物性味下标明"大毒""有毒""小毒"等记载，则大都指药物毒副作用的大小。

二、中药不良反应及相关的概念

按照联合国世界卫生组织（WHO）国际药物监测合作中心的规定，药物不良反应（adverse drug reaction，简称 ADR）是指正常剂量的药物用于预防、诊断、治疗疾病或调节生理功能时出现的任何有害且与用药目的无关的反应。该定义排除有意的或意外的过量用药及用药不当引起的反应。

中国《药品不良反应报告和监测管理办法》（2011 年）将药品不良反应定义为"是指合格药品在正常用法用量下出现的与用药目的无关的有害反应。"

根据上述 WHO 和中国药监部门对药品不良反应的定义，中药不良反应可界定为：在中医药理论指导下，中药用于预防、诊断、治疗疾病或调节生理功能时出现的与用药目的不符，且给患者带来不适或痛苦的有害反应，主要是指合格中药在正常用法用量下出现的与用药目的无关的有害反应。但由于中药临床应用灵活，实际应用时剂量差异大、给药途径多样，自行用药现象普遍，以及中药成分复杂、作用靶点多等特点，中药不良反应的概念界定较化学药物更加困难，临床报道大多涉及了较为宽广的范围，不可一概而论。有些中药不良反应是药物的固有作用和效应，是可以预知的，有些是可以避免；而有些则与药物的固有作用无关，难以预测。中药不良反应依据不良反应的发生时间、出现程度、病理机制等,可分为副作用、毒性反应、过敏反应、依赖性、致癌和致畸作用等。

中药的副作用是指中药在常用治疗剂量下出现的与治疗需要无关的不适反应,一般比较轻微,对机体危害不大,停药后可自行消失。如临床常见服用某些中药可引起恶心、呕吐、胃痛、腹泻或皮肤瘙痒等不适反应。中药副作用的产生与药物自身特性、炮制、配伍、制剂等多种因素有关。此外,由于中药常见一药多效能,如常山既可解疟,又可催吐,若用治疟疾,则催吐就是副作用,可见中药副作用还有一定的相对性。

药物的毒性反应一般系指药物对机体所产生的不良影响及损害性。包括急性毒性、亚急性毒性、亚慢性毒性、慢性毒性和特殊毒性,如致癌、致突变、致畸胎、成瘾等。所谓毒药一般系指对机体发生化学或物理作用,能损害机体,引起功能障碍疾病,甚至死亡的物质。剧毒药系指中毒剂量与治疗剂量比较接近,或某些治疗量已达到中毒剂量的范围,因此治疗用药时安全系数小;亦指毒性对机体组织器官损害剧烈,可产生严重或不可逆的后果。

过敏反应症状轻者可见瘙痒、皮疹、胸闷、气急等,重者可引起过敏性休克,除药物因素外,多与患者体质有关。

三、中药毒性分级

伴随临床用药经验的积累,对毒性研究的深入,中药毒性分级情况各不相同。如《素问·五常政大论》把药物毒性分为"大毒""常毒""小毒""无毒"四类;《神农本草经》分为"有毒""无毒"两类;《证类本草》《本草纲目》将毒性分为"大毒""有毒""小毒""微毒"四类。近代中药毒性分级多沿袭临床用药经验及文献记载。当今《中华人民共和国药典·一部》采用大毒、有毒、小毒三级分类方法,是目前通行的中药毒性分级方法。

四、正确对待中药的毒性

正确对待中药的毒性,是安全用药的保证,这里包含如何总体评估中药的毒性,如何正确看待文献记载,如何正确看待临床报道,以及加强毒性中药的使用管理。

首先要正确总体评价中药毒性。目前中药资源已多达 12 807 种,而见中毒报告的仅有100 余种,其中许多尚属临床较少使用而毒性大的中药。由于大多数中药品种是安全的,这是中药一大优势,尤其与西药化学合成药造成众多药源性疾病的危害相比,中药安全低毒的优势就更加突出了,这也是当今中药受到世界青睐的一个主要原因。

其次是正确对待本草文献记载。历代本草对药物毒性多有记载,是前人经验的总结,值得借鉴。但由于受历史条件的限制,也出现了不少缺漏和错误之处。如《本草纲目》认为马钱子无毒,《中国药学大辞典》认为黄丹无毒等,说明对待药物毒性的认识,随着临床经验的积累,社会的发展,有一个不断修改、逐步认识的过程。

正确对待中药毒性,还要重视中药中毒的临床报道。自中华人民共和国成立以来,出现了大量中药中毒报告,仅单味药引起中毒就达上百种之多,其中植物药九十多种,如关木通、广防己、马钱子等;动物药及矿物药各十多种,如斑蝥、砒霜、红粉等。故临床应用有毒中药既要尊重文献记载,更要重视临床经验,相互借鉴,才能全面、深刻、准确地掌握中药的毒性,保证安全用药。

最后,要加强对毒性中药的使用管理。列入国务院《医疗用毒性药品管理办法》毒性中药的品种包括:砒石、砒霜、水银、生马钱子、生川乌、生草乌、生白附子、生附子、生半夏、生南星、生巴豆、斑蝥、青娘虫、红娘虫、生甘遂、生狼毒、生藤黄、生千金子、生天仙子、闹羊花、雪上一枝蒿、红升丹、白降丹、蟾酥、洋金花、红粉、轻粉、雄黄。

五、中药中毒的主要原因

一是剂量过大,如砒霜、斑蝥、蟾酥、马钱子等毒性较大的药物,用量过大可导致中毒;二是误服伪品,如误以华山参、商陆代人参,独角莲代天麻使用;三是炮制不当,如使用未经炮制的生附子、生川乌、生草乌;四是制剂服法不当,如川乌、草乌、附子中毒,多因煎煮时间太短,或服后受寒、进食生冷;五是配伍不当,如大戟与甘草同用,附子与半夏同用而致中毒。

此外,药物贮存不当、品种不同、剂型不恰当、给药途径不同、药不对证、服药时间过长、自行服药、乳母用药、个体差异(患者的年龄、体质)以及管理不规范等也是引起中毒的原因。

第六章 方药配伍与组方法则

第一节 七情配伍

按照病情的不同需要和中药的药性功用特点，有选择地将两种或两种以上的中药配合在一起应用，称作中药的配伍。

由于疾病可表现为数病相兼，或表里同病，或虚实互见，或寒热错杂的复杂病情，因而用药也就由简到繁出现了多种药物配合应用的方法，并逐步积累了配伍用药的规律，从而既照顾到复杂病情，又增强疗效、减低毒副作用。

前人将单味药的应用及药与药之间的配伍关系，总结为七个方面，称为"七情"。包括单行、相须、相使、相畏、相杀、相恶、相反七个方面。除单行外，其余均为中药之间的配伍关系。

1. 单行 即单用一味中药来治疗某种病情单一的疾病。对于病情比较单纯的病证，往往选择一种针对性较强的中药即可达到治疗目的。如重用人参一味药治疗大失血等所引起元气虚脱的危重病证。

2. 相须 即两种性能功效类似的中药配合应用，可以增强原有药物的功效。如麻黄配桂枝，能增强发汗解表功效；附子与干姜配伍，增强回阳救逆的功效。这种同类相须配伍构成了复方用药的配伍核心，是中药配伍应用的主要形式之一。

3. 相使 即在性能功效方面有某些共性，或性能功效虽不相同，但是治疗目的一致的中药配合应用，其中以一种中药为主，另一种中药为辅，两药合用，辅药可以提高主药的功效。如黄芪配茯苓治脾虚水肿，黄芪为健脾益气、利尿消肿的主药，茯苓淡渗利湿健脾，可增强黄芪补气健脾利水的作用。可见相使配伍药不必同类，一主一辅，相辅相成，辅药能提高主药的疗效。

4. 相畏 即一种中药的毒性或副作用能被另一种中药降低或消除。如半夏有毒，半夏的毒性能被生姜抑制，称为半夏畏生姜；熟地畏砂仁，是指砂仁可以减轻熟地滋腻碍胃、影响消化的副作用。

5. 相杀 即一种中药能够降低或消除另一种中药的毒性或副作用。如生姜能抑制半夏的毒性，称为生姜杀半夏。由此可见，相畏和相杀没有本质的区别，是从自身的毒副作用受到对方的抑制和自身能消除对方毒副作用的不同角度提出的配伍方法，是同一配伍关系的两种不同表述。

6. 相恶 即两药合用，一种中药能使另一种中药原有功效降低，甚至丧失。如人参恶莱菔子，是指莱菔子能降低人参的补气作用；生姜恶黄芩，是指黄芩能削弱生姜的温胃止呕作用。

7. 相反　即两种中药同用能产生或增强药物的毒性或副作用。如甘草反海藻,附子反半夏等。

上述中药的七情配伍除单行外,相须、相使可以起到协同作用,提高药效,是临床最常用的配伍方法;相畏、相杀可以降低或消除药物的毒副作用,保证安全用药,是使用毒副作用较强药物的配伍方法;相恶是因为中药的拮抗作用,降低或消除其中一种中药的功效;相反则是中药相互作用,能产生或增强药物的毒性反应或强烈的副作用,故相恶、相反是中医配伍用药的禁忌。

第二节　组方法则

清代徐大椿在《医学源流论·方药离合论》中云:"药有个性之专长,方有合群之妙用。"方剂是由药物组成的,药物通过配伍,增强或改变其自身功用,调其偏胜,制其毒性,消除或减缓其对人体的不良反应,发挥药物间相辅相成或相反相成等综合作用,使各具特性的药物组合成一个整体,从而发挥更好的预防与治疗疾病的作用。此谓:"方之既成,能使药各全其性,亦能使药各失其性,操纵之法,有大权焉,此方之妙也。"(《医学源流论·方药离合论》)

一、君臣佐使组方法则

方剂的组方原则即君臣佐使。其源于《黄帝内经》,是方剂学组方理论中应用最为广泛者,历代医家多有发微,现代诸多学者亦同意将"君臣佐使"作为方剂的组方原则。历代医家以此法创制出许多行之有效的方剂,故今人多依此法解析前人之方。然方之所成,不唯君臣佐使一法,其组方理论中亦有性味配伍之法、脏腑用药之法,等等,遂不可独取君臣佐使一法尽释诸方,当依其制方者所据之法而析之,方能领悟是方之精要。

制方之道,以效为先,方效之于法,异曲同工,其玄机于配伍,配伍之宗,焉可离乎药力,所谓"方以效论"。自金代张元素明确提出"力大者为君"以来,以"药力"大小为依据区分君臣佐使之理论逐渐被众医家所接受。药物在方剂中的作用是由药物自身在方中的药力大小所决定的。通过辨析方中药物之药力大小,进而定夺君、臣、佐、使,或领悟其主旨法则之配伍意义,方可充分把握其功用与主治病证。

1. 君臣佐使释义　《素问·至真要大论》借喻当时国家体制君、臣、佐、使的不同设置,揭示药物在方剂中主次从属的不同关系,曰:"主病之谓君,佐君之谓臣,应臣之谓使。"另有"君一臣二""君一臣三佐五""君一臣三佐九"等记载。后世医家亦多有阐发。张元素云:"力大者为君",首次明确依据药力分辨君臣佐使。李杲《脾胃论》曰:"君药分量最多,臣药次之,使药又次之,不可令臣过于君。"张介宾《类经·方制君臣上下三品》谓:"主病者,对证之要药也,故谓之君,君者,味数少而分两重,赖之以为主也。佐君者谓之臣,味数稍多而分两稍轻,所以匡君之不逮也。应臣者谓之使,数可出入而分两更轻,所以备通行向导之使也。此则君臣佐使之义。"

君药:是针对主病或主证起主要治疗作用的药物。是方中不可或缺,且药力居首的药物。

臣药:一是辅助君药加强治疗主病或主证作用的药物;二是针对兼病或兼证起治疗作用的药物。其在方中之药力小于君药。

佐药:一是佐助药,即协助君、臣药以加强治疗作用,或直接治疗次要兼证的药物;二是佐制药,即制约君、臣药的峻烈之性,或减轻、消除君、臣药毒性的药物;三是反佐药,即根据某些病证之需,配伍少量与君药性味或作用相反而又能在治疗中起相成作用的药物。其在方中之药力小于臣药,一般用量较轻。

使药:一是引经药,即能引方中诸药以达病所的药物;二是调和药,即具有调和诸药作用的药物。其在方中之药力较小,用量亦轻。

2. 君臣佐使组方法则示例 例:麻黄汤出自《伤寒论》,主治外感风寒表实证,症见恶寒发热、头痛身疼、无汗而喘、苔薄白、脉浮紧。其病机是风寒外束,卫闭营郁,毛窍闭塞,肺气失宣,治宜发汗解表,宣肺平喘。方用麻黄三两,桂枝二两,杏仁七十个,甘草一两。根据药物性能及用量分析,其药力最大者为麻黄,其他依次为桂枝、杏仁、甘草。

君药:麻黄——辛温,发汗散风寒,兼宣肺平喘。

臣药:桂枝——辛甘温,解肌发表,透达营卫,助麻黄发汗;与麻黄合用,可使风寒去,营卫和。

佐药:杏仁——苦微温,利肺气;配合麻黄宣肺散邪,利肺平喘,可使邪气去,肺气和。

使药:甘草——甘平,调和诸药;并可延缓药力,以防麻、桂之发汗太过。

方剂中除君药外,臣、佐、使药均有两种或两种以上的意义,但在一首方中并非同时具有各种意义之臣、佐、使药,而一味药物在方中亦可同时具有臣佐、佐使等意义。每首方剂中的君、臣、佐、使药是否齐备及具体药味的多少,当视病情和治法的需要,以及所选药物的功效而定。一般而言,一首方剂中,君药是必备的,而臣、佐、使药并非齐备。有些方剂的君药或臣药本身就兼具佐药或使药的作用。在组方体例上,君药宜少,一般只用一味,《苏沈良方》云:"主病者,专在一物。"若病情较为复杂,亦可用至一味以上,但君药味数不宜过多,多则药力分散,影响疗效。臣药味数可多于君药,佐药常多于臣药,而使药多为一味。

综上所述,方中药物君臣佐使之分以"药力"为依据。组方之核心原则是通过方中药物相互配伍,能最大限度地使每味药物与病证相宜之药力得以充分发挥。首先,必须明确方中"药力"最大者为君药,其在方中所能发挥出的作用,乃为该方之主要作用,然其又赖于臣、佐、使药之协助、制约。当然,决定方中以何药为君,还应从临床病证出发,选取针对主证及主要病机之药物,即"主病者"为君药。

君臣佐使并非评判方剂合理性的唯一标准,亦非唯一的组方原则,除此之外尚有其他组方法则,如药性组方法则、药象组方法则、中西医组合配伍法则等,遂不可强以君臣佐使而尽释诸方。

二、药性组方法则

药性是药物在方中所具有的性能,包括性味归经、升降浮沉以及毒性等组成元素。这些组成元素构成了中药的基本属性,对组方配伍起到了至关重要的指导作用。依照药性来进行组方的原则称为药性组方法则。

中药药性各组成元素之间密切相关。《素问·宣明五气》提出:"五味所入:酸入肝,辛入肺,苦入心,咸入肾,甘入脾,是谓五入。"说明了气味与归经的关系。《素问·至真要大论》等篇章提出的"味薄者升,气薄者降,气厚者浮,味厚者沉"以及"辛开苦降"等理论明确说明了气味与升降浮沉的关系。缪仲淳在《本草经疏》中指出:"药有五味,中涵四气,因气味而成……良由气味互兼,性质各异,参合多少,制用全殊",进一步明确说明了五味与四气之间虽然性质不同，但有密切的联系。李时珍提出："酸咸无升，甘辛无降；寒无浮，热无沉"，说明药物的四气五味对升降浮沉的作用趋势亦有着重要的影响。

药性理论主要由气味理论、归经理论、升降浮沉药性理论等组成。各种药性理论在指导组方配伍的过程中既各尽其长，又相互密切联系，发挥着综合效用。

1. 气味理论 "四气"即寒、热、温、凉，组方用药需依病证的寒热属性而做出判断，再以"寒者热之，热者寒之"为治则，选取适当寒热属性的药物来进行组方配伍，即"有是证则用是药""有是证则用是方"。如《伤寒论》中的半夏泻心汤。

"五味"即辛、甘、酸、苦、咸，最初只是药物以被口尝的方式给予人的一种味觉感官刺激，随后逐步发展成可以用来阐述药物功用。如《内经》提出的"辛散""酸收""甘缓""苦坚""咸软"，实际上是根据药物的五味属性将药物进行功能上的分类。在长期组方实践的基础上，《素问·至真要大论》将不同药味之间的配伍规律进一步总结为"辛甘发散为阳，酸苦涌泄为阴，咸味涌泄为阴，淡味渗泄为阳"等。如张仲景《伤寒论》中的乌梅丸。

不同气味配伍之后产生的效用，是经过长期配伍实践而总结得出的。数千年的医疗实践充分证明，气味配伍之后所产生的效用是肯定的。如寒凉配寒凉便是加强清热作用，温热配温热便是加强散寒作用。当然，味与味之间的配伍也会产生各类不同的治疗效果（表1）。

表1 味与味配伍之药效

	辛	甘	酸	苦	咸	淡
辛	通窍开散	辛甘发散	辛散酸敛	辛开苦降	化痰散结	渗湿化浊
甘	辛甘发散	补润缓和	敛阴缓急	清热泻火	滋阴息风	健脾利湿
酸	辛散酸敛	敛阴缓急	收敛固涩	酸苦涌泄	涌吐风痰	酸淡解暑
苦	辛开苦降	清热泻火	酸苦涌泄	泻热燥湿	攻下削坚	渗湿泻热
咸	化痰散结	滋阴息风	涌吐风痰	攻下削坚	润下软坚	降泄利水
淡	渗湿化浊	健脾利湿	酸淡解暑	渗湿泻热	降泄利水	淡渗利湿

古代医家在长期实践的基础上，总结提炼出了针对特定病证的气味组方规律，并将其作为重要的组方法则载入《黄帝内经》，其中对后世影响最大的是六气淫胜组方理论和五脏苦欲补泻组方理论。

六气淫胜组方理论以《素问·至真要大论》所论述的六种在泉之气对人体的影响为前提而确立治疗原则，即风淫于内，治以辛凉，佐以苦，以甘缓之，以辛散之；热淫于内，治以咸寒，佐以甘苦，以酸收之，以苦发之；湿淫于内，治以苦热，佐以酸淡，以苦燥之，以淡泄之；火淫于内，治以咸冷，佐以苦辛，以酸收之，以苦发之；燥淫于内，治以苦温，佐以甘辛，以苦下之；寒淫于内，治以甘热，佐以苦辛，以咸泻之，以辛润之，以苦坚之。

《素问·脏气法时论》所提出的五脏苦欲补泻组方理论是针对五脏的生理病理特点而提出的组方用药法则。即肝苦急，急食甘以缓之；心苦缓，急食酸以收之；脾苦湿，急食苦以燥之；肺苦气上逆，急食苦以泄之；肾苦燥，急食辛以润之。

附：《辅行诀》五脏苦欲补泻组方理论

肝：以辛补之，以酸泻之；肝苦急，急食甘以缓之。心：以咸补之，以苦泻之；心苦缓，急食酸以收之。脾：以甘补之，以辛泻之，脾苦湿，急食苦以燥之。肺：以酸补之，以咸泻之，肺苦气上逆,急食辛以散之,开腠理以通气也。肾:以苦补之,以甘泻之,肾苦燥,急食咸以润之,至津液生也。

2. 归经理论　归经理论是研究药物对人体某部位选择性治疗作用的理论。以归经理论为依据,针对疾病所属部位选药组方,对于保证药物直达病所、提高方剂疗效、减少毒副反应具有重要的指导作用。归经理论的提出对方剂学理论的发展有着重要贡献。诸多医家将其用于阐释方剂的组方原理和指导临证组方。在归经理论的指导下,可以根据不同病证所属的部位有针对性地组方用药,其具体体现为:①按经络归经配伍组方;②按脏腑归经配伍组方;③按部位归经配伍组方;④选用引经药配伍组方。

3. 升降浮沉药性理论　升降浮沉药性理论是从药物的作用趋势角度对中药功效的形象概括,亦是中医理论体系中升降出入学说在药学领域中的具体体现。升降浮沉药性理论对组方用药的指导作用主要体现为通过运用不同升降浮沉作用趋势的药物来调节和恢复人体气机升降出入不同的作用趋势,并通过配伍使全方发挥出综合作用趋势以治疗相关病证。升降浮沉药性理论是中药药性理论的重要组成部分,它与药物的四气五味、归经等内容一样,都是从不同角度对药物作用特点的概括,并且与药物的气、味、归经之间存在着密切的相关性,对临床组方用药具有重要的指导意义。但临床组方选药,在重视药物升降浮沉作用趋势的同时,亦必须参考药物的气味、归经、功效等多种因素。

第七章　中药的用药禁忌

为了确保临床疗效、安全用药，避免毒副作用的发生，临床必须注意中药的用药禁忌。中药的用药禁忌主要包括配伍禁忌、证候用药禁忌、妊娠禁忌和服药时的饮食禁忌四个方面。

第一节　配　伍　禁　忌

所谓配伍禁忌，就是指某些中药配伍使用会产生或增强剧烈的毒副作用，或降低、破坏药效，因而应该避免合用。目前医药界共同认可的中药配伍禁忌是"十八反"和"十九畏"。

"十八反歌诀"最早见于金代张子和《儒门事亲》："本草明言十八反，半蒌贝蔹及攻乌，藻戟遂芫俱战草，诸参辛芍叛藜芦。"十八反是指：乌头（包括川乌、草乌、附子）反浙贝母、川贝母、平贝母、伊贝母、湖北贝母、瓜蒌、瓜蒌皮、瓜蒌子、天花粉、半夏、白及、白蔹；甘草反甘遂、京大戟、红大戟、海藻、芫花；藜芦反人参、西洋参、党参、丹参、玄参、南沙参、北沙参、苦参、细辛、白芍、赤芍。

"十九畏歌诀"首见于明代刘纯《医经小学》："硫黄原是火中精，朴硝一见便相争，水银莫与砒霜见，狼毒最怕密陀僧，巴豆性烈最为上，偏与牵牛不顺情，丁香莫与郁金见，牙硝难合京三棱，川乌草乌不顺犀，人参最怕五灵脂，官桂善能调冷气，若逢石脂便相欺，大凡修合看顺逆，炮爁炙煿莫相依。"十九畏是指：硫黄畏朴硝（芒硝），水银畏砒霜，狼毒畏密陀僧，巴豆畏牵牛，丁香畏郁金，川乌、草乌畏犀角，牙硝（芒硝）畏三棱，官桂（肉桂）畏赤石脂，人参畏五灵脂。

反药能否同用，历代医家众说纷纭。一些医家认为反药同用会增强毒性、损害机体，因而强调反药不可同用。《神农本草经》谓"勿用相恶、相反者"，《本草经集注》云："相反则彼我交仇，必不宜合。"孙思邈则谓："草石相反，使人迷乱，力甚刀剑"，等等，均强调了反药不可同用。现代临床亦有文献报道反药同用引起中毒的例证。因此，《中华人民共和国药典》自1963年版"凡例"中明确规定"注明畏、恶、反，系指一般情况下不宜同用"。

但古代亦有反药同用的文献记载，认为反药同用可起到相反相成、反抗夺积的效能。如《金匮要略》甘遂半夏汤中甘遂、甘草同用治留饮，赤丸以乌头、半夏合用治寒气厥逆；《外科正宗》海藻玉壶汤中海藻、甘草同用；《景岳全书》的通气散则以藜芦配玄参治时毒肿盛、咽喉不利。现代也有文献报道用甘遂、大戟、芫花与甘草配伍治结核性胸膜炎，人参、五灵脂同用治冠心病，从而肯定了反药可以同用的观点。

由此可见，无论文献资料、临床观察及实验研究均说明有关十八反、十九畏的研究认识，尚不能深入完善，但立足于临床用药安全理应慎重。

第二节 证候用药禁忌

由于中药的药性不同,其作用各有专长和一定的适应范围,因而对于某类或某种病证,应当避免使用某类或某种中药,称证候用药禁忌,也称病证用药禁忌。

由于中药皆有偏性,或寒或热,或补或泻,或升或降,或润或燥,因而任何一种中药,对于特定的证候,均有宜忌。临床用之得当,可以其偏性纠正疾病所表现出来的病理偏向;若使用不当,则其偏性可能会反助病势,加重病情或导致新的病理偏向。因此,凡药不对证,药物功效不为病情所需,则可能导致病情加重、恶化或产生新的疾病,原则上均属临床用药禁忌的范围。

如麻黄辛温,功能发汗解表,宣肺平喘,故只适宜于外感风寒、表实无汗,以及肺气不宣的喘咳,而对表虚自汗、阴虚盗汗以及肺肾虚喘者则应禁止使用。又如黄芩、黄连、黄柏、龙胆性味苦寒,易伤脾胃阳气,故脾胃虚寒者忌用。一般而言,除了药性极为平和者无须禁忌外,中药大多都有证候用药禁忌。

第三节 妊娠用药禁忌

妊娠用药禁忌是指妇女妊娠期间治疗用药的禁忌。妊娠禁忌药专指妇女妊娠期除中断妊娠、引产外,不能使用的药物。

在传统的妊娠用药禁忌中,能损害胎元、引起堕胎是早期妊娠禁忌的主要理由。随着对妊娠禁忌药的认识逐渐深入,对妊娠用药禁忌理由的认识也逐步加深。主要包括:对母体不利、对胎儿不利、对产程不利。总之,凡对妊娠期的孕妇和胎儿不安全及不利于优生优育的药物均属妊娠禁忌药。一般分为禁用与慎用两大类。妊娠禁用药是指毒性强的药、攻邪作用峻猛的药,以及堕胎作用较强的药,如斑蝥、马钱子、砒石、巴豆、牵牛子、三棱、莪术、麝香等。妊娠慎用药主要包括活血化瘀药、行气药、攻下导滞药、药性辛热的温里药以及性质滑利之品,如川芎、丹参、枳实、青皮、大黄、芒硝、附子、肉桂、冬葵子、瞿麦等。

对于妊娠妇女,凡属于禁用的药物绝对不能使用。而慎用的药物可以根据病情的需要斟酌使用,但要注意辨证准确,掌握好剂量与疗程,并通过恰当的炮制和配伍,尽量减轻药物对妊娠的危害,做到用药有效而安全。但是,必须强调指出,除非必用时,一般应尽量避免使用妊娠慎用的药物,以防发生事故。

第四节 服药饮食禁忌

服药时的饮食禁忌是指服药期间对某些食物的禁忌,简称食忌,俗称忌口。主要是避免影响疗效、诱发原有病证或导致新病、产生不良反应。概言之,服药期间应忌食生冷、油腻、腥膻、有刺激性的食物。而根据病情的不同,饮食禁忌也有区别。如热性病应忌食辛辣、油腻、煎炸性食物;寒性病应忌食生冷食物、清凉饮料等;胸痹患者应忌食肥肉、脂肪、动物内脏,忌烟、酒等;肝阳上亢者应忌食胡椒、辣椒、大蒜、白酒等辛热助阳之品;脾胃虚弱者应忌食油炸黏腻、寒冷固硬、不易消化的食物;肾病水肿应忌食盐;疮疡、皮肤病患者应忌食鱼、虾、蟹等腥膻发物及辛辣刺激性食品。

此外，古代文献记载甘草、黄连、桔梗忌猪肉；鳖甲忌苋菜；常山忌葱；地黄、何首乌忌葱、蒜、萝卜；丹参、茯苓、茯神忌醋；土茯苓、使君子忌茶；薄荷忌蟹肉以及蜜反生葱、柿反蟹等，也应作为服药饮食禁忌的参考。

第八章　方药的剂型

剂型，是在方剂组成之后，根据病情的需要和药物的不同性能，加工制成的一定形态的制剂形式。方剂的剂型历史悠久，早在《内经》的 13 首方剂中，就已出现汤、丸、散、膏、酒、丹等剂型。后世医家多有发展，如锭、线、条、饼、露等剂型。随着制药工业的发展，又研制出片剂、冲剂、注射剂等。

一、液体剂型

1. 汤剂　又称煎剂，古称汤液，是将药物饮片加水或酒浸泡后，再煎煮一定时间，去渣取汁而制成的液体剂型。主要供内服，如麻黄汤等。外用的多作洗浴、熏蒸及含漱。汤剂是在临证中最能体现"方之用，变也"的思维模式之常用剂型。其优点是吸收快，能迅速发挥药效，尤其是具有其他剂型所无法比拟的适应"个性化"治疗的优势。其根据病情变化而随证加减，能较全面、灵活地切合每位患者及其具体病证阶段的特殊性，尤宜于病证复杂或病情不稳定的患者。李杲曰："汤者荡也，去大病用之。"但汤剂的制备相对不便，服用口感欠佳，携带贮存受限。

2. 酒剂　又称药酒，古称酒醴，是将药物用白酒或黄酒浸泡，或加温隔水炖煮，去渣取液后供内服或外用。酒有活血通络、易于发散和助长药力的特性，故常于祛风通络和补益剂中使用。外用酒剂尚可祛风活血、止痛消肿。但酒剂使用时存在个体局限性。

3. 酊剂　是以不同浓度的乙醇为溶媒，经过不同方法浸出中药的有效成分所得到的液体，多为外用。一般中草药酊剂的浓度为 20%，有毒药物浓度则为 10%。酊剂具有有效成分高、用量少、作用快、不易腐败等特点。

4. 露剂　亦称药露，选取新鲜并含有挥发性成分的药物，用蒸馏法制成的具芳香气味的澄明水溶液。一般作为饮料及清凉解暑剂，药露气味清淡，口感适宜。

5. 糖浆剂　是将药物煎煮、去渣取汁、浓缩后，加入适量蔗糖溶解后制成的浓蔗糖水溶液。糖浆剂具有味甜、量小、服用方便、吸收较快等特点，尤其适于儿童服用。

6. 口服液　是将药物用水或其他溶剂提取，经精制而成的内服液体制剂。具有剂量较小、吸收较快、服用方便、口感适宜等优点。

7. 注射液　亦称针剂，是将药物经过提取、精制、配制等步骤而制成的灭菌溶液、无菌混悬液或供配制成液体的无菌粉末，为皮下、肌内、静脉注射的一种制剂。

二、固体剂型

1. 散剂　是将药物粉碎，混合均匀，制成粉末状制剂。分为内服和外用两类。内服散剂一般是将药物研成细粉，以温开水冲服，量小者亦可直接吞服，如七厘散；亦有制成粗末，以水煎取汁服者，称为煮散，如银翘散。散剂的特点是制作简便、吸收较快、节省药材、便于服用与携带。李杲云："散者散也，去急病用之。"外用散剂一般用作外敷，掺撒疮面或患病部位；亦有作点眼、吹喉等。

2. 丸剂 是将药物研成细粉或使用药材提取物，加适宜的黏合剂所制成的球形固体剂型。丸剂与汤剂相比，吸收较慢、药效持久、节省药材、便于服用与携带。李杲云："丸者缓也，舒缓而治之也。"丸剂适用于慢性、虚弱性疾病，如六味地黄丸等；但也有些丸剂的药性比较峻猛，多为芳香类药物或毒性较大的药物，不宜作汤剂煎服，如安宫牛黄丸、三物备急丸等。常用的丸剂有蜜丸、水丸、糊丸、浓缩丸等。

（1）蜜丸：是将药物细粉用炼制的蜂蜜为黏合剂所制成的丸剂，分为大蜜丸和小蜜丸两种。蜜丸性质柔润，作用缓和持久，并有补益和矫味作用，常用于治疗慢性病和虚弱性疾病，需要长期服用，如补中益气丸、归脾丸等。

（2）水丸：俗称水泛丸，是将药物细粉用水（冷开水或蒸馏水），或酒、醋、蜜水、药汁等为黏合剂所制成的小丸。水丸较蜜丸的崩解、溶散、吸收、起效等速度均快，易于吞服，适用于多种疾病，如防风通圣丸等。

（3）糊丸：是将药物细粉用米糊、面糊、曲糊等为黏合剂所制成的小丸。糊丸黏合力强，质地坚硬，崩解、溶散迟缓。内服可延长药效，减轻剧毒药的不良反应和对胃肠的刺激，如舟车丸等。

（4）浓缩丸：是将药物或方中部分药物煎汁浓缩成膏，再与其他药物细粉混合干燥、粉碎，用水或蜂蜜或药汁制成丸剂。因其体积小、有效成分高、服用剂量小，可用于治疗多种疾病。

3. 茶剂 是将药物经粉碎加工而制成的粗末状制品，或加入适宜黏合剂制成的方块状制剂。用时以沸水泡汁或煎汁，不定时饮用。大多用于治疗感冒、食积、腹泻等病证。

4. 条剂 亦称药捻，是用桑皮纸粘药后搓捻成细条，或将桑皮纸捻成细条再粘药粉而成。用时插入疮口或瘘管内，能化腐拔毒、生肌收口，常用的有红升丹药条等。或将艾叶和药研成粗末，用纸裹制成圆条，供灸治使用，也称"艾条"。

5. 线剂 亦称药线，是将丝线或棉线置于药液中浸煮，经干燥制成的外用制剂。用于治疗瘘管、痔疮或赘生物，通过所含药物的轻度腐蚀作用和药线的机械紧扎作用，使其引流通畅或萎缩、脱落。

6. 丹剂 有内服和外用两种。内服丹剂没有固定剂型，有丸剂，也有散剂，每以药品贵重或药效显著而名之曰丹，如至宝丹、活络丹等。外用丹剂亦称丹药，是以某些矿物类药经高温烧炼制成的不同结晶形状的制品，常研粉涂撒疮面，治疗疮疡痈疽；亦可制成药条、药线和外用膏剂应用。

7. 锭剂 是将药物研成细粉，加适当的黏合剂所制成规定形状的固体剂型，有纺锤形、圆柱形、条形等，可供外用与内服。内服以研末调服或磨汁服，外用则磨汁涂患处，常用的有紫金锭、万应锭等。

8. 片剂 是将药物细粉或药材提取物与辅料混合压制而成的片状制剂。片剂用量准确，体积小，异味少，服用和储存方便。如需在肠道吸收的药物，则又可用包肠溶衣，使之在肠道中崩解。此外，尚有口含片、泡腾片等。

9. 冲剂 是将药材提取物加适量赋形剂或部分药物细粉制成的干燥颗粒状或块状制剂，用时以开水冲服。冲剂具有体积较小、服用方便等特点。

10. 栓剂 古称坐药或塞药，是将药物细粉与基质混合制成一定形状的固体制剂，用于腔道并在其间融化或溶解而发挥药效，有杀虫止痒、滑润、收敛等作用。《伤寒杂病论》中曾有蛇床子散坐药及蜜煎导法，即最早的阴道栓和肛门栓。栓剂便于婴幼儿直肠给药。

11. 胶囊剂 为硬胶囊剂和软胶囊剂（胶丸），大多供口服应用。

（1）硬胶囊剂：是将一定量的药材提取物与药粉或辅料制成均匀的粉末或颗粒，填充在空心胶囊中而成；或将药材粉末直接分装于空心胶囊中制成。亦可用于腔道给药。

（2）软胶囊剂：是将一定量的药材提取物密封于球形或椭圆形的软质囊材中，可用滴制法或压制法制备。软胶囊易于服用，可掩盖药物的不良气味。

三、半固体剂型

膏剂：是将药物用水或植物油煎熬去渣而制成的剂型。有内服和外用两种，内服膏剂有流浸膏、浸膏、煎膏三种；外用膏剂分软膏、硬膏两种。其中流浸膏与浸膏多数用于调配其他制剂使用，如合剂、糖浆剂、冲剂、片剂等。现将煎膏与外用膏剂分述如下。

煎膏：又称膏滋，是将药物加水反复煎煮，去渣浓缩后，加炼蜜或炼糖制成的半固体剂型。其特点是体积小、含量高、便于服用、口味甜美，有滋润补益的作用，一般用于慢性虚弱患者，有利于较长时间用药。

软膏：又称药膏，是将药物细粉与适宜的基质制成具有适当稠度的半固体外用制剂。其中用乳剂型基质的，亦称乳膏剂，多用于皮肤、黏膜或疮面。软膏具有一定的黏稠性，外涂后渐渐软化或溶化，使药物被慢慢吸收，持久发挥疗效，适用于外科疮疡疔肿、烧烫伤等。

硬膏：又称膏药，古称薄贴，是以植物油将药物煎至一定程度后去渣，再煎至滴水成珠，加入黄丹等搅匀、冷却制成的硬膏。用时加温摊涂在布或纸上，软化后贴于患处或穴位上，可治疗局部疾病和全身性疾病，如疮疡肿毒、跌打损伤、风湿痹证以及腰痛、腹痛等。

此外，尚有滴丸剂、熨剂、灌肠剂、搽剂、气雾剂、海绵剂等。

第九章　方药的剂量与煎服法

第一节　方药的剂量

中药剂量是指临床应用时的分量，也称为用量。它主要是指每味中药的成人一日量（按：本书每味中药的用量用法项下所标明的用量，除特别注明外，均指干燥后的中药饮片，在汤剂中成人一日的内服用量）。其次指方剂中每味药之间的比较分量，也即相对剂量。

古代中药的计量单位有重量（如斤、两、钱、分、厘等）、数量（如片、条、枚、支、角、只等）、度量（如尺、寸等）、容量（如斗、升、合、勺等）。此外，还有"刀圭""方寸匕""撮"等较粗略的计量方法。由于古今度量衡制的变迁，后世主要以法定衡制作为计量标准，以重量单位作为药物计量的主要单位。自明清以来，中国普遍采用 16 进位制的"市制"计量方法，即 1 市斤＝16 两＝160 钱。自 1979 年起中国对中药的计量统一采用公制，即 1 千克（公斤）＝1 000 克＝1 000 000 毫克。为了处方和调剂计算方便，按规定以如下的近似值进行换算：1 市两（16 进位制）＝30 克，1 钱＝3 克，1 分＝0.3 克，1 厘＝0.03 克。

方剂中药物的用量一般应以最新版《中华人民共和国药典》为指导，根据药物性质、剂型、配伍关系、患者的年龄、体质、病情，以及季节的变化而酌定。本教材每首方剂中药物标注的剂量多为两种：一是录其古方原著之用量，冀以领悟古方的配伍意义、组方特点，并作为今人临证用药配伍比例之参考；另一种则以"（×g）"标注，此为现代临床作为汤剂使用时的参考剂量[个别不宜作汤剂者，其组成药物下之"（×g）"剂量，为作丸、散等时的现代参考用量]。后者是依据古今度量衡、方剂用法之差异，并参考当代临床习用剂量而定，其与原方古代剂量并非度量衡制上的绝对等值换算，切忌以此推算古今剂量之换算标准。而且，同一时代，甚至同一原著各方中同一药物之剂量相同，但教材中所提供之当今临证参考用量亦不尽一致。学者当以今人临床实际应用为准，不可拘泥于古今度量衡折算之剂量。

尽管中药绝大多数来源于生药，安全剂量范围较大，用量不像化学药品那样严格，但用量是否恰当，直接影响药效的发挥和安全性。药量过小，不能发挥治疗作用而贻误病情；药量过大，戕伐正气，也可引起不良后果，或造成不必要的浪费。同时中药多是复方应用，其中主要药物的剂量变化，则导致该药在方中之"药力"变化，从而影响该方功效的改变。一般而言，确定中药的剂量，应考虑如下几方面：

一、药物性质与剂量的关系

毒性大的药物或作用峻烈的药物，应严格控制剂量，开始时用量宜轻，逐渐加量，一旦病情好转后，应当立即减量或停服，中病即止，防止过量或蓄积中毒；无毒的药物用量变化幅度可稍大。此外，花、叶、皮、枝等质轻及性味浓厚、作用较强的药物用量宜小；矿物、介壳、化石等质重及性味淡薄、作用温和的药物用量宜大；新鲜的动、植物药因含水分较多，故用量宜大（一般为干品的2～4倍），而干燥的动植物药则用量相对较小；过于苦寒的药物不可过量久服，以免损伤脾胃；药材质优者药力充足，用量无需过大；质次者药力不足，用量可大一些。而麝香、牛黄、羚羊角、野山参等贵重药材，在保证药效的前提下应尽量减少用量。

二、剂型、配伍、用药目的与剂量的关系

一般情况下，同样的药物入汤剂比入丸散剂的用量要大些。单味药使用比入复方中应用剂量要大些；在复方配伍使用时，主要药物比辅助药物用量要大些。临床用药时，由于用药目的不同，同一药物的用量也有不同。如槟榔用于行气、消积、利水、截疟的用量是3～10g，而用于驱绦虫、姜片虫的用量则是30～60g。

三、年龄、体质、病情、性别与剂量的关系

由于年龄、体质的不同，对药物耐受程度不同，则药物用量也有差别。一般而言，老年人、小儿、孕妇、产后及体质虚弱的患者用量宜轻，而成人及平素体质壮实者用量宜重。

病情轻重，病势缓急，病程长短与药物剂量也有密切关系。一般而言，病情轻、病势缓、病程长者用量宜小，而病情重、病势急、病程短者则用量宜大。

性别对于一般药物而言，男女用量区别不大，但妇女在月经期、妊娠期，用活血祛瘀通经药时用量一般不宜过大。

四、地区、季节、居处环境与剂量的关系

在确定药物剂量时，应考虑到地区、季节、气候及居处的自然环境等方面的因素，做到"因时制宜""因地制宜"。如夏季发汗解表药及辛热药不宜多用，冬季发汗解表药及辛热药用量可稍大；夏季苦寒降火药用量宜重，冬季苦寒降火药则用量宜轻。

除了毒性大的药物，泻下、行气、活血作用峻猛的药物，精制药物及某些贵重药物外，一般中药常用内服剂量为3～10g，质重而无毒的矿物、贝壳、甲壳、化石类药常用量为10～30g，新鲜的动、植物药常用量为30～60g。

第二节　方药的煎法

汤剂是中药最为常用的剂型之一，自商代伊尹创制汤液以来沿用至今，经久不衰。汤剂的制作对煎具、用水、火候、煮法都有一定的要求。

一、煎药用具

以砂锅、瓦罐为好，搪瓷罐次之，忌用铜、铁、铝等金属锅具，以免发生化学变化，影响疗效或增强毒性。

二、煎药用水

古时曾用长流水、井水、雨水、泉水、米泔水等煎煮。现在多用自来水、井水、蒸馏水等，

但总以水质洁净新鲜(符合饮用水标准)为好。

三、煎药火候

煎药的火候有文火、武火之分。文火,是指使药液的温度上升及水液蒸发缓慢的火候;而武火,又称急火,是指使药液的温度上升及水液蒸发迅速的火候。

四、煎煮方法

先将药材浸泡 30~60 分钟,用水量以高出药面为度。一般中药煎煮 2 次,第二煎加水量为第一煎的 1/3~1/2。两次煎液去渣滤净混合后分 2 次服用。煎煮的火候和时间,要根据药物的性能而定。一般而言,解表药、清热药宜武火急煎;补益药需用文火慢煎。某些药物因质地不同,煎法比较特殊,处方上需加以注明,归纳起来包括先煎、后下、包煎、另煎、烊化、泡服、冲服、煎汤代水等不同煎煮法。

1. 先煎 主要指一些有效成分难溶于水的矿物、化石、介壳类药物,应打碎先煎 20~30 分钟,再下其他药物同煎,以使有效成分充分析出。如磁石、代赭石、生石膏、龙骨、牡蛎、海蛤壳、瓦楞子、珍珠母、石决明、龟甲、鳖甲等。此外,附子、川乌、草乌等毒性大的药物,宜先煎 45~60 分钟后再下它药,久煎可以降低毒性,保证用药安全。

2. 后下 主要指一些气味芳香的药物,久煎其有效成分易于挥发而降低药效,须在其他药物煎成之前再投入煎沸 5~10 分钟即可,如薄荷、砂仁、沉香、豆蔻、肉桂等。此外,有些药物虽不属芳香药,但久煎能破坏其有效成分,如钩藤、大黄、番泻叶等药亦属后下之列。

3. 包煎 主要指那些黏性强、粉末状、细小种子及药材表面带有绒毛的药物,宜先用纱布袋装好,再与其他药物同煎,以防止药液混浊或刺激咽喉引起咳嗽,或沉于锅底,加热时引起焦化或糊化,如蛤粉、飞滑石、旋覆花、车前子、蒲黄、灶心土等。

4. 另煎 又称另炖,主要是指某些贵重药材,为了避免有效成分被其他药物的药渣吸收造成浪费,故应单独另煎,即另炖 2~3 小时。煎液可以另服,也可与其他煎好的药液混合后服用,如人参、西洋参、羚羊角等。

5. 烊化 又称溶化,主要是指某些胶类药物及黏性大而易溶的药物,为避免入煎粘锅或黏附其他药物影响煎煮,可单用水或加黄酒将此类药加热溶化后,用煎好的药液冲服,也可将此类药放入其他药物煎好的药液中加热烊化后服用,如阿胶、饴糖等。

6. 泡服 又称焗服,主要是指某些有效成分易溶于水或久煎容易破坏药效的药物,可以用少量开水或复方中其他药物滚烫的煎出液趁热浸泡,加盖闷润,减少挥发,待药液变温后去渣即可服用,如西红花、番泻叶、胖大海等。

7. 冲服 主要指某些贵重药,用量较轻,为防止散失,常需要研成细末制成散剂用温开水或其他药物煎液冲服,如麝香、牛黄等;某些药物,根据病情需要,为提高药效,也常研末冲服,如用于止血的三七,用于息风止痉的蜈蚣,用于制酸止痛的海螵蛸等;某些药物高温容易破坏药效或其有效成分难溶于水,也只能做散剂冲服,如雷丸、鹤草芽等。此外,还有一些液体药物,如竹沥汁、生姜汁等,也需冲服。

8. 煎汤代水 主要指某些药物为了防止与其他药物同煎使煎液混浊,难于服用,宜先煎后取其上清液代水再煎煮其他药物,如灶心土等。此外,某些药物质轻,用量多,体积大,吸水量也大,如玉米须、丝瓜络、金钱草等,也可煎汤代水。

第三节　方药的服法

中药的服法主要包括服药时间和服药方法。

一、服药时间

现代汤剂一般每日1剂,煎2次分服,2次间隔时间为4～6小时。临床用药时可根据病情增减,如急性病、热性病可1日2剂。至于饭前还是饭后服则主要取决于病变部位和性质。一般而言,病在胸膈以上者,如眩晕、头痛、目疾、咽痛等,宜饭后服;如病在胸膈以下,如胃、肝、肾等脏疾患,则宜饭前服。因饭前服用,有利于药物的消化吸收,故多数药都宜饭前服用。某些对胃肠有刺激性的药物及消食药宜饭后服;补益药多滋腻碍胃,宜空腹服;驱虫药、攻下药宜空腹服;峻下逐水药应晨起空腹时服。一般药物,无论饭前或饭后服,服药与进食都应间隔1小时左右,以免影响药物与食物的消化吸收和药效的发挥。

此外,为了使药物能充分发挥作用,有的药物还应在特定的时间服用。如截疟药宜在疟疾发作前的2个小时服用;安神药治疗失眠多梦时宜在睡前服1次;涩精止遗药也应晚间服1次;缓泻通便药宜睡前服,以便于翌日清晨排便。慢性病定时服,急性病、呕吐、惊厥及石淋、咽喉病须煎汤代茶饮者,均可不定时服。

二、服药方法

汤剂一般宜温服。但解表药要偏热服,服后还须温覆取汗(盖好衣被,或进热粥,以助汗出);寒证用热药宜热服,热证用寒药宜冷服。如出现真热假寒当寒药温服,真寒假热者则当热药冷服,以防格拒药势。丸剂、散剂、膏剂、颗粒剂、口服液等中成药则应按照药品说明书服用。

此外,危重患者宜少量频服;呕吐患者可以浓煎药汁,少量频服;对于神志不清或因其他原因不能口服的患者,可采用鼻饲给药法。

应当注意的是,在应用发汗、泻下、清热药时,若药力较强,要注意患者个体差异,一般得汗、泻下、热退即可停药,不必尽剂,以免汗、下、清热太过,损伤人体的正气。

第十章　方剂与治法

第一节　方剂与治法的关系

方剂与治法皆为中医学理、法、方、药体系的重要组成部分。治法是在审明病因、辨清证候的基础上所制定的治疗方法。方剂则是在治法的指导下，按照组方理论配伍而成的药物组合，即"法随证立""方从法出"。如患者症见恶寒发热，头痛身疼，无汗而喘，舌苔薄白，脉浮而紧，辨证属风寒表证，根据"治寒以热"的治疗原则，确立"其在皮者，汗而发之"的辛温发汗解表法，选择相应的药物，组成辛温解表之方（麻黄汤等），使汗出表解，邪去人安。概而言之，治法是用方或组方的依据，方剂是体现治法的主要手段。方与法二者之间是相互依存、密不可分的。

第二节　常用治法——八法

《黄帝内经》中有关治法的记载较丰富。如《素问·阴阳应象大论》云："形不足者，温之以气；精不足者，补之以味。其高者，因而越之；其下者，引而竭之；中满者，泻之于内。其有邪者，渍形以为汗；其在皮者，汗而发之。"《素问·至真要大论》云："寒者热之，热者寒之，微者逆之，甚者从之，坚者削之，客者除之，劳者温之，结者散之，留者攻之，燥者濡之，急者缓之，散者收之，损者益之，逸者行之，惊者平之，上之下之，摩之浴之，薄之劫之，开之发之，适事为故。"《黄帝内经》奠定了中医学治法理论基础，后世医家依据个人临床经验对《黄帝内经》治法理论不断发展完善，创制了众多治法理论，其中以清代程钟龄提出的"八法"理论最具代表性和概括性。程钟龄《医学心悟·医门八法》云："论病之原，以内伤、外感四字括之。论病之情，则以寒、热、虚、实、表、里、阴、阳八字统之。而论治病之方，则又以汗、和、下、消、吐、清、温、补八法尽之。"

1. 汗法　是通过开泄腠理、调畅营卫、宣发肺气等方法，使在表的六淫之邪随汗而解的一类治法。凡外感表证、疹出不透、疮疡初起，以及水肿、泄泻、咳嗽、疟疾而见恶寒发热、头痛身疼等表证，均可用汗法治疗。然病情有寒热，邪气有兼夹，体质有强弱，故汗法有辛温、辛凉之别，且常与补法、下法、消法、温法、清法等合用。

2. 吐法　是通过涌吐的方法，使停留在咽喉、胸膈、胃脘的痰涎、宿食、有毒物质等从口中吐出的一种治法。吐法主要适用于中风痰壅、宿食壅阻胃脘、毒物尚在胃中、痰涎壅盛之癫狂与喉痹、干霍乱吐泻不得等，属于病情急迫又急需吐出之证。因吐法易伤胃气，故体虚气弱、妇人新产、孕妇等均应慎用。

3. 下法 是通过荡涤肠胃、通泄大便的方法，使停留于肠胃的有形积滞从下窍排出的一种治法。下法适用于燥屎内结、冷积不化、瘀血内停、宿食不消、结痰停饮、虫积等病证。由于积滞有寒热，正气有盛衰，故下法又分为寒下、温下、润下、逐水、攻补兼施等法。临床依据病情需要，下法也可与汗法、消法、补法、清法、温法等其他治法配合运用。

4. 和法 是通过和解或调和的方法，使半表半里之邪，或脏腑、阴阳、表里失和之证得以解除的一种治法。其中，和解法，也称为和解少阳法，主要适用于半表半里的少阳证。《伤寒明理论》卷四云："伤寒邪在表者，必渍形以为汗；邪气在里者，必荡涤以为利；其于不内不外，半表半里，既非发汗之所宜，又非吐下之所对，是当和解则可矣。"至于调和法，其概念内涵比较广泛，戴天章《广瘟疫论》云："寒热并用之谓和，补泻合剂之谓和，表里双解之谓和，平其亢厉之谓和。"凡邪在少阳、邪在募原、肝脾不和、肠寒胃热、气血失和、营卫失和、表里同病等均可使用和法治疗。

5. 清法 是通过清热、泻火、凉血、解毒等方法，以解除在里之热邪的一种治法。适用于热证、火证、热毒证及虚热证等。热邪在里，又有在气分、营分、血分、热壅成毒、脏腑蕴热以及虚热之不同，因而清法又常分为清气分热、清营凉血、清热解毒、气血两清、清脏腑热、清虚热、清热祛暑等法。由于热邪容易耗气伤津，也易形成里热结实，因此清法有时需要与补法、下法等配合应用。

6. 温法 是通过温散里寒的方法，使在里的寒邪得以消散的一种治法。适用于寒邪在里之里寒证。里寒证，或因寒邪直中于里而成；或因失治误治或过食寒凉，损伤阳气而成；或因素体阳气虚弱，寒从内生而成。在里之寒邪，又有在脏、在腑、在经络之不同，故温法又多分为温中祛寒、回阳救逆、温经散寒等。由于寒邪在里往往损伤阳气，使里寒与阳虚并存，所以温法又常与补法配合运用。

7. 消法 是通过消食导滞、行气活血、化痰利水、驱虫等方法，使气、血、痰、食、水、虫等有形之邪渐消缓散的一种治法。适用于饮食停滞、气滞血瘀、癥瘕积聚、水湿内停、痰饮不化、疳积虫积等病证。消法与下法均可治疗有形实邪，但在适应病证上有所不同。下法所治病证，大抵病势急迫，形证俱实，邪在肠胃，必须速除，且可从下窍而出者；消法所治病证，主要是邪在脏腑、经络、肌肉之间渐积而成，且多虚实夹杂，尤其是气血积聚而成之癥瘕痞块、痰核瘰疬等，难以迅即消除，必须渐消缓散。消法常与补法、下法、温法、清法等合用。

8. 补法 是通过滋养补益的方法，以恢复人体正气，治疗各种虚证的一种治法。由于虚证有气虚、血虚、阴虚、阳虚以及脏腑虚损之分，故补法又有补气、补血、气血双补、补阴、补阳、阴阳并补，以及补心、补肝、补肺、补脾、补肾等。此外，因虚证有缓急寒热之别，脏腑有五行相生之理，尚有峻补、缓补、温补、清补以及"虚则补其母"等法。补法一般是在无外邪时使用，但若邪气壅盛而又兼有正气亏虚，正虚无力祛邪时，则补法亦可与汗法、下法、消法等配合使用。

临证中，病情复杂多端，常需数法合用，即所谓"一法之中，八法备焉；八法之中，百法备焉。"（《医学心悟》）

第十一章 方剂变化与药力

第一节 方剂的变化

方剂的组成是根据病情的需要及患者体质、性别、年龄之不同,并参照季节与气候的变化、地域的差异等因素而确定的。因此,运用成方,或遣药组方时,必须因病、因人、因时、因地制宜,原则性和灵活性相结合,使方药与病证丝丝入扣,做到师其法而不泥其方。徐大椿《医学源流论》云:"欲用古方,必先审病者所患之症,悉与古方前所陈列之症皆合,更检方中所用之药,无一不与所现之症相合,然后施用,否则必须加减,无可加减,则另择一方。"临证遣方,需根据病证的变化进行药物加减变化,以符合病证变化之需要,从而实现治疗的"个体化"主旨,即"方之用,变也"。方剂本身无优劣之分,只有疗效差异之别。正所谓"方无至方,方以效论"。

1. **药味加减** 方剂是由药物组成的,药物是通过与方中其他药物的配伍关系而体现自身之药性,其体现的程度,即为该药在方中之"药力"。而药物间的配伍关系是决定药物在方中药力大小及如何发挥作用的重要因素之一,是决定方剂功用的主要因素。因此,当增加或减少方剂中的药物时,必然使方中药物间的配伍关系发生变化,进而使方剂之功用发生相应改变。大凡运用君臣佐使原则而组成的方剂,针对某一具体成方之药味加减的变化,是指在君药不变的前提下,加减方中其他药物,以适应病情变化的需要。药味加减变化一般有两种情况:一是佐使药的加减,因为佐使药在方中的药力较小,不至于引起该方功用的根本改变,故这种加减是在主症不变的情况下,对某些药物进行加减,以适应一些次要兼症的需要。以桂枝汤(桂枝、芍药、生姜、大枣、甘草)为例,本方主治太阳中风表虚证,症见发热头痛、汗出恶风、鼻鸣干呕、苔薄白、脉浮缓。若兼见咳喘者,可加厚朴、杏仁下气平喘(桂枝加厚朴杏子汤)。二是臣药的加减,这种变化改变了方剂的主要配伍关系,使方剂的功用发生较大变化。例如麻黄汤,适用于外感风寒表实证,具有发汗解表、宣肺平喘之功。若去桂枝,只用麻黄、杏仁、甘草三味,名三拗汤,解表之力减弱,功专宣肺散寒、止咳平喘,为治风寒犯肺之鼻塞声重、语音不出、咳嗽胸闷之方。又如麻黄加术汤,即麻黄汤原方加白术,且白术用量为四两,则成发汗解表、散寒祛湿之剂,适用于风寒湿痹、身体烦疼、无汗等症。

2. **药量加减** 药量是药物在方中药力大小的重要标识之一。如两首方剂的组成药物相同,但方中药物的用量不相同时,随着方中药物药力的相应变化,必然导致配伍关系跟着变化,遂使功用、主治各有所异。如小承气汤与厚朴三物汤虽均由大黄、厚朴、枳实三药组成,但小承气汤以大黄四两为君,枳实三枚为臣,厚朴二两为佐,其功用为攻下热结,主治阳明里热结实证的潮热、谵语、大便秘结、胸腹痞满、舌苔老黄、脉沉数；而厚朴三物汤则以厚朴八两为君，枳实五枚为臣，大黄四两为佐使，其功用为行气消满，主治气滞腹满、大便不通。前者行气以助攻下，病机是因热结而浊气不行；后者泻下以助行气，病机是因气郁而大便不下。

可见，方剂中药物的用量十分重要。组成药物必须有量，无量则是"有药无方"，难以辨析药物在方中的药力，进而无法明确其确切功用及主治病证。

3. 剂型更换　方剂的剂型各有所长，同一方剂，尽管用药及其用量完全相同，但剂型不同，其作用亦异。当然，这种差异往往只是药力大小和峻缓的区别，在主治病情上有轻重缓急之分而已。例如理中丸与人参汤，两方组成、用量完全相同。前者共为细末，炼蜜为丸，如鸡子黄大，治中焦虚寒之脘腹疼痛、自利不渴或病后喜唾；后者为汤剂，主治中、上二焦虚寒之胸痹，症见心胸痞闷、气从胁下上逆抢心。前者虚寒较轻，病势较缓，取丸以缓治；后者虚寒较重，病势较急，取汤以速治。

总之，方剂的药味加减、药量加减、剂型更换皆会使方中药物的药力发生变化，特别是主要药物及其用量的加减变化，将改变其方中药物的配伍关系，使其功用与主治发生相应变化。

第二节　药力及影响药力之相关因素

所谓药力，是指药物在方剂配伍中才能体现出的功用大小，即自身在方剂中的作用大小。药物在方中的药力是由多种因素决定的。影响药力的因素主要有"药性""药量""配伍"。此外，尚有剂型、服法、调护方法及体质等。概言之，通过"线性"的表达方式，即"药力＝药性＋药量＋配伍＋剂型＋服法＋调护＋体质＋……"揭示方剂组方配伍的"非线性"开放式理念，所谓"医之道，悟也"。

药性是指药物本身所具有的四气、五味、归经、升降浮沉、毒性等性能，即药物自身的属性。方中药性是制方者、医者在药物临证运用中悟得的理性认知。中药的性能决定了药物间在等量情况下自身作用的大小。

药量是药物在方中药力大小的直接决定因素。岳美中就曾经说过，中医不传之秘在于用量，揭示了药量在方剂中的重要地位。药量，即药物在方剂中的用量。药物在方中自身药量与药力多为正比关系，即药物的药量越大，其在方中的药力就越大。

配伍是决定药物在方中作用趋向、药力大小的重要因素。配伍指根据病情需要和药性特点，选择性地将一味以上药物配合应用。配伍是解析方中药物药力大小最灵活的因素。药物经与他药配伍之后，其药力既能增强又能减弱，可谓"双向性"。再则，一味药物有多种功效，配伍直接影响其在方中表达何种功效及程度。由于配伍不同，其以何种功效为主发挥药力亦不相同。

此外，剂型、服法、调护、体质及药材质地等诸多因素均可影响方中药物之药力。遂有理中丸"然不及汤"、徐彬言桂枝汤"此汤表证得之，为解肌和荣卫；内证得之，为化气调阴阳"、银翘散"香气大出，即取服，勿过煮。肺药取轻清，过煮则味厚而入中焦矣"及《千金翼方》"用药必依土地"、徐灵胎之"天下有同此一病，而治此则效，治彼则不效……医者必细审其人之种种不同，而后轻重缓急、大小先后之法因之而定"等经典论诫。

"君臣佐使"组方原则是基于《黄帝内经》之组方配伍理论，并总结众多方剂的配伍规律而来，有利于分析古方、创制新方，值得深入学习和研究。然而，不以君臣佐使之法所创之方，不可概以其法牵强释之。但仍可运用权衡影响药力的各项因素，明确各药之药力大小，阐述是方组方之法的主体效价及药物效能主旨，从而构建出"药力→组方"这一既具功能上灵活性，又不失结构严谨性之组方理论体系。

下 篇

第一章 解 表 方 药

解表方药，即以发汗、解肌、透疹等作用为主，用于治疗表证的方药。

本类方药是根据《素问•阴阳应象大论》"其在皮者，汗而发之"的原则立法，属于"八法"中的汗法。

表证主要由六淫外邪侵袭人体肌表、肺卫所致，故凡风寒外感或温病初起，以及麻疹、疮疡、水肿、痢疾初起，症见恶寒、发热、头痛、身疼、苔薄白、脉浮者，均属表证范围。

外邪有寒热之异，体质有强弱之别，故表证属风寒者，当辛温解表；属风热者，当辛凉解表；兼见气、血、阴、阳诸不足者，当辅以补益之法，以扶正祛邪。

解表方药多为辛散轻扬之品，故不宜久煎，以免药力耗散，作用减弱。汤剂一般宜温服，服后避风寒，并增衣被，或啜热粥以助取汗。汗出以遍身微汗为佳，若汗出不彻，恐病邪不解；汗出太过，易耗气伤津。若汗出病瘥，即当停服，不必尽剂。同时，应注意禁食生冷、油腻之品，以免影响药物的吸收和药效的发挥。若表邪未尽，而又见里证者，一般原则应先解表，后治里；表里并重者，则当表里双解。若外邪已入于里，或麻疹已透，或疮疡已溃，或虚证水肿，均不宜使用。

第一节 解 表 药

一、辛温解表药

麻黄 Máhuáng（《神农本草经》）

本品为麻黄科植物草麻黄 *Ephedra sinica* Stapf、中麻黄 *Ephedra intermedia* Schrenk et C.A.Mey. 或木贼麻黄 *Ephedra equisetina* Bge. 的干燥草质茎。主产于山西、河北、甘肃、内蒙古等地。生用、蜜炙或捣绒用。

【药性】 辛、微苦，温。归肺、膀胱经。

【功效】 发汗解表，宣肺平喘，利水消肿。

【应用】

1. 风寒感冒 本品味辛发散，性温散寒，入肺经，善于宣肺气、开腠理、透毛窍而发汗解表，以散风寒邪气，其发汗力强，故被称为"发汗解表第一要药"，常与桂枝相须为用，治疗外感风寒表实证。本品又兼宣肺平喘之功，故善治兼有咳嗽喘逆的风寒表实证。

2. 咳嗽气喘 本品辛散苦泄，温通宣畅，主入肺经，可外开皮毛之郁闭以宣畅肺气；内降上逆之气，以肃降肺气，故善能平喘，是治疗肺气壅遏所致喘咳的要药。治外感风寒，咳嗽胸闷，鼻塞声重，常与苦杏仁、甘草同用；治外寒内饮，咳嗽气喘，痰多清稀，常配伍细辛、干姜、半夏等；治邪热壅肺，发热，咳逆气急，则与石膏、苦杏仁、甘草同用。

3. 风水浮肿 本品主入肺和膀胱经，能上宣肺气以发汗，使肌肤水湿从毛窍外散，又能通调水道、下输膀胱，以助利尿，故善治水肿兼有表证者。

此外，本品辛散温通，又可散寒通滞，还可治疗风寒痹证、阴疽、痰核等。

【用法用量】 煎服，2～10g。发汗解表宜生用，止咳平喘多蜜炙用。

【使用注意】 本品发汗、宣肺力强，凡表虚自汗、阴虚盗汗及肺肾虚喘者均应忌用。麻黄有兴奋中枢神经系统、升高血压作用，故失眠、高血压患者慎用，运动员禁用。

【文献摘要】《神农本草经》："主中风，伤寒头痛，温疟。发表出汗，去邪热气，止咳逆上气，除寒热，破癥坚积聚。"《名医别录》："通腠理，解肌。"《本草纲目》："麻黄乃肺经专药，故治肺病多用之。张仲景治伤寒，无汗用麻黄，有汗用桂枝。"

【现代研究】 主要含麻黄碱、伪麻黄碱、去甲基麻黄碱、去甲基伪麻黄碱、甲基麻黄碱、甲基伪麻黄碱等生物碱，并含鞣质、挥发油等多种成分。本品有发汗、解热、抗病毒、抗菌、抗炎、镇咳、祛痰、平喘、利尿、兴奋中枢神经系统、强心、升高血压等作用。

桂枝 **Guìzhī** 《名医别录》

本品为樟科植物肉桂 *Cinnamomum cassia* Presl 的干燥嫩枝。主产于广东、广西等地。生用。

【药性】 辛、甘，温。归心、肺、膀胱经。

【功效】 发汗解肌，温通经脉，助阳化气，平冲降逆。

【应用】

1. 风寒感冒 本品味辛性温，发汗解表作用虽比麻黄和缓，但其辛甘温煦，善于宣阳气于卫分，畅营血于肌表，有助卫实表、发汗解肌、外散风寒之功，故外感风寒，表实无汗、表虚有汗以及阳虚外感者，均可使用。治外感风寒、表实无汗者，常与麻黄相须为用；治外感风寒、表虚有汗者，则常与白芍等药同用；若素体阳虚，感受风寒者，可与麻黄、附子、细辛等配伍。

2. 寒凝血滞诸痛证 本品辛散温通，有温通经脉、散寒止痛之效，善于治疗寒凝血滞所致多种疼痛。本品归心经，能温通心阳，治胸阳不振，痰气互结，胸痹心痛者，常与枳实、薤白等同用；本品能温中散寒止痛，治中焦虚寒，脘腹拘急疼痛，可与白芍、饴糖等同用；治冲任虚寒，瘀血阻滞，月经不调、经闭痛经、产后腹痛，又可配伍当归、吴茱萸等药；治疗风寒湿痹，肩臂疼痛，常配伍附子、甘草等药。

3. 痰饮、水肿 本品甘温，善于助阳化气，既可温扶脾阳以助运化水湿，又能温肾阳以助膀胱气化，以行水湿痰饮之邪，是治疗痰饮、水肿的常用药。治脾阳不运，水湿内停所致的痰饮病，症见目眩、心悸、咳嗽等，常与茯苓、白术等药同用；治膀胱气化不行，水肿、小便不利者，可配伍茯苓、猪苓、泽泻等药。

4. 心悸、奔豚 本品辛甘性温，归心经，能助心阳，通血脉，止悸动。治心阳不振，心悸动、脉结代，常与甘草、人参、麦冬等药同用；治疗阴寒内盛，引动下焦冲气，上凌心胸所致奔豚，常重用本品以助阳化气，平冲降逆。

【用法用量】　煎服，3～10g。

【使用注意】　本品辛温助热，易伤阴动血，凡外感热病、阴虚火旺、血热妄行等均忌用。孕妇及月经过多者慎用。

【鉴别用药】　麻黄与桂枝均味辛性温，归肺和膀胱经，均能发汗解表，用治外感风寒表实证，并常相须为用。不同之处在于，麻黄辛散苦泄温通，善于宣肺气、开腠理、透毛窍而发汗解表，发汗力强，主要用于外感风寒、无汗的表实证。麻黄又能宣肺平喘，利水消肿，常用治肺气不宣的咳嗽气喘，风水水肿；又可散寒通滞，治疗风寒痹证，阴疽和痰核等。桂枝发汗之力比麻黄和缓，但又兼甘味，归心经，辛甘温煦，善于温通卫阳而发汗解肌，对于外感风寒，表实无汗、表虚有汗，以及阳虚外感者，均可配伍使用。桂枝又能温通经脉，常用治寒凝血滞诸痛，如胸阳不振、胸痹心痛、中焦虚寒、脘腹疼痛、瘀血阻滞、月经不调、经闭痛经、产后腹痛，风寒湿痹等；其有助阳化气之功，还可用治水湿内停所致痰饮、水肿等；其有平冲降逆之效，还可用治心悸、奔豚等。

【文献摘要】　《名医别录》："(主)心痛，胁风，胁痛，温筋通脉，止烦，出汗。"《本草经疏》："实表祛邪。主利肝肺气，头痛，风痹，骨节挛痛。"《本草备要》："温经通脉，发汗解肌。"

【现代研究】　主要含桂皮醛、莰烯、苯甲醛、β-榄香烯、β-荜澄茄烯等挥发油，并含有酚类、有机酸、多糖、苷、香豆素和鞣质等多种成分。本品有发汗、解热、抑菌、增加冠脉血流量、改善心功能、镇静、抗惊厥、抗肿瘤等作用。

简析药

紫苏叶　本品为唇形科植物紫苏的干燥叶(或带嫩枝)。味辛，性温；归肺、脾经。功能解表散寒，行气和胃，兼化痰止咳，理气安胎之功。用治风寒感冒，咳嗽痰多，或胸脘满闷、恶心呕逆，脾胃气滞，妊娠呕吐，胎动不安。并能解鱼蟹毒，用于进食鱼蟹中毒所致腹痛吐泻。煎服，5～10g，不宜久煎。

生姜　本品为姜科植物姜的新鲜根茎。味辛，性微温；归肺、脾、胃经。功能解表散寒，温中止呕，化痰止咳，解鱼蟹毒。本品解表作用较弱，常用治风寒感冒轻证。本品能温中散寒，和中降逆，善于止呕，除治胃寒呕吐外，随证配伍可治多种呕吐，故有"呕家圣药"之称。还可用治寒邪直中脾胃或中焦虚寒证，寒痰咳嗽，鱼蟹中毒。煎服，3～10g。热盛及阴虚内热者忌服。

香薷　本品为唇形科植物石香薷或江香薷的干燥地上部分。味辛，性微温；归肺、胃经。功能发汗解表，化湿和中，利水消肿。本品既能发汗解表，又能化湿和中，常用于外感风寒兼脾胃湿困，症见恶寒发热，头痛身重，无汗，脘腹痞满，恶心呕吐，胸脘痞闷，舌苔白腻，常与厚朴、白扁豆等同用；该证多因暑天贪凉饮冷所致，故前人称其"乃夏月解表之药"。此外，还可用治水肿、脚气浮肿。煎服，3～10g；用于发表，用量不宜过大，且不宜久煎；用于利水消肿，用量宜稍大，且须浓煎。表虚有汗及暑热证忌用。

荆芥　本品为唇形科植物荆芥的干燥地上部分。味辛，性微温；归肺、肝经。功能解表散风，透疹，消疮。本品辛散气香，长于解表散风，且微温不烈，药性和缓，对于外感表证，无论风寒、风热均可使用；治风寒感冒，恶寒发热、头痛无汗，常与防风、羌活、独活等同用；治风热感冒，发热咽痛，常与金银花、连翘、薄荷等同用。还可用治麻疹不透，风疹瘙痒，疮疡初起兼有表证者。煎服，5～10g，不宜久煎。荆芥炭功能收敛止血，适用于便血、崩漏、产后血晕。

防风 本品为伞形科植物防风的干燥根。味辛、甘，性微温；归膀胱、肝、脾经。功能祛风解表，胜湿止痛，止痉。本品既能祛风解表，又能胜湿、止痛，且甘缓微温不峻烈，故外感风寒、风湿、风热表证均可配伍使用。常用治感冒，头痛，风湿痹痛，风疹瘙痒，破伤风。此外，取其升清燥湿之性，亦可用于脾虚湿盛，清阳不升所致的泄泻或土虚木乘，肝郁侮脾，肝脾不和，肠鸣腹痛，泄泻，泻必腹痛，泻后痛减者。煎服，5～10g。阴血亏虚、热病动风者不宜使用。

羌活 本品为伞形科植物羌活或宽叶羌活的干燥根茎及根。味辛、苦，性温；归膀胱、肾经。功能解表散寒，祛风除湿，止痛。本品既能解表散寒，又能祛风除湿，止痛，故外感风寒夹湿，恶寒发热、肌表无汗、头痛项强、肢体酸痛较重者，尤为适宜，常与防风、细辛、独活、藁本、防风等同用。还可用治风湿痹痛，因其善入足太阳膀胱经，以除头项肩背之痛见长，故上半身风寒湿痹、肩背酸痛者尤为多用。煎服，3～10g。阴血亏虚者慎用。用量过多，易致呕吐，脾胃虚弱者不宜服用。

白芷 本品为伞形科植物白芷或杭白芷的干燥根。味辛，性温；归胃、大肠、肺经。功能解表散寒，祛风止痛，宣通鼻窍，燥湿止带，消肿排脓。本品辛散温通，长于止痛，入足阳明胃经，故阳明经头额痛以及牙龈肿痛尤为多用。主治风寒感冒，头痛，眉棱骨痛，牙痛，风湿痹痛，鼻渊，鼻衄，带下，疮痈肿毒。此外，本品祛风止痒，可用治皮肤风湿瘙痒。煎服，3～10g；外用适量。阴虚血热者忌服。

细辛 本品为马兜铃科植物北细辛、汉城细辛或华细辛的干燥根和根茎。味辛，性温；有小毒；归心、肺、肾经。功能解表散寒，祛风止痛，通窍，温肺化饮。本品长于解表散寒，祛风止痛；芳香透达，能散风邪，化湿浊，通鼻窍。主治风寒感冒，头身疼痛、鼻塞流涕者，以及头痛，牙痛，风湿痹痛，鼻渊，鼻衄，寒痰停饮，咳喘气逆。煎服，1～3g；散剂每次服0.5～1g。外用适量。素有"细辛用量不过钱之说"，《本草别说》记载："细辛若单用末，不可过半钱匕，多则气闷塞，不通者死"，故用量不宜过大。不宜与藜芦同用。气虚多汗，阴虚阳亢头痛、阴虚燥咳或肺热咳嗽者忌用。

藁本 本品为伞形科植物藁本或辽藁本的干燥根茎和根。味辛，性温；归膀胱经。功能祛风散寒，除湿止痛。主治风寒感冒、颠顶疼痛，风寒湿痹。煎服，3～10g。阴血亏虚、肝阳上亢、火热内盛所致头痛忌用。

苍耳子 本品为菊科植物苍耳的干燥成熟带总苞的果实。味辛、苦，性温；有毒；归肺经。功能散风寒，通鼻窍，祛风湿，止痛。主治风寒感冒，头痛鼻塞，鼻渊，鼻衄，鼻塞流涕，风疹瘙痒，湿痹拘挛。煎服，3～10g；过量服用易致中毒。血虚头痛不宜使用。

辛夷 本品为木兰科植物望春花、玉兰或武当玉兰的干燥花蕾。味辛，性温；归肺、胃经。功能散风寒，通鼻窍。主治风寒感冒，头痛鼻塞，鼻衄，鼻渊，流涕。煎服，3～10g；宜包煎；外用适量。阴虚火旺者忌用。

葱白 本品为百合科植物葱近根部的鳞茎。味辛，性温；归肺、胃经。功能发汗解表，散寒通阳。主治风寒感冒，阴盛格阳。煎服，3～10g，外用适量。

西河柳 本品为柽柳科植物柽柳的干燥细嫩枝叶。味甘、辛，性平；归肺、胃、心经。功能发表透疹，祛风除湿。主治麻疹不透，风疹瘙痒，风湿痹痛。煎服，3～6g，外用适量，煎汤擦洗。麻疹已透者不宜使用。用量过大易致心烦、呕吐。

二、辛凉解表药

薄荷　Bòhe 《新修本草》

本品为唇形科植物薄荷 Mentha haplocalyx Briq. 的干燥地上部分。主产于江苏、浙江。切段，生用。

【药性】　辛，凉。归肺、肝经。

【功效】　疏散风热，清利头目，利咽，透疹，疏肝行气。

【应用】

1. 风热感冒，温病初起　本品辛以发散，凉以清热，于本类药中最能宣散表邪，又有一定的发汗作用，是治疗风热感冒和温病初起、邪在卫分的常用之品，常与牛蒡子、薄荷、金银花、连翘等配伍。

2. 风热上攻，头痛眩晕，目赤多泪，咽喉肿痛　本品质轻升浮，芳香通窍，功善疏散上焦风热，清头目，利咽喉。用治风热上攻，头痛眩晕，目赤多泪，咽喉肿痛等。

3. 麻疹不透，风疹瘙痒　本品质轻宣散，有疏散风热，宣毒透疹，祛风止痒之功，用治风热束表，麻疹不透，或风疹瘙痒。

4. 肝郁气滞，胸胁胀痛　本品兼入肝经，善于疏肝行气，治疗肝郁气滞，胸胁胀痛，月经不调，常与柴胡、白芍、当归等同用。

此外，本品芳香辟秽，兼能化湿和中，还可用治夏令感受暑湿秽浊之气，脘腹胀痛，呕吐泄泻。

【用法用量】　煎服，3～6g；宜后下。薄荷叶长于发汗解表，薄荷梗偏于行气和中。

【使用注意】　本品芳香辛散，发汗耗气，故体虚多汗者不宜使用。

【文献摘要】　《新修本草》："主贼风伤寒，发汗。恶气心腹胀满，霍乱，宿食不消，下气。"《滇南本草》："上清头目诸风，止头痛、眩晕，发热，祛风痰，治伤风咳嗽，脑漏，鼻流臭涕。"《本草纲目》："利咽喉，口齿诸病。"

【现代研究】　主要含薄荷脑（薄荷醇）、薄荷酮、异薄荷酮、胡薄荷酮、α-蒎烯、柠檬烯等挥发油。本品有发汗、解热、抗病原微生物、抑制胃肠平滑肌收缩、利胆、祛痰、止咳等作用。

桑叶　Sāngyè 《神农本草经》

本品为桑科植物桑 Morus alba L. 的干燥叶。全国大分地区均有分布。生用或蜜炙用。

【药性】　甘、苦，寒。归肺、肝经。

【功效】　疏散风热，清肺润燥，平抑肝阳，清肝明目。

【应用】

1. 风热感冒，温病初起　本品甘寒，质轻升浮，疏散作用虽较为缓和，但又能清肺热、润肺燥，故常用于风热感冒，或温病初起，温热犯肺，症见发热、咽痒、咳嗽等，常与菊花、薄荷、苦杏仁、桔梗等同用。

2. 肺热咳嗽，燥热咳嗽　本品入肺经，苦寒清泄肺热，甘寒凉润肺燥，故可用于肺热或燥热伤肺，咳嗽痰少，色黄黏稠，或干咳少痰等症。轻者可配苦杏仁、沙参、川贝母等同用；重者可配生石膏、麦冬、阿胶等同用。

3. 肝阳上亢，头痛眩晕　本品苦寒，兼入肝经，有平抑肝阳之效，可用治肝阳上亢，头痛眩晕，头重脚轻。

4. 目赤肿痛，目暗昏花　本品既能疏散风热，又入肝经，味苦性寒，以清泄肝热，且甘润益阴以明目，既可治疗风热上攻、肝火上炎所致的目赤、肿痛、多泪，又可治疗肝肾精血不足，目失所养，眼目昏花，视物不清。

此外，本品尚能凉血止血，还可用治血热妄行之咳血、吐血、衄血，宜与其他凉血止血药同用。

【用法用量】　煎服，5～10g。蜜炙桑叶能增强润肺止咳功效，用治肺燥咳嗽。

【文献摘要】　《神农本草经》："除寒热，出汗。"《本草纲目》："治劳热咳嗽，明目，长发。"《本草从新》："滋燥，凉血，止血。"

【现代研究】　主要含芦丁、槲皮素、异槲皮苷、桑苷等黄酮类成分，牛膝甾酮、羟基促蜕皮甾酮、油菜甾酮、豆甾酮等甾体类成分，伞形花内酯、东莨菪素、东莨菪苷等香豆素类成分。并含有挥发油、生物碱、萜类等多种成分。本品有抑菌、降血糖、降血脂、促进蛋白质合成等作用。

柴胡　*Cháihú*（《神农本草经》）

本品为伞形科植物柴胡 *Bupleurum chinense* DC. 或狭叶柴胡 *Bupleurum scorzonerifolium* Willd. 的干燥根。按性状不同，分别习称"北柴胡"和"南柴胡"。北柴胡主产于河北、河南、辽宁，南柴胡主产于湖北、江苏、四川。生用或醋炙用。

【药性】　辛、苦，微寒。归肝、胆、肺经。

【功效】　疏散退热，疏肝解郁，升举阳气。

【应用】

1. 感冒发热，寒热往来　本品辛散苦泄，微寒退热，善于祛邪解表退热，对于感冒发热，无论风热、风寒表证皆可使用；治疗风寒感冒，恶寒发热，头身疼痛，常与防风、生姜等药配伍；治疗外感风寒，入里化热，恶寒渐轻，身热明显者，可与葛根、黄芩、石膏等同用；治疗风热感冒，发热咽痛，可与菊花、薄荷、升麻等同用。本品又善于疏散少阳半表半里之邪，是治少阳证的要药，常与黄芩同用，治疗伤寒邪在少阳，寒热往来、胸胁苦满、口苦、咽干、目眩。

2. 肝郁气滞，胸胁胀痛，月经不调　本品辛行苦泄，性善条达肝气，疏肝解郁。治疗肝郁气滞，胸胁或少腹胀痛，情志抑郁，月经不调，痛经等，常与香附、川芎、白芍同用；治疗肝郁血虚，脾失健运所致的月经不调，乳房胀痛，胁肋作痛，神疲食少等，可配伍当归、白芍、白术等。

3. 气虚下陷，脏器脱垂，久泻脱肛　本品能升举脾胃清阳之气，治疗中气不足，气虚下陷所致脘腹重坠，食少倦怠，久泻脱肛，脏器脱垂等，常与人参、黄芪、升麻等同用。

此外，本品还可退热截疟，又是治疗疟疾的常用药。

【用法用量】　煎服，3～10g。疏散退热宜生用，疏肝解郁宜醋炙，升阳举陷可生用或酒炙。

【使用注意】　本品性易升散，古人有"柴胡劫肝阴"之说，阴虚阳亢、肝风内动、阴虚火旺及气机上逆者忌用或慎用。

【文献摘要】　《神农本草经》:"主心腹,去肠胃结气,饮食积聚,寒热邪气,推陈致新。"《滇南本草》:"伤寒发汗解表要药。退六经邪热往来,痹痿,除肝家邪热,痨热,行肝经逆结之气,止左胁肝气疼痛,治妇人血热烧经,能调月经。"《本草纲目》:"治阳气下陷,平肝、胆、三焦、包络相火,及头痛、眩晕,目昏赤痛障翳,耳聋鸣,诸疟,及肥气寒热,妇人热入血室,经水不调。"

【现代研究】　主要含柴胡皂苷等皂苷类成分,2-甲基环戊酮、柠檬烯、月桂烯、香芹酮、戊酸、己酸、庚酸、辛酸、2-辛烯酸、壬酸、γ-庚烯酸等挥发油。并含有多糖、有机酸、植物甾醇和黄酮等多种成分。本品有解热、抗炎、抗病原微生物、镇静、镇痛、镇咳、保肝、利胆、兴奋肠平滑肌、抑制胃酸分泌、抗溃疡、抑制胰蛋白酶、兴奋子宫、影响物质代谢、抗肿瘤、抗癫痫、抗辐射、增强免疫等作用。

简析药

牛蒡子　本品为菊科植物牛蒡的干燥成熟果实。味辛、苦,性寒;归肺、胃经。功能疏散风热,宣肺祛痰,利咽透疹,解毒消肿。本品既能疏散风热,又长于宣肺祛痰,清利咽喉,故善治风热感冒,咽喉肿痛,或咳嗽痰多者,常与金银花、连翘、荆芥、桔梗等同用。还常用治麻疹不透,风疹瘙痒,痈肿疮毒,丹毒,痄腮,咽喉肿痛。煎服,6～12g。气虚便溏者慎用。

蝉蜕　本品为蝉科昆虫黑蚱的若虫羽化时脱落的皮壳。味甘,性寒;归肺、肝经。功能疏散风热,利咽开音,透疹,明目退翳,息风止痉。本品质轻上浮,长于疏散肺经风热以宣肺利咽、开音疗哑。主治风热感冒,温病初起,咽痛音哑,麻疹不透,风疹瘙痒,目赤翳障,惊风抽搐,破伤风。此外,本品还可治疗小儿夜啼不安,现代研究表明本品能镇静安神。煎服,3～6g。《名医别录》载其"主妇人生子不下",故孕妇慎用。

菊花　本品为菊科植物菊的干燥头状花序。味甘、苦,性微寒;归肺、肝经。功能疏散风热,平抑肝阳,清肝明目,清热解毒。主治风热感冒,温病初起,肝阳上亢,头痛眩晕,目赤肿痛,目暗昏花,疮痈肿毒。煎服,5～10g。疏散风热宜用黄菊花,平抑肝阳、清肝明目宜用白菊花。

升麻　本品为毛茛科植物大三叶升麻、兴安升麻或升麻的干燥根茎。味辛、微甘,性微寒;归肺、脾、胃、大肠经。功能发表透疹,清热解毒,升举阳气。本品入脾胃经,善引脾胃清阳之气上升;性微寒,又善清阳明热毒。主治风热感冒,温病初起,风寒感冒,麻疹不透,齿痛,口疮,咽喉肿痛,阳毒发斑,气虚下陷,脏器脱垂,崩漏下血。煎服,3～10g。本品发表透疹、清热解毒宜生用,升阳举陷宜炙用。麻疹已透、阴虚火旺以及阴虚阳亢者忌用。

葛根　本品为豆科植物野葛或甘葛藤的干燥根。味甘、辛,性凉;归脾、胃、肺经。功能解肌退热,生津止渴,透疹,升阳止泻,通经活络,解酒毒。主治外感发热头痛,项背强痛,热病口渴,消渴,麻疹不透,热泄热痢,脾虚泄泻,中风偏瘫,胸痹心痛,眩晕头痛,酒毒伤中。煎服,10～15g。本品升阳止泻宜煨用。

蔓荆子　本品为马鞭草科植物单叶蔓荆或蔓荆的干燥成熟果实。味辛、苦,性微寒;归膀胱、肝、胃经。功能疏散风热,清利头目。本品解表力较弱,偏于清利头面,疏散头面邪气。主治风热感冒头痛,目赤多泪,目暗不明,齿龈肿痛,头晕目眩。此外,取本品祛风止痛之功,也可用治风湿痹痛。煎服,5～10g。

淡豆豉 本品为豆科植物大豆的干燥成熟种子(黑豆)的发酵加工品。味苦、辛,性凉;归肺、胃经。功能解表,除烦,宣发郁热。本品解表之力缓和,风寒、风热表证,均可配伍使用。此外,还可用治热病烦躁胸闷,虚烦不眠。煎服,6~12g。传统认为,本品用桑叶、青蒿发酵者多用治风热感冒,热病胸中烦闷;用麻黄、紫苏发酵者,多用治风寒感冒头痛。

大豆黄卷 本品为豆科植物大豆的成熟种子经发芽干燥的炮制加工品。味甘,性平;归脾、胃、肺经。功能解表祛暑,清热利湿。主治暑湿感冒,湿温初起,发热汗少,胸闷脘痞,肢体酸重,小便不利。煎服,9~15g。

第二节 解 表 剂

麻黄汤 《伤寒论》

【组成】 麻黄去节,三两(9g)　桂枝去皮,二两(6g)　杏仁去皮尖,七十个(9g)　甘草炙,一两(3g)

【用法】 上四味,以水九升,先煮麻黄,减二升,去上沫,内诸药,煮取二升半,去滓,温服八合。覆取微似汗,不须啜粥,余如桂枝法将息(现代用法:水煎服,温覆取微汗)。

【功用】 发汗解表,宣肺平喘。

【主治】 外感风寒表实证。恶寒发热,头身疼痛,无汗而喘,舌苔薄白,脉浮紧。

【证治机理】 本证系由风寒束表,肺气失宣所致。风寒之邪侵袭肌表,营卫首当其冲,寒性收引凝滞,致使卫阳被遏,营阴郁滞,即卫闭营郁。卫气抗邪,正邪相争,则恶寒、发热;营卫不畅,腠理闭塞,经脉不通,则无汗、头痛、身痛、骨节疼痛;皮毛内合于肺,寒邪束表,肺气不宣,则上逆为喘;舌苔薄白,脉浮紧,皆是风寒束表之象。法当发汗解表,宣肺平喘。

【方解】 方中麻黄辛温,主入肺经,为发汗之峻剂,既开腠理、透毛窍,发汗以祛在表之风寒;又开宣肺气,宣散肺经风寒而平喘,为君药。风寒外束,卫闭营郁,仅以麻黄开表散寒,恐难解营郁之滞,遂臣以辛温而甘之桂枝解肌发表,通达营卫,既助麻黄发汗散寒之力,又可温通营卫之郁。麻黄、桂枝相须为用,发汗之力较强,可使风寒去而营卫和。肺主宣降,肺气郁闭,宣降失常,故又佐以杏仁利肺平喘,与麻黄相伍,一宣一降,以复肺气宣降之权而平喘,又使邪气去而肺气和。使以炙甘草,既调和药性,又缓麻、桂峻烈之性,使汗出而不致耗伤正气。四药相伍,风寒得散,肺气得宣,诸症可愈。本方麻黄、桂枝相须为用,发卫气之闭以开腠理,透营分之郁以畅营阴,则发汗解表之功益彰,乃辛温发汗之精当配伍;麻黄、杏仁相使为用,宣降相因,则宣肺平喘之效甚著,体现了适合肺之生理特性的配伍模式。

【运用】

1. 本方既为治疗外感风寒表实证之代表方,又为辛温发汗法之基础方,以恶寒发热,无汗而喘,脉浮紧为证治要点。本方为辛温发汗之峻剂,当中病即止,不可过服。柯琴指出:"此乃纯阳之剂,过于发散,如单刀直入之将,投之恰当,一战成功,不当则不载而招祸。故用之发表,可一而不可再。"(《伤寒来苏集》)对于"疮家""淋家""衄家""亡血家",以及外感表虚自汗、血虚而脉兼"尺中迟"或误下而见"身重心悸"等,虽有表寒证,亦皆应禁用。

2. 若喘急胸闷,咳嗽痰多,表证不甚者,去桂枝,加苏子、半夏以化痰止咳平喘;若鼻塞流涕重者,加苍耳子、辛夷以宣通鼻窍;若兼夹湿邪而见骨节酸痛,加苍术、薏苡仁以祛风除湿；兼里热之烦躁、口干，加石膏、黄芩以清泻肺热；风寒袭表之皮肤瘙痒，加防风、荆芥、蝉蜕以祛风止痒。

【方论选录】《医宗金鉴·订正仲景全书伤寒论注》："名曰麻黄汤者，君以麻黄也。麻黄性温，味辛而苦，其用在迅升；桂枝性温，味辛而甘，其能在固表。证属有余，故主以麻黄必胜之算也；监以桂枝，制节之师也。杏仁之苦温，佐麻黄逐邪而降逆；甘草之甘平，佐桂枝和内而拒外。饮入于胃，行气于元府，输精于皮毛，斯毛脉合精，溱溱汗出，在表之邪，必尽去而不留；痛止喘平，寒热顿解，不须啜粥而借汗于谷也。必须煮掠去上沫者，恐令人烦，以其轻浮之气，过于引气上逆也。其不用姜、枣者，以生姜之性横散于肌，碍麻黄之迅升，大枣之性泥滞于膈，碍杏仁之速降，此欲急于直达，少缓则不迅，横散则不升矣。然此为纯阳之剂，过于发汗，如单刀直入之将，用之若当，一战成功；不当，则不戢而召祸。故可一而不可再。如汗后不解，便当以桂枝代之。此方为仲景开表逐邪发汗第一峻药也。"

【医案举例】　一乡人邱生者，病伤寒，许为诊视，发热头痛烦渴，脉虽浮数而无力，尺以下迟而弱。许曰：虽麻黄证，而尺迟弱，仲景云：尺中迟者，荣气不足，血气微少，未可发汗。用建中汤加当归、黄芪令饮。翌日脉尚尔，其家煎迫，日夜督发汗药，言几不逊矣。许忍之，但只用建中调荣而已。至五日尺部方应，遂投麻黄汤，啜二服，发狂，须臾稍定，略睡，已得汗矣。信知此事为难，仲景虽云不避晨夜即宜便治，医者须察其表里虚实，待其时日。若不循次第，暂时得安，亏损五脏，以促寿限，何足贵也。（《名医类案》卷一）

【实验研究】

1. 麻黄汤不同配伍对大鼠大脑皮层额叶天冬氨酸（Asp）呈规律性变化影响，桂枝可显著降低其含量，杏仁、甘草影响不显著，且桂枝与甘草呈现显著降低的一级交互作用。[魏凤环，罗佳波，余林中. 麻黄汤不同配伍对大鼠大脑皮层额叶天冬氨酸含量的影响 [J]. 中药药理与临床，2006，22（01）：1-2.]

2. 麻黄汤、麻黄汤减桂枝均能增加哮喘小鼠肺组织 IFN-γ，降低其 IL-4 的表达，这可能是其治疗哮喘的作用机制之一；麻黄汤减少哮喘小鼠支气管及其周围组织炎症细胞浸润的作用比麻黄汤减桂枝明显，提示麻黄汤中桂枝有抗炎作用。[黄建明，田伟，陈东波，等. 麻黄汤及其减桂枝对哮喘小鼠影响的比较研究 [J]. 中国中西医结合急救杂志，2004，11（03）：148-150.]

【方歌】　麻黄汤中用桂枝，杏仁甘草四般施，发热恶寒头项痛，伤寒服此汗淋漓。

桂枝汤 《伤寒论》

【组成】　桂枝去皮，三两（9g）　芍药三两（9g）　甘草炙，二两（6g）　生姜切，三两（9g）　大枣擘，十二枚（6g）

【用法】　上五味，㕮咀，以水七升，微火煮取三升，适寒温，服一升。服已须臾，啜热稀粥一升余，以助药力。温覆令一时许，遍身漐漐微似有汗者益佳，不可令如水流漓，病必不除。若一服汗出病瘥，停后服，不必尽剂；若不汗，更服如前法；又不汗，后服小促其间，半日许，令三服尽。若病重者，一日一夜服，周时观之，服一剂尽，病证犹在者，更作服；若汗不出，乃服至二三剂。禁生冷、黏滑、肉面、五辛、酒酪、臭恶等物（现代用法：水煎服，温覆取微汗）。

【功用】　解肌发表，调和营卫。

【主治】 外感风寒表虚证。恶风发热,汗出头痛,鼻鸣干呕,苔白不渴,脉浮缓或浮弱。

【证治机理】 本证因外感风寒,营卫不和所致。《伤寒论》谓其"太阳中风""营弱卫强"。"卫强"是指卫中邪气盛;"营弱"是指营中阴气弱。中风者,乃外受风寒,但以风邪为主。风邪外感,风性疏泄,卫气因之失其固护之性,不能固护营阴,致令营阴不能内守而外泄,故恶风、发热、汗出;肺合皮毛,其经脉还循胃口,邪气袭表,肺胃失和,肺系不利,胃失和降,则鼻鸣干呕;苔白不渴,脉浮缓或浮弱,俱为风邪袭表之征。法当解肌发表,调和营卫,即祛邪调正兼顾为治。

【方解】 方中桂枝辛温,助卫阳,通经络,解肌发表而祛在表之风寒,为君药。芍药酸甘,益阴敛营,敛固外泄之营阴,为臣药。桂枝、芍药等量配伍,既营卫同治,邪正兼顾,相辅相成;又散中有收,汗中寓补,相反相成。生姜辛温,助桂枝散表邪,兼和胃止呕;大枣甘平,协芍药补营阴,兼健脾益气。生姜、大枣相配,补脾和胃,化气生津,益营助卫,共为佐药。炙甘草调和药性,合桂枝辛甘化阳以实卫,合芍药酸甘化阴以益营,功兼佐使之用。药虽五味,但配伍严谨,发中有补,散中有收,营卫同治,邪正兼顾,阴阳并调。故柯琴誉其为"仲景群方之冠,乃滋阴和阳、调和营卫、解肌发汗之总方也。"(《伤寒来苏集》)

本方治证中已有汗出,何以又用桂枝汤发汗?盖本证之自汗,是由风邪外袭,卫阳不固,营阴失守,津液外泄所致。故外邪不去,则汗不能止。桂枝汤虽曰"发汗",实寓解肌发表与调和营卫双重用意,外邪去而肌表固密,营卫和则津不外泄。故如法服用本方,于遍身微汗之后,则原证之汗出自止。近贤曹颖甫以"病汗""药汗"别之,区分两种汗出的不同性质。故指出:"病汗常带凉意,药汗则带热意。病汗虽久,不足以去病;药汗瞬时,而功乃大著,此其分也。"(《经方实验录》)

本方具有调和营卫、阴阳之功,故其治疗范围不仅局限于外感风寒表虚证,亦可用于病后、产后、体弱等因营卫、阴阳不和所致之病证。正如徐彬《金匮要略论注》所云:"药用桂枝汤者,此汤表证得之,为解肌和荣卫;内证得之,为化气调阴阳。"

【运用】

1. 本方既为治疗外感风寒表虚证之基础方,又是调和营卫、调和阴阳法之代表方。以恶风,发热,汗出,脉浮缓为证治要点。凡外感风寒表实无汗者禁用。服药期间禁食生冷、黏腻、酒肉、臭恶等物。

2. 用于外感风寒,若恶风寒较甚者,宜加防风、荆芥、淡豆豉疏散风寒;体质素虚者,可加黄芪益气补虚,助正驱邪;兼见咳喘者,宜加杏仁、厚朴宣利肺气,止咳平喘。用于风寒湿痹,宜加姜黄、细辛、威灵仙祛风除湿,通络止痛;项背拘急强痛,加葛根、防风、桑枝散寒通络舒筋。用于妊娠呕吐,可重用生姜,再酌加苏梗、白术、砂仁等和胃安胎之品。

【方论选录】《医宗金鉴·订正仲景全书伤寒论注》:"名曰桂枝汤者,君以桂枝也。桂枝辛温,辛能发散,温通卫阳;芍药酸寒,酸能收敛,寒走阴营。桂枝君芍药,是于发汗中寓敛汗之旨;芍药臣桂枝,是于和营中有调卫之功。生姜之辛,佐桂枝以解表;大枣之甘,佐芍药以和中。甘草甘平,有安内攘外之能,用以调和中气,即以调和表里,且以调和诸药。以桂芍之相须,姜枣之相得,借甘草之调和,阳表阴里,气卫血营,并行而不悖,是刚柔相济以相和也。而精义在服后须臾啜稀粥以助药力。盖谷气内充,不但易为酿汗,更使已入之邪不能少留,将来之邪不得复入也。又妙在温覆令一时许,漐漐微似有汗,是授人以微汗之法也。不可令如水流漓,病必不除,是禁人以不可过汗之意也。此方为仲景群方之冠,乃解肌发汗、调和营卫之第一方也。凡中风、伤寒，脉浮弱，汗自出而表不解者，皆得而主之。"

【医案举例】　一人伤寒六日，谵语狂笑，头痛有汗，大便不通，小便自利。众议承气汤下之。脉之，浮而大。因思仲景云：伤寒不大便六七日，头疼有热，小便清，知不在里，仍在表也。方今仲冬，宜与桂枝汤。众皆咋舌掩口，谤甚力，以谵狂为阳盛，桂枝入口必毙矣。李曰：汗多神昏，故发谵妄，虽不大便，腹无所苦，和其营卫，必自愈耳。遂违众用之，及夜笑语皆止，明日大便自通。故夫病变多端，不可胶执。向使狐疑而用下药，其可活乎？（《续名医类案》卷一）

【实验研究】

1. 桂枝汤可预防糖尿病大鼠心脏自主神经损伤，减轻自主神经重塑，其机制可能与调节交感神经和迷走神经平衡有关。[姜月华，姜萍，杨金龙，等. 桂枝汤对糖尿病模型大鼠心脏自主神经重塑的影响 [J]. 中医杂志，2016，57（01）：62-66.]

2. 桂枝汤对体温的双向调节作用可能部分是通过影响 PGE_2 含量来实现的，但 PGE_2 含量增减不依赖于下丘脑细胞中 COX 活性的变化。[齐云，李沧海，郭淑英，等. 桂枝汤对体温双向调节作用机理探讨——对发热及低体温大鼠下丘脑 PGE_2 含量及 COX 活性的影响 [J]. 中药药理与临床，2001，17（06）：1-3.]

【方歌】　桂枝汤治太阳风，芍药甘草姜枣同，解肌发表调营卫，汗出恶风此方功。

九味羌活汤　张元素方，录自《此事难知》

【组成】　羌活(9g)　防风(9g)　苍术(9g)　细辛(3g)　川芎(6g)　香白芷(6g)　生地黄(6g)　黄芩(6g)　甘草(6g)（原著本方无用量）

【用法】　上㕮咀，水煎服。若急汗，热服，以羹粥投之；若缓汗，温服，而不用汤投之（现代用法：水煎服）。

【功用】　发汗祛湿，兼清里热。

【主治】　外感风寒湿邪，内有蕴热证。恶寒发热，无汗，头痛项强，肢体酸楚疼痛，口苦微渴，舌苔白或微黄，脉浮或浮紧。

【证治机理】　本证由外感风寒湿邪，兼内有蕴热所致。风寒湿邪侵犯肌表，郁遏卫阳，闭塞腠理，阻滞经络，气血运行不畅，故恶寒发热、无汗、头痛项强、肢体酸楚疼痛；里有蕴热，故口苦微渴；苔白或微黄、脉浮，是表证兼里热之佐证。治当以发散风寒湿邪为主，清泄里热为辅。

【方解】　方中羌活辛苦性温，气味雄烈，入太阳经，功擅解表寒，祛风湿，利关节，止痹痛，故为君药。防风辛甘性温，功善祛风，并能胜湿止痛；苍术辛苦而温，入太阴经，功善燥湿，并能祛风散寒，共助君药祛风散寒，除湿止痛，为臣药。细辛、白芷、川芎俱能祛风散寒。其中细辛主入少阴经，尤善止痛；白芷主入阳明经，兼可燥湿；川芎主入少阳、厥阴经，行气活血，宣痹止痛。此三味助君臣药祛风寒湿邪以除病因，畅行气血以解疼痛，共为佐药。生地、黄芩清泄里热，并防诸辛温燥烈之品助热伤津，亦为佐药。甘草调和诸药为使。诸药配伍，既兼治内外，又分属六经，协调表里而成发汗祛湿、兼清里热之剂。

【运用】

1. 本方为治疗外感风寒湿邪而兼里热证之常用方，亦是体现"分经论治"的代表方。以恶寒发热，头痛无汗，肢体酸楚疼痛，口苦微渴为证治要点。原书用法提示：若寒邪较甚，表证较重，宜热服，且应啜粥以助药力，以助酿汗祛邪；若邪不甚，表证较轻，则不必啜粥，温服即可。方中药备六经，临证当灵活权变。原书服法中强调："当视其经络前、后、左、右之不同，从其多、少、大、小、轻、重之不一，增损用之，如神奇效。"明示本方当据病位的侧重，用药相应进退。本方为辛温燥烈之剂，故风热表证及阴虚内热者不宜使用。

2. 若湿邪较轻，肢体酸楚不甚者，可去苍术以减温燥之性；如肢体关节剧痛者，加独活、威灵仙、姜黄等以加强宣痹止痛之力；湿重胸满者，可去滋腻之生地黄，加枳壳、厚朴行气化湿宽胸；无口苦微渴者，当酌减生地、黄芩之量。

【方论选录】《医方考》："触冒四时不正之气，而成时气病，憎寒壮热，头疼身痛，口渴，人人相似者，此方主之。谓春时应暖而反大寒，夏时应热而反大凉，秋时应凉而反大热，冬时应寒而反大温，此非其时而有其气，是以一岁之中，长幼之病多相似也。药之为性，辛者得天地之金气，于人则为义，故能匡正而黜邪。羌、防、苍、细、芎、芷，皆辛物也，分经而主治：邪在太阳者，治以羌活；邪在阳明者，治以白芷；邪在少阳者，治以黄芩；邪在太阴者，治以苍术；邪在少阴者，治以细辛；邪在厥阴者，治以川芎；而防风者，又诸药之卒徒也。用生地所以去血中之热；而甘草者，又所以和诸药而除气中之热也。易老自序云：此方冬可以治寒，夏可以治热，春可以治温，秋可以治湿，是诸路之应兵也。用之以治四时瘟疫，诚为稳当，但于阴虚、气弱之人，在所禁尔。"

【实验研究】　九味羌活汤浸膏可明显抑制 2,4- 二硝基酚所致大鼠及家兔体温的增高；明显对抗醋酸所致小鼠的扭体次数增加，提高热板所致小鼠的痛阈值；抑制巴豆油所致小鼠耳的肿胀度，抑制醋酸所致小鼠腹腔毛细血管通透性的增加。[卿玉玲，田军. 九味羌活汤解热镇痛作用研究 [J]. 中药药理与临床，2006，22（03）：21-23.]

【方歌】　九味羌活用防风，细辛苍芷与川芎，黄芩生地同甘草，分经论治宜变通。

小青龙汤 《伤寒论》

【组成】　麻黄去节，三两（9g）　芍药三两（9g）　细辛三两（3g）　干姜三两（6g）　甘草炙，三两（6g）桂枝去皮，三两（9g）　五味子半升（9g）　半夏洗，半升（9g）

【用法】　上八味，以水一斗，先煮麻黄，减二升，去上沫，内诸药，煮取三升，去滓，温服一升（现代用法：水煎服）。

【功用】　解表散寒，温肺化饮。

【主治】　外寒内饮证。恶寒发热，头身疼痛，无汗，喘咳，痰涎清稀而量多，胸痞，或干呕，或痰饮喘咳，不得平卧，或身体疼重，头面四肢浮肿，舌苔白滑，脉浮。

【证治机理】　本方主治外感风寒，寒饮内停之证。恶寒发热、无汗、身体疼重，乃风寒束表，卫阳被遏，营阴郁滞，毛窍闭塞引起，属风寒表实证无疑。素有水饮之人，一旦感受外邪，每致表寒引动内饮。《难经·四十九难》云："形寒饮冷则伤肺。"水寒相搏，内外相引，饮动不居，寒饮射肺，肺失宣降，则咳喘痰多而稀；饮停心下，阻滞气机，则胸痞；胃气上逆，则干呕；饮溢肌肤，则浮肿身重；舌苔白滑，脉浮，为外寒内饮之征。法当解表散寒，温肺化饮。

【方解】　方以辛温之麻黄、桂枝相须为君，发汗解表，且麻黄兼能开宣肺气以解喘咳之证，桂枝化气行水以利内饮之化。臣用辛热之干姜、辛温之细辛，温肺化饮，兼协麻黄、桂枝解表祛邪。佐用辛苦而温之半夏，燥湿化痰，和胃降逆。然素有痰饮，脾肺本虚，纯用辛温，恐辛散耗气，温燥伤津，故伍酸甘之五味子敛肺止咳、芍药和营养血，二药与辛散之品相配，既令散中有收，以利肺气开阖，增强止咳平喘之功，又可防诸辛散温燥之药耗气伤津之虞，亦为佐药。炙甘草益气和中，兼调和辛散酸收之性，为佐使之药。本方药虽八味，配伍严谨，散中有收，宣中有降，使风寒解，水饮去，宣降复，则诸症自平，方中以麻黄、桂枝解散在表之风寒，配白芍酸收敛阴，制麻、桂而使散中有收；且以干姜、细辛、半夏温化在肺之寒饮，配五味子敛肺止咳，令开中有阖，使散不伤正，收不留邪，解表与化饮配合，一举而表里双解。

【运用】

1. 本方为治疗外感风寒、寒饮内停而致喘咳之常用方。以恶寒发热，无汗，喘咳，痰多而稀，舌苔白滑，脉浮为证治要点。本方辛散温化之力较强，确属水寒相搏于肺者，方可使用，且视患者体质强弱，酌定用量。阴虚干咳无痰或痰热证，不宜使用。

2. 若外寒证轻者，可去桂枝，麻黄改用炙麻黄；兼有热象而出现烦躁者，加生石膏、黄芩以清郁热；兼喉中痰鸣，加杏仁、射干、款冬花以化痰降气平喘；若鼻塞，清涕多者，加辛夷、苍耳子以宣通鼻窍；兼水肿者，加茯苓、猪苓以利水消肿。

【方论选录】《成方便读》："前方（指大青龙汤）因内有郁热而表不解，此方因内有水气而表不解。然水气不除，肺气壅遏，营卫不通，虽发表何由得汗？故用麻黄、桂枝解其表，必以细辛、干姜、半夏等辛燥之品，散其胸中之水，使之随汗而出。《金匮》所谓腰以上者，当发汗，即《内经》之"开鬼门"也。水饮内蓄，肺必逆而上行，而见喘促上气等证。肺苦气上逆，急食酸以收之，以甘缓之，故以白芍、五味子、甘草三味，一以防肺气之耗散，一则缓麻、桂、姜、辛之刚猛也。名小青龙者，以龙为水族，大则可以兴云致雨，飞腾于宇宙之间；小则亦能治水驱邪，潜隐于波涛之内耳。"

【医案举例】　徐，二十六岁，二月初十日。酒客脉弦细而沉，喘满短气，胁连腰痛，有汗，舌白滑而厚，恶风寒，倚息不得卧，此系里水招外风为病，小青龙去麻、辛证也。姜半夏六钱，桂枝六钱，炒白芍四钱，旋覆花（包煎）三钱，杏仁泥五钱，干姜三钱，制五味一钱五分，炙甘草一钱，生姜五片。煮三杯，分三次服。（《明清名医全书大成·吴鞠通医学全书·吴鞠通医案》卷一）

【实验研究】　小青龙汤加减方可减轻气道炎症和气道重塑，这与抑制 BEAS-2B 细胞增殖并抑制 NF-κB 降解和激活 COX-2 表达密切相关。[符秀曼，张美萃，范良，等. 基于 NF-κB 通路和 COX-2 水平探讨小青龙汤加减方对 LPS 联合香烟烟雾诱导的 COPD 小鼠气道炎症和气道重塑的影响 [J]. 中药材，2021，44（11）：2702-2706.]

【方歌】　小青龙汤最有功，风寒束表饮停胸；辛夏甘草和五味，姜桂麻黄芍药同。

败毒散（人参败毒散）《太平惠民和剂局方》

【组成】　柴胡去苗　甘草爁　桔梗　人参去芦　川芎　茯苓去皮　枳壳去瓤，麸炒　前胡去苗，洗　羌活去苗　独活去苗，各三十两（各9g）

【用法】　为粗末。每服二钱（6g），水一盏，入生姜、薄荷各少许，同煎七分，去滓，不拘时候，寒多则热服，热多则温服（现代用法：加生姜3g，薄荷2g，水煎服）。

【功用】　散寒祛湿，益气解表。

【主治】　气虚外感风寒湿证。憎寒壮热，头项强痛，肢体酸痛，无汗，鼻塞声重，咳嗽有痰，胸膈痞满，舌苔白腻，脉浮而重按无力。

【证治机理】　本证是由气虚而风寒湿邪束表，痰湿内生，肺气失宣所致。风寒湿邪束于肌表，卫阳被遏，邪正交争，故见憎寒壮热、无汗；寒主收引，湿性重着，肢体关节经络气血运行不畅，故头项强痛、肢体酸痛；脾虚气弱，湿痰内生，加之风寒犯肺，肺失宣降，故鼻塞声重、咳嗽有痰、胸膈痞满、舌苔白腻；脉浮、重按无力，为气虚外感之征。由于"元气素弱之人，药虽外行，气从中馁，轻者半出不出，流连为困；重者随元气缩入，发热无休"(《寓意草》)，故以散寒祛湿，益气解表立法。

【方解】 方中羌活、独活并用，祛风散寒，除湿止痛，通治一身上下之风寒湿邪，共为君药。柴胡发散退热，助君解表；川芎行气活血，助君宣痹止痛，俱为臣药。桔梗宣肺，枳壳降气，前胡化痰，茯苓渗湿，升降相合，宽胸利气，化痰止咳，皆为佐药。佐入人参，意在扶助正气以鼓邪外出，并使祛邪不更伤正气，且可防邪复入。如喻昌所论："……虚弱之体，必用人参三、五、七分，入表药中少助元气，以为祛邪之主，使邪气得药，一涌而出，全非补养虚弱之意也。"(《寓意草》)生姜、薄荷为引，以助发散表邪；甘草调和药性，兼以益气和中，共为佐使。诸药相伍，祛风散寒，除湿止痛，宽胸利气，化痰止咳。

喻嘉言又用本方治外邪陷里而成痢疾者，使陷里之邪还出表解，此谓"逆流挽舟"法。

【运用】

1. 本方原名"人参败毒散"，为益气解表之常用方。以恶寒发热，头身重痛，无汗，脉浮、重按无力为证治要点。方中药物多为辛温香燥之品，外感风热及阴虚外感者，均忌用。若湿热痢疾，切不可用。

2. 若正气未虚，而表寒较甚者，去人参，加荆芥、防风以祛风散寒；气虚明显者，可重用人参，或加黄芪以益气补虚；湿滞肌表经络，肢体酸楚疼痛甚者，可酌加威灵仙、桑枝、秦艽、防己等祛风除湿，通络止痛；咳嗽重者，加杏仁、白前止咳化痰；痢疾之腹痛、便脓血、里急后重甚者，可加白芍、木香以行气和血止痛。

【方论选录】《医方集解·发表之剂》："此足太阳、少阳、手太阴药也。羌活入太阳而理游风；独活入少阴而理伏风，兼能去湿除痛；柴胡散热升清，协川芎和血平肝，以治头痛目昏；前胡、枳壳降气行痰，协桔梗、茯苓以泄肺热而除湿消肿；甘草和里而发表；人参辅正以匡邪，疏导经络，表散邪滞，故曰败毒。"

【医案举例】 一人饮酒患伤风，头疼身疼，如火热，骨痛无比，不吃饭，人参败毒散加干葛。(《名医类案》)

【实验研究】 人参败毒散可能通过多成分、多靶点发挥抗 COVID-19 的作用，对 ACE2 具有潜在的抑制作用。[于凤至，顾瞻，苗骞丹，等. 基于网络药理学方法和分子对接探讨人参败毒散干预 COVID-19 的潜在机制 [J]. 上海中医药杂志，2020，54，(11)：1-9.]

【方歌】 人参败毒茯苓草，枳桔柴前羌独芎，薄荷少许姜三片，四时感冒有奇功。

银翘散 《温病条辨》

【组成】 连翘一两(30g) 银花一两(30g) 苦桔梗六钱(18g) 薄荷六钱(18g) 竹叶四钱(12g) 生甘草五钱(15g) 芥穗四钱(12g) 淡豆豉五钱(15g) 牛蒡子六钱(18g)

【用法】 上为散。每服六钱(18g)，鲜苇根汤煎，香气大出，即取服，勿过煮。肺药取轻清，过煮则味厚入中焦矣。病重者，约二时一服，日三服，夜一服；轻者，三时一服，日二服，夜一服；病不解者，作再服(现代用法：作汤剂，加芦根18g，水煎服)。

【功用】 辛凉透表，清热解毒。

【主治】　温病初起。发热，微恶风寒，无汗或有汗不畅，口渴头痛，咽痛咳嗽，舌尖红，苔薄白或薄黄，脉浮数。

【证治机理】　温病初起，邪在卫分，卫气被郁，开阖失司，则发热、微恶风寒、无汗或有汗不畅；肺位最高而开窍于鼻，邪自口鼻而入，上犯于肺，肺气失宣，则咳嗽；风热蕴结成毒，侵袭肺系门户，则咽喉红肿疼痛；温邪伤津，则口渴；舌尖红、苔薄白或微黄，脉浮数，均为温病初起之象。法当辛凉透表，清热解毒。

【方解】　方中重用银花、连翘为君，二药气味芳香，既能疏散风热、清热解毒，又可辟秽化浊，在透散卫分表邪的同时，兼顾温热病邪易蕴而成毒及多夹秽浊之气的特点。薄荷、牛蒡子味辛而性凉，功善疏散上焦风热，兼可清利头目，解毒利咽；风温之邪居卫，恐惟用辛凉难开其表，遂入辛而微温之荆芥穗、淡豆豉协君药开皮毛以解表散邪，俱为臣药。芦根、竹叶清热生津；桔梗合牛蒡子宣肃肺气而止咳利咽，同为佐药。生甘草合桔梗利咽止痛，兼可调和药性，是为佐使。是方所用药物均系轻清之品，加之用法强调"香气大出，即取服，勿过煮"，体现了吴氏"治上焦如羽，非轻不举"（《温病条辨》）的用药原则。本方一是辛凉之中配伍少量辛温之品，既有利于透邪，又不悖辛凉之旨；二是疏散风邪与清热解毒相配，具有外散风热，兼清热解毒之功，构成疏清兼顾，以疏为主之剂。

【运用】

1. 本方是治疗风温初起之常用方，《温病条辨》称之为"辛凉平剂"。以发热，微恶寒，咽痛，口渴，脉浮数为证治要点。凡外感风寒及湿热病初起者禁用。方中药物多为芳香轻宣之品，不宜久煎。

2. 渴甚者，为伤津较甚，加天花粉生津止渴；项肿咽痛者，系热盛较甚，加马勃、玄参清热解毒，利咽消肿；衄者，是热伤血络，去荆芥穗、淡豆豉之辛温，加白茅根、侧柏炭、栀子炭凉血止血；咳者，是肺气不利，加杏仁苦降肃肺以加强止咳之功；胸膈闷者，乃夹湿邪秽浊之气，加藿香、郁金芳香化湿，辟秽祛浊。

【方论选录】　《温病条辨》："本方谨遵《内经》'风淫于内，治以辛凉，佐以苦甘；热淫于内，治以咸寒，佐以甘苦'之训；又宗喻嘉言芳香逐秽之说，用东垣清心凉膈散，辛凉苦甘。病初起，且去入里之黄芩，勿犯中焦；加银花辛凉，芥穗芳香，散热解毒；牛蒡子辛平润肺，解热散结，除风利咽，皆手太阴药也……此方之妙，预护其虚，纯然清肃上焦，不犯中下，无开门揖盗之弊，有轻以去实之能，用之得法，自然奏效。"

【医案举例】　赵，二十六岁，乙酉年十一月初四。六脉浮弦而数，弦则为风，浮为在表，数则为热，证现喉痛。卯酉终气，本为温病之明文。虽头痛、身痛、恶寒甚，不得误用辛温，宜辛凉芳香清上。盖上焦主表，表即上焦也。桔梗五钱，豆豉三钱，银花三钱，人中黄二钱，牛蒡子四钱，连翘三钱，荆芥穗五钱，郁金二钱，芦根五钱，薄荷五钱。煮三饭碗，先服一碗，即饮白开水，热啜一碗，覆被令微汗佳。得汗后，第二三碗不必饮热水。服一帖而表解，又服一帖而身热尽退。初七日，身热虽退，喉痛未止，与代赈普济散，日三四服，三日后痊愈。（《明清名医全书大成•吴鞠通医学全书•吴鞠通医案》卷一）

【实验研究】　不同煎煮时间下的银翘散均具有较好的对小鼠的保护作用，及对病毒的抑制作用，尤以3分钟和6分钟显著，由此推断银翘散的最佳煎煮时间可能为煮沸3～6分钟。[霍炳杰，常靓，吕雅蕾，等. 银翘散不同煎煮时间对甲型流感病毒感染小鼠肺组织病毒载量的影响［J］. 中医杂志，2017，58（02）：147-150.]

【方歌】 银翘散主上焦医,竹叶荆牛薄荷豉,甘桔芦根凉解法,风温初感此方宜。

麻黄杏仁甘草石膏汤 《伤寒论》

【组成】 麻黄去节,四两(9g) 杏仁去皮尖,五十个(9g) 甘草炙,二两(6g) 石膏碎,绵裹,半斤(18g)

【用法】 上四味,以水七升,煮麻黄,减二升,去上沫,内诸药,煮取二升,去滓。温服一升(现代用法:水煎服)。

【功用】 辛凉疏表,清肺平喘。

【主治】 外感风邪,邪热壅肺证。身热不解,有汗或无汗,咳逆气急,甚则鼻扇,口渴,舌苔薄白或黄,脉浮而数。

【证治机理】 本证是表邪入里化热,壅遏于肺,肺失宣降所致。风寒之邪郁而化热入肺,或风热袭表,表邪不解而入里,热邪充斥内外,则身热不解、汗出、口渴、苔黄、脉数;热壅于肺,肺失宣降,故咳逆气急,甚则鼻扇;若表邪未尽,或肺气闭郁,则毛窍闭塞而无汗;苔薄白、脉浮亦是表证未尽之征。治当清肺热,止咳喘,兼以疏表透邪。

【方解】 方中麻黄辛温,宣肺平喘,解表散邪。《本草正义》曰:"麻黄轻清上浮,专疏肺郁,宣泄气机,是为治外感第一要药。虽曰解表,实为开肺;虽曰散寒,实为泄邪。风寒固得之而外散,即温热亦无不赖之以宣通。"石膏辛甘大寒,清泄肺热以生津。二药相伍,一以宣肺为主,一以清肺为主,合而用之,既宣散肺中风热,又清宣肺中郁热,共为君药。石膏倍于麻黄,相制为用。全方主以辛凉,麻黄得石膏,宣肺平喘而不助热;石膏得麻黄,清解肺热而不凉遏。杏仁苦温,宣利肺气以平喘咳,与麻黄相配则宣降相因,与石膏相伍则清肃协同,是为臣药。炙甘草既能益气和中,又防石膏寒凉伤中,更能调和于寒温宣降之间,为佐使药。四药合用,共奏辛凉宣肺,清热平喘之功。本方辛温解表与寒凉清肺并用,方属辛凉之剂,宣肺以散风热,清热而不凉遏。

【运用】

1. 本方为治疗表邪未解,邪热壅肺而致喘咳之基础方。因石膏用量倍于麻黄,其功用重在清宣肺热,不在发汗,所以临床应用以发热、喘咳、苔黄、脉数为证治要点。风寒咳喘或痰热壅盛者,均非本方所宜。

2. 如肺热甚,壮热汗出者,宜加重石膏用量,并酌加桑白皮、黄芩、知母以清泄肺热;表邪偏重,无汗而恶寒,石膏用量宜减轻,酌加薄荷、苏叶、桑叶等以助解表宣肺之力;痰多气急,可加葶苈子、枇杷叶降气化痰;痰黄稠,胸闷者,宜加瓜蒌、贝母、黄芩、桔梗清热化痰,宽胸利膈。

【方论选录】 《医宗金鉴·删补名医方论》:"石膏为清火之重剂,青龙、白虎皆赖以建功。然用之不当,适足以召祸。故青龙以无汗烦躁,得姜、桂以宣卫外之阳也;白虎以有汗烦渴,须粳米以存胃中之液也。此但热无寒,故不用姜、桂,喘不在胃而在肺,故不须粳米。其意在存阴,不必虑其亡阳也,故于麻黄汤去桂枝之监制,取麻黄之专开,杏仁之降,甘草之和,倍石膏之大寒,除内外之实热,斯溱溱汗出,而内外之烦热与喘悉除矣。"

【实验研究】 麻杏甘石汤中的活性成分能够靶向多种途径治疗 COVID-19。[姜山,时爽,单万亨,等. 基于网络药理学和分子对接法探索麻杏甘石汤治疗新型冠状病毒肺炎(COVID-19)活性化合物的研究[J]. 中国药理学通报,2020,36(09):1309-1316.]

【方歌】 仲景麻杏甘石汤，辛凉宣肺清热良，邪热壅肺咳喘急，有汗无汗均可尝。

香薷散 《太平惠民和剂局方》

【组成】 香薷去土，一斤(10g)　白扁豆微炒　厚朴去粗皮，姜汁炙熟，各半斤(各5g)

【用法】 上为粗末，每服三钱(9g)，水一盏，入酒一分，煎七分，去滓，水中沉冷，连吃二服，立有神效，随病不拘时(现代用法：水煎服，或加酒少量同煎)。

【功用】 祛暑解表，化湿和中。

【主治】 阴暑。恶寒发热，头疼身痛，无汗，腹痛吐泻，胸脘痞闷，舌苔白腻，脉浮。

【证治机理】 本方所治之证乃夏月乘凉饮冷，外感风寒，内伤于湿所致。夏感风寒，邪滞肌表，正邪相争，卫闭营郁，则见恶寒发热，头疼身痛，无汗，脉浮等风寒表实证；露卧饮冷，则湿伤脾胃，气机受阻，升降失常，故胸脘痞闷，腹痛吐泻；舌苔白腻为寒湿之象。此为外寒内湿之证，治当发散表寒、祛除里湿。

【方解】 方中香薷辛微温，芳香质轻，辛温发散，为夏月祛暑解表要药，故重用为君药。厚朴苦辛性温，行气除满，燥湿运脾，为臣药。白扁豆甘淡性平，健脾和中，渗湿消暑，为佐药。入酒少许同煎，意在温经脉，通阳气，使药力畅达周身。诸药合用，祛暑解表，化湿和中，有表里双解之功。本方以辛温表散药与芳化苦燥之品相配，既能散外邪而解表证，又可化湿滞而和脾胃。

【运用】

1．本方为治疗夏月乘凉饮冷，外感风寒，内伤于湿证之常用方。以恶寒发热，头痛身痛，无汗，胸脘痞闷，舌苔白腻，脉浮为证治要点。若属表虚有汗或伤暑发热汗出，心烦口渴者，不可使用。

2．若表邪重者，可加青蒿以加强祛暑解表之功；若兼见鼻塞流涕者，可用葱豉汤以通阳解表；若兼内热者，加黄连以清热；湿盛于里者，加茯苓、甘草以利湿和中；胸闷、腹胀、腹痛甚者，可加木香、砂仁、藿香、枳壳等化湿行气。

【方论选录】 《成方便读》："治夏月伤暑感冒，呕吐泄泻等证。此因伤暑而兼感外寒之证也。夫暑必夹湿，而湿必归土，乘胃则呕，乘脾则泻，是以夏月因暑感寒，每多呕、泄之证，以湿盛于内，脾胃皆困也。此方以香薷之辛温香散，能入脾肺气分，发越阳气，以解外感之邪；厚朴苦温，宽中散满，以祛脾胃之湿；扁豆和脾利水，寓匡正御邪之意耳。"

【医案举例】 昔有人，暑月深藏不出，因客至坐于窗下，忽似倦怠，自作补中汤服之反剧。医问其由，连进香薷饮，两服而安。(《续名医类案》)

【方歌】 三物香薷豆朴先，散寒化湿功效兼，若益银翘豆易花，新加香薷祛暑煎。

清燥救肺汤 《医门法律》

【组成】 桑叶经霜者，去枝、梗，净叶，三钱(9g)　石膏煅，二钱五分(7.5g)　甘草一钱(3g)　人参七分(2g)　胡麻仁炒，研，一钱(3g)　真阿胶八分(2.5g)　麦门冬去心，一钱二分(3.5g)　杏仁泡，去皮尖，炒黄，七分(2g)　枇杷叶刷去毛，蜜涂，炙黄，一片(3g)

【用法】 水一碗，煎六分，频频二三次，滚热服(现代用法：水煎服)。

【功用】 清燥润肺，益气养阴。

【主治】 温燥伤肺证。身热头痛，干咳无痰，气逆而喘，咽喉干燥，鼻燥，胸满胁痛，心烦口渴，舌干少苔，脉虚大而数。

【证治机理】 本方治疗温燥伤肺重证，多由秋令久晴无雨，温燥伤肺所致。肺合皮毛而主表，燥热伤肺，故身热头痛；温燥伤肺，肺失肃降，故干咳无痰、气逆而喘、胸满胁痛、咽喉干燥、鼻燥；燥热偏重，灼伤气阴，则心烦口渴、舌干少苔、脉虚大而数。治当清肺燥，补气阴。

【方解】 方中重用霜桑叶为君，取其质轻寒润入肺，清透宣泄燥热，清肺止咳。石膏辛甘大寒，善清肺热而兼能生津止渴；与甘寒养阴生津之麦门冬相伍，可助桑叶清除温燥，并兼顾损伤之津液，共为臣药。肺为娇脏，清肺不可过于寒凉，故石膏煅用。《素问•脏气法时论》曰："肺苦气上逆，急食苦以泄之。"用少量杏仁、枇杷叶苦降肺气，止咳平喘；阿胶、胡麻仁以助麦门冬养阴润燥。《难经•十四难》云："损其肺者，益其气。"而土为金之母，故用人参、甘草益气补中，培土生金，以上均为佐药。甘草调和药性，兼为使药。诸药合用，使燥热得清，气阴得复，肺金濡润，肺逆得降，诸症自除。本方宣、清、润、补、降五法并用，则肺金之燥热得以清宣，肺气之上逆得以速降，则燥热伤肺之证自除，故名"清燥救肺"。

【运用】

1. 本方为治疗温燥伤肺重证之代表方。以身热，干咳无痰，气逆而喘，舌干少苔，脉虚大而数为证治要点。本方证治虽属外燥，但温燥伤肺较重，故临证可依肺热及阴伤之程度，调整桑叶、石膏、麦冬等君臣药之用量，不可拘泥，当圆机活法。

2. 若咳痰黏滞不爽，可加川贝母、瓜蒌以润燥化痰；若咳痰带血者，去人参，加水牛角、生地黄以凉血止血；若燥热较甚，发热较著者，可再加知母、羚羊角等以增清热之效。

【方论选录】《绛雪园古方选注》："燥曰清者，伤于天之燥气，当清以化之，非比内伤血燥，宜于润也。肺曰救者，燥从金化，最易自戕肺气。经言秋伤于燥，上逆而咳，发为痿厥。肺为娇脏，不容缓图，故曰救。石膏之辛，麦门冬之甘，杏仁之苦，肃清肺经之气；人参、甘草生津补土，培肺之母气；桑叶入肺走肾，枇杷叶入肝走肺，清西方之燥，泻东方之实；阿胶、胡麻色黑入肾，壮生水之源，虽亢火害金，水得承而制之，则肺之清气肃而治节行，尚何有喘呕痿厥之患哉？"

【医案举例】 体禀阴虚，水不涵木，肝胆气火偏旺，木火凌金，肺失清肃。时在燥金司气，加以秋燥，风邪乘虚袭入，风燥相搏，金受火刑，咳嗽见红，咯痰色青，胸胁引痛，乍寒乍热，内热为甚，今但燥咳，烘热汗溢，明是阴虚阳浮之征。脉濡小数，右寸关独大于诸部，舌质光红，中后微有黄苔。以脉参证，恐其阳络血溢，现近霜降节候，慎防加剧。谨拟喻氏清燥救肺出入为法，冀其退机，附方请政。西洋参，杷叶，炙甘草，冰糖水炒石膏，玫瑰花，连心麦冬，真川贝，陈阿胶，鸭血炒丝瓜络，北杏仁，火麻仁，东白芍，经霜桑叶。（《清代名医医案精华》）

【实验研究】 清燥救肺汤能抑制肺癌细胞增殖，其机制可能与抑制氧化磷酸化能量代谢途径关键限速酶 COXⅣ蛋白表达，降低线粒体膜电位，抑制 ATP5B 活性，减少 ATP 生成及升高 AMP/ATP 值有关。[李佳萍，余功，谢斌. 清燥救肺汤对 Lewis 肺癌荷瘤小鼠肺癌组织氧化磷酸化能量代谢的影响 [J]. 中医杂志，2021，62（05）：439-444.]

【方歌】 清燥救肺参草杷，石膏胶杏麦胡麻，经霜收下干桑叶，解郁滋干效堪夸。

简释方

三拗汤（《太平惠民和剂局方》） 甘草不炙 麻黄不去根节 杏仁不去皮尖，各等分（各6g）。功用：

宣肺解表。主治：外感风寒，肺气不宣证。症见鼻塞声重，语音不出，咳嗽胸闷等。本方为宣肺解表的基础方，主治风寒袭表的咳喘轻证。

麻黄加术汤《《金匮要略》》　麻黄去节，三两（9g）　桂枝去皮，二两（6g）　甘草炙，一两（3g）　杏仁去皮尖，七十个（9g）　白术四两（12g）。功用：发汗解表，散寒祛湿。主治：风寒湿痹证。身体疼烦，无汗等。本方为治外感风寒夹湿之常用方，适用于寒湿在表之证，方中麻黄得白术虽发汗而不致太过，白术得麻黄则尽去表里之湿，相辅相制。

麻黄杏仁薏苡甘草汤《《金匮要略》》　麻黄去节，汤泡，半两（6g）　杏仁去皮尖，炒，十个（9g）　薏苡仁半两（12g）　甘草炙，一两（3g）。功用：发汗解表，祛风除湿。主治：风湿在表，湿郁化热证。症见一身尽痛，发热，日晡所剧者。本方亦为治外感风寒夹湿之常用方，适用于汗出当风，或久居潮湿之地所致风湿在表证有化热倾向者，全方用量较轻，为微汗之剂。

华盖散《《博济方》》　紫苏子炒　麻黄去根节　杏仁去皮尖　陈皮去白　桑白皮　赤茯苓去皮，各一两（6g）　甘草半两（3g）。功用：宣肺解表，止咳祛痰。主治：风寒袭肺证。症见咳嗽上气，痰气不利，呀呷有声，胸膈痞满，鼻塞声重，苔白，脉浮紧。本方为治风寒袭肺，内兼痰湿之常用方，适用于表寒不重，痰湿壅肺，肺气失宣之证。

大青龙汤《《伤寒论》》　麻黄去节，六两（12g）　桂枝二两（6g）　甘草炙，二两（6g）　杏仁去皮尖，四十粒（6g）　石膏如鸡子大，碎（18g）　生姜三两（9g）　大枣十二枚，擘（6g）。功用：发汗解表，兼清里热。主治：外感风寒，内有郁热证。恶寒发热，头身疼痛，不汗出而烦躁，脉浮紧。亦可用治溢饮。身体疼重，或四肢浮肿，恶寒身热，无汗，烦躁，脉浮紧。本方为治疗外感风寒，里兼郁热证之常用方，原方重用麻黄六两，则开泄腠理，发汗散寒之力峻，与石膏配伍相制为用，麻黄得石膏，辛温发汗而无助热之弊；石膏得麻黄，大寒清热而无凉遏之虞。

桂枝加厚朴杏子汤《《伤寒论》》　桂枝去皮，三两（9g）　芍药三两（9g）　生姜切，三两（9g）　甘草炙，二两（6g）　大枣擘，十二枚（3枚）　厚朴炙，去皮，二两（6g）　杏仁去皮尖，五十枚（6g）。功用：解肌发表，降气平喘。主治：宿有喘病，又感风寒。症见桂枝汤证兼咳喘者。本方即桂枝汤加厚朴、杏仁而成，为治疗宿有喘病，又感风寒而见桂枝汤证者；或风寒表证误下，表证未解而见微喘者的常用方。

桂枝加葛根汤《《伤寒论》》　桂枝去皮，二两（6g）　芍药二两（6g）　生姜切，三两（9g）　甘草炙，二两（6g）　大枣擘，十二枚（6g）　葛根四两（12g）。功用：解肌发表，升津舒筋。主治：风寒客于太阳经输，营卫不和证。症见桂枝汤证兼项背强而不舒者。本方即桂枝汤加葛根而成，为治疗外感风寒，太阳经气不舒，津液不能敷布，经脉失去濡养之恶风汗出、项背强而不舒者之常用方。

桂枝加桂汤《《伤寒论》》　桂枝去皮，五两（15g）　芍药三两（9g）　生姜切，三两（9g）　甘草炙，二两（6g）　大枣擘，十二枚（6g）。功用：温通心阳，平冲降逆。主治：心阳虚弱，寒水凌心之奔豚。太阳病误用温针或因发汗太过而发奔豚，气从少腹上冲心胸，起卧不安，有发作性者。本方为桂枝汤加重桂枝用量而成，为治疗太阳病发汗太过，耗损心阳，心阳不能下蛰于肾，肾中寒水之气上犯凌心所致的奔豚病之常用方。

桂枝加芍药汤《《伤寒论》》　桂枝去皮，三两（9g）　芍药六两（18g）　甘草炙，二两（6g）　大枣擘，十二枚（6g）　生姜切，三两（9g）。功用：温脾和中，缓急止痛。主治：太阳病误下伤中，土虚木乘之腹痛。本方为桂枝汤倍芍药而成，为治疗太阳病误下伤中，邪陷太阴，土虚木乘之腹满的常用方。

大羌活汤（《此事难知》）　防风　羌活　独活　防己　黄芩　黄连　苍术　白术各三钱（各9g）　甘草炙　细辛　知母生　川芎　地黄各一两（各30g）。功用：发散风寒，祛湿清热。主治：外感风寒湿邪兼有里热证。症见头痛身重，发热恶寒，口干烦满而渴，舌苔白腻，脉浮数。本方为治疗外感风寒湿邪兼有里热证之常用方。

香苏散（《太平惠民和剂局方》）　香附子炒香，去毛　紫苏叶各四两（各12g）　甘草炙，一两（3g）　陈皮不去白，二两（6g）。功用：疏散风寒，理气和中。主治：外感风寒，气郁不舒证。恶寒身热，头痛无汗，胸脘痞闷，不思饮食，舌苔薄白，脉浮。本方为治疗外感风寒而兼气滞的常用方。

射干麻黄汤（《金匮要略》）　射干三两（9g）　麻黄四两（9g）　生姜四两（12g）　细辛三两（3g）　紫菀三两（9g）　款冬花三两（9g）　大枣七枚（3g）　半夏大者，洗，半升（9g）　五味子半升（9g）。功用：宣肺祛痰，降气止咳。主治：痰饮郁结，气逆喘咳证。症见咳而上气，喉中有水鸡声者。本方为治疗风寒表证较轻，痰饮郁结，气逆喘咳证的常用方。

小青龙加石膏汤（《金匮要略》）　麻黄　芍药　桂枝　细辛　甘草　干姜各三两（各9g）　五味子　半夏各半升（各9g）　石膏二两（6g）。功用：解表蠲饮，清热除烦。主治：肺胀，心下有水气。症见咳而上气，烦躁而喘，脉浮者。本方为治疗外感风寒、内有饮邪郁热之咳喘证的常用方。

止嗽散（《医学心悟》）　桔梗炒　荆芥　紫菀蒸　百部蒸　白前蒸，各二斤（各12g）　甘草炒，十二两（4g）　陈皮水洗，去白，一斤（6g）。功用：宣利肺气，疏风止咳。主治：风邪犯肺之咳嗽证。咳嗽咽痒，咳痰不爽，或微恶风发热，舌苔薄白，脉浮缓。本方为治疗表邪未尽，肺气失宣而致咳嗽之常用方，温润平和，不寒不热；重在治肺，兼解表邪。

桑菊饮（《温病条辨》）　桑叶二钱五分（7.5g）　菊花一钱（3g）　杏仁二钱（6g）　连翘一钱五分（5g）　薄荷八分（2.5g）　苦桔梗二钱（6g）　生甘草八分（2.5g）　苇根二钱（6g）。功用：疏风清热，宣肺止咳。主治：风温初起，邪客肺络证。但咳，身热不甚，口微渴，脉浮数。本方为治疗风热犯肺咳嗽之常用方，以轻清之品疏散风热以除表证，有"辛凉轻剂"之称。

越婢汤（《金匮要略》）　麻黄六两（12g）　石膏半斤（24g）　生姜三两（9g）　甘草二两（6g）　大枣十五枚（12g）。功用：发汗行水。主治：风水夹热证。症见恶风，一身悉肿，脉浮不渴，续自汗出，无大热者。本方为治疗风水夹热证的常用方，以麻黄配石膏清泄肺热，原方比例3：4。

柴葛解肌汤（《伤寒六书》）　柴胡（6g）　干葛（9g）　甘草（3g）　黄芩（6g）　羌活（3g）　白芷（3g）　芍药（6g）　桔梗（3g）（原著本方无用量）。功用：解肌清热。主治：外感风寒，郁而化热证。恶寒渐轻，身热增盛，无汗头痛，目疼鼻干，心烦不眠，咽干耳聋，眼眶痛，舌苔薄黄，脉浮微洪。本方为治疗太阳风寒未解，入里化热，初犯阳明或三阳合病之常用方，温清并用，三阳同治，表里兼顾，重在疏泄透散。

升麻葛根汤（《太平惠民和剂局方》）　升麻　白芍药　甘草炙，各十两（各6g）　葛根十五两（9g）。功用：解肌透疹。主治：麻疹初起。疹发不出，身热头痛，咳嗽，目赤流泪，口渴，舌红，苔薄而干，脉浮数。本方为治疗麻疹未发，或发而不透之基础方。

葱豉桔梗汤（《重订通俗伤寒论》）　鲜葱白三枚至五枚（9g）　苦桔梗一钱至钱半（5g）　焦山栀二钱至三钱（6g）　淡豆豉三钱至五钱（9g）　苏薄荷一钱至钱半（5g）　青连翘钱半至二钱（6g）　生甘草六分至八分（2g）　鲜淡竹叶三十片（3g）。功用：疏风清热。主治：风温初起证。头痛身热，微恶风寒，咳嗽，咽痛，口渴，舌尖红，苔薄白，脉浮数。本方为治疗风温初起证之常用方。

荆防败毒散（《摄生众妙方》）　羌活　独活　柴胡　前胡　枳壳　茯苓　荆芥　防风　桔

梗　川芎各一钱五分(各4.5g)　甘草五分(1.5g)。功用：发汗解表，消疮止痛。主治：疮肿初起。症见红肿疼痛，恶寒发热，无汗不渴，舌苔薄白，脉浮数。本方为治疗疮肿初起兼见表证之常用方。

参苏饮(《太平惠民和剂局方》)陈皮去白　枳壳去瓤，麸炒　桔梗去芦　甘草炙　木香各半两(各6g)　半夏　紫苏用叶　干葛洗　前胡去苗　人参去芦　茯苓去皮，各三分(各9g)。功用：益气解表，理气化痰。主治：气虚外感，内有痰湿证。恶寒发热，无汗，头痛鼻塞，咳嗽痰白，胸脘满闷，倦怠无力，气短懒言，苔白脉弱。本方为治疗气虚外感风寒，内有痰湿证之常用方。

再造散(《伤寒六书》)黄芪(6g)　人参(3g)　桂枝(3g)　甘草(1.5g)　熟附(3g)　细辛(2g)　羌活(3g)　防风(3g)　川芎(3g)　煨生姜(3g)(原著本方无用量)。功用：助阳益气，解表散寒。主治：阳气虚弱，外感风寒表证。恶寒发热，热轻寒重，无汗肢冷，倦怠嗜卧，面色苍白，语声低微，舌淡苔白，脉沉无力或浮大无力。本方为益气助阳解表之常用方。

麻黄细辛附子汤(《伤寒论》)麻黄去节，二两(6g)　细辛二两(3g)　附子炮，去皮，一枚，破八片(9g)。功用：助阳解表。主治：素体阳虚，外感风寒表证。发热，恶寒甚剧，其寒不解，神疲欲寐，脉沉微。本方为治疗阳虚外感风寒表证之基础方。

加减葳蕤汤(《重订通俗伤寒论》)生葳蕤二钱至三钱(9g)　生葱白二枚至三枚(6g)　桔梗一钱至钱半(4.5g)　东白薇五分至一钱(3g)　淡豆豉三钱至四钱(12g)　苏薄荷一钱至钱半(4.5g)　炙草五分(1.5g)　红枣二枚。功用：滋阴解表。主治：阴虚外感风热证。头痛身热，微恶风寒，无汗或有汗不多，咳嗽，心烦，口渴，咽干，舌红，脉数。本方为治疗素体阴虚，外感风热之常用方。

葱白七味饮(《外台秘要》)葱白连须切，一升(9g)　干葛切，六合(9g)　新豉绵裹，一合(6g)　生姜切，二合(6g)　生麦门冬去心，六合(9g)　干地黄六合(9g)。功用：养血解表。主治：血虚外感风寒证。病后阴血亏虚，调摄不慎，感受外邪，或失血(吐血、便血、咳血、衄血)之后，复感风寒，头痛身热，微寒无汗。本方为治疗血虚外感风寒证之常用方。

正柴胡饮(《景岳全书》)柴胡一至三钱(9g)　防风一钱(3g)　陈皮一钱半(4.5g)　芍药二钱(6g)　甘草一钱(3g)　生姜三五片。功用：解表散寒。主治：外感风寒轻证。微恶风寒，发热，无汗，头痛身痛，舌苔薄白，脉浮。本方为张介宾所创平散风寒治法的代表方。

新加香薷饮(《温病条辨》)香薷二钱(6g)　金银花三钱(9g)　鲜扁豆花三钱(9g)　厚朴二钱(6g)　连翘二钱(6g)。功用：祛暑解表，清热化湿。主治：暑温夹湿，复感外寒证。症见发热头痛，恶寒无汗，口渴面赤，胸闷不舒，舌苔白腻，脉浮而数。本方为治疗暑湿内蕴而兼寒邪外束证的常用方。

杏苏散(《温病条辨》)苏叶(9g)　半夏(9g)　茯苓(9g)　甘草(3g)　前胡(9g)　苦桔梗(6g)　枳壳(6g)　生姜(3片)　大枣去核(3枚)　橘皮(6g)　杏仁(9g)(原著本方无用量)。功用：轻宣凉燥，理肺化痰。主治：外感凉燥证。恶寒无汗，头微痛，咳嗽痰稀，鼻塞咽干，苔白，脉弦。本方为治疗凉燥证之代表方。

桑杏汤(《温病条辨》)桑叶一钱(3g)　杏仁一钱五分(4.5g)　沙参二钱(6g)　象贝一钱(3g)　香豉一钱(3g)　栀皮一钱(3g)　梨皮一钱(3g)。功用：清宣温燥，润肺止咳。主治：外感温燥证。头痛，身热不甚，微恶风寒，口渴，咽干鼻燥，干咳无痰，或痰少而黏，舌红，苔薄白而干，脉浮数而右脉大。本方为治疗外感温燥轻证之常用方。

川芎茶调散(《太平惠民和剂局方》)薄荷叶不见火，八两(12g)　川芎　荆芥去梗，各四两(各12g)　细辛去芦，一两(3g)　防风去芦，一两半(4.5g)　白芷　羌活　甘草爁，各二两(各6g)。功用：疏风止痛。主治：外感风邪头痛。偏正头痛或颠顶头痛，恶寒发热，目眩鼻塞，舌苔薄白，脉浮。本方为治疗风邪头痛之常用方。

菊花茶调散（《丹溪心法附余》） 菊花 川芎 荆芥穗 羌活 甘草 白芷各二两（各60g） 细辛洗净，一两（30g） 防风去节，一两半（45g） 蝉蜕 僵蚕 薄荷各五钱（各15g）。功用：疏风止痛，清利头目。主治：风热上犯头目之偏正头痛，或颠顶痛，头晕目眩。本方为风热上扰头目之头痛的常用方。

大秦艽汤（《素问病机气宜保命集》） 秦艽三两（9g） 甘草 川芎 川独活 当归 白芍药 石膏各二两（各6g） 川羌活 防风 吴白芷 黄芩 白术 白茯苓 生地黄 熟地黄各一两（各3g） 细辛半两（1.5g）。功用：祛风清热，养血活血。主治：风邪初中经络证。口眼㖞斜，舌强不能言语，手足不能运动，风邪散见，不拘一经者。本方为治疗风邪初中经络之常用方，为"六经中风轻者之通剂也"。

消风散（《外科正宗》） 当归 生地 防风 蝉蜕 知母 苦参 胡麻 荆芥 苍术 牛蒡子 石膏各一钱（各6g） 甘草 木通各五分（各3g）。功用：疏风养血，清热除湿。主治：风疹、湿疹。皮肤疹出色红，或遍身云片斑点，瘙痒，抓破后渗出津水，苔白或黄，脉浮数。本方为治疗风疹、湿疹之常用方。

牵正散（《杨氏家藏方》） 白附子 白僵蚕 全蝎去毒，并生用，各等分（各5g）。功用：祛风化痰，通络止痉。主治：风痰阻于头面经络所致口眼㖞斜。本方为治疗风痰阻于头面经络之常用方。

止痉散（《流行性乙型脑炎中医治疗法》） 全蝎 蜈蚣各等分。功用：祛风止痉，通络止痛。主治：痉厥，四肢抽搐；亦可治疗顽固性头痛、偏头痛、关节痛。本方为治疗内风之抽搐痉厥的常用方。

小活络丹（《太平惠民和剂局方》） 川乌炮，去皮、脐 草乌炮，去皮、脐 地龙去土 天南星炮，各六两（各6g） 乳香研 没药研，各二两二钱（各5g）。功用：祛风除湿，化痰通络，活血止痛。主治：风寒湿痹。肢体筋脉疼痛，麻木拘挛，关节屈伸不利，疼痛游走不定。亦治中风，手足不仁，日久不愈，经络湿痰瘀血，而见腰腿沉重，或腿臂间作痛。本方为治疗风寒湿与痰瘀痹阻经络之常用方。

玉真散（《外科正宗》） 天南星 防风 白芷 天麻 羌活 白附子各等分（各6g）。功用：祛风化痰，定搐止痉。主治：破伤风。牙关紧急，口撮唇紧，身体强直，角弓反张，甚则咬牙缩舌，脉弦紧。本方为治疗破伤风之代表方。

【鉴别】

三拗汤 华盖散

三拗汤与华盖散皆为麻黄汤去桂枝，重在宣散肺中风寒，主治风寒犯肺之咳喘证。但三拗汤为宣肺解表的基础方，主治风寒袭肺的咳喘轻证；华盖散主治风寒袭肺、痰气不利的咳嗽上气，呀呷有声证，遂又加苏子、陈皮、桑白皮、赤茯苓以祛痰降气，增强止咳平喘之功。

麻黄加术汤 麻黄杏仁薏苡甘草汤

麻黄加术汤与麻黄杏仁薏苡甘草汤均由麻黄汤加减而成，皆为治疗风寒湿痹之方。但前方证属风、寒、湿三邪俱重，其症身体疼烦而无汗，表寒及身痛较后者为重，故用麻黄、桂枝与白术相配，以发汗解表、散寒祛湿；后方不仅风寒较轻，且有湿邪化热之象，其症身痛、发热、日晡所剧，故而不用桂枝、白术，改用薏苡仁渗湿清化，且全方用量尤轻，为微汗之用。

麻黄汤　大青龙汤

麻黄汤与大青龙汤均可治疗外感风寒表实证,同用麻黄、桂枝辛温解表发汗。然大青龙汤系由麻黄汤倍用麻黄、甘草,减少杏仁用量,再加石膏、生姜、大枣而成。证属风寒重证,兼内有郁热,故方中配以辛甘大寒之石膏以清解内热;且倍用麻黄以确保其发汗之力;减杏仁用量,乃因无喘逆之症。

麻黄汤　桂枝汤

麻黄汤和桂枝汤同属辛温解表之剂,皆可用治外感风寒表证。然麻黄汤因麻、桂相须,并佐杏仁,则发汗散寒力强,兼能宣肺平喘,为辛温发汗之重剂,主治外感风寒表实证之恶寒发热无汗而喘;桂枝汤为桂、芍配用,并佐姜、枣,则发汗解表之力逊,但调和营卫之功尤著,为辛温解表之和剂,主治外感风寒表虚证之恶风发热而有汗。

九味羌活汤　大羌活汤

九味羌活汤与大羌活汤均可治外感风寒湿邪而兼有里热之证。大羌活汤比九味羌活汤少白芷,多黄连、知母、防己、独活、白术,故其清热祛湿之功较强,宜于外感风寒湿邪而兼见里热较甚者。

大青龙汤　小青龙汤

大青龙汤与小青龙汤皆有解表化饮之功,均可治疗外有风寒、内有水饮之证;从解表散寒分析,二者同用麻黄、桂枝辛温解表发汗,但前者麻黄之量倍于后者,故散寒解表之力优于后者,所治属风寒重证;从化饮分析,大青龙汤麻黄配桂枝、生姜发汗行水、麻黄与杏仁配伍宣降肺气以通调水道,石膏清泄溢饮郁热,姜、枣、草益气和中,运化水湿,全方发汗解表,宣通腠理,开鬼门以发越水气;宣降肺气,通调水道以利湿化饮,宜于治溢饮有表证兼里热者;小青龙汤麻黄、桂枝配干姜、细辛、半夏解表散寒、温肺化饮,又伍酸甘之五味子敛肺止咳、芍药和营养血,散中有收,开中有阖,适宜于外有风寒,内有水饮而兼咳喘者。

银翘散　桑菊饮

银翘散与桑菊饮中均有连翘、桔梗、甘草、薄荷、芦根五药,功能辛凉解表而治温病初起。但银翘散用银花配伍荆芥、豆豉、牛蒡子、竹叶,解表清热之力强,为"辛凉平剂";桑菊饮用桑叶、菊花配伍杏仁,肃肺止咳之力大,而解表清热之力逊于银翘散,故为"辛凉轻剂"。

麻杏甘石汤　越婢汤

麻杏甘石汤与越婢汤皆用麻黄配石膏以宣肺疏表,清泄肺热。前方以咳喘为主,是肺失宣降之征,故配杏仁、甘草宣降肺气,止咳平喘;后方以一身悉肿为主,是水在肌表之征,故加大麻黄用量,配生姜发汗以祛肌表之水湿,并宣畅肺气,通调水道,使水湿下走;用枣、草益气健脾,意在培土制水;不喘,故去杏仁。

败毒散　荆防败毒散　参苏饮

败毒散、荆防败毒散与参苏饮均有散寒解表之功;荆防败毒散即败毒散去人参、生姜、薄荷,加荆芥、防风而成,其祛风散寒之力增强而无扶正之功,为祛风散寒、除湿解表之剂,是治疗外感风寒湿表证之常用方,原用治疮疡初起,寒热无汗者;参苏饮与败毒散皆佐入人参、茯苓、甘草,治气虚外感风寒之证,然败毒散以羌活、独活、川芎、柴胡等祛邪为主,以治风寒夹湿之表证,而参苏饮以苏叶、葛根配半夏、陈皮等,治外感表邪而内有痰湿之证。

麻黄细辛附子汤　再造散

麻黄细辛附子汤与再造散均用附子、细辛,皆能助阳解表,用治阳虚外感风寒表证。但麻黄细辛附子汤药仅三味,主治阳虚感寒、太少两感之证;再造散不用麻黄,取羌、防、桂、辛及参、芪、附等助阳益气之品相合,散寒解表与助阳益气兼顾,兼具调和营卫之功,故用治阳虚气弱、复感风寒之证。

葱白七味饮 加减葳蕤汤

葱白七味饮与加减葳蕤汤均为滋阴养血药与解表散邪药同用之方。葱白七味饮系补血药与辛温解表药并用,治血虚外感风寒证,临床以头痛身热、恶寒无汗、舌淡苔白、脉虚缓、兼见血虚或失血病史为主要依据;而加减葳蕤汤是补阴药与辛凉解表药合用,治阴虚外感风热证,临床以身热头痛、微恶风寒、心烦口渴、舌红脉数为辨证要点。

香薷散 新加香薷饮

香薷散与新加香薷饮均用辛温之香薷、厚朴解表散寒,化湿和中。但香薷散配健脾化湿之扁豆,以散寒化湿见长,为辛温之剂,主治夏季感寒夹湿、寒湿较盛之证;新加香薷饮又加扁豆花、金银花、连翘等辛凉轻清之品,药性偏凉,以清热解暑见长,为辛温复辛凉之剂,主治夏季感寒,暑湿内蕴,寒轻暑重之证。

桑杏汤 清燥救肺汤 杏苏散

桑杏汤、清燥救肺汤与杏苏散均有轻宣外燥之功,其中清燥救肺汤与桑杏汤均用桑叶、杏仁轻宣温燥,苦降肺气,同治温燥伤肺之证,然二方治证轻重有别,桑杏汤由辛凉解表合甘凉而润药物组成,清燥润肺作用弱于清燥救肺汤,治疗燥伤肺卫、津液受灼之温燥轻证,症见头痛微热、咳嗽不甚、鼻燥咽干等;清燥救肺汤由辛寒清热及益气养阴药物组成,清燥益肺作用均强,治疗燥热偏重、气阴两伤之温燥重证,症见身热咳喘、心烦口渴、脉虚大而数者。杏苏散则用于治疗外感凉燥证,系燥邪束肺,肺失宣肃,痰湿内阻所致,故以辛温解表之苏叶、杏仁为君,配以宣肺化痰止咳之品,构成苦温甘辛法,意在轻宣凉燥、理肺化痰。

川芎茶调散 菊花茶调散

川芎茶调散与菊花茶调散均可治疗外感风邪头痛。川芎茶调散总体药性偏温,对于外风头痛偏于风寒者较为适宜;菊花茶调散在川芎茶调散基础上加菊花、僵蚕、蝉蜕以疏散风热,清头明目,故对头痛及眩晕而偏于风热者较为适宜。

第二章 泻下方药

泻下方药是以通便、攻积、逐水等作用为主,用于治疗里实证的方药。

本类方药以"其下者,引而竭之""其实者,散而泻之"(《素问·阴阳应象大论》)的理论立法,属于"八法"中的下法。

泻下剂是为有形实邪内结而设,凡燥屎内结、冷积不化、瘀血内停、宿食不消、结痰停饮、虫积之脘腹胀满、腹痛拒按、大便秘结或泻利、苔厚、脉沉实等属里实证者,均可用泻下剂治疗。里实证的证候表现有热结、寒结、燥结、水结之不同。热结者,当寒下;寒结者,当温下;燥结者,当润下;水结者,当逐水;里实而兼见正气不足者,当攻补兼施。故泻下剂相应地有寒下剂、温下剂、润下剂、逐水剂、攻补兼施剂之分。

泻下方药药力迅猛,易伤胃气,故应得效即止,慎勿过剂。服药期间,应忌食油腻及不易消化的食物,以防重伤胃气。如表证未解,里未成实者,不宜使用泻下剂。若表证未解而里实已成,宜用表里双解法;如兼有瘀血者,配伍活血祛瘀药治之;兼有虫积者,配伍驱虫药治之。年老体虚、病后伤津、亡血者,以及孕妇、产妇、月经期女性,均应慎用或禁用。

第一节 泻下药

大黄 Dàhuáng (《神农本草经》)

本品为蓼科植物掌叶大黄 *Rheum palmatum* L.、唐古特大黄 *Rheum tanguticum* Maxim.ex Balf. 或药用大黄 *Rheum officinale* Baill. 的干燥根和根茎。掌叶大黄和唐古特大黄药材称北大黄,主产于青海、甘肃。药用大黄药材称南大黄,主产于四川。生用,或酒炙(饮片称酒大黄),酒炖或蒸(饮片称熟大黄),炒炭(饮片称大黄炭)用。

【药性】 苦,寒。归脾、胃、大肠、肝、心包经。

【功效】 泻下攻积,清热泻火,凉血解毒,止血,逐瘀通经,利湿退黄。

【应用】

1. 实热积滞便秘 本品有较强的泻下作用,能荡涤肠胃,推陈致新,为治疗积滞便秘之要药,《药品化义》谓:"大黄气味重浊,直降下行,走而不守,有斩关夺门之力,故号将军。"又因其苦寒沉降,善能泄热,故实热积滞之便秘尤为适宜。用治阳明腑实证,常与芒硝、厚朴、枳实配伍;若里实热结而正气虚者,当与补虚药配伍,以攻补兼施,标本兼顾。治里实热结而气血不足者,配人参、当归等药;治热结津伤者,配麦冬、生地、玄参等;治脾阳不足,冷积便秘,可与附子、干姜等配伍。

2. 血热吐衄，目赤咽肿，牙龈肿痛 本品苦降，能使上炎之火下泄，具有清热泻火、凉血止血之功。治疗血热妄行之吐血、衄血、咯血，常与黄连、黄芩同用；现代临床单用大黄粉治疗上消化道出血，有较好疗效。治火邪上炎之目赤、咽喉肿痛、牙龈肿痛，可与黄芩、栀子等药同用。

3. 痈肿疔疮，肠痈腹痛 本品内服能清热凉血解毒，并借其泻下通便作用，使热毒下泄，用治热毒痈肿疔疮及肠痈腹痛。治肠痈腹痛，可配伍牡丹皮、桃仁、芒硝等药。本品外用也能泻火解毒，凉血消肿，治热毒痈肿疔疮，口疮糜烂。

4. 瘀血经闭，产后瘀阻，跌打损伤 本品有较好的活血逐瘀通经作用，既可下瘀血，又能清瘀热，为治疗瘀血证的常用药。治妇女产后瘀阻腹痛、恶露不尽，常与桃仁、土鳖虫等同用；治妇女瘀血经闭，可与桃仁、桂枝等配伍；治跌打损伤，瘀血肿痛，常与当归、红花等同用。

5. 湿热痢疾，黄疸尿赤，淋证，水肿 本品泻下通便，能导湿热外出。治肠道湿热积滞之痢疾，可与黄连、黄芩、芍药等同用；用治肝胆湿热蕴结之黄疸、尿赤，常配茵陈、栀子；若治湿热淋证，水肿，小便不利，常配伍木通、车前子、栀子等。

6. 烧烫伤 本品苦寒，清热泻火，凉血解毒，外用治烧烫伤，可单用粉，或配地榆粉，麻油调敷患处。

此外，大黄可"破痰实"，通脏腑，降湿浊，用于老痰壅塞，喘逆不得平卧、大便秘结者，常配伍礞石、黄芩等。

【用法用量】 煎服，3～15g。外用适量，研末敷于患处。生大黄泻下力较强，欲攻下者宜生用，入汤剂不宜久煎，或用开水泡服，久煎则泻下力减弱。酒大黄善清上焦血分热毒，用于目赤咽肿，齿龈肿痛；熟大黄泻下力缓，减轻腹痛之副作用，增强活血祛瘀、泻火解毒之功，用于瘀血病证及火毒疮疡。大黄炭凉血化瘀止血，用于血热有瘀出血证。

【使用注意】 孕妇及月经期、哺乳期慎用。又本品苦寒，易伤胃气，脾胃虚弱者亦应慎用。

【文献摘要】 《神农本草经》："下瘀血，血闭，寒热，破癥瘕积聚，留饮宿食，荡涤肠胃，推陈致新，通利水谷，调中化食，安和五脏。"《本经逢原》："其功专于行瘀血，导血闭，通积滞，破癥瘕，消实热，泻痞满，润燥结，敷肿毒，总赖推陈致新之功。"

【现代研究】 主要为蒽醌衍生物，包括蒽醌苷和双蒽醌苷。双蒽醌苷中有番泻苷A、B、C、D、E、F；游离型的苷元有大黄酸、大黄酚、大黄素、芦荟大黄素、大黄素甲醚等。本品能增加肠蠕动，抑制肠内水分吸收，促进排便；并有抗菌、抑制流感病毒、止血、保肝、利胆、降压、健胃、降低血清胆固醇等作用。由于鞣质所致，故泻后又有便秘现象。

简析药

芒硝 本品为硫酸盐类矿物芒硝族芒硝，经加工精制而成的结晶体，主含含水硫酸钠（$Na_2SO_4 \cdot 10H_2O$）。味咸、苦，性寒；归胃、大肠经。功能泻下通便，润燥软坚，清火消肿。本品能泻下攻积，且性寒能清热，味咸润燥软坚，对实热大便燥结者尤为适宜，常与大黄相须为用；治肠痈腹痛，可配伍大黄、牡丹皮等药；外用可治乳痈，痔疮肿痛，咽痛口疮，目赤肿痛。6～12g，一般不入煎剂，待汤剂煎好后，溶入汤液中服用。外用适量。孕妇、哺乳期慎用；不宜与硫黄、三棱同用。

鉴别用药： 芒硝、大黄均为泻下药，常相须为用，治疗热结便秘。然大黄味苦泻下力强，有荡涤肠胃之功，为治热结便秘之主药；芒硝味咸，可软坚泻下，善除燥屎坚结。芒硝又清火消肿，但多外用，治疮痈肿痛。大黄苦寒沉降，又泻火凉血解毒，清利湿热，治疗热毒证、出血证及湿热内蕴等证；且可活血通经，治血瘀诸证。

番泻叶　本品为豆科植物狭叶番泻或尖叶番泻的干燥小叶。味甘、苦，性寒；归大肠经。功能泻热行滞，通便，利水。主治实热积滞、便秘腹痛，水肿胀满。大多单味泡服。煎服，2~6g，后下，或开水泡服。孕妇及哺乳期、月经期慎用。剂量过大，可导致恶心、呕吐、腹痛等副作用。

芦荟　本品为百合科肉质植物库拉索芦荟、好望角芦荟或其他同属近缘植物叶的汁液浓缩干燥物。习称"老芦荟"。味苦，性寒；归肝、胃、大肠经。功能泻下通便，清肝泻火，杀虫疗疳。本品泻热通便，功似大黄，又善于清肝泻火。主治热结便秘，肝经火盛、惊痫抽搐，小儿疳积，癣疮。2~5g，宜入丸散。外用适量，研末敷患处。孕妇、哺乳期及脾胃虚弱、食少便溏者慎用。

火麻仁　本品为桑科植物大麻的干燥成熟种子。味甘，性平；归脾、胃、大肠经。功能润肠通便。本品质润多脂，长于润燥滑肠，兼能滋养补虚。主治血虚津亏，肠燥便秘。煎服，10~15g。

郁李仁　本品为蔷薇科植物欧李、郁李或长柄扁桃的干燥成熟种子。味辛、苦、甘，性平；归脾、大肠、小肠经。功能润肠通便，下气利水。本品质润多脂，润肠通便作用类似火麻仁而力较强，且润中兼可行大肠之气滞。主治气滞津枯之肠燥便秘，以及水肿、脚气浮肿、小便不利。煎服，6~10g。孕妇慎用。

甘遂　本品为大戟科植物甘遂的干燥块根。味苦，性寒；有毒；归肺、肾、大肠经。功能泻水逐饮，消肿散结。本品苦寒性降，泻下逐饮力峻，药后可连续泻下，使潴留水饮排出体外。主治水肿胀满，胸腹积水，痰饮积聚，气逆咳喘，二便不利；风痰癫痫；外用治痈肿疮毒。内服0.5~1.5g，多入丸散；内服醋炙用，以减低毒性。外用适量，生用。孕妇及虚弱者禁用。不宜与甘草同用。

京大戟　本品为大戟科植物大戟的干燥根。味苦，性寒；有毒；归肺、脾、肾经。功能泻水逐饮，消肿散结。主治水肿胀满，胸腹积水，痰饮积聚，气逆喘咳，二便不利；痈肿疮毒，瘰疬痰核。煎服，1.5~3g；入丸散服，每次1g；内服醋炙用，以减低毒性。外用适量，生用。孕妇及虚弱者禁用。不宜与甘草同用。

红大戟　本品为茜草科植物红大戟的干燥块根。味苦，性寒；有小毒；归肺、脾、肾经。功能泻水逐饮，消肿散结。主治水肿胀满，胸腹积水，痰饮积聚，气逆喘咳，二便不利；痈肿疮毒，瘰疬痰核。煎服，1.5~3g；入丸散服，每次1g；内服醋炙用，以减低毒性。外用适量，生用。孕妇及虚弱者禁用；不宜与甘草同用。

芫花　本品为瑞香科植物芫花的干燥花蕾。味苦、辛，性温；有毒；归肺、脾、肾经。功能泻水逐饮，祛痰止咳；外用杀虫疗疮。主治水肿胀满，胸腹积水，痰饮积聚，气逆咳喘，二便不利；疥癣秃疮，痈肿，冻疮。煎服，1.5~3g；研末吞服，1次0.6~0.9g，1日1次；内服醋炙用，以减低毒性。外用适量，生用孕妇及虚弱者禁用。不宜与甘草同用。

鉴别用药：甘遂、京大戟、芫花均为峻下逐水药，具有泻水逐饮之效，作用峻猛，常同用治疗水肿、臌胀、胸胁停饮之证，但甘遂作用最强，其次为京大戟，最弱者为芫花。此外，甘遂、京大戟外用均能消肿散结，但京大戟消肿散结之力较强。芫花兼能祛痰止咳，外用杀虫疗疮。

牵牛子　本品为旋花科植物裂叶牵牛或圆叶牵牛的干燥成熟种子。味苦，性寒；有毒；归肺、肾、大肠经。功能泻水通便，消痰涤饮，杀虫攻积。本品苦寒，其性降泄，能通利二便以排泄水湿，其逐水作用虽较甘遂、京大戟稍缓，但仍属峻下逐水之品，以水湿停滞，正气未衰者为宜。主治水肿胀满、二便不通，痰饮积聚，气逆喘咳，以及虫积腹痛。煎服，3～6g。入丸散服，每次1.5～3g。本品炒用药性减缓。孕妇禁用。不宜与巴豆、巴豆霜同用。

商陆　本品为商陆科植物商陆或垂序商陆的干燥根。味苦，性寒；有毒；归肺、脾、肾、大肠经。功能逐水消肿，通利二便；外用解毒散结。主治水肿胀满、二便不利，痈肿疮毒。煎服，3～9g。外用适量，煎汤熏洗。孕妇禁用。

巴豆霜　本品为大戟科植物巴豆干燥净仁的炮制加工品。味辛，性热；有大毒；归胃、大肠经。功能峻下冷积，逐水退肿，豁痰利咽；外用蚀疮。本品辛热，能开通肠道闭塞，峻下冷积。主治寒积便秘；小儿乳食停积；腹水臌胀，二便不通；喉风，喉痹。外用治痈肿脓成未溃，疥癣恶疮，疣痣。0.1～0.3g，多入丸散用。外用适量。孕妇及虚弱者禁用。不宜与牵牛子同用。

巴豆　本品为大戟科植物巴豆的干燥成熟果实。味辛，性热；有大毒；归胃、大肠经。外用蚀疮。主治恶疮疥癣，疣痣。外用适量，研末涂患处，或捣烂以纱布包擦患处。孕妇及虚弱者禁用；不宜与牵牛子同用。本品专供外用，不作内服。

千金子　本品为大戟科植物续随子的干燥成熟种子。味辛，性温；有毒；归肝、肾、大肠经。功能泻下逐水，破血消癥；外用疗癣蚀疣。主治二便不通，水肿，痰饮，积滞胀满；血瘀经闭，癥瘕；外用治顽癣，赘疣。生千金子，1～2g，去壳，去油用，多入丸散服；外用适量，捣烂敷患处。千金子霜0.5～1g，多入丸散服；外用适量。孕妇及虚弱者禁用。

第二节　泻　下　剂

大承气汤　《伤寒论》

【组成】　大黄酒洗，四两(12g)　厚朴去皮，炙，半斤(24g)　枳实炙，五枚(12g)　芒硝三合(9g)

【用法】　上四味，以水一斗，先煎二物，取五升，去滓，内大黄，更煮取二升，去滓，内芒硝，更上微火一二沸，分温再服。得下，余勿服(现代用法：水煎，先煎厚朴、枳实，后下大黄，芒硝溶服，得下则止)。

【功用】　峻下热结。

【主治】

1. 阳明腑实证。大便不通，频转矢气，脘腹痞满，腹痛拒按，按之硬，甚或潮热谵语，手足濈然汗出，舌苔黄燥起刺，或焦黑燥裂，脉沉实。

2. 热结旁流。下利清水，色纯青，其气臭秽，脐腹疼痛，按之坚硬有块，口舌干燥，脉滑实。

3. 里实热证之热厥、痉病、发狂等。

【证治机理】　本方为伤寒邪传阳明，入里化热，与肠中燥屎相结，腑气不通所致。阳明腑实证可概括为"痞、满、燥、实"四个特征。"痞"，指自觉胸脘闷塞压重之感；"满"，指脘腹饱胀攻撑感；"燥"，指肠中燥屎，干结不下；"实"，指腹痛拒按，大便不通或下利清水而腹痛不减,以及谵语、舌苔黄燥、脉沉实等。实热结聚于内则有潮热、汗出、身热面赤;阳盛格阴于外,则可见厥逆;热邪炽盛,煎熬津液,筋脉失于濡养,则见四肢抽搐之痉病;热扰神明则发狂。治以峻下热结,以救阴液,所谓"急下存阴"。

【方解】 方中大黄苦寒泻热,攻积通便,荡涤肠胃之结热;厚朴是"结者散之"要药,除胀满,通腑气,共为君药。芒硝咸寒,润燥软坚,泻热通便,以助大黄泻下之功;枳实苦寒,破气之力强,可除痞消满,破结聚之腑气,消积导滞,助厚朴下气除满,二者共为臣药。全方峻下积滞,泻热散结,行气除满,承顺胃气而下故名"承气"。

【运用】

1．本方为治阳明腑实证之寒下剂的代表方剂,以大便不通,脘腹痞满,疼痛拒按,脉实为证治要点。

2．表邪未解,里实不甚,应先解表,不宜直下;若表邪已解,里实已成,则可下之;若表证未解,里实已甚,当表里双解。

3．本方为泻下峻剂,中病即止,免伤胃气。体虚不耐攻伐者慎用或攻补兼顾,孕妇慎用。

【方论选录】《医宗金鉴》:"诸积热结于里而成痞满燥实者,均以大承气汤下之也。满者,腹胁满急膹胀,故用厚朴以消气壅;痞者,心下痞塞硬坚,故用枳实以破气结;燥者,肠中燥屎干结,故用芒硝润燥软坚;实者,腹痛大便不通,故用大黄攻积泻热。然必审四证之轻重,四药之多少适其宜,始可与也。若邪重剂轻,则邪气不服;邪轻剂重,则正气转伤,不可不慎也。"

【实验研究】

1．大承气汤可逆转降低的胃肠运动功能,修复组织损伤、降低血清炎症介质水平、调整肠道菌群。通过维持肠内神经间质细胞网络完整性,调节肥大细胞和肠嗜铬样细胞的分泌活动,逆转局部神经递质 5-HT 和 HIS 的异常;改善小鼠肠道菌群结构,维持肠道菌群的多样性,促进胃肠运动功能的恢复。[李敏,林思思,刘胜远,等. 中药大承气汤改良方对术后肠梗阻小鼠胃肠功能的影响及机制研究 [J]. 中国病理生理杂志,2021,37(03):466-474.]

2．大黄的泻下作用以番泻叶苷等结合型蒽醌苷类为主,它们通过消化道达到大肠,经肠道细菌分解为苷元,刺激大肠,增强肠蠕动,减少水分吸收而具有泻下作用。结合型蒽醌苷类会随着温度升高、煎煮时间过长而水解或破坏,从而削弱其泻下作用;枳、朴先煎,其药汁可使大黄成分溶出增加。[杨裕忠,王新芳. 大承气汤大黄后下时间对阳明腑实证的临床疗效观察 [J]. 世界中医药,2014,9(07):904-907.]

【方歌】 大承气汤主硝黄,配以枳朴泻力强。阳明腑实真阴灼,急下存阴峻下方。

大黄牡丹汤 《金匮要略》

【组成】 大黄四两(12g)　牡丹皮一两(3g)　桃仁五十个(9g)　冬瓜仁半升(30g)　芒硝三合(9g)

【用法】 上五味,以水六升,煮取一升,去滓,内芒硝,再煎沸,顿服之(现代用法:水煎,芒硝溶服)。

【功用】 泻热破瘀,散结消肿。

【主治】 肠痈初起,湿热瘀滞证。右下腹疼痛拒按,按之痛剧,甚者右下腹出现肿块,痛甚则右足屈而不伸,或有发热,自汗恶寒,苔黄腻,脉迟紧。

【证治机理】 本方所治之肠痈,是因邪结肠中,湿热郁蒸,气血凝聚初起之证。邪热交争，经脉阻滞不通，血腐肉败，聚而成痈，故见少腹肿痛，疼痛拒按，按之痛剧；营卫郁阻，正邪交争，故见时时发热，自汗出，恶寒。治宜泻热破瘀，散结消肿。

【方解】 方中大黄苦寒，逐瘀散结，泻热通腑；牡丹皮清热凉血，解毒散瘀，共为君药。芒硝软坚散结；桃仁活血祛瘀，善破瘀血，共为臣药。冬瓜仁为佐药，清肠中湿热，排脓散结消痈。全方泻热与逐瘀并重，热清瘀散，肠痈得消。

【运用】

1. 本方为治肠痈初起的基础方剂，以右下腹疼痛拒按，苔黄腻，脉迟紧为辨证要点。

2. 本方为泻下峻剂，故体虚不耐攻伐者慎用。孕产妇慎用或禁用。

3. 若有高热、舌红、脉数等热毒甚者，可酌加金银花、蒲公英、紫花地丁、败酱草以增清热解毒之效；若痛剧难忍，酌加行气止痛之品，如延胡索、青皮等；若脓已成，则可增加冬瓜仁的用量或加薏苡仁以清热排脓。

【方论选录】《金匮要略论注》："大黄牡丹皮汤乃下方也。牡丹、桃仁泻其血络，大黄、芒硝下其结热，冬瓜子下气散热，善理阳明，而复正气。然此方中，虽为下药，实内消药也，故稍有脓则从下去，无脓即下出血之已被毒者，而肿消也。"

【实验研究】 大黄牡丹汤可以通过干预抑制 PI3K/AKT 信号通路，提高 Bcl-2 表达、降低 Caspase-3 和 Bax 表达，减少细胞凋亡，进而减轻炎症反应。并且还能调控 TLR4 表达，抑制 NF-κB 信号通路，减少 TNF-α、IL-1β、IL-6 等炎症因子释放，减轻炎症反应。[杨丹，孙银凤，白敏，等. 基于 PI3K/AKT 信号通路的大黄牡丹汤对急性胰腺炎大鼠肺组织细胞凋亡及炎症反应的影响 [J]. 中国中医药信息杂志，2022，29（7）：73-79.]

【方歌】 金匮大黄牡丹汤，桃仁瓜子芒硝尝。肠痈初起右腹痛，泄热攻瘀自能康。

温脾汤 《备急千金要方》卷十三

【组成】 大黄五两(15g) 当归 干姜各三两(各9g) 附子 人参 芒硝 甘草各二两(各6g)

【用法】 上七味，㕮咀，以水七升，煮取三升，分服，一日三次（现代用法：水煎服）。

【功用】 攻下寒积，温补脾阳。

【主治】 阳虚冷积证。便秘腹痛，脐周绞痛，手足不温，苔白不渴，脉沉弦而迟。

【证治机理】 本方所治之证为脾阳不足，寒积中阻所致。脾阳不足，运化失司，寒积中阻，腑气不通，故见便秘、脐周绞痛；阳虚温煦不足，故手足不温；苔白不渴，脉沉弦而迟，是阴寒里实之象。治宜温补脾阳，攻下寒积。

【方解】 方中大黄苦降，急下肠中积滞；附子大辛大热，既可温脾散寒，又能制大黄之寒性，共为君药，温中阳而下积滞。辛热之干姜，温脾散寒；咸寒之芒硝软坚散结，共为臣药。脾阳虚衰，运化无力，故以人参、甘草补益脾气；当归补血润肠，使泻下而不伤正，共为佐药。甘草调和药性亦为使药。全方温中、泻下、补益并举，相辅相成。

【运用】

1. 本方为治阳虚寒积证之代表方，以便秘腹痛，脐周绞痛，手足不温，苔白、脉沉弦为辨证要点。

2. 若寒邪甚者，可酌加肉桂、吴茱萸以增温里之效；若胀痛明显，可加行气之厚朴、木香等。

【方论选录】《成方便读》："此方治寒积之一法也。凡积之所成，无不由于正气之虚，故以参、甘以培其气，当归以养其血，使气血复其常度，则邪去而正乃不伤。病因寒起，故以姜、附之辛热，使其走者走，守者守，祛寒散结，纤悉无遗，而后硝、黄导之，由胃入肠，何患乎病不去哉？"

【实验研究】

1. 温脾汤能够明显干预溃疡性结肠炎小鼠血清中的 TNF-α 表达，同时降低急性发作期病变区域异常增高的 IL-8 含量，抑制中性粒细胞和 T 细胞的趋化激活，减少炎症反应，调节局部炎性细胞分泌，改善肠道内黏膜及细胞组织状态。[王新月，顾立刚，金基成，等. 温下法和温涩法对 UC 大鼠前炎性细胞因子含量的影响 [J]. 中国中医基础医学杂志，2005（05）：352-354.]

2. 温脾汤中用附子与大黄同为君药，其中附子主要成分之一为乌头碱，具有镇痛、镇静、抗炎等作用，同时乌头碱也属于剧毒的双酯型生物碱，治疗量与中毒量接近，先煎附子，再经大黄、甘草同煎能够降低乌头碱含量，说明大黄、甘草能够佐制附子毒性，而干姜同煎能够增加乌头碱含量，或许能够解释"附子无干姜不热，得甘草则缓"的理论。[刘春海，杨永华，王实强. 温脾汤附子先煎、大黄后下的研究 [J]. 中草药，2003（06）：37-39.]

【方歌】　温脾参附与干姜，甘草当归硝大黄，寒热并行治寒积，脐腹绞结痛非常。

济川煎　《景岳全书》

【组成】　当归三至五钱(15g)　牛膝二钱(6g)　肉苁蓉酒洗去咸，二至三钱(6～9g)　泽泻一钱半(4.5g)　升麻五分至七分或一钱(1.5～3g)　枳壳一钱(3g)

【用法】　水一盅半，煎七分，食前服（现代用法：水煎服）。

【功用】　温肾益精，润肠通便。

【主治】　肾虚便秘证。大便秘结，小便清长，腰膝酸软，肢冷不温，头目晕眩，舌淡苔白，脉沉迟。

【证治机理】　本方所治肾虚便秘之证为肾气虚衰，精亏津燥，开阖失司所致。肾司气化，主二便之开阖，肾阳虚弱，气化失司，津液不布，致肠失濡润，故见大便秘结、小便清长；腰为肾之府，肾主骨生髓，肾虚精亏，髓海不充，清窍失养，故腰膝酸软、头目晕眩；肾虚阳气温煦不足，故见肢冷不温；舌淡苔白、脉沉迟，亦为肾气不足之象。治宜温肾益精，润肠通便。

【方解】　方中肉苁蓉咸温，温肾益精，润燥滑肠为君药。牛膝补肝肾，强腰膝，性善下行；当归养血润肠，共为臣药。枳壳下气宽肠，升麻升举清阳，二者相配升清降浊，共调气机之升降以助通便；泽泻利小便而泄肾浊，共为佐药。本方补肾益精以治本，润肠通便以治标。全方标本兼顾，泻中有补，降中有升，"济川"泽谷，以利"舟"行。

【运用】

1. 本方为治肾虚便秘之代表方剂，临证以大便秘结，兼有小便清长，腰膝酸软，肢冷不温，头目晕眩等肾精亏虚表现为辨证要点。

2. "如气虚者，但加人参无碍；如有火，加黄芩；若肾虚，加熟地。"（《景岳全书》）

【方论选录】　《王旭高医书六种·退思集类方歌注》："济川煎、玉女煎二方，一寓通于补，一寓补于清，皆景岳超出之方也。通灵治变，足可为法。"

【实验研究】

1. 济川煎能够升高慢性便秘患者结肠黏膜中的 5-HT 表达水平；改善结肠组织中 SP 表

达水平，从而促进平滑肌收缩，刺激肠内水和电解质分泌，并促进胃肠蠕动；降低 VIP 水平，减少 VIP 受体激活，预防 Ca^{2+} 内流，减少体内 NO 合成与 PKA 的活化，防止平滑肌超极化，从而改善肠道传输功能，减轻结肠黏膜炎症损伤，进而干预排便功能。[唐剑，杨怡玲，吴东升. 济川煎对阳虚型慢传输型便秘大鼠肠神经递质的干预作用 [J]. 实用中医内科志，2022，36（03）：93-95，156.]

2. 济川煎可以调控海马神经元 UPRmt 与结肠细胞 UPRmt 水平，减轻细胞凋亡与衰老，进而修复肠神经系统、Cajal 间质细胞、结肠平滑肌网格结构，修复肠道细胞损伤，维持并调节肠道动力，其作用机制与"脑 - 肠轴"紧密相连。[梁星琛，白璐璐，周永学，等. 基于"脑 - 肠轴"线粒体未折叠蛋白反应研究济川煎对慢传输型便秘的作用机制 [J]. 中国中西医结合杂志，2022，42（01）：75-82.]

【方歌】 济川归膝肉苁蓉，泽泻升麻枳壳从。便结体虚难下夺，寓通于补法堪宗。

简释方

小承气汤《伤寒论》 大黄酒洗，二两（12g） 厚朴去皮，炙，二两（6g） 枳实炙，三枚大者（9g）。功用：轻下热结。主治：阳明腑实轻证。谵语潮热，大便秘结，胸腹痞满，苔黄脉滑数；或痢疾初起，腹中胀痛，里急后重。本方主治阳明腑实轻证，故方中大黄以荡涤热结，厚朴、枳实以下气消痞除满。

调胃承气汤《伤寒论》 大黄去皮，清酒洗，四两（12g） 甘草炙，二两（6g） 芒硝半升（9g）。功用：缓下热结。主治：阳明病胃肠燥热证。大便不通，口渴心烦，蒸蒸发热，或腹中胀满，或为谵语，苔黄脉滑数；胃肠热盛之发斑吐衄，口齿咽喉肿痛。本方主治阳明病胃肠燥热证，故方中大黄、芒硝以泻下热结，甘草以调和药性。

宣白承气汤《温病条辨》 生石膏五钱（15g） 生大黄三钱（9g） 杏仁粉二钱（6g） 瓜蒌皮一钱五分（4.5g）。功用：清肺定喘，泻热通便。主治：阳明温病肺热腑实证。下之不通，喘促不宁，痰涎壅滞，潮热便秘，脉右寸实大，证属肺气不降者。本方主治阳明温病肺热腑实证，故以生石膏清肺胃热，兼以杏仁、瓜蒌皮，化痰定喘，宣降肺气，大黄泻热通便。

大陷胸汤《伤寒论》 大黄去皮，六两（10g） 芒硝一升（10g） 甘遂一钱匕（1g）。功用：泻热逐水。主治：大结胸证。心下疼痛拒按，按之硬，或心下至少腹硬满疼痛而痛不可近，大便秘结，日晡潮热，或短气烦躁，舌上燥而渴，脉沉紧，按之有力。本方治疗水热互结之大结胸证，以心下硬满而痛不可近，苔黄舌燥，脉沉为辨证要点。

大黄附子汤《金匮要略》 大黄三两（9g） 附子炮，三枚（12g） 细辛二两（3g）。功用：温里散寒，通便止痛。主治：寒积里实证。腹痛便秘，胁下偏痛，发热，畏寒肢冷，舌苔白腻，脉弦紧。本方为温下之基础方，方中附子、细辛合用以温里散寒止痛，同时抑大黄之寒凉，去性存用，专行荡涤攻下之效。

温脾汤《备急千金要方》卷十五 大黄四两（12g） 附子大者一枚（12g） 干姜 人参 甘草各二两（各6g）。功用：攻下寒积，温补脾阳。主治：下利赤白，连年不止，及霍乱，脾胃冷积不消，手足欠温，苔白不渴，脉沉弦而迟。本方亦名温脾汤，较卷十三方少芒硝、当归，且大黄减至四两，泻下之力稍缓。

三物备急丸《金匮要略》 大黄一两（30g） 干姜一两（30g） 巴豆去皮、心，熬，外研如脂，一两（30g）。功用：攻逐寒积。主治：寒实冷积内停，心腹卒暴胀痛，痛如锥刺，气急口噤，大便不通。本方为治疗寒实冷积，暴急腹痛证之方，方如其名。

麻子仁丸《伤寒论》）　麻子仁二升(500g)　芍药半斤(250g)　枳实炙，半斤(250g)　大黄去皮，一斤(500g)　厚朴炙，去皮，一尺(250g)　杏仁去皮尖，熬，别作脂，一升(250g)。功用：润肠泻热，行气通便。主治：胃肠燥热，脾约便秘证。大便秘结，小便频数，舌红苔黄，脉数。本方为治疗胃热肠燥便秘常用方，润肠清热缓下，"渐加，以知为度"，从小剂量逐渐加量，以取效为度。

五仁丸《世医得效方》）　桃仁　杏仁麸炒，去皮尖，各一两(各30g)　柏子仁半两(15g)　松子仁一钱二分五厘(5g)　郁李仁炒，一钱(3g)　陈皮另研末，四两(120g)。功用：润肠通便。主治：津枯便秘。大便干燥，艰涩难出，以及年老或产后血虚便秘。本方主以质润之子实类药物，滑肠通便，加以陈皮润中寓行。

润肠丸《脾胃论》）　大黄去皮　当归梢　羌活各五钱(各15g)　桃仁汤浸，去皮尖，一两(30g)　麻子仁去皮取仁，一两二钱五分(37.5g)。功用：疏风活血，润肠通便。主治：胃中伏火，大便秘涩，或干燥不通，全不思食。本方所治之证，为风热结滞大肠，伤津耗血之便秘，治以润燥和血疏风，则便自然通矣。

十枣汤《伤寒论》）　芫花熬　甘遂　大戟各等分。各别捣为散，以水一升半，先煮大枣肥者十枚，取八合，去滓，内药末。强人服一钱匕(2g)，羸人服半钱(1g)，温服之，平旦服。若下少病不除者，明日更服，加半钱。得快下利后，糜粥自养（现代用法：三药研细末，每次服0.5～1g，每日1次，以大枣10枚煎汤送服，清晨空腹服，得快下利后，糜粥自养）。功用：攻逐水饮。主治：①悬饮。咳唾胸胁引痛，心下痞硬，干呕短气，头痛目眩，或胸背掣痛不得息，舌苔白滑，脉沉弦。②水肿。一身悉肿，尤以身半以下为重，腹胀喘满，二便不利，脉沉实。本方为峻下逐水法之基础方，是治疗悬饮、水肿实证之代表方。

舟车丸《太平圣惠方》录自《袖珍方》）　黑丑头末，四两(120g)　甘遂面裹煮　芫花　大戟俱醋炒，各一两(各30g)　大黄二两(60g)　青皮　陈皮　木香　槟榔各五钱(各15g)　轻粉一钱(3g)。功用：行气逐水。主治：水热内壅，气机阻滞证。水肿水胀，口渴，面赤，气粗，腹坚，大小便秘，脉沉数有力。本方为仿制十枣汤的加减方，通行十二经之水，用以治疗一切水湿，水之不行则脾之不行，故合用健脾行气之品，使气行则水行。

控涎丹《三因极一病证方论》）　甘遂去心　紫大戟去皮　白芥子各等分。上为末，煮糊丸如梧子大，晒干，食后临卧，淡姜汤或熟水下五七丸至十丸(2～3g)。功用：祛痰逐饮。主治：痰涎内伏证。痰涎多留伏于胸背、手脚、颈项、腰胯，忽觉隐痛不可忍，内连筋骨，牵引钓痛，坐卧不宁，走易不定；或头痛不可举；或昏倦多睡；或饮食无味，痰唾稠黏，夜间喉中多有痰鸣，手脚沉重，腿冷痹麻，气脉不通等。本方为十枣汤的加减方，白芥子善逐藏伏于膜膈之痰，与甘遂、大戟合用更增逐水之力，更适用于祛除留伏于胸膈、皮里膜外的痰涎水饮。

甘遂半夏汤《金匮要略》）　甘遂大者三枚(2g)　半夏十二枚(5g)，以水一升，煮取半升，去滓　芍药五枚(10g)　甘草炙，如指大一枚(3g)。上四味，以水二升，煮取半升，去滓，以蜜半升，和药汁煎取八合，顿服之。功用：化痰逐饮，散结通脉。主治：痰饮证。留饮脉伏，其人欲自利，利反快，虽自觉轻快，但心下仍然坚满者；或欲呕吐，胸腹挛痛。方中甘遂甘草同用，呈相反相成，激发药力，但临证尚需据证酌慎。

禹功散《儒门事亲》）　黑牵牛头末，四两(12g)　小茴香炒，一两(3g)。上为细末，生姜汁调3～6g，临卧服。功用：逐水通便，行气消肿。主治：阳水证。遍身水肿，腹胀喘满，大便秘结，小便不利，舌红苔白或白腻，脉沉有力。

导水丸（《儒门事亲》） 大黄二两(6g) 黄芩二两(6g) 滑石四两(12g) 牵牛头末,四两(12g)。上为细末,滴水丸如梧桐子大,每服五十丸(6g),或加至百丸(12g),临卧温水下。功用:攻下逐水。主治:水湿证。水湿肿满,湿热腰痛,痰湿流注身痛,无名肿毒,关节肿痛,疝气,大小便闭者。

己椒苈黄丸（《金匮要略》） 防己 椒目 葶苈熬 大黄各一两(各30g)。功用:攻逐水饮,利水通便。主治:痰饮证。水饮积聚脘腹,肠间有声,腹满便秘,小便不利,口干舌燥,舌苔黄腻,脉沉弦滑。

黄龙汤（《伤寒六书》） 大黄(9g) 芒硝(9g) 枳实(9g) 厚朴(6g) 人参(6g) 当归(9g) 甘草(3g)（原著药物无用量）。用法:水二盅,姜三片,枣子两枚,煎之后,再入桔梗煎一沸,热服为度（现代用法:上药加桔梗3g,生姜3片,大枣2枚,水煎服）。功用:攻下通便,益气养血。主治:阳明腑实,气血不足证。肠胃燥热,气血两虚,心下硬痛,下利清水,色纯青,或大便秘结,神昏谵语,腹痛拒按,身热而渴,神疲少气,舌苔焦黄或焦黑,脉沉细数者。本方治疗热结旁流,取大承气汤之立意,配伍人参、当归益气养血,扶正祛邪,生姜、大枣、甘草调和胃气与诸药,桔梗宣肺与承气之降下相伍,恢复气机之升降,寓"欲降先升"之意。

新加黄龙汤（《温病条辨》） 细生地黄五钱(15g) 生甘草二钱(6g) 人参另煎,一钱五分(4.5g) 生大黄三钱(9g) 芒硝一钱(3g) 玄参五钱(15g) 麦门冬连心五钱(15g) 当归一钱五分(4.5g) 海参洗,二条 姜汁六匙。功用:泻热通便,滋阴益气。主治:热结里实,气阴不足证。症见大便秘结,腹中胀满而硬,神疲少气,口干咽燥,唇裂舌焦,苔焦黄或焦黑燥裂,脉沉细。本方承意调胃承气汤,热结缓下,除去益气养血之人参、当归以外,增用滋补阴液之类,泻热通便与滋阴益气并行,一柔一峻,热结得下,阴血得养,正气得复。

增液承气汤（《温病条辨》） 玄参一两(30g) 麦冬连心,八钱(24g) 细生地八钱(24g) 大黄三钱(9g) 芒硝一钱五分(4.5g)。水八杯,煮取三杯,先服一杯,不知,再服（现代用法:水煎服,芒硝溶服）。功用:泄热通便,滋阴增液。主治:阳明热结阴亏证。大便秘结,下之不通,脘腹胀满,口干唇燥,舌红苔黄,脉细数。本方为治疗热结阴亏,肠燥便秘证之基础方。

【鉴别】

大承气汤 小承气汤 调胃承气汤

大承气汤、小承气汤与调胃承气汤共称"三承气汤",是仲景《伤寒论》寒下法的代表方剂。三方立意相似,均以大黄为君,通腑泻热。其中大承气汤治疗阳明腑实之重证,痞、满、燥、实四证俱全,故方中大黄、芒硝共用,大黄生用且后下,更重用厚朴、枳实,行气散结除满以通腑气,该方可峻下热结,泻下之功最强。小承气汤治疗阳明腑实之轻证,以痞、满、实而不燥为主,故方中较大承气汤去芒硝,减厚朴、枳实之用量,且三药共煎,泻下之力较轻,为轻下热结。调胃承气汤主治阳明病胃肠燥热证,即以燥、实为主而无痞、满,故较大承气汤去枳实、厚朴,加甘草同煎,调中和胃,缓和泻下之力,该方泻下之力为三方最弱,为缓下热结。结合《金匮要略》中的厚朴七物汤、厚朴三物汤的运用能够更准确理解气滞腑实的病机,理解"承气"而下的含义。

大陷胸汤 大承气汤

大陷胸汤与大承气汤均为寒下之峻剂,方中皆有大黄、芒硝,以通腑泻热,软坚润燥。二方煎煮方法不同,大承气汤中大黄后下,大陷胸汤中大黄先煎,正如《伤寒来苏集》所述"生者气锐而先行,熟者气钝而缓行"。大承气汤主治实热互结于肠道之中,故大黄后下以求

"生者行速"之功；大陷胸汤主治水热互结于胸腹之间，结滞在胃，故大黄先煎以求"熟者行迟"，且含"治上者治宜缓"之意。此外，阳明腑实证有"痞满"，故以枳实、厚朴下气除满；结胸证乃水热互结，故加甘遂行经逐水。

小承气汤　麻子仁丸

小承气汤主治阳明腑实轻证，麻子仁丸主治胃强脾弱之脾约证，两方均具轻下热结之功。但麻子仁丸是在小承气汤的基础上加火麻仁、杏仁、白芍、蜂蜜组成，且麻子仁丸一则服用量小，二则改用丸剂，其泻下之力更为和缓，加之用火麻仁、杏仁等质润多脂之物润滑肠道，配伍白芍、蜂蜜等补益滋阴之品，而达润肠通便之效，兼制小承气汤攻伐之力，遂全方和中润下而不伤正。

五仁丸　润肠丸　麻子仁丸

三方均属润下剂，麻子仁丸以滋阴润肠之品配伍小承气汤而成，润肠通便之中兼能泻热导滞，主治胃强脾弱，肠道津液不足的脾约证。五仁丸是由五种果仁配伍大剂量理气健脾的陈皮而成，润下兼能行气活血，常用于年老或产后血虚而致肠燥津枯之虚秘。润肠丸由麻仁、桃仁配伍泻热导滞之大黄、活血养血之当归、祛风解表之羌活组成，润肠通便兼有养血活血、疏风泻热之功，主治风热结滞大肠，伤津耗血之便秘。

十枣汤　控涎丹　舟车丸　甘遂半夏汤

四方皆属峻下逐水剂。十枣汤为攻逐水饮之通用剂，善治水饮内停胸胁脘腹之悬饮证，其中甘遂行经隧水湿，大戟止痛泻水，芫花消痰泄饮，枣汤送服甘缓补中不伤正。控涎丹与舟车丸均为十枣汤的加减方，控涎丹为十枣汤去芫花、大枣，加入善消胸膈里外痰涎之白芥子，易汤为丸，以缓逐水之力，增祛痰之功，主治痰涎留伏胸膈之证。舟车丸即十枣汤去大枣，加青皮、陈皮、木香、槟榔之类破气行气之品，并重用黑丑、大黄，再入轻粉，以增强其泻热逐水之力，适用于水热内壅之水肿实证且病情急重者，此方逐水与行气相配，前后二便通行。甘遂半夏汤只用甘遂加半夏、芍药、甘草，相较于上三方，逐水之力稍缓，半夏化痰和胃，而甘遂与甘草配伍实属相反相成，以蜜合之，主治留饮但觉心下仍然坚满之证。

禹功散　导水丸　己椒苈黄丸

禹功散与导水丸均以牵牛子为主，主治水湿壅甚之水肿，见有二便不利者。导水丸配伍滑石、大黄，通利二便之力较强。且配黄芩清热，主治水肿湿热之证；禹功散配伍辛温芳香之小茴香，逐水之外有行气止痛之功，主治水肿实证属水气内聚者。己椒苈黄丸主治之痰饮证，为水饮内停，郁而化热，积聚肠间，腑气不通所致。方中防己长于利湿清热，椒目消除腹中水气，葶苈子善降肺气，消痰水，而大黄能泻热通便。全方消痰饮，清内热，通腑气。

黄龙汤　新加黄龙汤　增液承气汤

黄龙汤、新加黄龙汤均为攻补兼施之剂。黄龙汤中有大承气汤峻下热结之立意，其泻下热结之力强，兼伍人参、甘草、当归益气养血，主治阳明腑实兼气血不足证。新加黄龙汤则化用调胃承气汤缓下热结之意，除参、草、归外，还重用生地、玄参、麦冬、海参滋阴增液之品，适用于热结里实，气阴不足者。增液承气汤乃增液汤加大黄、芒硝而成。方中重用玄参、麦冬、生地滋阴增液，"增水行舟"，又有大黄、芒硝泻热导滞，软坚润燥，用于肠燥津亏热结之重证。

第三章　清　热　方　药

清热方药,即以清热、泻火、凉血、解毒等作用为主,用于治疗里热证的方药。

本类方药是根据《素问·至真要大论》"热者寒之""温者清之"的理论立法,属于"八法"中的"清法"。

清热方药适用于里热证。温、热、火三者同一属性,程度不同,温为热之渐,火为热之极。火热之为病较为常见,病因分外感与内伤两类,外感六淫之邪,可入里化热;五志过极,脏腑功能偏胜,亦可化火生热;至于过食辛热之品,或过用温补之药,并可化热生火。

根据其临床表现,里热证有实热与虚热之分,有热在气分与血分之异,还有热在何脏与何腑之别,故清热方药分为清热泻火、清热燥湿、清热解毒、清热凉血和清虚热五类。

使用清热方药应首先注意辨别里热所在部位及热证之真假虚实。凡屡用清热泻火方药而热仍不退者,即如王冰所云"寒之不寒,是无水也",当用甘寒滋阴壮水之法,使阴复则其热自退。其次,对于热邪炽盛,服寒凉药入口即吐者,可寒药热服,或寒凉中少佐温热之品,即"治热以寒,温而行之"之反佐法。最后,清热方药性多寒凉,不宜久服或过量服用。此外,若邪热在表,当先解表;里热已成腑实,则须攻下;表邪未解而热已入里者,又当表里双解。

第一节　清　热　药

一、清热泻火药

石膏　Shígāo（《神农本草经》）

本品为硫酸盐类矿物硬石膏族石膏,主含含水硫酸钙（$CaSO_4 \cdot 2H_2O$）。主产于湖北、安徽、山东,以湖北应城产者最佳。生用或煅用。

【药性】　辛、甘,大寒。归肺、胃经。

【功效】　生用:清热泻火,除烦止渴;煅用:收湿,生肌,敛疮,止血。

【应用】

1. 外感热病,高热烦渴　本品辛甘大寒,寒能清热泻火,辛寒解肌透热,甘寒清泻胃火,除烦止渴,为清泻肺、胃二经气分实热之要药。治温热病邪在气分之壮热、烦渴、汗出、脉洪大,常与知母相须为用。若温邪渐入血分,气血两燔而见高热不退,发斑发疹者,常与玄参、牡丹皮等同用。本品清热泻火、除烦止渴,配竹叶、人参、麦冬等,可用治暑热初起,耗气伤阴或热病后期,余热未尽,气津两伤,身热、心烦、口渴者。

2. 肺热喘咳　本品辛寒入肺经，善于清泄肺经实热，治疗邪热壅肺，咳逆喘促，发热口渴者，常与麻黄、苦杏仁、甘草等药同用。

3. 胃火亢盛，头痛牙痛，内热消渴　本品能清泻胃火，治胃火头痛，常与川芎等同用；治胃火上攻之牙龈肿痛，常与黄连、升麻等同用；治胃热上蒸，耗伤津液之消渴，常与知母、生地黄、麦冬等同用。

4. 溃疡不敛，湿疹瘙痒，水火烫伤，外伤出血　煅石膏外用有收湿，生肌，敛疮，止血之功。用治溃疡不敛，常与升药配伍；治湿疹瘙痒，可配黄柏研末外用；治烧烫伤，常与青黛同用；治外伤出血，可单用煅石膏研末外敷。

【用法用量】　生石膏煎服，15～60g，打碎先煎。煅石膏外用适量，研末撒敷患处。

【使用注意】　脾胃虚寒及阴虚内热者忌用。

【文献摘要】　《神农本草经》："治中风寒热，心下逆气，惊喘，口干舌焦，不能息……产乳，金创。"《名医别录》："除时气头痛身热，三焦大热，皮肤热，肠胃中膈热，解肌发汗；止消渴烦逆，腹胀，暴气喘息，咽热。"《疫疹一得》："性寒，大清胃热；性淡气薄，能解肌热；体沉性降，能泄实热。"

【现代研究】　主要含含水硫酸钙（$CaSO_4 \cdot 2H_2O$），尚含有机物、硫化物及微量元素钛、铝、硅等。本品有解热、促血凝、抑制神经应激能力、减轻骨骼肌兴奋性、降低毛细血管通透性、促进胆汁排泄、增强巨噬细胞吞噬能力、抗病毒、抗炎、免疫促进、利尿、降血糖等作用。

栀子　Zhīzǐ 《神农本草经》

本品为茜草科植物栀子 *Gardenia jasminoides* Ellis 的干燥成熟果实。主产于江西、湖南、湖北、浙江。生用或炒焦用。

【药性】　苦，寒。归心、肺、三焦经。

【功效】　泻火除烦，清热利湿，凉血解毒；外用消肿止痛。

【应用】

1. 热病心烦　本品苦寒清降，能清泻三焦火邪，泻心火而除烦，为治热病心烦、躁扰不宁之要药，常与淡豆豉同用；治热病火毒炽盛，三焦俱热而见高热烦躁、神昏谵语者，常与黄芩、黄连、黄柏等配伍。

2. 湿热黄疸，淋证涩痛　本品苦能除湿，寒能清热，善于清利下焦、肝胆湿热，治肝胆湿热之黄疸，常配伍茵陈、大黄等。本品清热凉血，利尿通淋，治血淋、热淋涩痛，常与滑石、车前子等同用。

3. 血热吐衄　本品性寒，入血分，能清热凉血以止血，故可用治血热妄行的多种出血。治血热妄行之吐血、衄血者，常与白茅根、侧柏叶等同用；治三焦火盛迫血妄行之吐血、衄血者，常与黄芩、黄连、黄柏等同用。

4. 目赤肿痛　本品能泻火解毒，清肝胆火以明目，治肝胆火热上攻之目赤肿痛，常配伍黄连、龙胆、夏枯草等。

5. 热毒疮疡　本品能清热泻火，凉血解毒，治热毒疮疡，红肿热痛者，常与金银花、连翘、蒲公英等同用。

6. 扭挫伤痛　本品外用消肿止痛，用治扭挫伤痛，可用生栀子粉与黄酒调成糊状，外敷患处。

【用法用量】 煎服，6～10g。外用生品适量，研末调敷。生栀子走气分而清热泻火，焦栀子入血分而凉血止血。

【使用注意】 本品苦寒伤胃，脾虚便溏者慎用。

【文献摘要】《神农本草经》："主五内邪气，胃中热气，面赤……疮疡。"《名医别录》："疗目热赤痛，胸心、大小肠大热，心中烦闷，胃中热气。"《本草纲目》："治吐血、衄血、血痢、下血、血淋，损伤瘀血，及伤寒劳复，热厥头痛，疝气，汤火伤。"

【现代研究】 本品主要含栀子苷、羟异栀子苷、栀子素、西红花素、西红花酸、栀子花甲酸、栀子花乙酸、绿原酸，以及挥发油、多糖、胆碱、多种微量元素等。本品能抑制多种病毒的致细胞病变作用，有保肝利胆、保护胃黏膜、解热、镇痛、抗菌、抗炎、镇静催眠、降血压等作用。

简析药

知母 本品为百合科植物知母的干燥根茎。味苦、甘，性寒；归肺、胃、肾经。功能清热泻火，滋阴润燥。主治外感热病，高热烦渴，肺热咳嗽，阴虚燥咳，肾阴亏虚，骨蒸潮热，内热津伤之消渴及阴虚肠燥便秘。煎服，6～12g。本品清热泻火宜生用，滋阴降火宜盐水炙用。性寒质润，滑肠通便，故脾虚便溏者慎用。

鉴别用药：石膏与知母均具有清热泻火，除烦止渴作用，用于治疗气分实热证，症见身热、口渴、汗出、脉洪大等，二者常相须为用。不同之处在于，石膏重在清脏腑实热，泻肺胃火，用于肺热咳嗽，胃火牙痛。此外，煅石膏收敛生肌，用于疮疡溃后不敛、湿疹、烧烫伤等；知母甘苦性寒质润，具有滋阴润燥作用，既用于肺热咳嗽，又用于阴虚燥咳、内热消渴、骨蒸潮热、肠燥便秘等。

芦根 本品为禾本科植物芦苇的新鲜或干燥根茎。味甘，性寒；归肺、胃经。功能清热泻火，生津止渴，除烦，止呕，利尿。本品善于清泄肺胃气分实热，且甘寒生津，主治热病烦渴，肺热咳嗽，肺痈吐脓，胃热呕哕，热淋涩痛。煎服，15～30g；鲜品用量加倍，或捣汁用。脾胃虚寒者慎用。

天花粉 本品为葫芦科植物栝楼或双边栝楼的干燥根。味甘、微苦，性微寒；归肺、胃经。功能清热泻火，生津止渴，消肿排脓。主治热病烦渴，肺热燥咳，内热消渴，疮疡肿毒。煎服，10～15g。孕妇慎用。不宜与川乌、制川乌、草乌、制草乌、附子同用。

竹叶 本品为禾本科植物淡竹干燥叶。味甘、辛、淡，性寒；归心、胃、小肠经。功能清热泻火，除烦，生津，利尿。本品上能清心火而除烦，下能通小肠而利尿，甘寒而生津止渴，且轻清而能凉散上焦风热。主治热病烦渴，外感风热、发热口渴，口舌生疮、小便短赤涩痛。煎服，6～15g；鲜品15～30g。阴虚火旺，骨蒸潮热者不宜使用。

淡竹叶 本品为禾本科植物淡竹叶的干燥茎叶。味甘、淡，性寒；归心、胃、小肠经。功能清热泻火，除烦止渴，利尿通淋。本品功似竹叶，但无辛味凉散之功，主治热病烦渴，口舌生疮、小便短赤涩痛。煎服，6～10g。

莲子心 本品为睡莲科植物莲的成熟种子中的干燥幼叶及胚根。味苦，性寒；归心、肾经。功能清心安神，交通心肾，涩精止血。主治热入心包，神昏谵语，心肾不交，失眠遗精，血热吐血。煎服，2～5g。

夏枯草 本品为唇形科植物夏枯草的干燥果穗。味辛、苦，性寒；归肝、胆经。功能清肝泻火,明目,散结消肿。本品辛以散结,苦以泄热,有良好的清泻肝火,散结消肿作用。主治目赤肿痛、目珠夜痛、头痛眩晕、瘿瘤、瘰疬,乳痈、乳癖、乳房胀痛。煎服,9～15g。脾胃虚弱者慎用。

决明子　本品为豆科植物决明或小决明的干燥成熟种子。味甘、苦、咸,性微寒;归肝、大肠经。功能清肝明目,润肠通便。本品功善清泻肝火而明目,又兼平抑肝阳,且味苦通泄,质润滑利。主治肝火上炎或肝肾阴亏之目赤涩痛,羞明多泪,目暗不明,肝火上攻或肝阳上亢之头痛眩晕,内热肠燥或津亏肠燥,大便秘结。煎服,9～15g。气虚便溏者不宜用。

二、清热燥湿药

黄芩　*Huángqín*（《神农本草经》）

本品为唇形科植物黄芩 *Scutellaria baicalensis* Georgi 的干燥根。主产于河北、山西、内蒙古、陕西。生用、炒用或酒炙用。

【药性】　苦,寒。归肺、胆、脾、大肠、小肠经。

【功效】　清热燥湿,泻火解毒,止血,安胎。

【应用】

1. 湿温暑湿、胸闷呕恶,湿热痞满,泻痢,黄疸　本品苦寒,能清肺胃、肝胆、大肠湿热,尤善清上中焦湿热。治湿温或暑湿初起,身热不扬,胸脘痞闷、舌苔黄腻等症,常配滑石、豆蔻等渗利化湿;治湿热中阻,痞满呕吐,常与黄连、半夏等配伍;治湿热泻痢,常配黄连、白芍等;治湿热黄疸,须配伍茵陈、栀子等清利湿热、利胆退黄。

2. 肺热咳嗽,高热烦渴,痈肿疮毒　本品主入肺经,长于清肺热,为治肺热咳嗽之要药,单用或配桑白皮、知母等清肺止咳;与瓜蒌、苦杏仁同用,可用治痰热咳喘。本品能清气分实热,并有退热之功,配连翘、栀子等药,可用治外感热病,邪郁于内之高热烦渴,尿赤便秘;若配伍柴胡,可和解退热,用治伤寒邪在少阳,寒热往来。取其泻火解毒之功,常与黄连、黄柏配伍治疗痈肿疮毒。

3. 血热出血　本品炒炭能清热凉血止血。治热盛迫血妄行之吐血、衄血,可单用或与大黄同用;治血热便血,常与地榆、槐花等同用。

4. 胎动不安　本品有清热安胎之功。治胎热之胎动不安,每与白术、当归等同用;若与当归、白芍、白术等配伍,可用治血虚有热之胎动不安。

【用法用量】　煎服,3～10g。清热泻火、解毒宜生用,安胎多炒用,清上焦热酒炙用,止血宜炒炭用。

【使用注意】　本品苦寒伤胃,脾胃虚寒者不宜使用。

【文献摘要】　《神农本草经》:"治诸热,黄疸,肠澼,泄利,逐水,下血闭,恶疮,疽蚀,火疡。"《本草分经》:"胜热折火之本,泻中焦实火,除脾家湿热,为中上二焦之药。亦治邪在少阳,往来寒热。"

【现代研究】　主要含黄芩苷、黄芩素(黄芩苷元)、汉黄芩素、汉黄芩苷、黄芩新素等黄酮类成分,以及苯乙酮、棕榈酸、油酸等挥发油成分,β-谷甾醇、黄芩酶等。本品有抗菌、抗病毒、抗过敏、解热作用。此外,还具有镇静、保肝、利胆、降血糖、降血压、降血脂、扩张血管、抗动脉粥样硬化、抗氧化等作用。

黄连 *Huánglián*（《神农本草经》）

本品为毛茛科植物黄连 *Coptis chinensis* Franch.、三角叶黄连 *Coptis deltoidea* C.Y.Cheng et Hsiao 或云连 *Coptis teeta* Wall. 的干燥根茎。以上三种分别习称"味连""雅连""云连"。味连、雅连主产于四川、湖北,云连主产于云南。生用或清炒、姜汁炙、酒炙、吴茱萸水炙用。

【药性】 苦,寒。归心、脾、胃、肝、胆、大肠经。

【功效】 清热燥湿,泻火解毒。

【应用】

1. 湿热痞满,呕吐,泻痢 本品大苦大寒,清热燥湿之力胜于黄芩,尤长于清泄中焦脾胃、大肠湿热,常用治湿热泻痢、呕吐,尤为治泻痢要药。症轻者,单用或与黄柏、秦皮、白头翁同用;若配木香,可治湿热泻痢,发热腹痛,里急后重;若与白芍、槟榔等配伍,可用治湿热泻痢,下痢脓血;治湿热下痢脓血日久,需配乌梅;治湿热泻痢兼表证发热者,则与葛根、黄芩等同用。治湿热蕴结脾胃,胸腹痞满、呕吐泄泻,常与厚朴、石菖蒲或与黄芩、半夏等同用。

2. 高热神昏,心火亢盛,心烦不寐,心悸不宁,口舌生疮 本品清热泻火力强,尤善清心火,对心经热盛所致多种病证均有较好疗效。治热病扰心,高热烦躁,甚则神昏谵语,常与连翘、牛黄等同用;治心火亢盛,心烦失眠者,常与朱砂、生甘草同用;若配白芍、阿胶等滋阴养血之品,可用治心火亢盛,热盛耗伤阴血之虚烦失眠,心悸怔忡;若配肉桂,可治心火上炎,心肾不交之怔忡不寐。若心火上炎,口舌生疮,或心热下移小肠之心烦、口疮、小便淋沥涩痛者,常配伍栀子、竹叶等。

3. 血热吐衄 本品苦寒清泄,善于清热泻火解毒,治疗邪火内炽,迫血妄行之吐血衄血,常与大黄、黄芩配伍。

4. 胃热呕吐吞酸、消渴,胃火牙痛 本品善于清泄胃火。治胃热呕吐,常配伍半夏、竹茹;若与吴茱萸同用,可治肝火犯胃,呕吐吞酸。治胃热炽盛,消谷善饥,烦渴多饮之消渴证,常与麦冬或黄柏同用。治胃火上攻,牙龈肿痛,常与生地、升麻等同用。

5. 痈肿疔疮,目赤肿痛 本品泻火解毒,尤善疗疔毒。用治痈肿疔毒,多与黄芩、黄柏等同用;外用可与黄柏等配伍制膏外涂。治目赤肿痛,赤脉胬肉,可配伍决明子等。

6. 湿疹湿疮,耳道流脓 本品善清热燥湿、泻火解毒,外用可治皮肤湿疹、湿疮、耳道流脓及眼目红肿等。

【用法用量】 煎服,2～5g。外用适量。黄连生用清热燥湿,泻火解毒;酒黄连善清上焦火热,多用于目赤肿痛、口舌生疮;姜黄连善清胃和胃止呕,多用治寒热互结,湿热中阻,痞满呕吐;吴黄连功善疏肝和胃止呕,多用治肝胃不和之呕吐吞酸。

【使用注意】 本品大苦大寒,过量久服易伤脾胃,脾胃虚寒者忌用。苦燥易伤阴津,阴虚津伤者慎用。

【文献摘要】 《神农本草经》:"治热气,目痛,眦伤泣出,明目,肠澼,腹痛下痢,妇人阴中肿痛。"《药类法象》:"泻心火,除脾胃中湿热,治烦躁恶心,郁热在中焦,兀兀欲吐,心下痞满必用药也。"

【现代研究】 主要含小檗碱、黄连碱、药根碱、巴马汀(掌叶防己碱)、棕榈碱、非洲防己碱、木兰碱、表小檗碱等异喹啉类生物碱。尚含黄柏酮、黄柏内酯、阿魏酸、绿原酸等。本品对多种细菌、病毒、真菌有显著抑制作用；有解热、抑制胃液分泌、保护胃黏膜及降血糖作用。此外，还具有强心、抗心肌缺血、抗心律失常、降血压、降血脂、抗血小板聚集、抗动脉粥样硬化、抗肿瘤等作用。

龙胆　Lóngdǎn（《神农本草经》）

本品为龙胆科植物条叶龙胆 *Gentiana manshurica* Kitag.、龙胆 *Gentiana scabra* Bge.、三花龙胆 *Gentiana triflora* Pall. 或坚龙胆 *Gentiana rigescens* Franch. 的干燥根及根茎，习称"龙胆草"。前三种药材习称"龙胆"，以东北产量最大，故习称"关龙胆"；后一种药材习称"坚龙胆"，主产于云南。生用。

【药性】　苦，寒。归肝、胆经。

【功效】　清热燥湿，泻肝胆火。

【应用】

1. 湿热黄疸，阴肿阴痒，带下，湿疹瘙痒　本品苦寒，清热燥湿之中，尤善清下焦湿热，常用治下焦湿热所致诸证。治湿热黄疸，常栀子、大黄等药同用；治湿热下注，带下黄臭、阴肿阴痒、湿疹瘙痒，常配泽泻、木通等药。

2. 肝火头痛，目赤肿痛，耳鸣耳聋，胁痛口苦，强中，惊风抽搐　本品苦寒沉降，善泻肝胆实火。治肝火头痛，目赤肿痛，耳鸣耳聋，强中，胁痛口苦，常配伍柴胡、黄芩、栀子等药；治肝经热盛，热极生风所致之高热惊风抽搐，常配伍牛黄、黄连、钩藤等药，或与大黄、芦荟、青黛等药同用。

【用法用量】　煎服，3～6g。

【使用注意】　脾胃虚寒者忌用，阴虚津伤者慎用。

【文献摘要】　《神农本草经》："治骨间寒热，惊痫，邪气，续绝伤，定五脏，杀蛊毒。久服益智不忘，轻身耐老。"《药性论》："主小儿惊痫入心，壮热骨热，痈肿，治时疾热黄，口疮。"

【现代研究】　主要含龙胆苦苷、当药苷、三叶苷、苦龙苷、苦樟苷等环烯醚萜苷类，以及龙胆黄碱、龙胆碱、秦艽甲素、秦艽乙素、秦艽丙素等生物碱。此外，尚含龙胆三糖、β-谷甾醇等。本品对多种真菌、细菌有抑制作用，还具有镇静、促进胃液及胃酸分泌、保肝、抑制心脏、减缓心率、降血压及抗疟原虫等作用。

简析药

黄柏　本品为芸香科植物黄皮树或黄檗的干燥树皮。味苦，性寒；归肾、膀胱经。功能清热燥湿，泻火解毒，除骨蒸。本品苦寒沉降，长于清泻下焦湿热，又能泻火解毒；并善泻相火、退骨蒸。用治湿热泻痢，常配伍白头翁、黄连；用治黄疸、尿赤，常配伍栀子；治疗湿热下注之脚气痿躄，常配伍苍术、牛膝；还可用于治疗湿热带下阴痒，热淋涩痛，疮疡肿毒，湿疹瘙痒等；与知母、生地黄等配伍，可用治阴虚火旺，骨蒸潮热、遗精盗汗等。煎服，3～12g。外用适量。清热燥湿、泻火解毒宜生用，滋阴降火宜盐炙用。脾胃虚寒者忌用。

鉴别用药：黄芩、黄连、黄柏性味皆苦寒，均能清热燥湿、泻火解毒，常用治湿热内盛或热毒炽盛之证，每相须为用。但黄芩尤善清上焦湿热，偏泻上焦肺火，湿温或暑湿初起、肺热咳嗽者多用；黄连尤善清中焦湿热，偏泻中焦胃火，并长于泻心火，中焦湿热泻痢、痞满呕逆及心火亢盛、高热心烦者多用；黄柏尤善清下焦湿热，偏泻下焦相火、除骨蒸，湿热下注诸证及骨蒸劳热者多用。

苦参 本品为豆科植物苦参的干燥根。味苦,性寒;归心、肝、胃、大肠、膀胱经。功能清热燥湿,杀虫止痒,利尿。本品苦寒之性较强,为治湿热所致皮肤病的要药。主治湿热泻痢、便血、黄疸、赤白带下、阴肿阴痒、湿疹湿疮、皮肤瘙痒、疥癣麻风,湿热淋痛、尿闭不通。煎服,4.5~9g。外用适量,煎汤洗患处。脾胃虚寒者忌用。不宜与藜芦同用。

白鲜皮 本品为芸香科植物白鲜的干燥根皮。味苦,性寒;归脾、胃、膀胱经。功能清热燥湿,祛风解毒。主治湿热疮毒、黄水淋漓、湿疹、风疹、疥癣疮癞,以及湿热黄疸、尿赤、风湿热痹。煎服,5~10g。外用适量,煎汤洗或研粉敷。脾胃虚寒者慎用。

秦皮 本品为木犀科植物苦枥白蜡树、白蜡树、尖叶白蜡树或宿柱白蜡树的干燥枝皮或干皮。味苦、涩,性寒;归肝、胆、大肠经。功能清热燥湿,收涩止痢,止带,明目。主治湿热泻痢、赤白带下,肝热目赤肿痛、目生翳膜。煎服,6~12g。外用适量,煎洗患处。脾胃虚寒者忌用。

三、清热解毒药

金银花 Jīnyínhuā 《新修本草》

本品为忍冬科植物忍冬 *Lonicera japonica* Thunb. 的干燥花蕾或带初开的花。主产于河南、山东。生用,炒用或制成露剂使用。

【药性】 甘,寒。归肺、心、胃经。

【功效】 清热解毒,疏散风热。

【应用】

1. 痈肿疔疮,喉痹,丹毒 本品甘寒,清热解毒,消散痈肿力强,为治热毒疮痈之要药,适用于各种热毒壅盛之外痈内痈,喉痹,丹毒。治疮痈初起,红肿热痛者,可单用煎服,并用药渣外敷患处;亦可与当归、赤芍、白芷等配伍;治疗疮肿毒,坚硬根深者,常与野菊花、蒲公英等同用;治热毒炽盛之脱疽,常与玄参、当归、甘草同用。此外,取其解毒消痈之功,常用治肠痈腹痛,肺痈咳吐脓血,咽喉肿痛,以及血热毒盛,丹毒红肿者。

2. 风热感冒,温病发热 本品甘寒质轻,芳香疏透,既能清热解毒,又能疏散风热,适用于外感风热,温热病。治风热感冒,温病初起,身热头痛,咽痛口渴,常与连翘、薄荷、牛蒡子等同用;治温病气分热盛壮热烦渴,常配伍石膏、知母;与水牛角、生地黄、连翘等清热凉血药配伍,可治热入营分,身热夜甚,神烦少寐,有透营转气之功;并可治热入血分,高热昏谵,斑疹色紫等。且本品兼能清解暑热,煎汤代茶饮,或用金银花露,或与鲜扁豆花、鲜荷叶等同用,治外感暑热。

3. 热毒血痢 本品性寒,有清热解毒,凉血止痢之效,故可用治热毒痢疾,下痢脓血,单用浓煎服,或与黄连、黄芩、白头翁等同用。

【用法用量】 煎服,6~15g。疏散风热、清泄里热以生品为佳;炒炭宜用于热毒血痢;露剂多用于暑热烦渴。

【使用注意】 脾胃虚寒及气虚疮疡脓清者忌用。

【文献摘要】《本经逢原》:"主下痢脓血,为内外痈肿之要药。"《雷公炮制药性解》:"主热毒血痢,消痈散毒,补虚疗风,久服延年。"《景岳全书》:"善于化毒,故治痈疽肿毒疮癣,杨梅风湿诸毒,诚为要药。"

【现代研究】　主要含绿原酸、异绿原酸、咖啡酸等有机酸,木犀草素、金丝桃苷等黄酮,三萜皂苷,挥发油等。本品对多种致病菌、病毒有抑制作用;并有退热、利胆、保肝、止血、降低胆固醇,以及抗生育、兴奋中枢、促进胃液分泌等作用。

射干　Shègān（《神农本草经》）

本品为鸢尾科植物射干 *Belamcanda chinensis*（L.）DC. 的干燥根茎。主产于湖北、江苏、河南、安徽。生用。

【药性】　苦,寒。归肺经。

【功效】　清热解毒,消痰,利咽。

【应用】

1. 热毒痰火郁结,咽喉肿痛　本品苦寒降泄,专入肺经,长于清泻肺火,有清热解毒、祛痰、利咽之效,故为治热毒痰火郁结所致咽喉肿痛之要药。也可用治外感风热,咽痛音哑。

2. 痰涎壅盛,咳嗽气喘　本品苦寒降泄,能清泻肺火、降气祛痰以止咳平喘,故又常治痰涎壅盛,咳嗽气喘。治疗肺热咳喘,痰黄质稠,常与桑白皮、马兜铃、桔梗等同用;若与麻黄、细辛、半夏等配伍,则可治疗寒痰咳喘,痰多清稀。

【用法用量】　煎服,3～10g。

【使用注意】　本品苦寒,脾虚便溏者不宜使用。孕妇慎用。

【文献摘要】　《神农本草经》:"治咳逆上气,喉痹,咽痛,不得消息,散结气,腹中邪逆,食饮大热。"《本草求真》:"苦能降火,寒能胜热,兼因味辛上散,俾火降热除,而血与痰与毒,无不因之而平矣。"

【现代研究】　本品含黄酮类成分如次野鸢尾黄素、鸢尾苷、鸢尾苷元、野鸢尾苷、野鸢尾苷元、鸢尾异黄酮等,以及二苯乙烯类化合物、二环三萜及其衍生物等。本品能抑制流感病毒、疱疹病毒、致病性皮肤真菌等,并有解热、抗炎作用。

白头翁　Báitóuwēng（《神农本草经》）

本品为毛茛科植物白头翁 *Pulsatilla chinensis*（Bge.）Regel 的干燥根。全国大部分地区均产。生用。

【药性】　苦,寒。归胃、大肠经。

【功效】　清热解毒,凉血止痢。

【应用】

1. 热毒血痢　本品苦寒降泄,专入大肠经,能清热解毒,凉血止痢,尤善清胃肠湿热及血分热毒,对热毒血痢和湿热痢疾均有较好疗效,为治痢之良药。治疗热毒血痢,发热腹痛,里急后重,可单用,或与黄连、黄柏、秦皮同用。

2. 阴痒带下　本品性味苦寒,又具清热燥湿之效,煎汤外洗亦可用治下焦湿热所致之阴痒、带下。

【用法用量】　煎服,9～15g。

【使用注意】　虚寒泻痢忌服。

【文献摘要】　《神农本草经》:"治温疟,狂易,寒热,癥瘕积聚,瘿气,逐血,止痛,治金疮。"《雷公炮制药性解》:"金疮鼻衄,齿痛腹痛骨痛,赤毒痢下,男子阴疝偏肿,小儿头秃膻腥。豚实为使,得酒良。"

【现代研究】 本品主要含三萜皂苷、白头翁皂苷 B_4、白头翁素、2,3- 羟基白桦酸、胡萝卜素等。本品抑制多种致病菌及一些皮肤真菌,并有抗阿米巴原虫、杀灭阴道滴虫作用。

简析药

连翘 本品为木犀科植物连翘的干燥果实。味苦,性微寒;归肺、心、小肠经。功能清热解毒,消肿散结,疏散风热。本品苦寒,功用与金银花相似,内可清热解毒,有"疮家圣药"之称,外可疏散风热,二者常相须配伍。主治痈疽、瘰疬、乳痈、丹毒,以及风热感冒,温病初起,热入营血、高热烦渴、神昏发斑。本品轻宣疏散之力稍逊于金银花,但苦寒清降之性较强,尤长于清泻心火,故治热邪内陷心包,高热,神昏谵语,较为多用。并兼能清心利尿,用治热淋涩痛。煎服,6~15g。青翘清热解毒之力较强;老翘长于透热达表,疏散风热;连翘心长于清心泻火。脾胃虚寒及气虚脓清者不宜用。

鉴别用药:连翘与金银花均有清热解毒、疏散风热作用,既能透热达表,又能清里热而解毒。对热毒疮疡、风热感冒、温热病等,常相须为用。不同之处在于,连翘清心解毒之力强,并善消痈散结,素有"疮家圣药"之称,亦治瘰疬痰核;而金银花疏散风热之力较强,且炒炭后善于凉血止痢,用治热毒血痢。

穿心莲 本品为爵床科植物穿心莲的干燥地上部分。味苦,性寒;归心、肺、大肠、膀胱经。功能清热解毒,凉血,消肿,燥湿。主治风热感冒、温病初起,顿咳劳嗽、肺痈吐脓,咽喉肿痛、口舌生疮,痈肿疮疡、蛇虫咬伤,湿热泻痢、热淋涩痛、湿疹瘙痒。煎服,6~9g。因其味甚苦,入煎剂易致恶心呕吐,故多作丸、片剂服用。不宜多服久服;脾胃虚寒者不宜用。

贯众 本品为鳞毛蕨科植物粗茎鳞毛蕨的干燥根茎和叶柄残基。味苦,性微寒;有小毒;归肝、胃经。功能清热解毒,止血,杀虫。本品苦寒,善解时疫之毒,既能清气分之实热,又能解血分之热毒。主治时疫感冒、风热头痛、温毒发斑,痄腮、疮疡肿毒,崩漏下血,虫积腹痛。煎服,5~10g。清热解毒、杀虫宜生用;止血宜炒炭用。本品有小毒,用量不宜过大。服用本品时忌油腻。脾胃虚寒者及孕妇慎用。

蒲公英 本品为菊科植物蒲公英、碱地蒲公英或同属数种植物的干燥全草。味苦、甘,性寒;归肝、胃经。功能清热解毒,消肿散结,利尿通淋,清肝明目。主治疔疮肿毒、乳痈、肺痈、肠痈、瘰疬,湿热黄疸、热淋涩痛,目赤肿痛。煎服,10~15g。外用鲜品适量,捣敷;或煎汤熏洗患处。用量过大可致缓泻。

紫花地丁 本品为堇菜科植物紫花地丁的干燥全草。味苦、辛,性寒;归心、肝经。功能清热解毒,凉血消肿。主治疔疮肿毒、痈疽发背、丹毒、乳痈、肠痈,毒蛇咬伤,肝热目赤肿痛以及外感热病。煎服,15~30g。外用鲜品适量,捣烂敷患处。体质虚寒者忌服。

鱼腥草 本品为三白草科植物蕺菜的新鲜全草或干燥地上部分。味辛,性微寒;归肺经。功能清热解毒,消痈排脓,利尿通淋。本品寒能泄降,辛以散结,主归肺经,以清解肺热见长,又具消痈排脓之效,故为治肺痈要药。主治肺痈吐脓、痰热喘咳,疮痈肿毒,热淋、热痢。煎服,15~25g,不宜久煎;鲜品用量加倍,水煎或捣汁服。外用适量,捣敷或煎汤熏洗患处。虚寒证及阴性疮疡忌服。

大青叶 本品为十字花科植物菘蓝的干燥叶。味苦,性寒;归心、胃经。功能清热解毒,凉血消斑。本品苦寒,善于清解心胃二经实火热毒,入血分凉血消斑,长于退热,又善解瘟疫时毒。主治温病高热、神昏、发斑发疹、痄腮、喉痹、口疮、丹毒、痈肿。煎服,9～15g。脾胃虚寒者忌用。

板蓝根　本品为十字花科植物菘蓝的干燥根。味苦,性寒;归心、胃经。功能清热解毒,凉血利咽。本品有类似大青叶的清热解毒之功,而以解毒利咽散结见长。主治温疫时毒、发热咽痛,温毒发斑、痄腮、烂喉丹痧、大头瘟疫、丹毒、痈肿。煎服,9～15g。体虚而无实火热毒者忌服,脾胃虚寒者慎用。

青黛　本品为爵床科植物马蓝、蓼科植物蓼蓝或十字花科植物菘蓝的叶或茎叶经加工制得的干燥粉末、团块或颗粒。味咸,性寒;归肝经。功能清热解毒,凉血消斑,泻火定惊。本品有与大青叶相似的清热解毒、凉血消斑之力,但解热作用较逊。主治温毒发斑、血热吐衄,喉痹口疮、痄腮、火毒疮疡、肝火犯肺、胸痛咳血,小儿惊痫。内服宜入丸散,1～3g。胃寒者慎用。

鉴别用药:大青叶、板蓝根、青黛三者大体同出一源,功效相近,皆有清热解毒、凉血消斑之作用。但大青叶凉血消斑力强,板蓝根解毒利咽散结效著,青黛清肝定惊功胜。

大血藤　本品为木通科植物大血藤的干燥藤茎。味苦,性平;归大肠、肝经。功能清热解毒,活血,祛风止痛。主治肠痈腹痛,热毒疮疡,经闭痛经,跌扑肿痛,风湿痹痛。煎服,9～15g。孕妇慎用。

败酱草　本品为败酱科植物黄花败酱、白花败酱的干燥全草。味辛、苦,性微寒;归胃、大肠、肝经。功能清热解毒,消痈排脓,祛瘀止痛。本品辛散苦泄、性微寒,既能清热解毒,又可消痈排脓,且能活血止痛,为治肠痈腹痛之要药。主治肠痈肺痈、痈肿疮毒,产后瘀阻腹痛。煎服,6～15g。脾胃虚弱,食少泄泻者不宜服用。

山豆根　本品为豆科植物越南槐的干燥根及根茎。又名广豆根。味苦,性寒;有毒;归肺、胃经。功能清热解毒,消肿利咽。本品大苦大寒,功善清肺火,解热毒,利咽消肿,为治疗火毒蕴结、乳蛾喉痹、咽喉红肿疼痛的要药。也可用治齿龈肿痛、口舌生疮,湿热黄疸、肺热咳嗽、痈肿疮毒等。煎服,3～6g。外用适量。本品有毒,过量服用易引起呕吐、腹泻、胸闷、心悸等副作用,故用量不宜过大。脾胃虚寒者慎用。

马勃　本品为灰包科真菌脱皮马勃、大马勃或紫色马勃的干燥子实体。味辛,性平;归肺经。功能清肺,解毒利咽,止血。主治风热郁肺、咽痛音哑、咳嗽,衄血、创伤出血。煎服,2～6g。外用适量,敷患处。风寒伏肺、咳嗽失音者不宜。

马齿苋　本品为马齿苋科植物马齿苋的干燥地上部分。味酸,性寒;归肝、大肠经。功能清热解毒,凉血止血,止痢。主治热毒血痢,痈肿疔疮、丹毒、蛇虫咬伤、湿疹,便血、痔血、崩漏下血,湿热淋证、带下。煎服,9～15g。外用适量,捣敷患处。脾胃虚寒,肠滑作泄者忌服。

鸦胆子　本品为苦木科植物鸦胆子的干燥成熟果实。味苦,性寒;有小毒;归大肠、肝经。功能清热解毒,截疟,止痢;外用腐蚀赘疣。主治热毒血痢、冷积久痢,疟疾,赘疣鸡眼。内服,0.5～2g,用龙眼肉包裹或装入胶囊吞服,亦可压去油制成丸剂、片剂服,不宜入煎剂。外用适量。本品对胃肠道及肝肾均有损害,内服需严格控制剂量,不宜多用久服。外用注意用胶布保护好周围正常皮肤,以防止对正常皮肤的刺激。孕妇及小儿慎用。胃肠出血及肝肾病患者不宜使用。

　　土茯苓　本品为百合科植物光叶菝葜的干燥根茎。味甘、淡，性平；归肝、胃经。功能解毒，除湿，通利关节。本品甘淡性平，善于解毒利湿，通利关节，又兼解汞毒，为治梅毒要药。主治梅毒及汞中毒所致的肢体拘挛、筋骨疼痛，湿热淋浊、带下、疥癣、湿疹瘙痒，痈肿、瘰疬。煎服，15～60g。肝肾阴虚者慎服。服药时忌茶。

　　山慈菇　本品为兰科植物杜鹃兰、独蒜兰或云南独蒜兰的干燥假鳞茎。前者习称"毛慈菇"，后二者习称"冰球子"。味甘、微辛，性凉；归肝、脾经。功能清热解毒，化痰散结。主治痈肿疔毒、瘰疬痰核、蛇虫咬伤，近年来本品广泛用于癥瘕痞块和多种肿瘤。煎服，3～9g。外用适量。

　　白花蛇舌草　本品为茜草科植物白花蛇舌草的干燥全草。味微苦、甘，性寒；归胃、大肠、小肠经。功能清热解毒，利湿通淋。主治痈肿疮毒、咽喉肿痛、毒蛇咬伤，各种癌证，热淋涩痛，湿热黄疸。煎服，15～60g。外用适量。阴疽及脾胃虚寒者忌用。

　　熊胆粉　本品为脊椎动物科棕熊、黑熊的干燥胆汁。味苦，性寒；归肝、胆、心经。功能清热解毒，息风止痉，清肝明目。主治热毒疮痈、痔疮、咽喉肿痛，热极生风、惊痫抽搐，肝热目赤、目生翳膜。内服，0.25～0.5g，入丸、散剂。外用适量，研末或水调涂敷患处。脾胃虚寒者忌服。虚寒证当禁用。

四、清热凉血药

生地黄　**Shēngdìhuáng**（《神农本草经》）

本品为玄参科植物地黄 *Rehmannia glutinosa* Libosch. 的干燥块根。主产于河南。生用。
【药性】　甘，寒。归心、肝、肾经。
【功效】　清热凉血，养阴生津。
【应用】

　　1. 热入营血，温毒发斑　本品甘寒，入营血分，善于清热凉血，故常用治温热病热入营血，温毒发斑。治温热病热入营分，壮热烦渴、神昏舌绛者，多配伍玄参、连翘、黄连等药；若热入血分，身热发斑，甚则神昏谵语，常与水牛角、赤芍、牡丹皮等同用；若血热毒盛，发斑发疹，色紫暗者，常与大青叶、水牛角等药同用。

　　2. 血热出血　本品善于清解营血分之热而有凉血止血之功。用治血热妄行之吐血、衄血，常与侧柏叶、荷叶、艾叶同用；若治血热便血、尿血，常与地榆、槐花、小蓟等同用；若治血热崩漏或产后出血，可与茜草、苎麻根等同用。

　　3. 热病伤阴，舌绛烦渴，内热消渴　本品甘寒质润，功能清热养阴生津，治热病伤阴，烦渴多饮，舌绛者，常配伍麦冬、沙参、玉竹等药；治阴虚内热之消渴，可配伍山药、黄芪、葛根等药。

　　4. 阴虚发热，骨蒸劳热　本品甘寒养阴清热，入肾经，能滋肾阴而降虚火，养阴津而泄伏热。治阴虚内热，骨蒸潮热，可与知母、麦冬、地骨皮等同用；若温病后期，余热未尽，阴津已伤，邪伏阴分，夜热早凉，舌红脉数者，可与青蒿、鳖甲、知母等药配伍。

　　5. 津伤便秘　本品甘寒质润，善于滋阴润燥以通便，治疗阴虚津伤，肠燥便秘者，常与玄参、麦冬同用。

　　【用法用量】　煎服，10～15g。

【使用注意】　脾虚湿滞，腹满便溏者不宜使用。

【文献摘要】　《神农本草经》："治折跌绝筋，伤中，逐血痹，填骨髓，长肌肉。作汤，除寒热积聚，除痹。生者尤良。"《珍珠囊》："凉血，生血，补肾水真阴。"《本经逢原》："干地黄，内专凉血滋阴，外润皮肤荣泽，病人虚而有热者宜加用之。"

【现代研究】　主要含梓醇、二轻梓醇、乙酰梓醇、地黄苷、桃叶珊瑚苷、密力特苷、单密力特苷、去羟栀子苷、筋骨草苷等环萜烯苷类及毛蕊花糖苷等苯乙醇苷类成分。此外，还含有β-谷甾醇、多种氨基酸和糖类等。能抑制大剂量甲状腺素所致的β-肾上腺素受体兴奋，增强M-胆碱受体-cGMP系统功能，提高血浆cAMP含量水平。有一定的降血糖作用。可增强体液免疫和细胞免疫功能。此外，还具有抗胃溃疡、促进造血、止血、降压、抗骨质疏松，对脑缺血、脑损伤及神经衰弱具有保护等作用。

玄参　Xuánshēn（《神农本草经》）

本品为玄参科植物玄参 *Scrophularia ningpoensis* Hemsl. 的干燥根。主产于浙江。生用。

【药性】　甘、苦、咸，微寒。归肺、胃、肾经。

【功效】　清热凉血，滋阴降火，解毒散结。

【应用】

1. 热入营血，温毒发斑　本品咸寒入血分，既能清热凉血，又能泻火解毒。治温病热入营分，身热夜甚、心烦口渴、舌绛脉数者，常配生地黄、丹参、连翘等药；若治温病热陷心包，神昏谵语，可配伍连翘心、竹叶卷心、连心麦冬等药；若治温热病，气血两燔，发斑发疹，可与石膏、知母、升麻等药同用。

2. 热病伤阴，舌绛烦渴，津伤便秘，骨蒸劳嗽　本品甘寒质润，能清热生津，滋阴润燥。用治热病伤阴，舌绛烦渴，常与生地黄、天冬等药配伍；治疗阴虚津伤、肠燥便秘，常与生地黄、麦冬同用；治肺肾阴亏，虚火上炎，骨蒸劳嗽，可配百合、生地黄、麦冬等药。

3. 目赤肿痛，咽喉肿痛，白喉，瘰疬，痈肿疮毒　本品既能泻火解毒，又可滋阴降火。用治肝经热盛，目赤肿痛，可配羚羊角、栀子、大黄等药；治热毒内盛，咽喉肿痛，白喉，常与黄芩、连翘、板蓝根等药同用；若阴虚火旺，咽喉疼痛，可与生地黄、麦冬、川贝母等同用；治痈肿疮毒，常配金银花、连翘、蒲公英等药；若用治热毒炽盛之脱疽，常与金银花、当归、甘草同用；取本品咸寒，有泻火解毒、软坚散结之功，配伍浙贝母、牡蛎等，可用治痰火郁结之瘰疬。

【用法用量】　煎服，9～15g。

【使用注意】　脾胃虚寒，食少便溏者不宜服用。不宜与藜芦同用。

【鉴别用药】　玄参与生地黄均能清热凉血、养阴生津，用治热入营血、热病伤阴、阴虚内热等证，常相须为用。但玄参泻火解毒力较强，故咽喉肿痛、痰火瘰疬多用；生地黄凉血养阴力较大，故血热出血、阴虚内热消渴多用。

【文献摘要】　《本草纲目》："滋阴降火，解斑毒，利咽喉，通小便血滞。"《本草正》："能退无根浮游之火，散周身痰结热痈。"《药品化义》："纵欲耗精，真阴亏损，致虚火上炎，以玄参滋阴抑火。"

【现代研究】　主要含哈巴苷、哈巴酯苷、哈巴俄苷、桃叶珊瑚苷、梓醇、异玄参苷元等环烯醚萜类化合物及斩龙剑苷A、安格洛苷等苯丙素苷类。此外，还含有生物碱、植物甾醇、挥发油等。对金黄色葡萄球菌、白喉杆菌、伤寒杆菌、乙型溶血性链球菌、大肠杆菌、须疮癣菌、絮状表皮癣菌等均有一定抑制作用。对多种炎症反应有抑制作用。此外,还具有扩张冠状动脉、降压、保肝、增强免疫、抗氧化、抗动脉粥样硬化等作用。

简析药

牡丹皮 本品为毛茛科植物牡丹的干燥根皮。味苦、辛,性微寒;归心、肝、肾经。功能清热凉血,活血化瘀。本品苦寒清热,辛行瘀滞且透散,而清解营血分实热,善于清透阴分伏热,为治无汗骨蒸之要药。治热入营血,温毒发斑,血热吐衄,常与水牛角、赤芍、栀子等同用;治温病后期,邪伏阴分,夜热早凉,热退无汗者,常配鳖甲、知母、生地黄等药;治血滞经闭、痛经,可配桃仁、川芎、桂枝等药;治瘀热互结之肠痈初起,可配大黄、桃仁、芒硝等药。煎服,6~12g。清热凉血宜生用,活血化瘀宜酒炙用,止血宜炒炭用。血虚有寒、月经过多者不宜使用。孕妇慎用。

赤芍 本品为毛茛科植物芍药或川赤芍的干燥根。味苦,性微寒;归肝经。功能清热凉血,散瘀止痛。本品苦寒,入肝经血分,善清泻肝火,泄血分郁热。治温热病热入营血,迫血妄行之吐血衄血、斑疹紫暗者,常与水牛角、生地黄、牡丹皮同用;治温毒发斑,血热毒盛,斑疹紫黑者,常配伍紫草、蝉蜕、甘草等药;治热毒壅盛,痈肿疮疡,可配金银花、天花粉、乳香等药;治血滞经闭痛经,癥瘕腹痛,常配伍当归、川芎、延胡索等药;治跌打损伤,瘀肿疼痛,可与虎杖、苏木、刘寄奴等同用。煎服,6~12g。血寒经闭者不宜使用。孕妇慎用。不宜与藜芦同用。

紫草 本品为紫草科植物新疆紫草或内蒙紫草的干燥根。味甘、咸,性寒;归心、肝经。功能清热凉血,活血解毒,透疹消斑。本品既能凉血活血,又善解毒透疹,善治血热毒盛,斑疹紫黑,麻疹不透者。外用多治疮疡,湿疹,水火烫伤。煎服,5~10g。外用适量,熬膏或用植物油浸泡涂擦。本品性寒而滑利,有轻泻作用,故脾虚便溏者忌服。

水牛角 本品为牛科动物水牛的角。味苦,性寒;归心、肝经。功能清热凉血,解毒,定惊。主治温病高热,神昏谵语,惊风,癫狂;血热毒盛,发斑发疹,吐血衄血;痈肿疮疡,咽喉肿痛。煎服,15~30g,宜先煎3小时以上。水牛角浓缩粉冲服,每次1.5~3g,每日2次。脾胃虚寒者忌用。

五、清虚热药

青蒿 Qīnghāo 《神农本草经》

本品为菊科植物黄花蒿 *Artemisia annua* L. 的干燥地上部分。全国大部分地区均产。生用。

【药性】 苦、辛,寒。归肝、胆经。

【功效】 清虚热,除骨蒸,解暑热,截疟,退黄。

【应用】

1. 温邪伤阴,夜热早凉 本品苦寒清热,辛香透散,善入阴分,长于清透阴分伏热。治疗温病后期,余热未清,阴液已伤,见夜热早凉,热退无汗,或低热不退等,常配伍鳖甲、知母、牡丹皮等。

2. 阴虚发热,骨蒸劳热 本品有退虚热、除骨蒸的作用,为清虚热要药。治疗阴虚发热,骨蒸劳热、五心烦热、舌红少苔者,常配伍银柴胡、胡黄连、鳖甲等。

3. 外感暑热,发热烦渴 本品辛香发散,性寒,善于清解暑热。治疗外感暑热,头痛头昏、发热口渴等,常与西瓜翠衣、茯苓、滑石等同用。

4. 疟疾寒热 本品辛寒芳香,主入肝、胆经,善截疟,消除寒热,为治疟疾寒热之要药。治疗疟疾寒热往来,《肘后备急方》中记载"青蒿一握。以水二升渍,绞取汁,尽服之"。临床也可与柴胡、黄芩、草果等同用。本品芳香透散,长于清解肝胆之热邪,常配伍黄芩、竹茹、半夏等,治疗湿热郁遏少阳,三焦气机不畅,寒热如疟,胸膈胀闷。

5. 湿热黄疸 本品苦寒,主入肝、胆经,能利胆退黄。治疗湿热黄疸,见一身面目俱黄、黄色鲜明、舌苔黄腻者,常与茵陈、大黄、栀子等清热利湿退黄之品同用。

【用法用量】 煎服,6~12g,后下。或鲜用绞汁。

【使用注意】 本品苦寒,脾胃虚弱,肠滑泄泻者忌用。

【文献摘要】 《神农本草经》:"治疥瘙痂痒,恶疮,杀虫,留热在骨节间,明目。"《本草新编》:"专解骨蒸劳热,尤能泄暑热之火……泄火热,又不耗伤气血,用之以佐气血之药,大建奇功。可君可臣,而又可佐使。但必须多用,因其体既轻,而性兼补阴,少用转不得力。"

【现代研究】 主要含青蒿素、青蒿酸等萜类成分,蒿酸甲酯、青蒿醇、蒿酮等挥发油,以及多糖等。青蒿素有显著抗疟作用,对血吸虫成虫有明显的杀灭作用。水煎剂对表皮葡萄球菌、卡他球菌、炭疽杆菌、白喉杆菌等有较强的抑菌作用。挥发油对皮肤癣菌有抑制和杀灭作用。有利胆、解热、镇痛、抗炎、抗肿瘤等作用。挥发油有镇咳、祛痰、平喘作用。此外,尚有降压、抗心律失常等作用。

简析药

地骨皮 本品为茄科植物枸杞或宁夏枸杞的干燥根皮。味甘,性寒;归肺、肝、肾经。功能凉血除蒸,清肺降火。本品甘寒清润,入肝、肾经,善清虚热、除骨蒸,为凉血退热除蒸之佳品。主治阴虚潮热,骨蒸盗汗,肺热咳嗽,血热咯血衄血。煎服,9~15g。本品性寒,外感风寒发热或脾虚便溏者不宜用。

白薇 本品为萝藦科植物白薇或蔓生白薇的干燥根和根茎。味苦、咸,性寒;归胃、肝、肾经。功能清热凉血,利尿通淋,解毒疗疮。主治阴虚发热、骨蒸劳热,产后血虚发热,温邪伤营发热;热淋,血淋;痈疽肿毒,蛇虫咬伤,咽喉肿痛;阴虚外感等。煎服,5~10g。外用适量。本品苦寒,脾胃虚寒、食少便溏者不宜服用。

银柴胡 本品为石竹科植物银柴胡的干燥根。味甘,性微寒;归肝、胃经。功能清虚热,除疳热。本品善清虚热,为退虚热、除骨蒸之常用药,主治阴虚发热,骨蒸劳热,潮热盗汗,常与地骨皮、青蒿、鳖甲等同用;还常用治小儿食滞或虫积所致的疳积发热、腹部膨大、口渴消瘦、毛发干枯等,常配胡黄连、鸡内金、使君子等。煎服,3~10g。外感风寒、血虚无热者不宜使用。

胡黄连 本品为玄参科植物胡黄连的干燥根茎。味苦,性寒;归肝、胃、大肠经。功能退虚热,除疳热,清湿热。主治阴虚发热,骨蒸潮热;小儿疳积发热;湿热泻痢,黄疸尿赤,痔疮肿痛。煎服,3~10g。本品苦寒,脾胃虚寒者慎用。

鉴别用药: 胡黄连与黄连二者名称相似,均为苦寒、清热燥湿之品,善除胃肠湿热,均为治湿热泻痢之良药。然胡黄连药力不及黄连,善退虚热、除疳热;黄连大苦大寒,善清心火、泻胃热,为清热燥湿要药。

第二节 清 热 剂

白虎汤 《伤寒论》

【组成】 石膏一斤,碎(50g) 知母六两(18g) 甘草二两,炙(6g) 粳米六合(9g)

【用法】 上四味,以水一斗,煮,米熟汤成,去滓,温服一升,日三服(现代用法:水煎,米熟汤成,温服)。

【功用】 清热生津。

【主治】 气分热盛证。壮热面赤,烦渴引饮,汗出恶热,脉洪大有力。

【证治机理】 本方主治阳明气分热盛之证。乃伤寒化热内传阳明之经,或温热病邪传入气分所致。里热炽盛,向上向外熏蒸,故壮热面赤,不恶寒反恶热;里热蒸腾,迫津外泄,则汗出;热灼津伤,加之汗出耗津,故见烦渴引冷饮;热盛于经,则脉洪大有力。此即大热、大渴、大汗出、脉洪大之四大证,病机为肺胃热盛,热炽伤津。根据《伤寒来苏集·伤寒论注》卷三所云"土燥火炎,非苦寒之味所能治矣……以是知甘寒之品,乃泻胃火、生津液之上剂也",治宜清热生津之法。

【方解】 方中重用石膏为君,取其辛甘大寒,主入肺胃气分,善清热而不伤津,并能除烦止渴,《名医别录》言其"除时气、头痛、身热,三焦大热,皮肤热"。臣以知母苦寒质润,既助石膏清热除烦,又滋阴润燥,正如《本草正义》所云:"知母寒润,止治实火,泻肺以泄壅热……清胃以救津液……佐石膏以扫炎熇。"二者相须为用,清热除烦、生津止渴之力尤强,为治气分大热之最佳配伍。粳米、炙甘草和胃生津,缓石膏、知母苦寒重降之性,防寒凉伤中之弊,并留恋药气,均为佐药。炙甘草兼以调和诸药为使。四药配伍,重用辛甘大寒,又伍以苦寒质润,少佐甘温和中,使清热不伤阴,祛邪不伤正。共奏清热除烦、生津止渴之效。

【运用】

1. 本方为治疗伤寒阳明经证,或温病气分热盛证之基础方。以身大热、汗大出、口大渴、脉洪大为辨证要点。

2. 本方使用时,要注意"伤寒脉浮,发热无汗,其表不解者,不可与白虎汤"(《伤寒论·辨太阳病脉证并治》)。"白虎本为达热出表,若其人脉浮弦而细者,不可与也;脉沉者,不可与也;不渴者,不可与也;汗不出者,不可与也。常须识此,勿令误也"(《温病条辨》)。

【方论选录】《伤寒来苏集·伤寒论注》:"石膏大寒,寒能胜热,味甘归脾,质刚而主降,备中土生金之体,色白通肺,质重而含脂,具金能生水之用,故以为君。知母气寒主降,苦以泄肺火,辛以润肺燥,内肥白而外皮毛,肺金之象,生水之源也,故以为臣。甘草皮赤中黄,能土中泻火,为中宫舟楫,寒药得之缓其寒,用此为佐,沉降之性,亦得留连于脾胃之间矣。粳米稼穑作甘,气味温和,禀容平之德,为后天养命之资,得此为佐,阴寒之物,庶无伤损脾胃之虑也。煮汤入胃,输脾归肺,水精四布,大烦大渴可除矣。白虎为西方金神,用以名汤者,秋金得令,而炎暑自解,此四时之序也。"

【医案举例】 缪仲淳治铨部章衡阳,患热病,头痛壮热,渴甚且呕,鼻干燥不得眠,其脉洪大而实。一医曰：阳明症也，当用葛根汤。仲淳曰：阳明之药，表剂有二，一为葛根汤，一为白虎汤。不呕吐而解表，用葛根汤。今吐甚，是阳明之气逆升也，葛根升散，用之非宜。乃与大剂白虎汤，加麦冬、竹叶。医骇药太重，仲淳曰：虏荆非六十万人不可，李信二十万则奔还矣。别后进药，天明遂瘥。（《古今医案按》）

【实验研究】

1. 白虎汤对干酵母和脂多糖（LPS）所致发热大鼠模型有显著解热作用，并能降低大鼠血清中内生性致热源 TNF-α、IL-6 的含量，抑制下丘脑中前列腺素 E2（PGE2）的分泌，与阿司匹林作用相似。[吴佳霖，吕邵娃，孙亚丽，等.白虎汤对不同大鼠发热模型解热机制的研究[J].中南药学，2018，16（04）：492-495.]

2. 白虎汤能够降低 2 型糖尿病大鼠血糖、血脂及血清炎症因子水平，调节肝脏脂质代谢相关基因的表达，改善胸主动脉血管组织病理学及血管重构，其机制可能与调节 IRS-1/PI3K/Akt 信号通路有关。[郭杨志，杜娟，姜敏.白虎汤调节 IRS-1/PI3K/Akt 信号通路对 2 型糖尿病大鼠血糖、血脂代谢及血管重构的影响[J].中国实验方剂学杂志，2021，27（01）：23-30.]

【方歌】 白虎汤用石膏偎，知母甘草粳米陪，亦有加入人参者，躁烦热渴舌生苔。

清营汤 《温病条辨》

【组成】 犀角三钱（水牛角代，30g） 生地黄五钱（15g） 元参三钱（9g） 竹叶心一钱（3g） 麦冬三钱（9g） 丹参二钱（6g） 黄连一钱五分（5g） 银花三钱（9g） 连翘连心用，二钱（6g）

【用法】 水八杯，煮取三杯，日三服（现代用法：水煎服，水牛角镑片先煎，后下余药）。

【功用】 清营解毒，透热养阴。

【主治】 热入营分证。身热夜甚，神烦少寐，时有谵语，目常喜开或喜闭，口渴或不渴，或斑疹隐隐，舌绛而干，脉细数。

【证治机理】 本证乃邪热内传营分，耗伤营阴所致。邪热传营，伏于阴分，入夜阳气内归营阴，与热相合，故身热夜甚；营气通于心，热扰心营，心神被扰，故神烦少寐、时有谵语；邪热入营，热蒸营阴上潮于口，故本应口渴而反不渴；若邪热初入营分，气分热邪未尽，灼伤肺胃之津，则见身热、口渴、苔黄燥；目喜开闭不一，是为火热欲从外泄，阴阳不相既济所致；营热波及血分，络伤血溢现于肌肤，则见斑疹隐隐；舌绛而干、脉细数，为热伤营阴之征。遵《素问•至真要大论》"热淫于内，治以咸寒，佐以甘苦"之旨，治宜咸寒清营解毒为主，辅以透热养阴。

【方解】 方用苦咸性寒之犀角（现用水牛角代），清热凉血解毒，寒而不遏，且能散瘀为君药。热甚伤阴，又以生地黄清热凉血养阴，麦冬清热养阴生津，玄参滋阴降火解毒，三药助君药清营凉血，养阴解毒，共为臣药。君臣相配，苦咸寒与甘寒并用，清营热而养营阴。温邪初入营分，尚有外泄之机，故用银花、连翘清热解毒，轻清透泄，促使营分热邪向外从气分透泄而解，此即叶桂《外感温热篇》所云"入营犹可透热转气"；竹叶清轻透达，清心除烦，黄连苦寒入心，清心解毒；丹参清热凉血，并能活血散瘀，可防热与血结，深陷血分，共为佐药。诸药相伍，清营养阴，兼以透热转气，使营分之热毒得解，营阴得充，诸症可除。

【运用】

1. 本方为治疗温病热邪初入营分证之基础方，亦为"透热转气"法之代表方。以身热夜甚，神烦少寐，斑疹隐隐，舌绛而干，脉数为辨证要点。

2. 应用本方尤当注重舌诊，以舌绛而干为要。原著云："舌白滑者，不可与也。"并在该条自注中又云"舌白滑，不惟热重，湿亦重矣，湿重忌柔润药"，以防滋腻而助湿留邪。

【方论选录】《成方便读》："治暑温内入心包，烦渴舌赤，身热谵语等证。夫暑为君火，其气通心，故暑必伤心。然心为君主，义不受邪，所受者，皆包络代之。但心藏神，邪扰则神不宁，故谵语。心主血，热伤血分，故舌赤。金受火刑，故烦渴。暑为六淫之正邪，温乃时令之乖气，两邪相合，发为暑温，与春温、秋温等证大抵相类，不过暑邪最易伤心。方中犀角、黄连皆入心而清火，犀角有轻灵之性，能解夫疫毒；黄连具苦降之质，可燥乎湿邪，二味为治温之正药。热犯心包，营阴受灼，故以生地、元参滋肾水，麦冬养肺金，而以丹参领之入心，皆得遂其增液救焚之助。连翘、银花、竹叶三味，皆能内彻于心，外通于表，辛凉轻解，自可神安热退，邪自不留耳。"

【实验研究】 清营汤可以有效改善银屑病血热证患者的皮损状况和中医证候，提高患者生活质量，其机制可能与调节患者血清中的 IL-17、IL-23、IL-22、IL-21 细胞因子水平，调控 Th17 细胞相关信号转导因子 STAT3、RORγt 的表达有关。[王丽，方玉甫，周国秀，等. 基于 IL-23/Th17 探讨清营汤治疗银屑病血热证的临床疗效及作用机制 [J]. 中国中药杂志，2019，44（01）：175-180.]

【方歌】 清营汤治热传营，脉数舌绛辨分明，犀地银翘玄连竹，丹麦清热更护阴。

普济消毒饮 《东垣试效方》

【组成】 黄芩 黄连各半两（各15g） 人参三钱（9g） 橘红去白 玄参 生甘草各二钱（各6g） 连翘 鼠黏子 板蓝根 马勃各一钱（各3g） 白僵蚕炒，七分（2g） 升麻七分（2g） 柴胡二钱（6g） 桔梗二钱（6g）

【用法】 上为细末，呋咀，如麻豆大，每服五钱（15g），水二盏，煎至一盏，去滓，稍热，时时服之（现代用法：水煎服）。

【功用】 清热解毒，疏风散邪。

【主治】 大头瘟。恶寒发热，头面红肿焮痛，目不能开，咽喉不利，舌燥口渴，舌红苔白兼黄，脉浮数有力。

【证治机理】 本方主治大头瘟（原书称大头天行），乃风热疫毒之邪，壅于上焦，发于头面所致。风热疫毒上攻头面，气血壅滞，致头面红肿热痛，甚则目不能开；温毒壅滞咽喉，则咽喉红肿而痛；里热炽盛，津液被灼，则口渴；初起风热时毒侵袭肌表，卫阳被郁，正邪相争，故恶寒发热；舌苔黄燥，脉数有力，均为里热炽盛之象。风热宜疏散，疫毒宜清解，病位在上宜因势利导，疏散上焦之风热，清解上焦之疫毒，故法当解毒散邪兼施，而以清热解毒为主。

【方解】 方中重用黄连、黄芩清热泻火解毒，祛上焦头面热毒，为君药。升麻、柴胡疏散风热，并引药达上，使壅于头面的风热疫毒之邪得以散泄，寓有"火郁发之"之意，共为臣药。黄芩、黄连得升麻、柴胡之引，直达病所，清泄头面热毒；升麻、柴胡得黄芩、黄连之苦降，可防其升散太过，一升一降，相互制约，清泄疫毒无凉遏，升散邪热不助焰。鼠黏子（即牛蒡子）、连翘、僵蚕辛凉疏散头面风热，兼清热解毒，助君臣清头面之热；玄参、马勃、板蓝根清热解毒利咽；甘草、桔梗清利咽喉；陈皮理气疏壅，以利散邪消肿；人参补气，扶正以祛邪，共为佐药。甘草调和药性，兼用为使。诸药配伍，清疏并用，升降同投，共收清热解毒、疏风散邪之功。

【运用】

1. 本方为治疗大头瘟之代表方。以头面红肿焮痛，恶寒发热，舌红苔白兼黄，脉浮数为辨证要点。

2.《东垣试效方》论"时毒治验"中，称本方"或加防风、薄荷、川芎、当归""如大便硬，加酒煨大黄一钱或二钱以利之"。

【方论选录】《东垣试效方》："用黄芩、黄连味苦寒，泻心肺间热，以为君；橘红苦平，玄参苦寒，生甘草甘寒，泻火补气，以为臣；连翘、黍黏子、薄荷叶苦辛平，板蓝根味苦寒，马勃、白僵蚕味苦平，散肿消毒定喘，以为佐；新升麻、柴胡苦平，行少阳、阳明二经不得伸；桔梗味辛温，为舟楫，不令下行。"

【医案举例】 荔翁尊堂，年届六旬，初发寒热，疏散不解，越日头颅红肿，渐及面目颐颊，舌焦口渴，发热脉数。予视之曰："此大头时疫证也，东垣普济消毒饮最妙。"翁云："家慈向患肠风，体质素弱，苦寒之剂，恐难胜耳。"予曰："有病当之不害。若恐药峻，方内不用黄连亦可。"市药煎熟，仅饮一杯，旋复吐出，病人自觉喉冷，吸气如冰，以袖掩口始快。众见其拒药喉冷，疑药有误，促予复诊，商欲更方。细审脉证，复告翁曰："此正丹溪所谓病人自觉冷者，非真冷也，因热郁于内，而外反见寒象耳。其饮药旋吐者，此诸逆冲上，皆属于火也。如盈炉之炭，有热无焰，试以杯水沃之，自必烟焰上腾。前治不谬，毋庸迟疑。"今将前药饮毕，喉冷渐除，随服复煎，干渴更甚，头肿舌焦如前。荔翁着急，无所适从。予曰："无他，病重药轻耳。再加黄连，多服自效。"如言服至匝旬，热退肿消，诸恙尽释。（《杏轩医案》）

【方歌】 普济消毒芩连鼠，玄参甘桔板蓝根，升柴马勃连翘陈，薄荷僵蚕为末咀，或加人参及大黄，大头天行力能御。

仙方活命饮 《校注妇人良方》

【组成】 白芷　贝母　防风　赤芍药　当归尾　甘草节　皂角刺炒　穿山甲炙　天花粉　乳香　没药各一钱(各3g)　金银花　陈皮各三钱(各9g)

【用法】 用酒一大碗，煎五七沸服(现代用法：水煎服，或水酒各半煎服)。

【功用】 清热解毒，消肿溃坚，活血止痛。

【主治】 一切阳证痈疡初起。局部红肿焮痛，或身热凛寒，舌苔薄白或黄，脉数有力。

【证治机理】 本方主治阳证痈疡肿毒初起，乃由热毒内壅，气滞血瘀痰结所致。热毒壅聚，营气郁滞，经络阻塞，气血凝滞，聚而成形，故见局部红、肿、热、痛，正如《灵枢·痈疽》云："营卫稽留于经脉之中，则血泣而不行，不行则卫气从之而不通，壅遏而不得行，故热。大热不止，热胜则肉腐，肉腐则为脓。"风热邪毒，壅郁肌腠，邪正交争，故身热凛寒；正邪俱盛，相搏于经，则脉数有力。阳证痈疮初起，治宜清热解毒为主，伍以理气活血、化痰散结、消肿溃坚之法。

【方解】 方中重用金银花，功可清热解毒，消散痈肿，如《景岳全书》所云："金银善于化毒，故治痈疽肿毒疮癣，杨梅风湿诸毒，诚为要药"，为君药。然单用清热解毒，则气滞血瘀难消，肿结不散，又以当归尾、赤芍、乳香、没药、陈皮行气活血通络，消肿止痛，气行则营卫畅通，营卫畅通则邪无滞留，使瘀去肿散痛止，共为臣药。白芷、防风疏风散表，以助散结消肿；气机阻滞则液聚成痰，故配用贝母、花粉清热化痰排脓，可使脓未成即消；穿山甲、皂刺通行经络，透脓溃坚，可使脓成即溃，均为佐药。甘草清热解毒，和中调药，为佐使药。煎药加酒者，借其活血而行周身，助药力直达病所，使邪尽散。诸药合用，清消并举，共奏清热解毒，消肿溃坚，活血止痛之功，使脓"未成者即散，已成者即溃"（《校注妇人良方》），体现了外科阳证内治消法的基本配伍原则。

【运用】

1. 本方为"疮疡之圣药，外科之首方"，适用于阳证而体实的各种疮疡肿毒。以红肿焮痛，或身热凛寒，苔薄白或黄，脉数有力为辨证要点。

2. 本方用于痈肿脓未成或脓成未溃者，若脓已溃，则不宜使用。阴疽疮疡者禁用。

【方论选录】 《古今名医方论》："此疡门开手攻毒第一方也。经云：营气不从，逆于肉理。故痈疽之发，未有不从营气之郁滞，因而血结痰滞，蕴崇热毒为患。治之之法，妙在通经之绝，行气之滞，佐之以豁痰、理气、解毒。是方穿山甲以攻坚，皂刺必达毒所，白芷、防风、陈皮通经理气而疏其滞，乳香定痛和血，没药破血散结，赤芍、当归以祛血热，而行之以破其结。佐以贝母、花粉、金银花、甘草，一以豁痰解郁，一以散毒和血，其为溃坚止痛宜矣。然是方为营卫尚强、中气不亏者设，若脾胃素弱，营卫不调，则有托里消毒散之法，必须斟酌而用。"

【医案举例】 城内耿顺德，年二十余。患玉枕疽，疮形甚恶，大如瓜蒌，疼似火烧，硬如铁石，半月后不溃，诊其脉皆虚细无力。此系督脉受寒湿凝结而成，久之寒化为热，阴变为阳，方能成脓。目今之治，先服仙方活命饮，令其速溃，以免毒气蔓延。伊亦信服。三帖疮已半软，又投四帖，疮已熟矣。用刀取破，脓血各半碗许，上以红升丹，每日两次。共服药十帖而愈。（《湖岳村叟医案》）

【方歌】 仙方活命金银花，防芷归陈草芍加，贝母天花兼乳没，穿山皂刺酒煎佳，一切痈毒能溃散，溃后忌服用勿差。

导赤散 《小儿药证直诀》

【组成】 生地黄 木通 生甘草梢各等分（各6g）

【用法】 上药为末，每服三钱（9g），水一盏，入竹叶同煎至五分，食后温服（现代用法：加竹叶 3g，水煎服）。

【功用】 清心利水养阴。

【主治】 心经火热证。心胸烦热，口渴面赤，意欲冷饮，以及口舌生疮；或心热移于小肠，小便赤涩刺痛，舌红，脉数。

【证治机理】 本方证乃心经热盛或心热移于小肠所致。心火循经上炎，而见心胸烦热、面赤、口舌生疮；火热内灼，阴已不足，故见口渴、意欲饮冷；心与小肠相表里，心热下移小肠，泌别失职，乃见小便赤涩刺痛；舌红，脉数，均为内热之象。《医宗金鉴》以"水虚火不实"概括本方证之病机，故治法不宜苦寒直折，而宜清心与养阴兼顾，利水以导热下行，使蕴热从小便而泄。

【方解】 本方原为小儿而设，其乃稚阴稚阳、易寒易热、易虚易实之体。方中生地甘凉而润，入心、肾经，凉血滋阴以制心火；木通苦寒，入心与小肠经，《本草汇言》云："木通，利九窍，除郁热，导小肠，治淋浊……"上清心经之火，下导小肠之热，两药相配，滋阴制火而不恋邪，利水通淋而不伤阴，共为君药。竹叶甘淡，清心除烦，淡渗利窍，导心火下行，为臣药。生甘草梢清热解毒，尚可直达茎中而止淋痛，并能调和诸药，且防木通、生地之寒凉伤胃，用为佐使。四药配伍，甘寒与苦寒相合，利水不伤阴。《医宗金鉴》云："赤色属心，导赤者，导心经之热从小肠而出……故名导赤散。"

【运用】　本方为治疗心经火热证之常用方，又是体现清热利水养阴法之基础方。以心胸烦热，口渴，口舌生疮或小便赤涩，舌红脉数为辨证要点。本方临证应用时，应据成人、小儿及火热虚实之异，相应增减生地、木通之用量，据证之需，易其君臣，以"变"求"用"也。

【方论选录】《医宗金鉴·删补名医方论》："心与小肠为表里也，然所见口糜舌疮、小便赤黄、茎中作痛、热淋不利等证，皆心热移于小肠之证。故不用黄连直泻其心，而用生地滋肾凉心，木通通利小肠，佐以甘草梢，取易泻最下之热，茎中之痛可除，心经之热可导也。此则水虚火不实者宜之，以利水而不伤阴，泻火而不伐胃也。若心经实热，须加黄连、竹叶，甚者更加大黄，亦釜底抽薪之法也。"

【医案举例】　万密斋治县尹张之子，未周岁，啼哭昼夜不止。医谓腹痛，用理中丸不效。又谓伤食，用泻黄散不止。万视之曰：公子腮颊面赤，乃心烦而哭也。若肠痛当见面青，伤食当见面黄也。乃用导赤散，木通、竹叶、生地、灯心、黄芩、甘草，加黄连、麦冬煎服之。次日早即入告曰：昨夜哭多，何也？万曰：病即安矣。曰：病安何以哭不止？曰：公子啼哭，三日夜不吃乳，昨夜热退心凉欲得乳，而乳母在外。盖往夜之哭，病哭也；昨夜之哭，饥哭也。乃笑曰：果然。乳母五更到，即止矣。（《续名医类案》卷三十）

【方歌】　导赤生地与木通，草梢竹叶四般攻，口糜淋痛小肠火，引热同归小便中。

龙胆泻肝汤　《医方集解》

【组成】　龙胆草酒炒(6g)　黄芩炒(9g)　栀子酒炒(9g)　泽泻(12g)　木通(6g)　车前子(9g)　当归酒洗(3g)　生地黄酒炒(9g)　柴胡(6g)　甘草生用(6g)（原著本方无用量）

【用法】　水煎服；亦可制成丸剂，每服6～9g，日二次，温开水送下。

【功用】　清泻肝胆实火，清利肝经湿热。

【主治】

1.肝胆实火上炎证。头痛目赤，胁痛，口苦，耳聋，耳肿，舌红苔黄，脉弦数有力。

2.肝经湿热下注证。阴肿，阴痒，筋痿，阴汗，小便淋浊，或妇女带下黄臭，舌红苔黄腻，脉弦数有力。

【证治机理】　本证是由肝胆实火上炎或肝胆湿热循经下注所致。肝胆之火循经上冲，则头部、耳目作痛，或听力失聪，旁及两胁则胁痛且口苦；湿热循经下注，则为阴痒、阴肿、筋痿、阴汗；舌红苔黄腻，脉弦数有力，皆为火盛及湿热之象。治宜清泻肝胆实火，清利肝经湿热。

【方解】　方中龙胆草大苦大寒，既能泻肝胆实火，又能利肝胆湿热，泻火除湿，两擅其功，《药品化义》谓"胆草专泻肝胆之火……善清下焦湿热"，故为君药。黄芩、栀子苦寒泻火，燥湿清热，增君药泻火除湿之力，用以为臣。泽泻、木通、车前子渗湿泄热，导肝经湿热从水道而去。肝乃藏血之脏，若为实火所伤，阴血亦随之消灼，且方中诸药以苦燥渗利伤阴之品居多，故用当归、生地养血滋阴，使邪去而阴血不伤。肝性喜疏泄条达而恶抑郁，火邪内郁，肝胆之气不疏，且骤用大剂苦寒降泄之品，既恐肝胆之气被抑，又虑折伤肝胆升发之机，遂用柴胡疏畅肝胆之气，与生地、当归相伍以适肝体阴用阳之性，并能引药归于肝胆之经，以上皆为佐药。甘草调和诸药，护胃安中，为佐使之用。诸药合用，苦寒清利，泻中寓补，降中寓升，以适肝性，使火降热清，湿浊得利，则循经所发诸症皆相应而愈。

【运用】 本方为治疗肝胆实火上炎，肝经湿热下注之常用方。以口苦溺赤，舌红苔黄，脉弦数有力为辨证要点。

【方论选录】《医宗金鉴·删补名医方论》："胁痛口苦，耳聋耳肿，乃胆经之为病也。筋痿阴湿，热痒阴肿，白浊溲血，乃肝经之为病也。故用龙胆草泻肝胆之火，以柴胡为肝使，以甘草缓肝急，佐以芩、栀、通、泽、车前辈大利前阴，使诸湿热有所从出也。然皆泻肝之品，若使病尽去，恐肝亦伤矣，故又加当归、生地补血以养肝。盖肝为藏血之脏，补血即所以补肝也。而妙在泻肝之剂，反作补肝之药，寓有战胜抚绥之义矣。"

【医案举例】 东垣治一人，前阴臊臭，又因连日饮酒，腹中不和，求治。曰：夫前阴者，足厥阴肝之脉络循阴器出其挺末。凡臊者，心之所主，散入五方为五臊，入肝为臊。当于肝经泻行间，是治其本；后于心经泻少冲，乃治其标。如恶针，当用药除之。酒者气味俱阳，能生里之湿热，是风燥热合于下焦为邪。经云：下焦如渎。又云：在下者引而竭之。酒是湿热之物，亦宜决前阴以去之。治以龙胆泻肝汤，又治阴邪热痒。柴胡梢二钱，泽泻二钱，车前子二钱，木通五分，生地黄、当归梢、草龙胆各三分，作一服水煎，以美膳压之。（《古今医案按》卷八）

【方歌】 龙胆泻肝栀芩柴，生地车前泽泻偕，木通甘草当归合，肝经湿热力能排。

青蒿鳖甲汤 《温病条辨》

【组成】 青蒿二钱(6g) 鳖甲五钱(15g) 细生地四钱(12g) 知母二钱(6g) 丹皮三钱(9g)

【用法】 上药以水五杯，煮取二杯，日再服（现代用法：水煎服）。

【功用】 养阴透热。

【主治】 温病后期，邪伏阴分证。夜热早凉，热退无汗，舌红苔少，脉细数。

【证治机理】 本证为温病后期，阴液已伤，而余邪深伏阴分。卫阳之气，日行于表，而夜入于里。阴分本有伏热，阳气入阴则助长邪热，两阳相加，阴不制阳，故入夜身热。平旦卫气行于表，阳出于阴，则热退身凉。温病后期，阴液已伤，加之邪热深伏阴分，则阴津益耗，无以作汗，故见热退无汗。舌红少苔，脉象细数，皆为阴虚有热之候。此阴虚邪伏之证，若纯用滋阴则滋腻恋邪，单用苦寒则易化燥伤阴，故宜养阴与透邪并进。

【方解】 方中鳖甲咸寒，直入阴分，滋阴退热；青蒿苦辛而寒，其气芳香，清中有透散之力，清热透络，引邪外出，《本草新编》言其"能别骨中之火行于皮肤"。两药相配，滋阴清热，内清外透，使阴分伏热有外达之机，共为君药。即如吴瑭自释："此方有先入后出之妙，青蒿不能直入阴分，有鳖甲领之入也；鳖甲不能独出阳分，有青蒿领之出也。"生地甘寒，滋阴凉血；知母苦寒质润，滋阴降火，共助鳖甲以养阴退虚热，为臣药。丹皮辛苦性凉，泄血中伏火，以助青蒿清透阴分伏热，为佐药。诸药合用，滋中有清，清中有透，邪正兼顾，先入后出，共奏养阴透热之功。

【运用】 本方为治疗阴虚发热证之常用方。以夜热早凉，热退无汗，舌红少苔，脉细数为辨证要点。

【方论选录】《温病条辨》卷三："邪气深伏阴分，混处气血之中，不能纯用养阴，又非壮火，更不得任用苦燥。故以鳖甲蠕动之物，入肝经至阴之分，既能养阴，又能入络搜邪；以青蒿芳香透络，从少阳领邪外出；细生地清阴络之热；丹皮泻血中之伏火；知母者，知病之母也，佐鳖甲、青蒿而成搜剔之功焉。"

【医案举例】 李，十八岁，十二月初九日。伏暑如疟状，脉弦数，寒热往来，热多则寒，解后有汗，与青蒿鳖甲汤五帖痊愈。(《吴鞠通医案》卷一)

【方歌】 青蒿鳖甲知地丹，阴分热伏此方攀，夜热早凉无汗者，从里达表服之安。

简释方

白虎加人参汤 (《伤寒论》) 知母六两(18g) 石膏碎,绵裹,一斤(50g) 甘草炙,二两(6g) 粳米六合(9g) 人参三两(9g)。功用：清热，益气，生津。主治：气分热盛，气津两伤证。汗、吐、下后，里热炽盛而见四大症者；以及白虎汤证见有背微恶寒，或饮不解渴，或脉浮大而芤者；以及暑热病见有身大热属气津两伤者。方用白虎汤清热除烦，生津止渴，加人参则益气生津之力强，适用于气分热盛，气津两伤之证。

白虎加桂枝汤 (《金匮要略》) 知母六两(18g) 甘草炙,二两(6g) 石膏一斤(50g) 粳米二合(6g) 桂枝去皮,三两(9g)。功用：清热，通络，和营卫。主治：温疟。症见其脉如平，身无寒但热，骨节疼烦，时呕；以及风湿热痹而见壮热，气粗烦躁，关节肿痛，口渴，苔白，脉弦数。本方取桂枝温通经络，调和营卫，与白虎汤合用，清中有透，兼以通经络，用治温疟或风湿热痹，亦可用治疟疾但热不寒者。

白虎加苍术汤 (《类证活人书》) 知母六两(18g) 甘草炙,二两(6g) 石膏一斤(50g) 苍术粳米各三两(各9g)。功用：清热祛湿。主治：湿温病。症见身热胸痞，汗多，舌红苔白腻等；以及风湿热痹，身大热，关节肿痛等。本方以白虎汤清热，苍术燥湿，适用于湿温病之湿困热甚等。

竹叶石膏汤 (《伤寒论》) 竹叶二把(6g) 石膏一斤(50g) 半夏洗,半升(9g) 麦门冬去心,一升(20g) 人参二两(6g) 甘草炙,二两(6g) 粳米半升(10g)。功用：清热生津，益气和胃。主治：伤寒、温病、暑病之后，余热未清，气津两伤证。身热多汗，心胸烦闷，气逆欲呕，口干喜饮，或虚烦不寐，舌红苔少，脉虚数。本方由白虎汤去知母，加竹叶、半夏、麦门冬、人参组成，辛甘大寒与甘寒甘温合为清补之剂，共奏清热生津，益气和胃之效。方中麦门冬与半夏的用量比例为2:1。

清暑益气汤 (《温热经纬》) 西洋参 石斛 麦冬 黄连 竹叶 荷梗 知母 西瓜翠衣 甘草 粳米(原书未著用量)。功用：清热解暑，益气养阴。主治：暑热气津两伤证。身热汗多，心烦口渴，小便短赤，四肢困倦，精神不振，脉虚数。本方是治疗暑热气津两伤证之常用方，甘寒苦寒合法，清补并举，气津兼顾。共奏清暑益气，养阴生津之效。

犀角地黄汤 (《外台秘要》) 芍药三分(9g) 地黄半斤(24g) 丹皮一两(12g) 犀角屑一两(水牛角代,30g)。功用：清热解毒，凉血散瘀。主治：热入血分证。身热谵语，斑色紫黑，或吐血、衄血、便血、尿血，舌深绛起刺，脉数；或喜忘如狂，或漱水不欲咽，或大便色黑易解。本方为治疗温热病热入血分证之基础方，诸药合用，清中有滋而无耗血之弊，凉血活血而无留瘀之患。以各种失血，斑色紫黑，神昏谵语，身热舌绛为辨证要点。原著记载其加减："有热如狂者，加黄芩二两；其人脉大来迟，腹不满，自言满者，为无热，不用黄芩。"

黄连解毒汤 (《外台秘要》) 黄连三两(9g) 黄芩 黄柏各二两(各6g) 栀子擘,十四枚(9g)。

功用：泻火解毒。主治：三焦火毒热盛证。大热烦躁，口燥咽干，错语不眠；或热病吐血、衄血；或热甚发斑，或身热下痢，或湿热黄疸；或外科痈疡疔毒，小便黄赤，舌红苔黄，脉数有力。本方集苦寒清热药物于一方，以黄芩清上焦之火，黄连泻中焦之火，黄柏泻下焦之火，栀子清泻三焦之火，上下俱清，三焦兼顾，苦寒直折。为大苦大寒之剂，久服或过量服用易伤脾胃，故非火盛者不宜使用。

泻心汤《金匮要略》 大黄二两(6g) 黄连一两(3g) 黄芩一两(3g)。功用：泻火解毒，燥湿泄痞。主治：邪火内炽、迫血妄行所致之吐血、衄血等；或湿热内蕴之黄疸，见胸痞烦热；或积热上冲而致目赤且肿，口舌生疮；或外科疮疡，心胸烦热，大便干结等。本方以黄连、黄芩泻火解毒燥湿，并伍大黄泻火消痞，导热下行，体现"以泻代清"之法。

凉膈散《太平惠民和剂局方》 川大黄 朴硝 甘草燇，各二十两(各12g) 山栀子仁 薄荷叶去梗 黄芩各十两(各6g) 连翘二斤半(25g)。功用：泻火通便，清上泄下。主治：上中二焦火热证。烦躁口渴，面赤唇焦，胸膈烦热，口舌生疮，睡卧不宁，谵语狂妄，或咽痛吐衄，便秘溲赤，或大便不畅，舌红苔黄，脉滑数。本方为治疗上、中二焦火热炽盛证之常用方，亦为"以泻代清"法之代表方。本方虽有通腑之力，然其重在清泄胸膈之热，即使无大便秘结，但胸膈灼热如焚者，亦可用之。

五味消毒饮《医宗金鉴》 金银花三钱(30g) 野菊花 蒲公英 紫花地丁 紫背天葵子各一钱二分(各12g)。功用：清热解毒，消散疔疮。主治：火毒结聚之疔疮。疔疮初起，发热恶寒，疮形似粟，坚硬根深，状如铁钉，以及痈疡疖肿，局部红肿热痛，舌红苔黄，脉数。本方取苦寒清热解毒之品于一方，同类相须，功专力宏，为治火热疔毒之常用方。

四妙勇安汤《验方新编》 金银花 玄参各三两(各90g) 当归二两(60g) 甘草一两(30g)。功用：清热解毒，活血止痛。主治：热毒炽盛之脱疽。患肢暗红微肿灼热，疼痛剧烈，久则溃烂腐臭，甚则脚趾节节脱落，延及足背，烦热口渴，舌红，脉数。本方清热解毒之中寓活血养血之法，气血兼顾，药少量大效宏，为治疗热毒脱疽之代表方。本方服法独特，"水煎服，一连十剂，永无后患，药味不可少"，旨在示人服用本方一则要大剂连服，二则不可缺味。如此，方能获药简力宏之"妙"。

犀黄丸《外科证治全生集》 犀牛黄三分(1g) 乳香 没药各一两(各30g) 麝香一钱五分(4.5g)。功用：活血行瘀，解毒消痈。主治：火郁痰凝、气滞血瘀所致之乳岩、瘰疬、横痃、痰核、流注、肿痛、小肠痈等见舌红、脉滑数者。本方清消并用，瘀毒兼散，药简效宏，为治疗内外痈疽肿毒之代表方。

苇茎汤《外台秘要》引《古今录验方》 苇锉，一升(60g) 薏苡仁半升(30g) 桃仁去皮、尖、两仁者，五十枚(9g) 瓜瓣半升(24g)。功用：清肺化痰，逐瘀排脓。主治：痰瘀互结，热毒壅滞之肺痈证。身有微热，咳嗽痰多，甚则咳吐腥臭脓血，胸中隐隐作痛，舌红，苔黄腻，脉滑数。本方为治肺痈之常用方。方中苇茎一药，现临证多用芦根，而鲜有用茎者。瓜瓣一药，《张氏医通》认为"瓜瓣即甜瓜子"，后世常以冬瓜子代瓜瓣，其功用相近。

清瘟败毒饮《疫疹一得》 生石膏大剂六两至八两(180~240g)；中剂二两至四两(60~120g)；小剂八钱至一两二钱(24~36g) 小生地大剂六钱至一两(18~30g)；中剂三钱至五钱(9~15g)；小剂二钱至四钱(6~12g) 乌犀角(水牛角代)大剂六钱至八钱(18~24g)；中剂三钱至四钱(9~12g)；小剂二钱至四钱(6~12g) 真川连大剂四钱至六钱(18~24g)；中剂二钱至四钱(6~12g)；小剂一钱至钱半(3~4.5g) 生栀子 桔梗 黄芩 知母 赤芍 玄参 连翘 竹叶 甘草 丹皮(各6g)(以上十味，原著本方无用量）。先煮石膏数十沸，后下诸药，犀角（水牛角代）磨汁和服（现代用法：水煎服）。功用：清热解毒，凉血泻火。主治：温疫热毒，气血两燔证。大热渴饮，头痛如劈，干呕狂躁，谵语神昏；或发斑疹，或吐血、衄血；四肢或抽搐，或厥逆；舌绛唇焦，脉沉细而数，或沉数，或浮大而数。本方为治疗热毒充斥，气血两燔之代表方。

化斑汤（《温病条辨》）　石膏一两（30g）　知母四钱（12g）　生甘草三钱（9g）　玄参三钱（9g）　犀角二钱（水牛角代，6g）　白粳米一合（9g）。水八杯，煮取三杯，日三服，渣再煮一盅，夜一服。功用：清气凉血。主治：温病热入气血之证。症见发热烦躁，外透斑疹，色赤，口渴或不渴，脉数。

泻青丸（《小儿药证直诀》）　当归去芦头，切，焙，秤　龙脑焙，秤　川芎　山栀子仁　川大黄湿纸裹，煨　羌活　防风去芦头，切，焙，秤，各等分。上件为末，炼蜜为丸，鸡头大（1.5g），每服半丸至一丸，煎竹叶汤同砂糖温水化下。功用：清肝泻火。主治：肝经火郁证。症见目赤肿痛，烦躁易怒，不能安卧，尿赤便秘，脉洪实；以及小儿急惊，热盛抽搐等。

左金丸（《丹溪心法》）　黄连六两（18g）　吴茱萸一两（3g）。上药为末，水丸或蒸饼为丸，白汤下五十丸（6g）（现代用法：为末，水泛为丸，每服3~6g，一日2次，温开水送服；亦可作汤剂，水煎服）。功用：清泻肝火，降逆止呕。主治：肝火犯胃证。胁肋疼痛，嘈杂吞酸，呕吐口苦，舌红苔黄，脉弦数。本方辛开苦降，肝胃同调，寒热并用，主以苦寒，黄连与吴茱萸用量比例为6：1。

戊己丸（《太平惠民和剂局方》）　黄连去须　吴茱萸去梗，炒　白芍药各五两（各15g）。上为细末，面糊为丸，如梧桐子大。每服二十丸，浓煎米饮下，空心，日三服。功用：疏肝理脾，清热和胃。主治：肝火横逆犯脾胃，肝脾胃不和证。症见胃痛吞酸，腹痛泄泻。

泻白散（《小儿药证直诀》）　地骨皮洗去土，焙　桑白皮细锉炒黄，各一两（各30g）　甘草炙，一钱（3g）。上药锉散，入粳米一撮，水二小盏，煎七分，食前服（现代用法：水煎服）。功用：清泻肺热，止咳平喘。主治：肺热喘咳证。气喘咳嗽，皮肤蒸热，日晡尤甚，舌红苔黄，脉细数。本方为治疗肺有伏火、郁热喘咳之常用方。

葶苈大枣泻肺汤（《金匮要略》）　葶苈子熬令色黄，捣丸如弹子大（9g）　大枣十二枚（4枚）。上先以水三升，煮枣取二升，去枣，内葶苈，煮取一升，顿服。功用：泻肺行水，下气平喘。主治：痰水壅实之咳喘胸满。

清胃散（《脾胃论》）　真生地黄　当归身各三分（各6g）　牡丹皮半钱（6g）　黄连拣净六分，夏月倍之，大抵黄连临时增减无定（9g）　升麻一钱（6g）。上药为细末，都作一服，水一盏半，煎至七分，去滓，放冷服之（现代用法：水煎服）。功用：清胃凉血。主治：胃火牙痛。牙痛牵引头疼，面颊发热，其齿喜冷恶热，或牙宣出血，或牙龈红肿溃烂，或唇舌腮颊肿痛，口气热臭，口干舌燥，舌红苔黄，脉滑数。本方为治疗胃火牙痛之常用方，《医方集解》载本方有石膏，其清胃之力更强。

泻黄散（《小儿药证直诀》，又名泻脾散）　藿香叶七钱（6g）　山栀仁一钱（3g）　石膏五钱（9g）　甘草三两（6g）　防风去芦，切，焙，四两（9g）。上药锉，同蜜、酒微炒香，为细末。每服一至二钱（3~6g），水一盏，煎至五分，温服清汁，无时。功用：泻脾胃伏火。主治：脾胃伏火证。症见口疮口臭，烦渴易饥，口燥唇干，舌红脉数，以及脾热弄舌等。

玉女煎（《景岳全书》）　石膏三至五钱（9~15g）　熟地三至五钱或一两（9~30g）　麦冬二钱（6g）　知母　牛膝各一钱半（各5g）。上药用水一盅半，煎七分，温服或冷服（现代用法：水煎服）。功用：清胃热，滋肾阴。主治：胃热阴虚证。头痛，牙痛，齿松牙衄，烦热干渴，舌红苔黄而干，脉数而重按无力。亦治消渴，消谷善饥等。本方为治疗胃热阴虚牙痛之常用方。

芍药汤（《素问病机气宜保命集》） 芍药二两（30g） 当归 黄连各半两（各15g） 槟榔 木香 甘草炙，各二钱（各6g） 大黄三钱（6g） 黄芩半两（9g） 官桂一钱半（5g）。上㕮咀，每服半两（15g），水二盏，煎至一盏，食后温服（现代用法：水煎服）。功用：清热燥湿，调气和血。主治：湿热痢疾。腹痛，便脓血，赤白相兼，里急后重，肛门灼热，小便短赤，舌苔黄腻，脉弦数。

香连丸（《太平惠民和剂局方》） 黄连去芦、须，二十两（15g），用茱萸十两（7g）同炒令赤，去茱萸不用 木香不见火，四两八钱八分（6g）。上为细末，醋糊为丸，如梧桐子大。每服二十丸（6~9g），饭饮吞下。功用：清热燥湿，行气化滞。主治：湿热痢疾。症见下痢，赤白相兼，腹痛，里急后重。

黄芩汤（《伤寒论》） 黄芩三两（9g） 芍药二两（6g） 甘草炙，二两（6g） 大枣擘，十二枚（4枚）。上四味，以水一斗，煮取三升，去滓。温服一升，日再，夜一服。功用：清热止利，和中止痛。主治：热泻热痢。症见身热，口苦，腹痛下利，舌红苔黄，脉数。

白头翁汤（《伤寒论》） 白头翁二两（15g） 黄柏三两（9g） 黄连三两（9g） 秦皮三两（9g）。上药四味，以水七升，煮取二升，去滓，温服一升，不愈，更服一升（现代用法：水煎服）。功用：清热解毒，凉血止痢。主治：热毒痢疾。下痢脓血，赤多白少，腹痛，里急后重，肛门灼热，渴欲饮水，舌红苔黄，脉弦数。本方为治疗热毒血痢之常用方。以下痢赤多白少，腹痛，里急后重，舌红苔黄，脉弦数为辨证要点。

清骨散（《证治准绳》） 银柴胡一钱五分（5g） 胡黄连 秦艽 鳖甲醋炙 地骨皮 青蒿 知母各一钱（各3g） 甘草五分（2g）。水二盅，煎八分，食远服（现代用法：水煎服）。功用：清虚热，退骨蒸。主治：肝肾阴虚，虚火内扰证。骨蒸潮热，或低热日久不退，形体消瘦，唇红颧赤，困倦盗汗，或口渴心烦，舌红少苔，脉细数。本方为治疗骨蒸劳热之常用方。

秦艽鳖甲散（《卫生宝鉴》） 柴胡 鳖甲去裙，酥炙，用九肋者 地骨皮各一两（各30g） 秦艽 当归 知母各半两（各15g）。上六味为粗末，每服五钱（15g），水一盏，青蒿五叶，乌梅一个，煎至七分，去渣温服，空心、临卧各一服。功用：清热除蒸，滋阴养血。主治：阴亏血虚，风邪传里化热之风劳病。症见骨蒸盗汗，肌肉消瘦，唇红颊赤，气粗，困倦，舌红少苔，脉细数。

当归六黄汤（《兰室秘藏》） 当归 生地黄 黄芩 黄柏 黄连 熟地黄各等分（各6g） 黄芪加一倍（12g）。上药为粗末，每服五钱（15g），水二盏，煎至一盏，食前服，小儿减半服之（现代用法：水煎服）。功用：滋阴泻火，固表止汗。主治：阴虚火旺盗汗。发热盗汗，面赤心烦，口干唇燥，大便干结，小便黄赤，舌红苔黄，脉数。本方为治疗阴虚火旺盗汗之常用方。

【鉴别】

白虎汤 白虎加人参汤 白虎加桂枝汤 白虎加苍术汤

后三方均由白虎汤加味而成。白虎汤重用辛寒清气，伍以苦寒质润，少佐甘温和中，则清不伤阴，寒不伤中，适用于伤寒阳明经证，或温病气分热盛证。白虎加人参汤是清热与益气生津并用，适用于气分热盛，气津两伤之证；对暑温热盛津伤证，亦可使用。白虎加桂枝汤是清中有透，兼以通经络之剂，用治温疟或风湿热痹。白虎加苍术汤，是清热与燥湿并用之方，用治湿温病见身热胸痞，汗多，苔白腻之症，亦可用于风湿热痹，关节红肿等。

竹叶石膏汤 白虎汤

竹叶石膏汤、白虎汤均以石膏为君，具清热生津之功。白虎汤主治气分热盛之证，为正盛邪实，里热内炽，故用石膏、知母之重剂，重在清热；竹叶石膏汤为余热未清，气阴已伤，故去苦寒质润之知母,加竹叶以助石膏清其余热并除烦渴,人参、麦冬益气生津,半夏和胃降逆止呕,而成清补兼施之剂。

犀角地黄汤　清营汤

犀角地黄汤、清营汤均以犀角、生地为主,以治热入营血证。但清营汤主以清热凉血,又伍银花、连翘等轻清宣透之品,寓"透热转气"之意,适用于热邪初入营尚未动血之证;犀角地黄汤着重清热解毒凉血,又配伍芍药、丹皮泄热散瘀,寓"凉血散血"之意,用治热入血分,而见耗血、动血之证。

黄连解毒汤　泻心汤

黄连解毒汤、泻心汤均用黄连、黄芩,为苦寒直折、泻火解毒之剂。泻心汤伍大黄泻火消痞,导热下行,使热从大便而去,体现"以泻代清"之法,主治热壅心下之痞证,以及火热迫血妄行之吐血衄血;黄连解毒汤配黄柏、栀子清热泻火,导热下行,使热从小便而出,体现"苦寒直折"之法,主治火毒充斥三焦之证。

清瘟败毒饮　化斑汤

清瘟败毒饮、化斑汤同具清热凉血之功。但清瘟败毒饮以大剂辛寒药物清阳明经热,并用泻火、解毒、凉血,以使气血两清,适于热毒充斥、气血两燔之证;化斑汤清气凉血解毒之功不及清瘟败毒饮,适用于温病热入气血,发热、发斑之证。

导赤散　清心莲子饮

清心莲子饮与导赤散同具清心养阴利水之功。清心莲子饮以清心火,益气阴,交通心肾,兼利小便为主,心肾两补,偏于治心。方中寒凉清热之黄芩、地骨皮配伍莲子肉、黄芪、人参、茯苓、麦冬以益气养阴;车前子清热利湿。常用于心火偏旺,兼心肾气阴两虚,湿热下注,精关不固者,其补益心肾之力强于导赤散。导赤散适用于火象不甚,阴无大伤者。

左金丸　戊己丸

左金丸为戊己丸去白芍,易黄连与吴茱萸之用量比例而成。戊己丸中黄连与吴茱萸等量而用,清热与开郁并重,配伍白芍意在和里缓急,有疏肝理脾和胃之功,故可用于治疗肝脾不和之胃痛吞酸、腹痛泄泻。

葶苈大枣泻肺汤　泻白散

葶苈大枣泻肺汤、泻白散均有泻肺之功,用于肺热喘咳证。但葶苈大枣泻肺汤以葶苈子苦寒泻肺,逐痰行水为主,佐以大枣甘温安中,使泻不伤正,适于痰浊壅滞于肺而致之痰喘;泻白散以甘寒之桑白皮、地骨皮清肺热、泻肺气、平喘咳,佐以炙甘草、粳米养胃和中,培土生金,适于肺中伏火郁热之喘咳。

泻黄散　清胃散

泻黄散与清胃散皆有清胃热之功。泻黄散泻脾胃伏火,主治脾热弄舌、口疮口臭等;清胃散清胃凉血,主治胃热牙痛,或牙宣出血、颊腮肿痛者。但前者是清散并用,兼顾脾胃;后者以清胃凉血为主,兼以升散解毒。

香连丸　黄芩汤　芍药汤

香连丸、黄芩汤与芍药汤同治湿热痢疾。香连丸以黄连(吴茱萸同炒后去吴茱萸)配木香,以清热燥湿为主,且可行气止痛;黄芩汤以黄芩、芍药配甘草、大枣,意在清热止利、和中止痛,为治热泻热痢之方;芍药汤由黄芩汤去大枣加黄连、当归、木香、槟榔、大黄及肉桂而成,清热燥湿之力更盛,且增调气和血、通因通用之功。

第四章 温 里 方 药

温里方药，即以温里助阳、散寒通脉作用为主，用于治疗里寒证的方药。

本类方药是根据《素问•至真要大论》"寒者热之""治寒以热"的原则立法，属于"八法"中之"温法"。

里寒证系指寒邪停留体内脏腑经络间所致的病证。其或因素体阳虚，寒从中生；或因外寒直中三阴，深入脏腑；或因表寒证治疗不当，寒邪乘虚入里；或因过食寒凉，损伤阳气，皆可形成里寒证。其主要临床表现有畏寒肢冷，喜温蜷卧，口淡不渴，小便清长，舌淡苔白，脉沉迟或缓等。里寒证在病位上有脏腑经络之异，在病情上有轻重缓急之分。

温里方药多温热。因里寒证之形成，多与素体阳气不足相关，故常配伍补益药以扶正；阳气欲脱，证属危急者，须配伍补气固脱之品；若营血虚弱，应配伍养血之药，等等。

温里方药多由辛温燥热之品组成，临床使用时必须辨别寒热之真假，真热假寒证禁用；素体阴虚或失血之人亦应慎用，以免重伤阴血。再者，若阴寒太盛或真寒假热，服药入口即吐者，可反佐少量寒凉药物，或热药冷服，避免格拒。

第一节 温 里 药

附子 Fùzǐ 《神农本草经》

本品为毛茛科植物乌头 *Aconitum carmichaelii* Debx. 的子根加工品。主产于四川。常加工炮制为盐附子、黑附片（黑顺片）、白附片、淡附片、炮附片。

【药性】 辛、甘，大热；有毒。归心、肾、脾经。

【功效】 回阳救逆，补火助阳，散寒止痛。

【应用】

1. 亡阳证　本品辛甘大热，能上助心阳，中温脾阳，下补肾阳，为"回阳救逆第一品药"。治久病体虚，阳气衰微，阴寒内盛，或因大汗、大吐、大泻所致亡阳证，症见冷汗自出，四肢厥逆，脉微欲绝，常与干姜、甘草同用；若亡阳兼气脱，大汗淋漓，气促喘急，常与大补元气、复脉固脱的人参同用。

2. 阳虚诸证　本品归心、肾、脾经，善于补火助阳，凡心、肾、脾阳气衰弱者均可应用。治肾阳不足，命门火衰所致畏寒肢冷，宫寒不孕，阳痿尿频，腰膝冷痛，常与肉桂、熟地黄、山茱萸等同用；治脾阳不振，寒湿内盛所致脘腹冷痛，大便溏泻等，与人参、白术、干姜同用；治脾肾阳虚，水气内停所致小便不利，浮肿，与茯苓、白术等同用；治心阳衰弱，心悸气短，胸痹心痛，则配伍人参、桂枝等药；治阳虚兼外感风寒，与麻黄、细辛同用。

3. 寒湿痹痛　本品辛散温通，走而不守，能温经通络，逐经络中风寒湿邪，故有较强的散寒止痛作用。凡风寒湿痹，周身骨节疼痛者均可用之，尤善治寒痹痛剧者。

【用法用量】　煎服，3～15g；先煎，久煎，口尝至无麻辣感为度。

【使用注意】　不宜与半夏、瓜蒌、瓜蒌皮、瓜蒌子、天花粉、川贝母、浙贝母、平贝母、伊贝母、湖北贝母、白蔹、白及同用。孕妇慎用，阴虚阳亢者忌用。生品宜外用，内服须炮制。若内服过量，或炮制、煎煮方法不当，容易引起中毒。

【文献摘要】　《神农本草经》："治风寒，咳逆，邪气，温中，金疮，破癥坚积聚，血瘕，寒湿痿躄，拘挛膝痛，不能行步。"《本草汇言》："回阳气，散阴寒，逐冷痰，通关节之猛药也。诸病真阳不足，虚火上升，咽喉不利，饮食不入，服寒药愈甚者，附子乃命门主药，能入其窟穴而招之，引火归原，则浮游之火自熄矣。凡属阳虚阴极之候，肺肾无热证者，服之有起死之殊功。"《本草正义》："附子，本是辛温大热，其性善走，故为通十二经纯阳之要药，外则达皮毛而除表寒，里则达下元而温痼冷，彻内彻外，凡三焦经络，诸脏诸腑，果有真寒，无不可治。"

【现代研究】　主要含乌头碱、新乌头碱、次乌头碱、去甲乌头碱、异飞燕草碱、新乌宁碱等双酯型生物碱，苯甲酰新乌头原碱、苯甲酰乌头原碱、苯甲酰次乌头原碱等单酯型生物碱。本品有强心、预防室颤、扩张冠脉、双向调节血压、抑制凝血、抗血栓形成、抗炎、镇痛、增强免疫、抗氧化、抗衰老等作用。

干姜　*Gānjiāng*（《神农本草经》）

本品为姜科植物姜 *Zingiber officinale* Rosc. 的干燥根茎。主产于四川、贵州、湖北、广东等地。生用。

【药性】　辛，热。归脾、胃、肾、心、肺经。

【功效】　温中散寒，回阳通脉，温肺化饮。

【应用】

1. 脾胃寒证　本品辛热燥烈，主入脾胃而长于温中散寒止痛，为温暖中焦的主药，无论寒邪内侵或脾胃阳虚均可使用。治脾胃虚寒，脘腹冷痛，可单用，或与人参、白术等同用；治胃寒呕吐，常配伍高良姜；治上热下寒，寒热格拒，食入即吐者，可与黄芩、黄连、人参等同用。

2. 亡阳证　本品辛热，入心、脾、肾经，有温阳守中，回阳通脉之功。用治心肾阳虚，阴寒内盛所致亡阳厥逆，脉微欲绝者，常与附子相须为用。

3. 寒饮喘咳　本品辛热，入肺经，能温肺散寒化饮，治寒饮喘咳，痰多清稀，形寒背冷，常与细辛、五味子、麻黄等同用。

【用法用量】　煎服，3～10g。

【使用注意】　本品辛热燥烈，阴虚内热、血热妄行者忌用。孕妇慎用。

【鉴别用药】　干姜与附子均辛热，能温中散寒止痛，用治寒邪内侵或脾胃虚寒，脘腹冷痛、呕吐泄泻等；又均能治疗亡阳证，干姜功善回阳通脉，附子长于回阳救逆，附子力强，干姜力弱，二者常相须为用。干姜主入脾胃，长于温中散寒、健运脾阳而止呕止泻，尚能温肺化饮，用治寒饮喘咳。附子有补火助阳之效，用治肾、脾、心诸脏阳气衰弱，取其散寒止痛之功，还可用治寒湿痹痛。

【文献摘要】　《神农本草经》："主胸满，咳逆上气，温中，止血，出汗，逐风湿痹，肠澼下痢。生者尤良。"《医学启源》："干姜其用有四：通心助阳，一也；去脏腑沉寒痼冷，二也；发诸经之寒气，三也；治感寒腹痛，四也。"《本草求真》："干姜，大热无毒，守而不走，凡胃中虚冷，元阳欲绝，合以附子同投，则能回阳立效，故书有附子无姜不热之句。"

【现代研究】　主要含 6- 姜辣素、α- 姜烯、β- 甜没药烯等挥发油，并含有树脂、淀粉以及多种氨基酸等成分。本品有镇静、镇痛、抗炎、止呕、增加胆汁分泌、抗血栓形成、抗血吸虫等作用。

肉桂　Ròuguì（《神农本草经》）

本品为樟科植物肉桂 *Cinnamomum cassia* Presl 的干燥树皮。主产于广西、广东。生用。

【药性】　辛、甘，大热。归肾、脾、心、肝经。

【功效】　补火助阳，散寒止痛，温经通脉，引火归原。

【应用】

1. 肾阳不足，命门火衰，阳痿宫冷，腰膝冷痛　本品辛甘大热，能补火助阳、益阳消阴，是治命门火衰、下元虚冷的要药，症见阳痿宫冷，腰膝冷痛，夜尿频多，滑精遗尿等，常与附子、熟地黄、山茱萸等同用。

2. 心腹冷痛，虚寒吐泻，寒疝腹痛　本品甘热助阳以补虚，辛热散寒以止痛，善祛痼冷沉寒，用治胸阳不振、寒邪内侵的胸痹心痛，寒邪直中或脾胃虚寒的脘腹冷痛、呕吐泄泻、寒疝腹痛等。

3. 冲任虚寒、寒凝血滞，经闭痛经，寒湿痹痛，阴疽流注　本品辛散温通，以行气血，散寒止痛。治冲任虚寒，寒凝血滞的闭经、痛经等，常与当归、小茴香等同用；治风寒湿痹，腰膝疼痛，肢节屈伸不利，可与独活、桑寄生等配伍；治阳虚寒凝，血滞痰阻的阴疽、流注，则配伍鹿角胶、炮姜等药。

4. 肾虚作喘，虚阳上浮，眩晕目赤　本品大热，入肝肾经，能使因下元虚衰所致上浮之虚阳回归故里，故曰"引火归原"，用治元阳亏虚，虚阳上浮的面赤，虚喘，汗出，心悸，失眠，脉微弱者。

此外，久病体虚气血不足者，在补益气血方中加入少量肉桂，有温运阳气，鼓舞气血生长之效。

【用法用量】　煎服，1～5g，宜后下或焗服；研末冲服，每次 1～2g。

【使用注意】　不宜与赤石脂同用。孕妇慎用。阴虚火旺，里有实热，出血倾向者慎用。

【鉴别用药】　肉桂与附子辛甘大热，均能补火助阳，散寒止痛，用治肾阳虚证、脾肾阳虚证，脾胃虚寒及寒湿痹痛。肉桂还能温经通脉，引火归原，用治胸痹、闭经、痛经、阴疽流注、虚阳上浮等。附子为"回阳救逆第一品药"，用治亡阳证。

肉桂与桂枝来源于同一植物，均辛甘、性温热，能散寒止痛、温通经脉，用治寒凝血滞之胸痹、闭经、痛经、风寒湿痹。肉桂长于温里寒，用治里寒证；又能补火助阳，引火归原，用治肾阳不足、命门火衰之阳痿宫冷，下元虚衰、虚阳上浮之虚喘、心悸。桂枝长于散表寒，用治风寒表证；又能助阳化气，平冲降逆，用治痰饮，水肿，心悸，奔豚等。

【文献摘要】　《神农本草经》："治上气咳逆，结气，喉痹吐吸，利关节，补中益气。"《汤液本草》："补命门不足，益火消阴。"《本草求真》："大补命门相火，益阳治阴。凡沉寒痼冷、营卫风寒、阳虚自汗、腹中冷痛、咳逆结气、脾虚恶食、湿盛泄泻、血脉不通、胎衣不下、目赤肿痛,因寒因滞而得者,用此治无不效。"

【现代研究】 主要含肉桂醛等挥发油,并含有肉桂醇、肉桂酸、香豆素等多种成分。本品有增强冠状动脉及脑血流量、抗血小板凝集、促进血液循环、镇痛、镇静、解热、抗惊厥、抑菌、降血糖等作用。

吴茱萸　Wúzhūyú（《神农本草经》）

本品为芸香科植物吴茱萸 *Euodia rutaecarpa*（Juss.）Benth.、石虎 *Euodia rutaecarpa*（Juss.）Benth. var. *officinalis*（Dode）Huang 或疏毛吴茱萸 *Euodia rutaecarpa*（Juss.）Benth. var. *bodinieri*（Dode）Huang 的干燥近成熟果实。生用,或用甘草汤制过用。

【药性】 辛,苦,热;有小毒。归肝、脾、胃、肾经。

【功效】 散寒止痛,降逆止呕,助阳止泻。

【应用】

1. 寒凝肝脉,厥阴头痛,痛经,寒疝腹痛,寒湿脚气肿痛 本品辛热,主入肝经,既散肝经之寒邪,又善解肝气之郁滞,是治肝寒气滞诸痛的主药。治厥阴颠顶疼痛,干呕吐涎沫,可与生姜、人参等同用;治冲任虚寒,瘀血阻滞之痛经,常配伍桂枝、当归、川芎等药;治寒疝腹痛,配伍小茴香、川楝子、木香等;治寒湿脚气肿痛,可与木瓜、紫苏叶、槟榔等配伍。

2. 脘腹胀痛,呕吐吞酸 本品性热,既能散寒,又辛散苦泄,善降逆止呕,疏肝下气,兼能制酸止痛,用治寒凝气滞、脘腹胀痛,霍乱吐泻,感寒呕吐等。若治肝郁化火,肝胃不和,胁痛口苦,呕吐吞酸,常与黄连配伍。

3. 脾肾阳虚,五更泄泻 本品味辛性热,能温补脾肾,助阳止泻,治脾肾阳虚,五更泄泻,常配伍补骨脂、肉豆蔻、五味子。

【用法用量】 煎服,2～5g。外用适量。

【使用注意】 本品辛热燥烈,易耗气动火,故不宜多用、久服。孕妇慎用。阴虚有热者忌用。

【文献摘要】《神农本草经》:"主温中下气,止痛,咳逆寒热,除湿血痹,逐风邪,开腠理。"《本草纲目》:"开郁化滞。治吞酸,厥阴痰涎头痛,阴毒腹痛,疝气,血痢,喉舌口疮。"《本草经疏》:"辛温暖脾胃而散寒邪,则中自温,气自下,而诸证悉除。"

【现代研究】 主要含吴茱萸烯、罗勒烯、月桂烯、吴茱萸内酯、吴茱萸内酯醇等挥发油,并含有吴茱萸酸、吴茱萸碱、吴茱萸次碱、异吴茱萸碱、吴茱萸啶酮、吴茱萸精、吴茱萸苦素等多种成分。本品有抗胃溃疡、镇痛、降压、抑制血小板聚集、抑制血栓形成、抗心肌缺血、兴奋子宫等作用。

简析药

小茴香 本品为伞形科植物茴香的干燥成熟果实。味辛,性温;归肝、肾、脾、胃经。功能散寒止痛,理气和胃。本品善于温肾暖肝,主治寒疝腹痛,睾丸偏坠,痛经,少腹冷痛,脾胃虚寒气滞,脘腹胀痛,食少吐泻。煎服,3～6g。外用适量。阴虚火旺者慎用。

丁香 本品为桃金娘科植物丁香的干燥花蕾。味辛,性温;归脾、胃、肺、肾经。功能温中降逆,散寒止痛,温肾助阳。本品辛温芳香,暖脾胃而行气滞,尤善降逆止呕、止呃。主治脾胃虚寒,呃逆呕吐,食少吐泻,心腹冷痛,肾虚阳痿。煎服,1～3g,或研末外敷。不宜与郁金同用。

高良姜 本品为姜科植物高良姜的干燥根茎。味辛,性热;归脾、胃经。功能温胃止呕,散寒止痛。主治胃寒脘腹冷痛,胃寒呕吐,嗳气吞酸。治疗胃寒肝郁,脘腹胀痛,常与香附配伍。煎服,3～6g。

花椒 本品为芸香科植物青椒或花椒的干燥成熟果皮。味辛,性温;归脾、胃、肾经。功能温中止痛,杀虫止痒。主治中寒脘腹冷痛,呕吐泄泻,虫积腹痛;外治湿疹,阴痒。煎服,3～6g。外用适量,煎汤熏洗。

第二节 温里剂

理中丸 《伤寒论》

【组成】 人参 干姜 甘草炙 白术各三两(各9g)

【用法】 上四味,捣筛,蜜和为丸,如鸡子黄许大(9g)。以沸汤数合,和一丸,研碎,温服之,日三四服,夜二服。腹中未热,益至三四丸,然不及汤。汤法:以四物依两数切,用水八升,煮取三升,去滓,温服一升,日三服。服汤后,如食顷,饮热粥一升许,微自温,勿发揭衣被(现代用法:上药共研细末,炼蜜为丸,重9g,每次1丸,小蜜丸则每次9g,温开水送服,每日2～3次;亦可作汤剂,水煎服,药后饮热粥适量)。

【功用】 温中祛寒,补气健脾。

【主治】

1. 脾胃虚寒证。脘腹疼痛,喜温喜按,呕吐便溏,脘痞食少,畏寒肢冷,口淡不渴,舌质淡、苔白润,脉沉细或沉迟无力。

2. 阳虚失血证。便血、吐血、衄血或崩漏等,血色暗淡,质清稀,面色㿠白,气短神疲,脉沉细或虚大无力。

3. 中阳不足,阴寒上乘之胸痹;脾气虚寒,不能摄津之病后多涎唾;中阳虚损,土不荣木之小儿慢惊;食饮不节,损伤脾胃阳气,清浊相干,升降失常之霍乱等。

【证治机理】 本证系由脾胃虚寒所致。中阳不足,寒自内生,阳虚失温,则畏寒肢冷;寒凝而滞,则腹痛绵绵喜温按;脾主运化而升清,胃主受纳而降浊,脾胃虚寒致脾不运化、胃不受纳,升降纳运失职,故见脘腹痞满,食少倦怠,呕吐便溏;舌淡苔白润,口中不渴,脉沉细或沉迟无力,皆为虚寒之象。

若脾胃虚寒,统摄失权,血不循经则可见便血、吐血、衄血或崩漏等,但血色暗淡,质清稀;若中阳不足,阴寒上乘而致胸阳不振,则可见胸痹心痛;若久病伤及脾阳,使津无所摄,上溢于口,则可见病后多涎唾,甚则流涎不止;若小儿先天禀赋不足,后天脾胃虚寒,生化无源,致经脉失养,土不荣木,则可见慢惊;若食饮不节,损伤脾胃阳气,清浊相干,升降失常则致霍乱。法当温中祛寒,益气健脾。

【方解】 方中干姜大辛大热,温脾暖胃,助阳祛寒为君药。阳虚则兼气弱,气旺亦可助阳,故臣以甘温之人参,益气健脾,补虚助阳,《素问·脏气法时论》云:"脾欲缓,急食甘以缓之。"君臣相配,温中健脾。脾为中土,喜燥恶湿,虚则湿浊易生,反困脾胃,故佐以甘温苦燥之白术,既健脾补虚以助阳,又燥湿运脾以助生化。甘草与诸药等量,一与参、术以助益气健脾,补虚助阳;二可缓急止痛;三为调和诸药,是佐药而兼使药之用。四药相伍,辛热甘苦合法,温补并用,补中寓燥,可温中阳,补脾气,助运化,故曰"理中"。

本方在《金匮要略》中作汤剂,称"人参汤"。理中丸方后亦有"然不及汤"四字。盖汤剂较丸剂作用强而迅速,临床可视病情之缓急酌定剂型。

【运用】　本方为治疗中焦脾胃虚寒证之基础方。以脘腹疼痛,喜温喜按,呕吐便溏,脘痞食少,畏寒肢冷,舌淡,苔白,脉沉细为辨证要点。本方临证服后,当"饮热粥",且温覆"勿发揭衣被"。药后当觉腹中似有热感,若"腹中未热",则应适当加量,"益至三四丸",或易为汤剂。

【方论选录】　《伤寒明理论》:"脾胃应土,处在中州,在五脏曰孤脏,属三焦曰中焦,自三焦独治在中,一有不调,此丸专治,故名曰理中丸。人参味甘温,《内经》曰:脾欲缓,急食甘以缓之。缓中益脾,必以甘为主,是以人参为君。白术味甘温,《内经》曰:脾恶湿,甘胜湿,温中胜湿,必以甘为助,是以白术为臣。甘草味甘平,《内经》曰:五味所入,甘先入脾。脾不足者,以甘补之,补中助脾,必先甘剂,是以甘草为佐。干姜味辛热,喜温而恶寒者,胃也,胃寒则中焦不治,《内经》曰:寒淫所胜,平以辛热。散寒温胃,必先辛剂,是以干姜为使。"

【医案举例】　曹省初病伤寒,六七日,腹满而吐,食不下,身温,手足热,自利,腹中痛,呕,恶心。医者谓之阳多,尚疑其手足热,恐热蓄于胃中呕吐,或见吐利而为霍乱。请予诊,其脉细而沉。质之,曰太阴证也。太阴之为病,腹满而吐,食不下,自利益甚,时腹自痛。予止以理中丸,用仲景云"如鸡子黄大",昼夜投五六枚。继以五积散,数日愈。(《伤寒九十论》)

【方歌】　理中丸主理中乡,甘草人参术干姜,呕利腹痛阴寒盛,或加附子总扶阳。

四逆汤　《伤寒论》

【组成】　甘草炙,二两(6g)　干姜一两半(6g)　附子生用,去皮,破八片,一枚(15g)

【用法】　上三味,以水三升,煮取一升二合,去滓,分温再服。强人可大附子一枚,干姜三两(现代用法:水煎服)。

【功用】　回阳救逆。

【主治】　少阴病,心肾阳衰寒厥证。四肢厥逆,恶寒蜷卧,神衰欲寐,面色苍白,腹痛下利,呕吐不渴,舌苔白滑,脉微细。以及太阳病误汗亡阳者。

【证治机理】　本证系由少阴心肾阳衰,阴寒内盛所致;亦可太阳病误汗亡阳所为。阳气不能温煦周身四末,则四肢厥逆、恶寒蜷卧;无力鼓动血行,则脉微细。《素问·生气通天论》曰:"阳气者,精则养神,柔则养筋。"若心阳衰微,神失所养,则神衰欲寐;肾阳衰微,不能暖脾,升降失调,则腹痛吐利;面色苍白,口中不渴,舌苔白滑,亦为阴寒内盛之象。此阳衰寒盛之证,法当回阳破阴救逆。非纯阳大辛大热之品,不足以破阴寒,回阳气,救厥逆。

【方解】　方中生附子大辛大热,入心、脾、肾经,温壮心肾之阳,回阳破阴以救逆,生用则能迅达内外以温阳逐寒,为君药。臣以辛热之干姜,入心、脾、肺经,既与附子相须为用,以增温里回阳之力;又温中散寒,助阳通脉。《本经疏证》曰:"附子以走下,干姜以守中,有姜无附,难收斩将夺旗之功;有附无姜,难收坚壁不动之效。"二药并用,为回阳救逆之基本配伍。炙甘草一者益气补中,与姜、附温补结合,治虚寒之本;二者甘缓姜、附峻烈之性,使其破阴回阳而无暴散之虞;三者调和药性,并使药力持久,是为佐药而兼使药之用。三药合用，药少力专而效捷，大辛大热，使阳复厥回，少佐甘缓防虚阳复耗，故名"四逆汤"。

【运用】 本方为治疗少阴心肾阳衰寒厥证之基础方。以四肢厥逆、神衰欲寐、面色苍白、脉微细为辨证要点。若服药后出现呕吐拒药者，可将药液置凉后服用。本方纯用辛热之品，中病手足温和即止，不可久服。真热假寒者禁用。

【方论选录】《金镜内台方议》："今此四逆汤，乃治病在于里之阴者用也。且下利清谷，脉沉无热，四肢厥逆，脉微，阳气内虚，恶寒脉弱，大吐大下，元气内脱，若此诸证，但是脉息沉迟微涩，虚脱不饮水者，皆属于阴也。必以附子为君，以温经济阳，以干姜为臣，辅佐之。甘草为佐为使，以调和二药而散其寒也。《内经》曰：寒淫于内，治以甘热。又曰：寒淫所胜，平以辛热。乃附子之热，干姜之辛，甘草之甘是也。"

【医案举例】 张氏仆病经五日，发热，脉沉微，口燥，烦躁不眠。曰：发热为阳，脉沉微为阴，少阴症似太阳也。口燥烦躁，乃邪气内扰，当用麻黄附子细辛汤，以温少阴之经，而驱内陷之邪。或以子身安得阴症？别商瓜蒌滋解之法，症益甚。再脉之，沉微转为虚散，已犯条款，不得已，惟四逆汤一法，或亦可挽回。遂连进二服，是夜得睡，明日热退脉起而安。（《续名医类案》卷一）

【方歌】 四逆汤中姜附草，阳衰寒厥急煎尝，腹痛吐泻脉沉细，急投此方可回阳。

阳和汤 《外科证治全生集》

【组成】 熟地黄一两（30g） 麻黄五分（2g） 鹿角胶三钱（9g） 白芥子炒研，二钱（6g） 肉桂一钱（3g） 生甘草一钱（3g） 炮姜炭五分（2g）

【用法】 水煎服。

【功用】 温阳补血，散寒通滞。

【主治】 阴疽。如贴骨疽、脱疽、流注、痰核、鹤膝风等。患处漫肿无头，皮色不变，酸痛无热，口中不渴，舌淡苔白，脉沉细或迟细。

【证治机理】 本证系由素体阳虚，营血不足，寒邪乘虚而入里，寒凝痰滞，痹阻于肌肉、筋骨、血脉而成。阴寒为病，故局部肿势弥漫，皮色不变，酸痛无热，并可伴有全身虚寒症状；舌淡苔白，脉沉细亦为虚寒之象。治当温阳补血，散寒通滞。

【方解】 方中重用熟地黄，温补营血，填精益髓；鹿角胶温肾助阳，补益精血。两者合用，温阳补血，以治其本，共为君药。肉桂、姜炭药性辛热，均入血分，温阳散寒，温通血脉，共为臣药。白芥子辛温，可达皮里膜外，温化寒痰，通络散结；少量麻黄，辛温达表，宣通毛窍，开腠理，散寒凝，合为佐药。方中鹿角胶、熟地黄得姜、桂、芥、麻之宣通，则补而不滞；麻、芥、姜、桂得熟地黄、鹿角胶之滋补，则温散而不伤正。生甘草为使，解毒并调诸药。全方配伍，补而不滞，温补营血药与辛散温行药相伍，滋补之中寓温散之法，则宣化寒凝而通经脉，补养精血而扶阳气，用于阴疽，犹如离照当空，阴霾自散，化阴凝而布阳气，使筋骨、肌肉、血脉、皮里膜外凝聚之阴邪，皆得尽去，故名"阳和汤"。

【运用】 本方是治疗阴疽的常用方。以患处漫肿无头，皮色不变，酸痛无热者为辨证要点。马培之云："此方治阴证，无出其右，用之得当，应手而愈。乳岩万不可用，阴虚有热及破溃日久者，不可沾唇。"（《重校外科证治全生集》）

【方论选录】《成方便读》："夫痈疽流注之属于阴寒者，人皆知用温散之法，然痰凝血滞之证，若正气充足者，自可运行无阻，所谓邪之所凑，其气必虚，故其所虚之处，即受邪之处。疡因于血分者，仍必从血而求之。故以熟地大补阴血之药为君；恐草木无情，力难充足，又以鹿角胶有形精血之属以赞助之；但既虚且寒，又非平补之性可收速效，再以炮姜之温中散寒，能入血分者，引领熟地、鹿角胶直入其地，以成其功；白芥子能祛皮里膜外之痰，桂枝入营，麻黄达卫，共成解散之勋，以宣熟地、鹿角胶之滞。"

【医案简析】　程姓母，年七十，膝下患一阴毒流注，溃经数月。患下及旁，又起硬肿二块，与旧患相连。延一医，以新发之毒，认为旧患旁肿，不识流注，竟以托毒之剂与服。服二剂，致新发者，被托发痛，始延余治。余以阳和汤与服三剂，新发之二毒皆消。（《外科证治全生集》）

【方歌】　阳和汤法解寒凝，外症虚寒色属阴，熟地鹿胶姜炭桂，麻黄白芥草相承。

简释方

附子理中丸（《太平惠民和剂局方》）　附子炮，去皮、脐　人参去芦　干姜炮　甘草炙　白术各三两（各9g）。功用：温阳祛寒，补气健脾。主治：脾胃虚寒较甚，或脾肾阳虚证。症见脘腹疼痛，下利清谷，恶心呕吐，畏寒肢冷，或霍乱吐利转筋等。

桂枝人参汤（《伤寒论》）　桂枝别切，四两（12g）　甘草炙，四两（9g）　白术三两（9g）　人参三两（9g）　干姜三两（9g）。功用：温阳健脾，解表散寒。主治：脾胃虚寒，复感风寒表证。症见恶寒发热，头身疼痛，腹痛，下利便溏，口不渴，舌淡苔白滑，脉浮虚者。

小建中汤（《伤寒论》）　桂枝去皮，三两（9g）　甘草炙，二两（6g）　大枣擘，十二枚（4枚）　芍药六两（18g）　生姜切，三两（9g）　胶饴一升（30g）。功用：温中补虚，和里缓急。主治：中焦虚寒，肝脾失调，阴阳不和证。脘腹拘急疼痛，时发时止，喜温喜按；或心中悸动，虚烦不宁，面色无华；兼见手足烦热，咽干口燥等，舌淡苔白，脉细弦。本方为治疗中焦虚寒，肝脾失调，阴阳不和证之常用方。由桂枝汤倍芍药加饴糖而成，诸药辛甘酸甘化以调和阴阳，重用甘温质润以抑木缓急，可使脾健寒消，肝脾调和，阴阳相生，中气建立，诸症痊愈。呕家，或中满者，不宜使用。

黄芪建中汤（《金匮要略》）　桂枝去皮，三两（9g）　甘草炙，三两（9g）　大枣擘，十二枚（4枚）　芍药六两（18g）　生姜切，三两（9g）　胶饴一升（30g）　黄芪一两半（5g）。功用：温中补气，和里缓急。主治：阴阳气血俱虚证。症见里急腹痛，喜温喜按，形体羸瘦，面色无华，心悸气短，自汗盗汗等。

吴茱萸汤（《伤寒论》）　吴茱萸洗，一升（9g）　人参三两（9g）　生姜切，六两（18g）　大枣擘，十二枚（4枚）。功用：温中补虚，降逆止呕。主治：①胃寒呕吐证。食谷欲呕，或兼胃脘疼痛，吞酸嘈杂，舌淡，脉沉弦而迟。②肝寒上逆证。干呕吐涎沫，头痛，颠顶痛甚，舌淡，脉沉弦。③肾寒上逆证。呕吐下利，手足厥冷，烦躁欲死，舌淡，脉沉细。本方为治疗肝胃虚寒，浊阴上逆证之常用方。肝、肾、胃三经同治，温、降、补三法并施，使清阳得升，浊阴得降，遂成补虚降逆之剂。

大建中汤（《金匮要略》）　蜀椒去汗，二合（6g）　干姜四两（12g）　人参二两（6g）　胶饴一升（30g）。功用：温中补虚，缓急止痛。主治：中阳虚衰，阴寒内盛之脘腹疼痛。心胸中大寒痛，呕不能食，腹中寒，上冲皮起，出见有头足，上下痛而不可触近，舌苔白滑，脉细沉紧，甚则肢厥脉伏。本方为治疗虚寒腹痛重证之代表方。此方证腹痛，病情较重，病势较急，素体又虚，故方后强调，初服后"如一炊顷，可饮粥二升"，取粥之温热助药力以祛寒邪。饮粥后"更服"

药，使药力相继。且药后"当一日食糜"，以养脾胃之气，使中虚得复。同时，药后"温覆之"，以防寒邪外侵而病复加重。

通脉四逆汤《伤寒论》 甘草炙，二两(6g) 附子生用，去皮，破八片，大者一枚(20g) 干姜三两，强人可四两(9～12g)。功用：破阴回阳，通达内外。主治：少阴病，阴盛格阳证。症见下利清谷，里寒外热，手足厥逆，脉微欲绝，身反不恶寒，其人面色赤，或腹痛，或干呕，或咽痛，或利止，脉不出者。若"吐已下断，汗出而厥，四肢拘急不解，脉微欲绝者"，加猪胆汁半合(5ml)，名"通脉四逆加猪胆汤"。"分温再服，其脉即来。无猪胆，以羊胆代之。"

白通汤《伤寒论》 葱白四茎(6g) 干姜一两(3g) 附子生，去皮，破八片，一枚(15g)。功用：破阴回阳，宣通上下。主治：少阴病阴盛戴阳证。症见手足厥逆，下利，脉微，面赤者。若"利不止，厥逆无脉，干呕，烦者"，加猪胆汁一合(5ml)，人尿五合(25ml)，名"白通加猪胆汁汤"。

参附汤《正体类要》 人参四钱(12g) 附子炮，去皮脐，三钱(9g)。用水煎服，阳气脱陷者，倍用之。功用：益气回阳固脱。主治：阳气暴脱证。症见四肢厥逆，冷汗淋漓，呼吸微弱，脉微欲绝。

回阳救急汤《伤寒六书》 熟附子(9g) 干姜(6g) 人参(6g) 甘草炙(6g) 白术炒(9g) 肉桂(3g) 陈皮(6g) 五味子(3g) 茯苓(9g) 半夏制(9g)(原著本方无用量)。水煎服，临服入麝香三厘(0.1g)调服。功用：回阳固脱，益气生脉。主治：寒邪直中三阴，真阳衰微证。四肢厥冷，神衰欲寐，恶寒蜷卧，吐泻腹痛，口不渴，甚则身寒战栗，或指甲口唇青紫，或吐涎沫，舌淡苔白，脉沉微，甚或无脉。本方为治疗寒邪直中三阴，真阳衰微证之常用方。方中麝香与六君子、五味子配伍，宣通与补敛相合，既使药力迅速奏效，又无耗散元气之虞。中病以手足温和即止，不得多服。

当归四逆汤《伤寒论》 当归三两(9g) 桂枝去皮，三两(9g) 芍药三两(9g) 细辛三两(3g) 甘草炙，二两(6g) 通草二两(6g) 大枣擘，二十五枚(8枚)。功用：温经散寒，养血通脉。主治：血虚寒厥证。手足厥寒，或腰、股、腿、足、肩臂疼痛，口不渴，舌淡苔白，脉沉细或细而欲绝。本方为治疗血虚寒厥证之常用方。诸药相合，辛温与甘酸并用，温经散寒而不生燥，养血通脉而不留滞。

当归四逆加吴茱萸生姜汤《伤寒论》 当归三两(9g) 芍药三两(9g) 甘草炙，二两(6g) 通草二两(6g) 桂枝去皮，三两(9g) 细辛三两(3g) 生姜切，半斤(12g) 吴茱萸二升(9g) 大枣擘，二十五枚(8枚)。功用：温经散寒，养血通脉，和中止呕。主治：血虚寒凝，手足厥冷，兼寒邪在胃，呕吐腹痛者。

黄芪桂枝五物汤《金匮要略》 黄芪三两(9g) 芍药三两(9g) 桂枝三两(9g) 生姜六两(18g) 大枣十二枚(4g)。功用：益气温经，和血通痹。主治：血痹。肌肤麻木不仁，微恶风寒，舌淡，脉微涩而紧。本方为治疗血痹之常用方。亦可用于气虚血滞中风之后，半身不遂，或肢体不用，或半身汗出，肌肉消瘦，气短乏力，以及产后、经后身痛等。五味相合，辛温甘酸合法，益气而和营卫，固表而不留邪。

暖肝煎《景岳全书》 当归二三钱(6～9g) 枸杞子三钱(9g) 茯苓二钱(6g) 小茴香二钱(6g) 肉桂一二钱(3～6g) 乌药二钱(6g) 沉香或木香亦可，一钱(3g)。功用：温补肝肾，行气止痛。主治：肝肾不足，寒滞肝脉证。睾丸冷痛，或小腹疼痛，疝气痛，畏寒喜暖，舌淡苔白，脉沉迟。本方为治疗肝肾不足、寒凝气滞之睾丸疝气或少腹疼痛的常用方。全方辛散甘温合法，纳行散于温补，肝肾兼顾，使下元虚寒得温，寒凝气滞得散。

【鉴别】

理中丸　附子理中丸　桂枝人参汤　理中化痰丸

理中丸为治疗中焦脾胃虚寒证之基础方，附子理中丸、桂枝人参汤、理中化痰丸均为理中丸加味而成。附子理中丸加用大辛大热之附子，其温中散寒之力更强，且能温肾，适用于脾胃虚寒之重证或脾肾虚寒者；桂枝人参汤即人参汤加桂枝，温阳健脾，兼解表寒，表里同治，适用于脾胃虚寒而外兼风寒表证者；理中化痰丸加用化痰渗湿之半夏、茯苓，治其已聚之痰，适用于脾胃虚寒，痰饮内停中焦者。

吴茱萸汤　理中丸

吴茱萸汤与理中丸在组成上均用人参，有温中补虚之功，治疗中焦虚寒证。吴茱萸汤以吴茱萸为君，重用生姜为臣，大枣为佐使，重在温中补虚、降逆止呕，故主治虚寒内盛、浊阴上逆之证，临床表现以呕吐为主，或见颠顶头痛、吐利厥逆等；理中丸则以干姜温中散寒为君，佐以白术健脾燥湿，炙甘草益气和中，功专温补脾胃，擅长益气健脾，故主治脾胃虚寒、脾失运化证，临床表现以腹痛下利为主，并治脾胃虚寒所致失血、胸痹、病后吐涎及小儿慢惊风等。

小建中汤　黄芪建中汤　当归建中汤　大建中汤

四方均属温中补虚之剂。但小建中汤以辛甘为主，佐重剂芍药，寓酸甘化阴之意，阴阳并补，但以温阳为主；黄芪建中汤乃小建中汤加黄芪、增甘草之量，偏于甘温益气；当归建中汤于小建中汤中加当归，重在补血和血；大建中汤则纯用辛甘之品温建中阳，其补虚散寒之力较小建中汤为峻，且有降逆止呕之功。

四逆汤　通脉四逆汤　白通汤

四逆汤在《伤寒论》中治疗少阴病，乃阳气衰微、阴寒内盛之四肢厥逆的基础方。通脉四逆汤和白通汤均系在该方基础上衍化而来，但用药、用量同中有异。通脉四逆汤证除"少阴四逆"外，尚有身反不恶寒、里寒外热等，是阴盛格阳、真阳欲脱之危象。故在四逆汤的基础上重用附、姜，增强回阳之力，以使阳回脉复，故方后注明"分温再服，其脉即出者愈"。白通汤即四逆汤去甘草，减干姜用量，再加葱白而成。主治少阴病，阴盛戴阳证，手足厥逆、下利、脉微、面赤者。因阴盛于下，阳越于上，急需通阳破阴，故用辛温通阳之葱白，合姜、附以通阳复脉。因干姜守而不走，为加强通阳之效，故减少其用量；炙甘草味甘缓，与全方通达上下阳气之功不合，故去之。若厥逆无脉，干呕烦者，是阴寒盛于里，阳气欲上脱，阴气欲下脱之危象，急当大辛大热之剂通阳复脉，再加猪胆汁、人尿苦寒咸寒反佐，即为"白通加猪胆汁汤"。

四逆散　四逆汤　当归四逆汤

三方主治证中皆见"四逆"，然其病机用药迥异。四逆散证是因外邪传经，气机郁滞，阳气被遏，不达四末所致，故其逆冷仅在肢端，不过腕踝，尚可见身热、脉弦等；四逆汤证是因阴寒内盛，阳气衰微，无力达于四末而致，故其厥逆严重，冷过肘膝，并伴有神衰欲寐、腹痛下利、脉微欲绝等；当归四逆汤证之手足厥寒是血虚受寒，寒凝经脉，血行不畅所致，因其寒在经脉不在脏腑，故肢厥程度较四逆汤证为轻，并兼见肢体疼痛等症。正如周扬俊所言："四逆汤全在回阳起见，四逆散全在和解表里起见，当归四逆汤全在养血通脉起见。"（《温热暑疫全书》）

第五章　补益方药

补益方药,即凡以补养人体气、血、阴、阳等作用为主,用于治疗各种虚损病证的方药。

本类方药是根据"虚则补之""损者益之"以及"形不足者,温之以气;精不足者,补之以味"的理论立法,属于"八法"中的补法。

虚损病证的形成,或由先天禀赋不足,或由后天调养失宜(诸如营养不足、劳倦过度、忧思伤神、产后病后失养、失治误治以及外伤仆损等)所致,其临床表现虽有五脏之别,但总不外乎气、血、阴、阳四个字,而气、血、阴、阳之间又密不可分。

虚证有气虚、血虚、气血两亏、阴虚、阳虚、阴阳两虚等,补益方药亦分为补气、补血、气血双补、补阴、补阳、阴阳并补等。

虚证的治法,通常是气虚者补气,血虚者补血,阴虚者补阴,阳虚者补阳。但气与血相互为用,互相依存,气为血之帅,血为气之母。因此,气虚较重者又应适当补血,使气有所归;血虚较重者亦应适当补气,使气旺血生,《医方考》曾说:"有形之血不能自生,生于无形之气故也。"若血虚急证与大失血而致血虚者,尤当着重补气,此即"有形之血不能速生,无形之气所当急固"之理。阴阳亦然,二者互为其根,无阴则阳无以生,无阳则阴无以化。故在补阴方中常佐以温阳之品,补阳方中每配补阴之味,此即张景岳所云:"善补阳者,必于阴中求阳,则阳得阴助而生化无穷;善补阴者,必于阳中求阴,则阴得阳升而泉源不竭。"至于五脏之虚,亦以直接补其虚脏为常法,《难经·十四难》云:"损其肺者,益其气""损其肾者,益其精"。然五脏之间有其相生之规律,除直接补其虚脏外,亦可采取"虚则补其母"(《难经·六十九难》)的治疗方法,如:肺气虚补益脾土,即培土生金法;肝阴虚补益肾水,即滋水荣木法,等等。

使用补虚方药应注意:补益之药,多有壅滞之弊,故补法方中,常少佐行气活血之品,以使其补而不滞。应用补法方药,首先应注意辨别虚实真假,张景岳云:"至虚之病,反见盛势;大实之病,反有羸状。"真虚假实,误用攻伐,必致虚者更虚;真实假虚,误用补益,必使实者更实。其次,因补益方多为滋腻之品,易碍胃气,且须多服久服,故在应用时须时时注意脾胃功能,必要时宜酌加健脾和胃、消导化滞之品以资运化。

第一节　补　益　药

一、补气药

人参　Rénshēn（《神农本草经》）

本品为五加科植物人参 Panax ginseng C.A.Mey. 的干燥根和根茎。主产于吉林、辽宁、黑龙江。野生者名"山参"；栽培者称"园参"；产于朝鲜者，又名"高丽参""别直参"。生用。

【药性】　甘、微苦，微温。归脾、肺、心、肾经。

【功效】　大补元气，复脉固脱，补脾益肺，生津养血，安神益智。

【应用】

1. 元气虚脱证　本品能大补元气，复脉固脱，为拯危救脱之要药。适用于因大汗、大吐、大泻、大失血或大病、久病所致元气虚极欲脱，气短神疲，脉微欲绝的重危证候，可单用大剂量浓煎服；若气虚欲脱兼见汗出，四肢逆冷者，常配附子同用，以补气固脱，回阳救逆；若气虚欲脱兼见汗出口渴，舌红干燥者，常配麦冬、五味子同用，以补气养阴，敛汗固脱。

2. 脾气不足证　本品补益脾气，为补脾气要药，可用治脾气虚弱之倦怠乏力，食少便溏等证，常配伍白术、茯苓、甘草等同用。若脾气虚弱，不能统血，导致长期失血者，本品能补气以摄血，常配伍黄芪、白术等同用。

3. 肺气亏虚证　本品补益肺气，亦为补肺气要药，可用治肺气亏虚之短气喘促，懒言声微等证，常配黄芪、五味子、紫菀等同用。

4. 气虚津伤口渴，内热消渴　本品益气生津止渴。用治热病气津两伤，常与知母、石膏同用；用治消渴病，气阴两伤者，常配麦冬、五味子、乌梅等同用。

5. 气血两亏，久病虚羸　本品能补气以生血、养血，用于气虚不能生血以致气血两虚，久病虚羸者，可与白术、当归、熟地黄等药配伍。

6. 心气不足，惊悸失眠　本品有补益心气，安神益智之效，用治心气虚弱，心悸怔忡，失眠多梦、健忘，胸闷气短等证，常与黄芪、茯苓、酸枣仁等同用；若心脾两虚，气血不足之心悸失眠，体倦食少者，常配伍黄芪、当归、龙眼肉等同用。

7. 肾阳虚证　本品益气以助阳，用治肾阳虚阳痿、宫冷不孕等证，常配伍鹿茸、紫河车等补肾阳、益肾精之品；用治肾不纳气之虚喘，常配蛤蚧、胡桃肉、五味子等同用。

此外，本品还常与解表药、攻下药等祛邪药配伍，用于气虚外感或里实热结而邪实正虚之证，有扶正祛邪之效。

【用法用量】　煎服，3～9g；挽救虚脱可用 15～30g。宜文火另煎兑服。研粉吞服，每次 2g，1 日 2 次。

【使用注意】　不宜与藜芦、五灵脂同用。实证、热证而正气不虚者忌服。

【文献摘要】　《神农本草经》："主补五脏，安精神，定魂魄，止惊悸，除邪气，明目，开心益智。"《名医别录》："调中，止消渴。"《药性论》："主五脏气不足，五劳七伤，虚损瘦弱，吐逆，不下食，止霍乱烦闷呕哕。"

【现代研究】　主要成分为多种人参皂苷、挥发油、氨基酸、微量元素及有机酸、糖类、维生素等。本品有抗休克、强心、提高应激反应能力、抗疲劳、降血糖、增强学习记忆力、促进造血系统功能、调节胆固醇代谢、增强机体免疫功能、增强性腺功能、促性腺激素样等作用。此外，尚有抗炎、抗过敏、抗利尿及抗肿瘤等作用。

黄芪　*Huángqí*（《神农本草经》）

本品为豆科植物蒙古黄芪 *Astragalus memeranaceus*（Fisch.）Bge.var.*mongholicus*（Bge.）Hsiao 或膜荚黄芪 *A.membranaceus*（Fisch.）Bge. 的干燥根。主产于内蒙古、山西、黑龙江等地。生用或蜜炙用。

【药性】　甘，微温。归脾、肺经。

【功效】　补气升阳，益卫固表，利水消肿，生津养血，行滞通痹，托毒排脓，敛疮生肌。

【应用】

1. 脾气虚，中气下陷，气虚失摄之崩漏便血　本品甘温，入脾胃经，既补中益气，又善升阳举陷，为补气升阳要药。用治脾气虚弱，倦怠乏力，食少便溏者，宜配伍人参、白术等同用；用治中气下陷之久泻脱肛，内脏下垂等证，宜配伍人参、升麻、柴胡等同用。本品能补气以摄血，用治脾气虚不能统血之失血证，常配伍人参、白术等同用。

2. 肺气虚及表虚自汗证　本品入肺经，能补益肺气，益卫固表止汗。用治肺气虚弱之气短喘促，声低懒言者，常配人参、五味子、紫菀等药；治脾肺气虚所致卫气不固，表虚自汗，易感风邪者，常与白术、防风等配伍同用。

3. 气虚水肿、尿少　本品补脾益气，又能利尿消肿，标本兼治，为治气虚水肿之要药，常与白术、茯苓等健脾利水药同用。

4. 内热消渴　本品能补气生津，促进津液的生成与输布而有止渴之效，用治气虚津亏，内热消渴，常与天花粉、葛根等同用。

5. 血虚萎黄，气血两虚　本品能补气以生血，常用治血虚或气血两虚，面色萎黄，神倦脉虚，常与当归同用。

6. 气虚血滞，肢体麻木，关节痹痛，半身不遂等证　本品能补气行血以通痹滞，常配伍活血、祛风湿、通络等药。

7. 气血亏虚，疮疡脓成不溃或溃久不敛　本品以其补气养血之功，可收托毒排脓，生肌敛疮之效。用治痈疽脓成不溃，常配当归、白芷、皂角刺等同用；用治疮疡后期，疮口难敛者，常配人参、当归、肉桂等。

【用法用量】　煎服，9～30g。益气补中宜蜜炙用，其余多生用。

【使用注意】　凡表实邪盛，内有积滞，阴虚阳亢，疮疡初起或溃后热毒尚盛等证，均不宜用。

【鉴别用药】　人参与黄芪二者皆具有补脾肺之气及生津、养血之效，用治脾肺气虚及津亏、血虚诸证，常配伍相须为用。但人参补气力强，被誉为补气第一要药，并具有益气复脉固脱、安神增智、补气助阳之功，可用治元气虚脱，气血不足或阴虚血少之心神不宁，以及肾阳虚证。黄芪补气之力不及人参，但长于补气升阳、益卫固表、利水消肿、行滞通痹、托疮生肌，尤宜于脾虚气陷、表虚自汗、气虚水肿，气虚血滞之半身不遂、痹痛麻木，以及气血亏虚疮疡脓成不溃或溃久不敛等证。

【文献摘要】　《神农本草经》："治痈疽，久败疮，排脓止痛，大风癞疾，五痔，鼠瘘，补虚，小儿百病。"《日华子本草》："助气，壮筋骨，长肉，补血……血崩，带下。"《本草备要》："生用固表，无汗能发，有汗能止，温分肉，实腠理，泻阴火，解肌热。"

【现代研究】　主要含苷类、多糖、黄酮、氨基酸、微量元素等。本品有促进机体代谢、抗疲劳、促进血清和肝脏蛋白质更新的作用；利尿、降血糖、兴奋呼吸、增强和调节机体免疫功能；轻度抑制病毒、抗菌、增强心肌收缩力、抗心律失常、扩张冠状动脉和外周血管、降血压，降低血小板黏附力，减少血栓形成；还有降血脂、抗衰老、抗缺氧、抗辐射、保肝等作用。

白术　*Báizhú* (《神农本草经》)

本品为菊科植物白术 *Atractylode smacrocephala* Koidz. 的干燥根茎。主产于浙江、安徽、湖北、湖南等地。传统以浙江於潜产者最佳，称为"於术"。生用或土炒、麸炒用。

【药性】　甘、苦，温。归脾、胃经。

【功效】　补气健脾，燥湿利水，固表止汗，安胎。

【应用】

1. 脾气虚证，痰饮病，水肿，带下　本品甘温补虚，苦温燥湿，主归脾、胃经，既能补气以健脾，又能燥湿、利尿。临床广泛用于脾气虚弱，运化失职，水湿内生所致的食少便溏或泄泻、痰饮、水肿、带下诸证，对于脾虚湿滞证有标本兼顾之效，被前人誉为"脾脏补气健脾第一要药"。治脾虚有湿，食少便溏者，常配伍人参、茯苓、甘草等药；治脾虚中阳不振，痰饮内停者，常与桂枝、茯苓、甘草等药配伍；治脾虚水肿者，可与黄芪、茯苓、猪苓等药同用；治脾虚湿浊下注，带下清稀者，又可配伍山药、苍术、车前子等药。此外，取其益气健脾之功，通过配伍还常用于脾虚中气下陷、脾不统血及气血两虚等证。

2. 气虚自汗　本品能补脾益气，固表止汗，作用与黄芪相似而力稍逊。用治脾肺气虚，卫表不固之自汗、易感风邪者，常配伍黄芪、防风同用。

3. 脾虚胎动不安　本品能补脾益气，脾健气旺，则胎儿得养而自安，故有安胎之功。用治气血虚弱之胎元不固，屡有滑胎、堕胎者，常与人参、黄芪、当归等配伍。

【用法用量】　煎服，6～12g。燥湿利水宜生用，补气健脾宜炒用，健脾止泻宜炒焦用。

【使用注意】　本品性偏温燥，阴虚内热、津液亏耗者不宜使用。

【鉴别用药】　白术与苍术，古时统称为"术"，后世逐渐分别入药。二者均能燥湿健脾，适用于湿邪困脾，脾失健运证。白术为补气药，以补气健脾见长，补脾而益不足，常用治脾虚气弱证。苍术为化湿药，善于燥脾湿，运脾而泻有余，多用治湿邪困脾证。白术又燥湿利水，用治脾虚湿盛之痰饮、水肿、带下；补气固表止汗，用治气虚自汗证；补气安胎，用于气虚胎动不安。苍术祛风湿、止痹痛又解表，用治风湿痹痛、外感风寒表证夹湿者；另外，苍术能明目，用治夜盲及眼目昏涩。

【文献摘要】　《神农本草经》："治风寒湿痹，死肌，痉，疸，止汗除热，消食。"《名医别录》："消痰水，逐皮间风水结肿……暖胃，消谷，嗜食。"《珍珠囊》："除湿益气，和中补阳，消痰逐水……得枳实消痞满，佐黄芩安胎清热。"

【现代研究】　主要含苍术酮、苍术醇、苍术醚、杜松脑、苍术内酯、白术内酯等挥发油，以及果糖、菊糖、白术多糖、多种氨基酸、白术三醇及维生素A等成分。本品有调节胃肠运动、镇静、利尿、保肝、利胆、降血糖、抗菌、抗肿瘤、抗衰老、增强细胞免疫功能、镇咳、祛痰等作用。

甘草 Gāncǎo 《神农本草经》

本品为豆科植物甘草 *Glycyrrhiza uralensis* Fisch.、胀果甘草 *Glycyrrhiza inflata* Bat. 或光果甘草 *Glycyrrhiza glabra* L. 的干燥根和根茎。主产于内蒙古、新疆、甘肃等地。生用或蜜炙用。别名：国老、粉草、甜草。

【药性】 甘，平。归心、肺、脾、胃经。

【功效】 补脾益气，清热解毒，祛痰止咳，缓急止痛，调和诸药。

【应用】

1. 心气不足之脉结代、心动悸 本品能补益心气，益气复脉，常配人参、阿胶、生地黄等同用。

2. 脾气虚证 本品味甘，入中焦，具有补益脾气之功。因其作用缓和，宜作为辅助药用，常配伍人参、白术、黄芪等药物同用，治疗脾胃虚弱，倦怠乏力。

3. 热毒疮疡、咽喉肿痛及药物、食物中毒 本品生用药性微寒，可清热解毒，用治热毒疮疡，可单用或配金银花、连翘等同用；治热毒壅盛之咽喉肿痛，可与板蓝根、牛蒡子、桔梗等同用。对多种药物或食物所致中毒，有一定解毒作用。

4. 咳嗽气喘 本品性平，能祛痰止咳，随证配伍可用治寒热虚实多种咳喘，不论外感、内伤，有痰、无痰均宜。

5. 脘腹、四肢挛急疼痛 本品味甘，善于缓急止痛，对脾虚肝旺之脘腹挛急作痛或阴血不足之四肢及脘腹挛急作痛，常与白芍配伍同用。随证配伍亦可用治血虚、血瘀、寒凝等多种原因所致的脘腹、四肢挛急作痛。

6. 药性峻烈或药性不和 本品甘平，药性和缓，与寒热补泻各类药物同用，有调和百药之功，并能缓和、减轻方中某些药物如附子、大黄等的毒烈之性。

【用法用量】 煎服，2～10g。清热解毒宜生用；补中缓急、益气复脉宜蜜炙用。

【使用注意】 不宜与海藻、京大戟、红大戟、芫花、甘遂同用。本品有助湿壅气之弊，湿盛胀满、水肿者不宜用。大剂量久服可导致水钠潴留，引起浮肿。

【文献摘要】 《神农本草经》："治五脏六腑寒热邪气，坚筋骨，长肌肉，倍气力，金疮肿，解毒。"《名医别录》："主温中下气，烦满短气，伤脏咳嗽，止渴，通经脉，利血气，解百药毒。"《用药法象》："生用泻火热，熟用散表寒，去咽痛，除邪热，缓正气，养阴血，补脾胃，润肺。"

【现代研究】 本品主要含甘草皂苷、甘草酸、甘草次酸等三萜类，甘草黄酮、异甘草黄酮、甘草素、异甘草素等黄酮类，还含有生物碱、多糖、香豆素、氨基酸及少量挥发性成分等。本品有抗心律失常、抗溃疡、抑制胃酸分泌、缓解胃肠平滑肌痉挛及镇痛作用，能促进胰液分泌；可镇咳、祛痰、平喘、抗菌、抗病毒、抗炎、抗过敏、解毒；有类似肾上腺皮质激素样作用；另有抗利尿、降脂、保肝等作用。

简析药

西洋参 本品为五加科植物西洋参的干燥根。味甘、微苦，性凉；归肺、心、肾经。功能补气养阴，清热生津。本品气阴双补，宜于气阴两伤而有热者。主治气阴两脱，气虚阴亏、虚热烦倦、咳喘痰血，气虚津伤、口燥咽干，内热消渴。煎服，3～6g，另煎兑服；入丸散剂，每次 0.5～1g。不宜与藜芦同用。中阳衰微，胃有寒湿者不宜服用。

　　鉴别用药：人参与西洋参，二者均有补益元气之功，可用于气虚欲脱之气短神疲、脉细无力等证。但人参益气救脱之力较强，单用即可收效；西洋参偏于苦寒，兼能补阴，较宜于热病所致之气阴两脱者。二药又皆能补脾肺之气，用治脾肺气虚之证，也以人参作用较强；而西洋参多用于脾肺气阴两虚之证。此二药还有益气生津作用，均常用于津伤口渴和消渴证。此外，人参尚能补益心肾之气，安神增智，用治失眠、健忘、心悸怔忡及肾不纳气之喘促气短。

　　党参　本品为桔梗科植物党参、素花党参或川党参的干燥根。味甘，性平；归脾、肺经。功能补脾益肺，养血，生津。本品功似人参而药力和缓，病轻者可代替人参使用，但本品无大补元气、益气助阳、安神益智之功。主治脾肺气虚，气血不足，气津两伤，气短口渴、消渴，以及气虚邪实者。煎服，9～30g。不宜与藜芦同用。

　　太子参　本品为石竹科植物孩儿参的干燥块根。味甘、微苦，性平；归脾、肺经。功能补气健脾，生津润肺。本品功似人参而力薄，为补气药中一味清补之品，能补脾气、养胃阴，益气生津。主治脾气虚弱、胃阴不足之食少倦怠，气虚津伤之肺燥咳嗽，以及气阴两虚之心悸不眠，虚热汗多等证。煎服，9～30g。

　　鉴别用药：西洋参与太子参均为气阴双补之品，均具有益脾肺之气，补脾肺之阴，生津止渴之功。但太子参性平力薄，其补气、养阴生津与清火之力俱不及西洋参。凡气阴不足之轻证、火不盛者及小儿，宜用太子参；气阴两伤而火较盛者，当用西洋参。

　　山药　本品为薯蓣科植物薯蓣的干燥根茎。味甘，性平；归脾、肺、肾经。功能益气养阴，补脾肺肾，涩精止带。本品平补脾、肺、肾三脏之气阴，作用平和，补而不滞，且兼涩性。用治脾气虚弱，体倦乏力、食少便溏，或脾虚不运，湿浊带下，常配伍人参、白术；肺虚久咳或虚喘，可配太子参、南沙参等药；肾气虚之腰膝酸软、尿频遗尿、滑精早泄，女子带下清稀，常配伍附子、肉桂、熟地黄等药；肾阴虚之形体消瘦、腰膝酸软、遗精，常配伍熟地黄、山茱萸等药；而消渴之气阴两虚证，则配伍黄芪、天花粉、知母等药。煎服，10～30g。麸炒可增强补脾止泻作用。湿盛中满或有积滞者不宜使用。

　　白扁豆　本品为豆科植物扁豆的干燥成熟种子。味甘，性微温；归脾、胃经。功能健脾化湿，和中消暑。本品补脾而不滋腻，化湿而不燥烈，用治脾虚湿滞泄泻及脾虚湿浊下注之白带过多，常与白术、山药等同用；用于暑湿内蕴、脾胃运化失常而致呕吐腹泻等，常与香薷、厚朴等同用。煎服，9～15g。健脾止泻宜炒用；化湿消暑宜生用。

　　大枣　本品为鼠李科植物枣的干燥成熟果实。味甘，性温；归脾、胃、心经。功能补中益气，养血安神。本品甘温，能补脾益气，主治脾气虚弱，消瘦、倦怠乏力、便溏等证；能养心血，安心神，为治疗心失充养，心神无主之脏躁证的要药。此外，本品与部分药性峻烈或有毒的药物同用，有保护胃气，缓和其毒烈药性之功。煎服，6～15g。本品助湿生热，令人中满，故湿盛中满或有积滞、痰热者不宜服。

　　饴糖　本品为米、麦、粟或玉蜀黍等粮食，经发酵糖化制成。味甘，性温；归脾、胃、肺经。功能补益中气，缓急止痛，润肺止咳。本品甘润，功能补虚乏、建中气，用治脾胃虚寒，脘腹疼痛，可与黄芪、桂枝、芍药、甘草等配伍同用；甘润益肺，可用治肺虚燥咳，常与人参、阿胶、杏仁等配伍同用。入汤剂烊化冲服，每次15～20g。本品甘温质润，可助湿生热，令人中满，故湿热内盛、中满吐逆、痰热咳嗽者不宜服。

　　蜂蜜　本品为蜜蜂科昆虫中华蜜蜂或意大利蜜蜂所酿的蜜。味甘，性平；归肺、脾、大肠经。功能补中,润燥,止痛,解毒;外用生肌敛疮。本品味甘质润,亦食亦药,宜于脾气虚弱、营养不良者,亦可治中虚脘腹疼痛,有标本兼顾之效。能补益肺气,润肺止咳,宜用于虚劳咳嗽或燥咳痰少之证。又润肠通便,适用于肠燥便秘证。此外,可降低乌头类药物的毒性,用于乌头类药物中毒解救。外用生肌敛疮,可治疮疡、烧烫伤。入煎剂,15～30g,冲服。本品能助湿,令人中满,且可滑肠,故湿热痰滞、湿阻中满及便溏、泄泻者忌服。

二、补血药

当归　Dāngguī （《神农本草经》）

本品为伞形科植物当归 *Angellica sinensis*（Oliv.）Diels. 的干燥根。主产于甘肃、陕西、四川等地。生用,或经酒拌、酒炒用。

【药性】　甘、辛,温。归肝、心、脾经。

【功效】　补血活血,调经止痛,润肠通便。

【应用】

1. 血虚诸证　本品甘温质润,长于补血,为补血之圣药。治血虚萎黄、心悸失眠,常配伍熟地黄、白芍、川芎等同用。若气血两虚,常配黄芪、人参等以补气生血。

2. 血虚、血瘀之月经不调,经闭痛经　本品补血活血,调经止痛,常配伍其他补血调经药同用;若血瘀经闭不通者,可配伍桃仁、红花等同用。

3. 虚寒性腹痛,跌打损伤,痈疽疮疡,风湿痹痛　本品辛行温通,为活血行瘀之良药。用治血虚血瘀寒凝之腹痛,常配桂枝、芍药、生姜等同用;用治跌打损伤、瘀血作痛,常配桃仁、红花、没药等同用;用治疮疡初起红肿疼痛,常配金银花、赤芍等同用;用治痈疽溃后不敛,常配黄芪、人参等同用;若治风寒痹痛、肢体麻木,常配羌活、防风、黄芪等同用。

4. 血虚肠燥便秘　本品补血以润肠通便,用治血虚肠燥便秘,常配伍肉苁蓉、牛膝、升麻等同用。

【用法用量】　煎服,6～12g。生当归质润,长于补血、调经、润肠通便,常用于血虚证、血虚便秘、痈疽疮疡等。酒当归功善活血调经,常用于血瘀经闭、痛经,风湿痹痛,跌仆损伤等。又传统认为,当归身偏于补血,当归头偏于止血,当归尾偏于活血,全当归偏于和血(补血活血)。

【使用注意】　湿盛中满、大便溏泻者忌服。

【文献摘要】　《神农本草经》:"治……妇人漏下,绝子,诸恶疮疡,金疮。"《日华子本草》:"破恶血,养新血,及主癥癖,肠胃冷。"《本草纲目》:"治头病,心腹诸痛,润肠胃、筋骨、皮肤,治痈疽,排脓止痛,和血补血。"

【现代研究】　主要含挥发油、阿魏酸、多糖、氨基酸。维生素、微量元素等成分。本品有兴奋子宫、扩张冠状动脉、增加冠脉血流量、降低心肌氧耗量、抗心肌缺血、抗心律失常、抗血小板聚集、抗血栓形成、促进血红蛋白及红细胞生成等作用。

熟地黄　Shúdìhuáng （《本草拾遗》）

本品为玄参科植物地黄 *Rehmannia glutinosa* Libosch. 的干燥块根,经炮制加工制成。其制法为取生地黄,照酒炖法炖至酒吸尽,取出,晾晒至外皮黏液稍干时,切厚片或块,干燥，即得；或照酒蒸法蒸至黑润，取出，晒至约八成干，切厚片或块，干燥，即得。

【药性】　甘，微温。归肝、肾经。

【功效】　补血滋阴，益精填髓。

【应用】

1. 血虚诸证　本品甘温质润，补阴益精以生血，为养血补虚之要药。用治血虚萎黄、眩晕、心悸失眠及月经不调、崩漏等证，常配伍当归、白芍、川芎同用。

2. 肝肾阴虚证　本品质润入肾，善滋补肾阴，填精益髓，为补肾阴之要药。用治肝肾阴虚，腰膝酸软、骨蒸潮热、遗精、盗汗、耳鸣、耳聋及消渴等证，常配伍山茱萸、山药等同用。若治肝肾不足，精血亏虚之须发早白，常与制何首乌、菟丝子等配伍。

【用法用量】　煎服，9～15g。

【使用注意】　本品性质黏腻，有碍消化，凡气滞痰多、脘腹胀痛、食少便溏者忌服。

【鉴别用药】　地黄始见于《神农本草经》，现临床使用有鲜、生、熟三种。均有养阴生津之功，而治阴虚津亏诸证。鲜地黄甘苦大寒，滋阴之力虽弱，但长于清热凉血，泻火除烦，多用于血热邪盛，阴虚津亏证；生（干）地黄甘寒质润，凉血之力稍逊，但长于养心肾之阴，故血热阴伤及阴虚发热者宜之；熟地黄性味甘温，入肝肾而功专养血滋阴，填精益髓，凡真阴不足，精髓亏虚者，皆可用之。

【文献摘要】　《珍珠囊》："主补血气，滋肾水，益真阴。"《本草纲目》："填骨髓，长肌肉，生精血，补五脏内伤不足，通血脉，利耳目，黑须发。"《本草正》："阴虚而神散者，非熟地之守，不足以聚之；阴虚而火升者，非熟地之重，不足以降之；阴虚而躁动者，非熟地之静，不足以镇之；阴虚而刚急者，非熟地之甘，不足以缓之。"

【现代研究】　主要含梓醇、地黄素、甘露醇、维生素A类物质、糖类及氨基酸等。本品有强心、利尿、降血压、降低胆固醇、改善脑血流量、镇静、促进红细胞和血红蛋白生长、升高外周白细胞、抑制甲状腺功能亢进等作用；并有抗炎、降血糖、止血等作用。

白芍　Báisháo　（《神农本草经》）

本品为毛茛科植物芍药 *Paeonia lactiflora* Pall. 的干燥根。主产于浙江、安徽、四川等地。生用、清炒用或酒炙用。

【药性】　苦、酸，微寒。归肝、脾经。

【功效】　养血调经，敛阴止汗，柔肝止痛，平抑肝阳。

【应用】

1. 血虚萎黄，月经不调，崩漏　本品味酸，能敛肝阴以养血，用治血虚面色萎黄，眩晕心悸，或月经不调，经行腹痛，崩中漏下等，常配伍熟地黄、当归、川芎等同用。

2. 自汗，盗汗　本品有敛阴止汗之功，用治外感风寒，营卫不和之汗出恶风，可配伍桂枝以调和营卫；若阴虚盗汗，可与龙骨、牡蛎、浮小麦等同用。

3. 胸胁脘腹疼痛，四肢挛急疼痛　本品酸敛肝阴，养血柔肝而止痛。用治血虚肝郁，胁肋疼痛，常配柴胡、当归等同用；用治脾虚肝旺，腹痛泄泻，常与白术、防风、陈皮等同用；用治阴血亏虚，筋脉失养而致手足挛急作痛，常配甘草以缓急止痛。

4. 肝阳上亢之头痛眩晕　本品养血敛阴、平抑肝阳，为治肝阳上亢之常用药，常与牛膝、代赭石、龙骨等同用。

【用法用量】 煎服，6～15g。平抑肝阳、敛阴止汗多生用，养血调经、柔肝止痛多炒用或酒炒用。

【使用注意】 不宜与藜芦同用。阳衰虚寒之证不宜使用。

【文献摘要】《神农本草经》："治邪气腹痛，除血痹，破坚积，寒热，疝瘕，止痛，利小便，益气。"《本草纲目》："止下痢腹痛后重。"《本草备要》："补血，泻肝，益脾，敛肝阴，治血虚之腹痛。"

【现代研究】 本品主要含芍药苷、牡丹酚、苯甲酸、挥发油、脂肪油、树脂、淀粉、蛋白质等成分。有增加心肌血流量、抗炎、镇痛、镇静、抗惊厥、保肝、扩张血管、降血压、抗血小板聚集和抗血栓形成、抑制胃酸分泌等作用；对子宫平滑肌和胃肠平滑肌均有抑制作用。

【鉴别用药】《神农本草经》中白芍与赤芍不分，通称芍药，唐末宋初，始将二者区分。二者虽均性微寒，但前人谓"白补赤泻，白收赤散"，一语而道破二者的主要区别。一般认为，在功效方面，白芍长于养血调经，敛阴止汗，平抑肝阳；赤芍则长于清热凉血，活血散瘀，清泄肝火。在应用方面，白芍主治血虚阴亏，肝阳偏亢诸证；赤芍主治血热、血瘀、肝火所致诸证。又白芍、赤芍皆能止痛，均可用治疼痛的病证。但白芍长于养血柔肝，缓急止痛，主治肝阴不足，血虚肝旺，肝气不舒所致的胁肋疼痛、脘腹四肢拘挛作痛；而赤芍则长于活血祛瘀止痛，主治血滞诸痛证，因能清热凉血，故血热瘀滞者尤为适宜。

简析药

阿胶 本品为马科动物驴的干燥皮或鲜皮经煎煮、浓缩制成的固体胶。味甘，性平；归肺、肝、肾经。功能补血，止血，滋阴润燥。本品为血肉有情之品，甘平质润，为补血要药，主治血虚萎黄，眩晕心悸，肌痿无力等症，尤善治出血而致血虚者，可单用或配伍熟地黄、当归、白芍等同用。其味甘质黏，亦为止血要药，常用治吐血尿血、便血崩漏、妊娠胎漏，对于出血而兼阴虚、血虚者尤为适宜。又能养阴以滋肾水，可用治热病伤阴，肾水亏而心火亢，心烦不得眠，以及阴虚风动，手足瘈疭等证，常与黄连、白芍、龟甲、鳖甲等同用。本品滋阴润肺，常用治肺阴虚，燥咳痰少，咽喉干燥，痰中带血等证，可与麦冬、天冬、桑叶、百部等同用。煎服，3～9g，烊化兑服。润肺宜蛤粉炒，止血宜蒲黄炒。本品质地黏腻，有碍消化，故脾胃虚弱者慎用。

何首乌 本品为蓼科植物何首乌的干燥块根。味苦、甘、涩，性微温；归肝、心、肾经。本品制用功善补肝肾、益精血、乌须发、强筋骨，兼能收敛，不寒、不燥、不腻，为滋补良药，主治血虚萎黄，失眠健忘，以及精血亏虚，腰膝酸软、头晕眼花、须发早白、遗精、崩带等证，常配伍当归、枸杞子、菟丝子等同用。制用尚可化浊降脂，用治高脂血症。生用有截疟、解毒、润肠通便之功，常用治久疟、痈疽、瘰疬、肠燥便秘等证。煎服，制何首乌 6～12g，生何首乌 3～6g。大便溏泄及湿痰较重者不宜用。何首乌可能有引起肝损伤的风险，不宜长期、大量服用。

龙眼肉 本品为无患子科植物龙眼的假种皮。味甘，性温；归心、脾经。功能补益心脾，养血安神。主治心脾两虚、气血不足，心悸怔忡，健忘失眠，血虚萎黄，常与人参、当归、酸枣仁等同用。煎服，9～15g。湿盛中满或有停饮、痰、火者忌服。

三、补阴药

北沙参　Běishāshēn《本草汇言》

本品为伞形科植物珊瑚菜 *Glehnia littoralis* Fr. Schmidtex Miq. 的干燥根。主产于山东、江苏、福建等地。生用。

【药性】　甘、微苦，微寒。归肺、胃经。

【功效】　养阴清肺，益胃生津。

【应用】

1. 肺热燥咳，阴虚劳嗽　本品甘润而偏于苦寒，能补肺阴，兼能清肺热，用治阴虚肺燥有热之干咳少痰、咳血、久咳劳嗽或咽干音哑等证，常与麦冬、玉竹、桑叶等配伍。

2. 胃阴不足，热病津伤，咽干口渴　本品甘寒能益胃阴，生津止渴，苦寒能清胃热，用治胃阴虚有热之口干多饮、饥不欲食、大便干结、舌苔光剥或舌红少津，以及胃痛、胃胀、干呕等证，常配伍生地黄、石斛、玉竹等。

【用法用量】　煎服，5～12g。

【使用注意】　不宜与藜芦同用。

【文献摘要】　《本经逢原》："有南北二种，北者质坚性寒，南者体虚力微。"《饮片新参》："养肺胃阴，治劳嗽痰血。"

【现代研究】　主要含生物碱、淀粉、多糖、多种香豆素类成分、微量挥发油及佛手柑内酯等。本品有抑制免疫功能、抑制排异反应、解热、镇痛、祛痰、升压等作用。

麦冬　Màidōng《神农本草经》

本品为百合科植物麦冬 *Ophiopogon japonicus*（L.f.）Ker-Gawl. 的干燥块根。主产于浙江、四川、江苏等地。生用。

【药性】　甘、微苦，微寒。归心、肺、胃经。

【功效】　养阴润肺，益胃生津，清心除烦。

【应用】

1. 肺燥干咳，阴虚劳嗽，喉痹咽痛　本品甘寒，善养肺阴，清肺热，用治阴虚肺燥有热的鼻燥咽干，干咳痰少、咳血，咽痛音哑，肺肾阴虚之劳嗽咳血等证，多与天冬相须为用。

2. 胃阴不足，津伤口渴，内热消渴，肠燥便秘　本品味甘，性偏苦寒，长于滋养胃阴，生津止渴，兼清胃热。用治胃阴虚有热之舌干口渴，胃脘疼痛，饥不欲食，呕逆，大便干结等证，多配伍沙参、生地黄、玉竹等。

3. 心阴虚及温病热扰心营，心烦失眠　本品入心经，能养心阴、清心热，并具除烦安神之功。用治心阴虚有热之心烦、失眠多梦、健忘等，可配伍生地黄、酸枣仁、柏子仁等。用治温病热伤心营，神烦少寐者，可配伍生地黄、玄参、黄连、竹叶心等。

【用法用量】　煎服，6～12g。

【使用注意】　脾胃虚寒、食少便溏，以及外感风寒、痰湿咳嗽者忌服。

【文献摘要】　《神农本草经》："治心腹结气，伤中伤饱，胃络脉绝，羸瘦短气。"《名医别录》："疗虚痨客热，口干燥渴……保神，定肺气，安五脏。"《药性解》："阳中微阴，夫阳乃肺药，微阴则去肺中伏火，伏火去，则肺金安全能生水，水盛则能清心而安神矣。故能治血妄行，调经和脉。"

【现代研究】 主要含多种甾体皂苷、β-谷甾醇、豆甾醇、高异黄酮类化合物、多种氨基酸、各种类型的多聚糖、维生素A样物质、铜、锌、铁、钾等成分。本品有升高外周白细胞、提高免疫功能、增强垂体-肾上腺皮质系统、提高机体适应性、抗心律失常、增加冠脉血流量、提高耐缺氧能力、保护心肌缺血、强心、升压、抗休克、镇静、降血糖等作用；还有利尿、抗菌、祛痰、镇咳等作用。

百合 **Bǎihé**（《神农本草经》）

本品为百合科植物卷丹 *Lilium lancifolium* Thunb.、百合 *Lilium brownii* F.E. Brown var. *viridulum* Baker 或细叶百合 *Lilium pumilum* DC. 的干燥肉质鳞叶。主产于湖南、湖北、江苏、浙江、安徽。生用或蜜炙用。

【药性】 甘，寒。归心、肺经。

【功效】 养阴润肺，清心安神。

【应用】

1. 阴虚燥咳，劳嗽咳血 本品甘寒，作用平和，能补肺阴，兼能清肺热、润燥止咳。用治阴虚肺燥有热之干咳少痰、咳血或咽干音哑等证，常与生地黄、玄参、川贝母等同用。

2. 虚烦惊悸，失眠多梦，精神恍惚 本品能养阴清心，宁心安神。治阴虚内热之百合病，症见精神恍惚、行住坐卧不定等，常与知母、生地黄等同用。

【用法用量】 煎服，6～12g。清心安神宜生用，润肺止咳宜蜜炙。

【文献摘要】 《神农本草经》："治邪气腹胀，心痛，利大小便，补中益气。"《日华子本草》："安心，定胆，益智，养五脏。"《本草纲目拾遗》："清痰火，补虚损。"

【现代研究】 本品主要含甾体皂苷类成分、多糖及少量秋水仙碱。具有止咳、祛痰、耐缺氧、强壮、镇静、抗过敏、抗癌等作用。

龟甲 **Guījiǎ**（《神农本草经》）

本品为龟科动物乌龟 *Chinemys reevesii*（Gray）的腹甲及背甲。主产于浙江、湖北、湖南等地。生用，或以砂烫后醋淬用。

【药性】 咸、甘，微寒。归肝、肾、心经。

【功效】 滋阴潜阳，益肾强骨，养血补心，固经止崩。

【应用】

1. 阴虚内热，阴虚阳亢，阴虚风动证 本品既能滋补肝肾之阴以退内热，又能潜降肝阳而息内风。治阴虚内热之骨蒸盗汗，常与熟地黄、知母、黄柏等同用。治阴虚阳亢之头晕目眩，常与白芍、天麻、夏枯草等同用。治阴虚风动之手足瘛疭，常与阿胶、鸡子黄、白芍等同用。

2. 肾虚骨痿，囟门不合 本品长于滋肾养肝，又能强筋健骨，故多用于肾虚之筋骨不健，腰膝酸软，步履乏力及小儿鸡胸、龟背、囟门不合等证，常与熟地黄、知母、锁阳等同用。

3. 阴血亏虚，惊悸、失眠、健忘 本品入心、肾经，养血补心，安神定志，用治阴血不足，心肾失养之惊悸、失眠、健忘等证，常与龙骨、石菖蒲、远志等同用。

4. 阴虚血热，崩漏、月经过多 本品滋养肝肾，能固冲任，清热止血。用于阴虚血热，冲任不固之崩漏、月经过多，常与黄芩、白芍、椿皮等同用。

【用法用量】　煎服，9～24g，先煎。

【使用注意】　孕妇慎用。脾胃虚寒者忌服。

【文献摘要】　《神农本草经》："治漏下赤白，破癥瘕，痎疟，五痔，阴蚀，湿痹，四肢重弱，小儿囟不合。"《本草纲目》："治腰脚酸痛，补心肾，益大肠，止久痢久泄，主难产，消痈肿，烧灰敷臁疮。""其甲以补心、补肾、补血，皆以养阴也。"《本草备要》："滋阴益智。治阴血不足，劳热骨蒸，癥瘕崩漏，五痔难产，阴虚血弱之证。"

【现代研究】　主要含动物胶原蛋白、角蛋白、脂肪、骨胶原、多种氨基酸，及钙、磷、锶、锌、铜等矿物质元素。本品有增强免疫功能、双向调节 DNA 合成率、兴奋子宫、解热、补血、镇静、抗凝血、增加冠脉血流量、提高耐缺氧能力、升白细胞等作用。

简析药

南沙参　本品为桔梗科植物轮叶沙参或沙参的干燥根。味甘，性微寒；归肺、胃经。功能养阴清肺，益胃生津，化痰，益气。本品甘润微寒，能补肺阴、润肺燥，兼可清肺热，主治阴虚劳嗽，肺热燥咳，干咳痰黏、咳血或咽干音哑等证，常与麦冬、知母、川贝母等同用。入胃经，能养胃阴，清胃热，生津止渴，用治热病伤阴或胃阴不足之口燥咽干、大便秘结、舌红少津及饥不欲食、呕吐等证，常与生地黄、麦冬、玉竹等同用。煎服，9～15g。不宜与藜芦同用。

鉴别用药：北沙参与南沙参来源于两种不同的植物，二者功用相似，均以养阴清肺、益胃生津（或补肺胃之阴，清肺胃之热）为主要功效。但北沙参清养肺胃作用稍强，肺胃阴虚有热之证较为多用。而南沙参尚兼益气及祛痰作用，较宜于气阴两伤及燥痰咳嗽者。

天冬　本品为百合科植物天冬的干燥块根。味甘、苦，性寒。归肺、肾经。功能养阴润燥，清肺生津。本品甘润苦寒之性较强，能养肺阴，清肺热，主治肺肾阴虚之肺燥干咳、顿咳痰黏、劳嗽咳血，以及燥热伤肺、肺热咳嗽等证，常与麦冬相须为用。入肾经，能滋肾阴，兼能降虚火，适宜于肾阴亏虚之眩晕耳鸣、腰膝酸痛及阴虚火旺之骨蒸潮热，内热消渴等证，常与熟地黄、枸杞子、知母等同用。亦可用治热病伤津，咽干口渴，肠燥便秘等证，常与生地黄、麦冬等配伍同用。煎服，6～12g。脾胃虚寒、食少便溏，以及外感风寒、痰湿咳嗽者忌服。

鉴别用药：天冬与麦冬，二者皆能养阴、清肺热，润燥生津，用治肺热燥咳、阴虚劳嗽咳血，内热消渴及津枯肠燥便秘。然天冬苦寒之性较甚，清火与润燥之力强于麦冬，且入肾滋阴，还宜于肾阴不足，虚火亢旺之证。麦冬微寒，清火与滋润之力虽稍弱，但滋腻性亦较小，还能养胃生津，清心除烦，善治温热病或久病津伤之口干舌燥，阴虚有热或温病热入心营之神烦少寐等。

石斛　本品为兰科植物金钗石斛、霍山石斛、鼓槌石斛或流苏石斛的栽培品及其同属植物近似种的新鲜或干燥茎。味甘，性微寒。归胃、肾经。功能益胃生津，滋阴清热。本品长于滋养胃阴，生津止渴，兼能清胃热，主治热邪伤津、口干烦渴，胃阴不足、食少干呕及舌光无苔、少津，或阴虚津亏引起的虚热不退，可与生地黄、麦冬等同用。又能滋肾阴，兼降虚火，常用治肾阴亏虚之目暗不明、筋骨痿软及阴虚火旺，骨蒸劳热等证，常与熟地黄、枸杞子、菟丝子等同用。煎服，6～12g。鲜品 15～30g。本品能敛邪，故温热病不宜早用；又能助湿，若湿温热尚未化燥伤津者忌服。

玉竹　本品为百合科植物玉竹的干燥根茎。别名：葳蕤、萎蕤。味甘，性微寒。归肺、胃经。功能养阴润燥，生津止渴。本品甘润，能养肺阴，兼清肺热，主治阴虚肺燥有热的干咳少痰、咳血、声音嘶哑等证，常与沙参、麦冬、桑叶等同用。又能养胃阴，清胃热，常用治胃阴不足，口干舌燥，食欲不振及胃热津伤之消渴等证，可与沙参、麦冬、天花粉等同用。此外，本品养阴而不滋腻恋邪，也可用治阴虚外感风热之证。煎服，6～12g。

黄精 本品为百合科植物黄精、滇黄精或多花黄精的干燥根茎。味甘，性平。归脾、肺、肾经。功能补气养阴，健脾，润肺，益肾。本品有滋阴润肺、补肾益精及补脾气、益脾阴之功，主治阴虚肺燥，干咳少痰及肺肾阴虚之劳嗽久咳，脾脏气阴两虚之面色萎黄、困倦乏力、口干食少、大便干燥，肾虚精亏之头晕耳鸣、腰膝酸软、须发早白等证。煎服，9～15g。本品性质黏腻，易助湿壅气，故脾虚湿阻、痰湿壅滞、气滞腹满者不宜使用。

鉴别用药： 黄精与山药，均为性味甘平，主归肺、脾、肾三脏，气阴双补之品。然黄精滋阴润燥之力胜于山药，多用于阴虚燥咳及脾胃阴伤之口干食少、大便燥结、舌红无苔者；而山药长于补气健脾，并兼有涩性，较宜于脾虚便溏、肾虚遗精、遗尿尿频及白带过多等证。

枸杞子 本品为茄科植物宁夏枸杞的干燥成熟果实。味甘，性平。归肝、肾经。功能滋补肝肾，益精明目，为平补肾精肝血之品。主治肝肾阴虚，精血不足所致的腰膝酸软、眩晕耳鸣、阳痿遗精、内热消渴、血虚萎黄、两目干涩、目昏不明、牙齿松动、须发早白等证。煎服，6～12g。

墨旱莲 本品为菊科植物鳢肠的干燥地上部分。味甘、酸，性寒。归肾、肝经。功能滋补肝肾，凉血止血。本品能补肝肾之阴、固齿乌须发，主治肝肾阴虚所致牙齿松动、须发早白、眩晕耳鸣、腰膝酸软等证，常与女贞子同用。又能滋阴清热、凉血止血，可用治阴虚血热诸出血证。煎服，6～12g。外用适量。

女贞子 本品为木犀科植物女贞的干燥成熟果实。味甘、苦，性凉。归肝、肾经。功能滋补肝肾，明目乌发，又兼清虚热，补中有清。主治肝肾阴虚所致的眩晕耳鸣、腰膝酸软、须发早白、目暗不明，以及阴虚内热消渴、骨蒸潮热、心烦等证。煎服，6～12g。酒制后增强补肝肾作用。

桑椹 本品为桑科植物桑的干燥果穗。味甘、酸，性寒。归心、肝、肾经。功能滋阴补血，生津润燥。本品甘寒清润，有滋阴养血、生津止渴、润肠之功用，主治肝肾不足，精血亏虚之头晕目暗、耳鸣失眠、遗精、须发早白，津伤口渴或阴虚内热消渴，阴血亏虚之肠燥便秘等证。煎服，9～15g。

黑芝麻 本品为脂麻科植物脂麻的干燥成熟种子。味甘，性平。归肝、肾、大肠经。功能补肝肾，益精血，润肠燥。主治精血不足之头晕目花、耳鸣耳聋、须发早白、病后脱发，以及年老、妇女产后精亏血虚之肠燥便秘证。煎服，9～15g。大便溏泻者不宜服用。

鳖甲 本品为鳖科动物鳖的背甲。味咸，性微寒。归肝、肾经。既善滋阴退热除蒸，又善滋阴潜阳息风，适用于肝肾阴虚所致阴虚内热、阴虚风动、阴虚阳亢诸证，为治阴虚发热之要药。治疗温病后期，阴液耗伤，邪伏阴分，夜热早凉，热退无汗者，常配伍牡丹皮、生地黄、青蒿等药；治疗阴血亏虚，骨蒸劳热者，常配伍秦艽、地骨皮等药；治疗阴虚阳亢，头晕目眩，常与生地黄、牡蛎、菊花等药同用；用治阴虚风动，手足瘛疭者，常配伍阿胶、生地黄、麦冬等药。本品味咸，长于软坚散结，用于血滞经闭、癥瘕积聚，以及久疟疟母、肝脾肿大等，常与土鳖虫、牡丹皮、桃仁等同用。煎服，9～24g，先煎。孕妇慎用。脾胃虚寒者忌服。

鉴别用药： 龟甲与鳖甲，均能滋补肝肾之阴而退虚热，又可潜降肝阳而息内风，为治阴虚发热、阴虚阳亢及阴虚风动等证之常用药。但龟甲长于滋肾阴，还兼有益肾健骨、补血养心之功，可用治肝肾不足，筋骨痿弱，腰膝酸软，妇女崩漏经多及心血不足，失眠、健忘等证。鳖甲长于退虚热，此外又能软坚散结，可用治癥瘕积聚、久疟疟母等证。

四、补阳药

鹿茸　Lùróng（《神农本草经》）

本品为鹿科动物梅花鹿 *Cervus nippon* Temminck 或马鹿 *Cervus elaphus* Linnaeus 的雄鹿未骨化密生茸毛的幼角。前者习称"花鹿茸"，后者习称"马鹿茸"。主产于吉林、辽宁、黑龙江等地。切薄片或研成细粉用。

【药性】　甘、咸，温。归肾、肝经。

【功效】　补肾壮阳，益精血，强筋骨，调冲任，托疮毒。

【应用】

1. 肾阳不足，精血亏虚，阳痿宫冷　本品甘温能补，味咸入肾，禀纯阳之性，具生发之气，能补肾壮阳，益精血。临床广泛用于肾阳亏虚，阳痿不举，小便频数，可与山药浸酒服；治精血耗竭，面色黧黑，耳聋目昏等，常与当归、熟地黄、枸杞子等同用；治疗诸虚百损，五劳七伤，元气不足，畏寒肢冷，阳痿早泄、宫冷不孕、小便频数等，常与人参、黄芪、当归同用。

2. 肾虚腰脊冷痛，筋骨痿软　本品入肝、肾经，既能补肾阳，又能强筋骨，常用于肾虚骨弱，症见腰脊冷痛，筋骨痿软或小儿发育迟缓，齿迟、行迟、囟门闭合迟等，常与五加皮、熟地黄、山茱萸等同用。

3. 冲任虚寒，崩漏带下　本品补肾阳，益精血而兼能固冲止带，治冲任虚寒，崩漏不止，虚损羸瘦，常与山茱萸、龙骨、续断等同用。治白带量多清稀，可与桑螵蛸、菟丝子、沙苑子等同用。

4. 阴疽内陷不起，疮疡久溃不敛　本品补阳气、益精血而有托毒生肌之效，治阴疽疮肿内陷不起或疮疡久溃不敛，常与熟地黄、肉桂、白芥子等同用。

【用法用量】　1～2g，研末冲服。

【使用注意】　服用本品宜从小量开始，缓缓增加，不可骤用大量，以免阳升风动，头晕目赤，或伤阴动血。凡热证、阴虚阳亢者均当忌服。

【文献摘要】　《神农本草经》："治漏下，恶血，寒热，惊痫，益气，强志，生齿。"《本草纲目》："生精补髓，养血益阳，强筋健骨，治一切虚损、耳聋、目暗、眩晕、虚痢。"《本经逢原》："鹿茸功用，专主伤中劳绝，腰痛羸瘦，取其补火助阳，生精益髓，强筋健骨，固精摄便。"

【现代研究】　主要含雌二醇、雌酮等甾体类化合物，甘氨酸、色氨酸、赖氨酸等氨基酸，表皮生长因子、神经生长因子等多肽类，以及胆固醇、磷脂、蛋白质、多糖、脂肪酸及无机元素等成分。本品有性激素样作用，可抗疲劳，增强免疫，延缓衰老，促进造血功能，抗骨质疏松，促进伤口、骨折愈合，抗溃疡，促进核酸和蛋白合成，抗心肌缺血，提高耐缺氧能力，改善神经功能及抗炎等。

补骨脂　Bǔgǔzhī（《药性论》）

本品为豆科植物补骨脂 *Psoralea corylifolia* L. 的干燥成熟果实。主产于河南、四川、安徽等地。生用,或盐水炙用。

【药性】 辛、苦,温。归肾、脾经。

【功效】 补肾助阳,固精缩尿,纳气平喘,温脾止泻;外用消风祛斑。

【应用】

1. 肾虚阳痿,腰膝冷痛 本品苦辛温燥,善于补肾助阳,治肾虚阳痿,常与菟丝子、胡桃肉、沉香等同用;治肾阳虚衰,腰膝冷痛,常与杜仲、胡桃肉同用。

2. 遗精滑精,遗尿尿频 本品补而兼涩,善于补肾助阳,固精缩尿,可单用,也可随证配伍。

3. 肾虚作喘 本品补肾助阳、纳气平喘,对肾阳虚衰,肾不纳气之虚喘,可奏标本兼顾之效,常与附子、肉桂、沉香同用。

4. 脾肾阳虚,五更泄泻 本品入脾肾二经,能温补脾肾、收涩止泻,治脾肾虚寒所致五更泄泻,常与吴茱萸、五味子、肉豆蔻等同用。

5. 白癜风,斑秃 将本品研末用酒浸制成酊剂,外涂患处,可治疗白癜风,斑秃。

【用法用量】 煎服,6~10g。外用20%~30%酊剂涂患处。

【使用注意】 阴虚火旺及大便秘结者忌服。

【文献摘要】 《药性论》:"主男子腰疼,膝冷囊湿,逐诸冷痹顽,止小便利,腹中冷。"《开宝本草》:"主五劳七伤,风虚冷,骨髓伤败,肾冷精流及妇人血气堕胎。"《本草纲目》:"治肾泄,通命门,暖丹田,敛精神。"《玉楸药解》:"温暖水土,消化饮食,升达脾胃,收敛滑泄、遗精、带下、溺多、便滑诸证。"

【现代研究】 主要含补骨脂素、异补骨脂素、补骨脂定、异补骨脂定等香豆素类,补骨脂异黄酮、紫云英苷等黄酮类,以及脂肪酸、多糖及氨基酸等成分。本品有雌激素样作用,能扩张冠状动脉,兴奋心脏,收缩子宫,缩短出血时间,减少出血量,调节肠运动,平喘,增强免疫,抗前列腺增生,致光敏等。

简析药

鹿角 本品为鹿科动物马鹿或梅花鹿已骨化的角或锯茸后翌年春季脱落的角基,分别习称"马鹿角""梅花鹿角""鹿角脱盘"。味咸,性温;归肾、肝经。功能温肾阳,强筋骨,行血消肿。主治肾阳不足,阳痿遗精,腰脊冷痛,阴疽疮疡,乳痈初起,瘀血肿痛。煎服,6~15g。阴虚火旺者忌服。

鹿角胶 本品为鹿角经水煎煮、浓缩制成的固体胶。味甘、咸,性温;归肾、肝经。功能温补肝肾,益精养血。主治肝肾不足所致的腰膝酸冷,阳痿遗精,虚劳羸瘦,崩漏下血,便血尿血,阴疽肿痛。烊化兑服,3~6g。阴虚火旺者忌服。

淫羊藿 本品为小檗科植物淫羊藿、箭叶淫羊藿、柔毛淫羊藿或朝鲜淫羊藿的干燥叶。味辛、甘,性温;归肝、肾经。功能补肾阳,强筋骨,祛风湿。主治肾阳虚衰,阳痿遗精,男子不育,风寒湿痹日久累及肝肾,筋骨不健,或素体肾阳不足,并发风湿痹证者。煎服,6~10g。阴虚火旺者不宜使用。

巴戟天 本品为茜草科植物巴戟天的干燥根。味甘、辛,性微温;归肾、肝经。功能补肾阳,强筋骨,祛风湿。主治肾阳虚弱,命门火衰之阳痿不育,下元虚冷,宫冷不孕,月经不调,少腹冷痛,以及风湿痹痛,筋骨痿软。煎服,3~10g。阴虚火旺者不宜使用。

仙茅　本品为石蒜科植物仙茅的干燥根茎。味辛，性热；归肾、肝、脾经。功能补肾阳，强筋骨，祛寒湿。主治命门火衰、阳痿早泄及精寒不育，腰膝冷痛，筋骨痿软无力，阳虚冷泻。煎服，3～10g。因燥热有毒，不宜过量、久服，阴虚火旺者忌服。

杜仲　本品为杜仲科植物杜仲的干燥树皮。味甘，性温；归肝、肾经。功能补肝肾，强筋骨，安胎。主治肝肾不足，腰膝酸痛，筋骨无力，头晕目眩，以及肝肾亏虚，妊娠漏血，胎动不安。煎服，6～10g。炒用有利于成分煎出，效果较好，阴虚火旺者慎用。

续断　本品为川续断科植物川续断的干燥根。味苦、辛，性微温；归肝、肾经。功能补肝肾，强筋骨，续折伤，止崩漏。主治肝肾不足，腰膝酸软，风湿痹痛，跌仆损伤、筋伤骨折，以及肝肾不足，崩漏经多，胎漏下血，胎动不安。煎服，9～15g。止崩漏宜炒用。

肉苁蓉　本品为列当科植物肉苁蓉或管花肉苁蓉的干燥带鳞叶的肉质茎。味甘、咸，性温；归肾、大肠经。功能补肾阳，益精血，润肠通便。本品甘温助阳，质润滋养，咸以入肾，作用从容和缓。主治肾阳不足，精血亏虚，阳痿不孕，腰膝酸软，筋骨无力，以及肠燥便秘。煎服，6～10g。阴虚火旺，热结便秘，大便溏泻者不宜服用。

锁阳　本品为锁阳科植物锁阳的干燥肉质茎。味甘，性温；归肝、肾、大肠经。功能补肾阳，益精血，润肠通便。主治肾阳不足，精血亏虚，腰膝痿软，阳痿滑精，以及肠燥便秘。煎服或入丸散，5～10g。阴虚火旺、大便溏泻、热结便秘者不宜服用。

益智仁　本品为姜科植物益智的干燥成熟种子。味辛，性温；归脾、肾经。功能暖肾固精缩尿，温脾止泻摄唾。本品补益之中兼有收涩之性。主治肾虚遗尿，小便频数，遗精白浊，常配伍乌药、山药。也常用治脾寒泄泻，腹中冷痛，口多唾涎。煎服，3～10g。

菟丝子　本品为旋花科植物南方菟丝子或菟丝子的干燥成熟种子。味辛、甘，性平；归肝、肾、脾经。功能补益肝肾，固精缩尿，安胎，明目，止泻；外用消风祛斑。本品性平，辛以润燥，甘以补虚，为平补阴阳之品。主治肝肾不足，腰膝酸软，阳痿遗精，遗尿尿频；肾虚胎元不固，胎动不安、滑胎；肝肾不足，目昏耳鸣；脾肾两虚之便溏泄泻。外用治白癜风。煎服，6～12g，外用适量。阴虚火旺、大便燥结、小便短赤者不宜服用。

沙苑子　本品为豆科植物扁茎黄芪的干燥成熟种子。味甘，性温；归肝、肾经。功能补肾助阳，固精缩尿，养肝明目。本品甘温补益，兼具涩性，似菟丝子补益肝肾作用而以收涩见长。主治肾虚腰痛，遗精早泄，遗尿尿频，白浊带下；肝肾不足，头晕目眩，目暗昏花。煎服，9～15g。阴虚火旺、小便不利者不宜服用。

蛤蚧　本品为壁虎科动物蛤蚧的干燥体。味咸，性平；归肺、肾经。功能补肺益肾，纳气定喘，助阳益精。本品长于补肺气、助肾阳、定喘咳，为治多种虚证喘咳之佳品；同时质润不燥，补肾助阳兼能益精养血，有固本培元之功。主治肺肾不足，虚喘气促，劳嗽咳血；肾虚阳痿，遗精。煎服，3～6g，多入丸散或酒剂。喘咳实证不宜使用。

核桃仁　本品为胡桃科植物胡桃的干燥成熟种子。味甘，性温；归肾、肺、大肠经。功能补肾、温肺、润肠。本品温补肾阳，长于补肺肾、定喘咳。主治肾阳不足，腰膝酸软，阳痿遗精，小便频数；肺肾不足，虚寒喘嗽；肠燥便秘。煎服，6～9g，定喘嗽宜连皮用，润肠燥宜去皮用。阴虚火旺、痰热咳嗽及便溏者不宜服用。

冬虫夏草　本品为麦角菌科真菌冬虫夏草菌寄生在蝙蝠蛾科昆虫幼虫上的子座和幼虫尸体的干燥复合体。味甘，性平；归肺、肾经。功能补肾益肺，止血化痰。本品补肾益精，有兴阳起痿之功，亦为平补肺肾之佳品。主治肾虚精亏，阳痿遗精，腰膝酸痛；久咳虚喘，劳嗽咯血,干咳痰黏;病后体虚不复或自汗畏寒。煎服或炖服,3～9g。有表邪者不宜用。

紫河车 本品为健康人的干燥胎盘。味甘、咸,性温,归肺、肝、肾经。功能温肾补精,益气养血。主治肾阳不足,精血亏虚,虚劳羸瘦,阳痿遗精,宫冷不孕;肺肾两虚,久咳虚喘,骨蒸劳嗽;气血两虚,产后乳少,面色萎黄,食少气短。研末吞服,2～3g。阴虚火旺者不宜单独应用。

第二节 补 益 剂

四君子汤 《太平惠民和剂局方》

【组成】 人参去芦　白术　茯苓去皮(各9g)　甘草炙(6g),各等分

【用法】 上为细末,每服二钱,水一盏,煎至七分,通口服,不拘时候;入盐少许,白汤点亦得(现代用法:水煎服)。

【功用】 益气健脾。

【主治】 脾胃气虚证。面色萎白,语声低微,气短乏力,食少便溏,舌淡苔白,脉虚缓。

【证治机理】 本证乃由禀赋不足,或由饮食劳倦,损伤脾胃之气,使其受纳与运化无力所致。《灵枢·营卫生会》谓"人受气于谷,谷入于胃,以传与肺,五脏六腑,皆以受气",故云脾胃为后天之本,气血生化之源。脾胃气虚,气血生化不足,气血不能上荣于面,故面色萎白;脾为肺之母,脾气虚则肺气亦虚,故语声低微、气短;脾主肌肉,脾胃气虚,四肢肌肉失养,故乏力;脾主运化,胃主受纳,胃气虚弱,则纳差食少;脾运不健,湿浊内生,则大便溏薄;舌淡苔白,脉虚缓,均为脾胃气虚之象。正如《医方考》所说:"夫面色萎白,则望之而知其气虚矣;言语轻微,则闻之而知其气虚矣;四肢无力,则问之而知其气虚矣;脉来虚弱,则切之而知其气虚矣。"其治当补益脾胃之气,脾胃健旺,则诸症除矣。

【方解】 方中人参甘温,能大补脾胃之气,故为君药。臣以白术健脾燥湿,与人参相须,益气补脾之力更强。脾喜燥恶湿,喜运恶滞,故又以茯苓健脾渗湿,合白术互增健脾祛湿之功,为佐助。炙甘草益气和中,既可加强人参、白术益气补中之功,又能调和诸药,故为佐使。四药相伍,重在健补脾胃之气,兼司运化之职,温而不燥,补中兼渗,为平补脾胃之良方。

【运用】 本方为补气之基础方。以气短乏力,面色萎白,食少便溏,舌淡苔白,脉虚缓为辨证要点。据脾为后天之本,气血生化之源,大凡肺脾气虚证,以及气血不足之证,均可以此方随症加减。原方在运用时有汤、散两种剂型,原书所载本方的用法"入盐少许,白汤点亦得"是指散剂的服法。《圣济总录》载本方四药,茯苓为赤茯苓,无用量,名为"白术汤",主治"水气渴,腹胁胀满"。《太平惠民和剂局方》收录本方,名为"四君子汤",主治"荣卫气虚,脏腑怯弱,心腹胀满,全不思食,肠鸣泄泻,呕哕吐逆",始明确本方治疗脾胃虚弱之证,云其有"温和脾胃,进益饮食,辟寒邪瘴雾气"之功,犹如宽厚平和之君子,故有"四君子汤"之名。

【方论选录】

1.《丹溪心法附余》卷十九:"四君子汤用白术、人参、茯苓、甘草者,白术则健脾燥湿,人参则补肺扶脾,茯苓则降气渗湿,甘草则补胃和中,譬如宽厚和平之君子,而不为奸险卒暴之行也。《和剂》云等分,愚以为药之君臣,剂之大小,又人之所处何如也。"

2.《时方歌括》卷上:"胃气为生人之本,参、术、苓、草从容和缓,补中宫土气,达于上下

四旁，而五脏六腑皆以受气，故一切虚证皆以此方为主。若加陈皮，则有行滞进食之效；再加半夏，即有除痰宽胀之功；再加木香、砂仁，则行气之药多于补守，凡肿满、痰饮、结聚等症，无不速除，此犹人所易知也。而为数方之主，则功在人参。人皆曰人参补气补阳，温药借之以尽其力量，而余则曰人参补阴养液，燥药得之则臻于和平。"

【医案举例】

1. 一小儿饮食停滞，服消导之剂。曰：此脾胃气虚，不能克化也，法当调补为善，若数用克伐之剂，脾气益伤，饮食愈停矣。已而腹内又结一块，寒热潮热，食少作渴，大便不实，用四君子汤，饮食渐增。又用补中益气汤而愈。（《续名医类案》卷二十八）

2. 中气虚寒，得冷则泻，而又火生齿䘌。古人所谓胸中聚集之残火，腹内久积之沉寒也。此当温补中气，脾土厚则火自敛，四君子汤加益智仁、干姜。（《静香楼医案》）

【方歌】　四君子汤中和义，参术茯苓甘草比，益以夏陈名六君，祛痰补气阳虚饵，除却半夏名异功，或加香砂胃寒使。

补中益气汤　《内外伤辨惑论》

【组成】　黄芪五分，病甚、劳役、热甚者一钱（18g）　甘草炙，五分（9g）　人参去芦，三分（6g）　当归身酒焙干或晒干，二分（3g）　橘皮不去白，二分或三分（6g）　升麻二分或三分（6g）　柴胡二分或三分（6g）　白术三分（9g）

【用法】　上㕮咀，都作一服，水二盏，煎至一盏，去滓，食远稍热服（现代用法：水煎服）。

【功用】　补中益气，升阳举陷。

【主治】

1. 脾胃气虚证。饮食减少，体倦肢软，少气懒言，面色萎黄，大便稀薄，脉虚软。

2. 气虚下陷证。脱肛，子宫脱垂，久泻，久痢，崩漏等，气短乏力，舌淡，脉虚。

3. 气虚发热证。身热，自汗，渴喜热饮，气短乏力，舌淡，脉虚大无力。

【证治机理】　本方是李东垣原为治气虚发热而立，李氏谓其证乃由"脾胃气虚，则下流于肾，阴火得以乘其土位。故脾胃之证，始得之则气高而喘，身热而烦，其脉洪大而头痛，或渴不止，其皮肤不任风寒，而生寒热。盖阴火上冲，则气高而喘，身烦热，为头痛，为渴，而脉洪大……皆脾胃之气不足所致也"（《内外伤辨惑论》卷中）。即病由饥饱劳役，损伤脾胃，中气虚馁，升降失常，清阳下陷，阴火则上乘土位，泛溢于肌肤，故而发热。其热为劳倦内伤所致，故李氏明确指出"唯当以辛甘温之剂，补其中而升其阳，甘寒以泻其火则愈。"至于脾胃气虚证、气虚下陷证，亦皆由饮食劳倦、损伤脾胃所致。本方所治之脾胃气虚证，当与四君子汤证同类，唯其虚之更甚，且兼气陷者。

【方解】　方中重用黄芪为君，其性甘温，入脾肺经，而补中气、固表气，且升举阳气。臣以人参，大补元气；炙甘草补脾和中。君臣相伍，如《医宗金鉴》谓："黄芪补表气，人参补里气，炙草补中气"，可大补一身之气。李东垣称此三味为"除湿热、烦热之圣药也"。佐以白术补气健脾，助脾运化，以资气血生化之源。其气既虚，营血易亏，故佐用当归以补养营血，且"血为气之宅"，可使所补之气有所依附；陈皮理气和胃，使诸药补而不滞。更加升麻、柴胡为佐使，升阳举陷，与人参、黄芪配伍，可升提下陷之中气。《本草纲目》云："升麻引阳明清气上行，柴胡引少阳清气上行，此乃禀赋虚弱，元气虚馁，及劳役饥饱，生冷内伤，脾胃引经最要药也。"诸药合用，既补益中焦脾胃之气，又升提下陷之气，且全方皆为甘温之药而能治气虚发热证,此即所谓"甘温除大热"之法也。全方补气与升提并用,使气虚者补之,气陷者升之,气虚发热者甘温益气而除之,元气内充,清阳得升,则诸证自愈。

【运用】

1. 本方为治气虚发热及脾虚气陷的代表方剂,临证以中气虚弱,或清阳下陷,或慢性发热症见少气乏力,面色㿠白,舌淡,脉虚软无力为证治要点。阴虚发热则非所宜,外感热病之发热尤当忌用。

2. 胃气失和,痞闷不舒者加砂仁、白蔻;大便溏泻者加山药、薏仁、茯苓;兼腹胀气滞者酌加木香、枳壳。

【方论选录】《古今名医方论》:"凡脾胃一虚,肺气先绝,故用黄芪护皮毛而闭腠理,不令自汗;元气不足,懒言气喘,人参以补之;炙甘草之甘以泻心火而除烦,补脾胃而生气。此三味,除烦热之圣药也。佐白术以健脾;当归以和血;气乱于胸,清浊相干,陈皮以理之,且以散诸甘药之滞;胃中清气下沉,用升麻、柴胡气之轻而味之薄者,引胃气以上腾,复其本位,便能升浮以行生长之令矣。补中之剂,得发表之品而中自安;益气之剂,赖清气之品而气益倍,此用药有相须之妙也。"

【医案举例】 某患头痛累月,苦不可忍,咸用散风清火之剂。诊其脉浮虚不鼓,语言懒怯,肢体恶寒。此劳倦伤中,清阳之气不升,浊阴之气不降,故汗之反虚其表,清之益伤其中。其恶寒乃气虚,不能上荣而外固也,与补中益气汤升清降浊,加蔓荆为使,令至高巅,一剂知,二剂已。(《续名医类案》卷二十二)

【实验研究】

1. 补中益气汤可增加盆腔脏器脱垂模型大鼠子宫骶韧带组织中胶原蛋白 COL1A1、COL3A1 的合成,其作用机制可能与上调大鼠子宫骶韧带组织中 TGFβ-3 的表达和降低组织中 miR-30d 的表达水平有关。[严晓,覃彩芳,李青先,等. 补中益气汤对盆腔脏器脱垂模型大鼠子宫骶韧带组织转化生长因子 β-3 和微小核糖核酸 -30d 表达的影响 [J]. 中华老年医学杂志,2020,39(10):1214-1218.]

2. 补中益气汤能提高子宫脱垂中气下陷证患者子宫主韧带成纤维细胞总胶原的含有量,且以Ⅲ型胶原为主。其机制与降低成纤维细胞 MMP-1 和 MMP-2 的表达,增加成纤维细胞 TIMP-1 和 TIMP-3 的表达有关。[王之通,蒋健,吴雨,等. 从胶原代谢环节探讨补中益气汤对子宫脱垂中气下陷证患者盆底结缔组织的影响 [J]. 中成药,2021,43(02):492-496.]

【方歌】 补中益气芪术陈,升柴参草当归身,虚劳内伤功独擅,亦治阳虚外感因。

四物汤 《仙授理伤续断秘方》

【组成】 白芍药(9g) 川当归(9g) 熟地黄(12g) 川芎(6g)各等分

【用法】 每服三钱,水盏半,煎至七分,空心热服(现代用法:水煎服)。

【功用】 补血调血。

【主治】 营血虚滞证。头晕目眩,心悸失眠,面色无华,或妇人月经不调,量少或经闭不行,脐腹作痛,舌淡,脉细弦或细涩。

【证治机理】 本证乃营血亏虚,冲任虚损,血行不畅所致。营血不足,不能上荣,故头晕目眩。心主血,藏神,其华在面;肝藏血,藏魂,其华在爪。心肝血虚则心悸失眠,面色唇甲无华;妇人肝血不足,冲任虚损,加之血行不畅,故月经量少甚或闭经,脐腹疼痛。舌淡,脉细弦或细涩，为营血亏虚、血行不畅之象。治宜补养营血为主，辅以调畅血脉。

【方解】　方中熟地甘温味厚，滋润入肾，填髓益精生血，为滋阴补血之要药，用为君药。当归补血和血，与熟地相伍，既增补血之力，又行营血之滞，为臣药。白芍养血柔肝敛阴，与地、归相协则滋阴补血之力更著，又可缓急止痛；川芎活血行气，与当归相协则行血之力益彰，又使诸药补血而不滞血，二药共为佐药。四药合用，阴柔辛甘相伍，补中寓行，补血不滞血，行血不伤血，共成补血调血之功。

《仙授理伤续断秘方》以本方治疗外伤出血瘀血、肿胀疼痛，依其补血、散瘀和止痛之功；《太平惠民和剂局方》用本方治疗妇人诸疾，赖其补血调经、和血止痛之力，以此开启后世补血之法门。肾主骨生髓，益精生血为生血之源；心主血脉，行血达络为运血之主；肝藏血调经，调达疏泄为和血调血之脏，方中四物相类，而各具一性，各建一功，并行不悖。

是方以熟地厚润滋腻之性为生营血之"基"，伍当归和血入心则"变化而赤是谓血"，又取白芍酸敛入肝而使所生之血藏于肝，更借川芎辛行之长而令营血畅于周身。此虽属"线性"取类之描绘，确可品悟前人精妙配伍之神韵，遂后世皆谓本方乃补血调血之基础方。

【运用】　本方原治外伤瘀血作痛，后用治妇人诸疾，今多作补血调血之基础方。以头晕心悸，面色、唇爪无华，舌淡，脉细为辨证要点。

原方四药各用等分，意在补血调血并行，主治"伤重，肠内有瘀血者"。然后世多以四物汤为补血之剂，重用熟地黄以增强滋补营血之功；少用川芎，取其活血化瘀，意在补而不滞。《蒲辅周医疗经验》云："此方为一切血病通用之方。凡血瘀者，俱改白芍为赤芍；血热者，改熟地为生地。川芎量宜小，大约为当归之半，地黄为当归的两倍。"此则亦可窥"方之用，变也"之一斑。

【方论选录】　《医方考》卷三："血不足者，此方调之。气、血，人身之二仪也。天地之道，阳常有余，阴常不足，人与天地相似，故阴血难成而易亏。是方也，当归、芍药、地黄，味厚者也，味厚为阴中之阴，故能生血；川芎味薄而气清，为阴中之阳，故能行血中之气……若上下失血太多，气息几微之际，则四物禁勿与之。所以然者，四物皆阴，阴者天地闭塞之令，非所以生万物者也，故曰禁勿与之。"

【医案举例】　汪石山治一妇，产后未经满月，怒气，血流如水，三日方止。随又劳苦，四肢无力，睡而汗出，日晡潮热，口干，五心如炙。诸医皆用柴、芩、薄荷之类，其热愈炽。诊其脉弦大无力，此蓐劳也。以四物汤一两，入胡黄连、秦艽、青蒿各五分，数服热退身凉。后以黄连八珍丸一料而安。（《古今医案》卷九）

【方歌】　四物地芍与归芎，血家百病此方通，八珍合入四君子，气血双疗功独崇，再加黄芪与肉桂，十全大补补方雄。

归脾汤　《济生方》

【组成】　白术　茯神去木　黄芪去芦　龙眼肉　酸枣仁炒，去壳，各一两（各18g）　人参　木香不见火，各半两（各9g）　甘草炙，二钱半（6g）　当归一钱（3g）　远志蜜炙，一钱（3g）（当归、远志从《内科摘要》补入）

【用法】　上咬咀，每服四钱（12g），水一盏半，加生姜五片，枣一枚，煎至七分，去滓温服，不拘时候（现代用法：加生姜、大枣，水煎服）。

【功用】　益气补血，健脾养心。

【主治】

1. 心脾气血两虚证。心悸怔忡，健忘失眠，盗汗虚热，食少体倦，面色萎黄，舌淡，苔薄白，脉细弱。

2. 脾不统血证。便血，皮下紫癜，以及妇女崩漏，月经超前，量多色淡，或淋漓不止，舌淡，脉细弱。

【证治机理】 本证多因思虑过度，劳伤心脾，气血日耗所致。心脾气血暗耗，神无所主，意无所藏，故见心悸怔忡，健忘失眠。脾虚运化无力，化源不足，气血衰少，而见食少体倦，面色萎黄，舌质淡，苔薄白，脉细弱。阴血亏虚，虚阳外浮，亦可见盗汗虚热；脾主统血，脾虚如不能摄血，则表现为各种出血症。治宜益气健脾与养血安神兼施。

【方解】 方中黄芪甘温，补脾益气；龙眼肉甘平，既补脾气，又养心血，共为君药。人参、白术皆为补脾益气之要药，与黄芪相伍，补脾益气之功益著；当归补血养心，酸枣仁宁心安神，二药与龙眼肉相伍，补心血、安神志之力更强，均为臣药。佐以茯神养心安神，远志宁神益智；更佐理气醒脾之木香，与诸补气养血药相伍，可使其补而不滞。炙甘草补益心脾之气，并调和诸药，用为佐使。引用生姜、大枣，调和脾胃，以资化源。诸药配伍，心脾得补，重在补脾，气血得养，重在补气，共奏益气补血，健脾养心之功。

本方原载于宋代严用和的《济生方》，但无当归、远志。至明代薛己在《内科摘要》中补入此二药，沿用至今。其适用范围随后世医家临证实践而不断扩充。《济生方》原治思虑过度，劳伤心脾，健忘怔忡之证。元代危亦林在《世医得效方》中增加治疗脾不统血之吐、下血证。明代薛己在《内科摘要》中增补治疗惊悸、盗汗、嗜卧、食少、月经不调、赤白带下等。至清代《医宗金鉴》则又增虚劳烦热，时时恍惚……经断复来，痘色灰白陷下等。

【运用】 本方为补益心脾之常用方。以气短乏力，心悸失眠，或便血崩漏，舌淡，脉细弱为辨证要点。

【方论选录】

1.《成方便读》卷一："夫心为生血之脏而藏神，劳即气散，阳气外张，而神不宁，故用枣仁之酸以收之，茯神之静以宁之，远志泄心热而宁心神。思则脾气结，故用木香行气滞、舒脾郁，流利上、中二焦，清宫除道。然后参、芪、术、草、龙眼等大队补益心脾之品，以成厥功。继之以当归，引诸血各归其所当归之经也。"

2.《医方集解·补养之剂》："此手少阴、足太阴药也。血不归脾则妄行，参、术、黄芪、甘草之甘温，所以补脾；茯神、远志、枣仁、龙眼之甘温酸苦，所以补心，心者，脾之母也。当归滋阴而养血，木香行气而舒脾，既以行血中之滞，又以助参、芪而补气。气壮则能摄血，血自归经，而诸证悉除矣。"

【医案举例】 产后百脉空虚，气血俱伤，冲任不振，半月血来甚涌，所谓冲伤血崩是也。寒热，乳房作胀，五心烦热，诸虚叠见，日以益甚，脉来弦数无神。先从太阴、阳明立治，冀其胃开进食，诸虚可复。归脾汤去木香，加枸杞子。(《清代名医医案精华》)

【方歌】 归脾汤用术参芪，归草茯神远志随，酸枣木香龙眼肉，煎加姜枣益心脾，怔忡健忘俱可却，肠风崩漏总能医。

肾气丸 《金匮要略》

【组成】 干地黄八两(24g) 薯蓣 山茱萸各四两(各12g) 泽泻 茯苓 牡丹皮 桂枝

附子炮,各一两(各3g)

【用法】　上八味,末之,炼蜜和丸梧子大,酒下十五丸,加至二十五丸,日再服(现代用法:蜜丸,每服6g,日2次,白酒或淡盐汤送下;亦可作汤剂,水煎服)。

【功用】　补肾助阳,化生肾气。

【主治】　肾阳气不足证。腰痛脚软,身半以下常有冷感,少腹拘急,小便不利,或小便反多,入夜尤甚,阳痿早泄,舌淡而胖,脉虚弱,尺部沉细;以及痰饮,水肿,消渴,脚气,转胞等。

【证治机理】　本方在原书中主治虚劳腰痛、痰饮、消渴、脚气、转胞、小便不利等病证,皆因肾之阴精不足,肾阳虚损,气化失常所致。虚劳者,阴阳精血俱损也。若肾精不足,失于滋荣,则腰痛而足膝痿软;命门火衰,失于温煦,必致半身以下常有冷感、少腹拘急;阳气虚弱,失于蒸化,必致水液代谢失常,故见小便不利,或小便反多。而痰饮、水肿、消渴、脚气、转胞等证,均属水液代谢失常,治宜温补肾气,助气化以行水。其他如阳痿早泄、舌淡而胖、脉象虚弱、尺部沉细,皆为肾精不足、肾之阳气匮乏所致。治宜滋养肾之阴精,以温补化生肾气。

【方解】　方用干地黄(现多用熟地黄)为君,滋补肾阴,益精填髓。《本草经疏》载:"干地黄乃补肾家之要药,益阴血之上品。"山茱萸补肝肾,涩精气;薯蓣(即山药)健脾气,固肾精。二药与地黄相配,补肾填精,谓之"三补"。附子、桂枝温肾助阳,生发少火,鼓舞肾气,共为臣药。佐以茯苓健脾益肾,泽泻、丹皮泻相火而制虚阳浮动,且茯苓、泽泻都可渗湿泄浊、通调水道。三者配伍,称之"三泻",与"三补"相合,益精泻浊,使补中有泻,补而不滞。诸药相伍,非峻补元阳,乃阴中求阳,微微生火,鼓舞肾气,即"少火生气"之意。本方中以大队补精水之品为主,而温补之药少而量轻,意在以辛热之桂、附化阴精以生肾气。正如柯琴所谓:"此肾气丸纳桂、附于滋阴剂中十倍之一,意不在补火,而在微微生火,即生肾气也。故不曰温肾,而名肾气。"

【运用】

1. 本方为补肾助阳,化生肾气之代表方。临证以腰膝酸软,腰以下冷,小便失常,舌淡而胖,脉沉无力为辨证要点。

2. 若畏寒肢冷较甚者,可以肉桂替桂枝,并加重桂、附之量,以增温补肾阳之效;兼痰饮咳喘者,加干姜、细辛、半夏以温肺化饮;夜尿多者,可加巴戟天、益智仁、金樱子、芡实以增温阳固摄之效。

【方论选录】　《医宗金鉴·删补名医方论》卷二录柯琴:"命门之火,乃水中之阳。夫水体本静,而川流不息者,气之动,火之用也,非指有形者言也。然火少则生气,火壮则食气,故火不可亢,亦不可衰,所云火生土者,即肾家之少火游行其间,以息相吹耳。若命门火衰,少火几于熄矣。欲暖脾胃之阳,必先温命门之火,此肾气丸纳桂、附于滋阴剂中十倍之一,意不在补火,而在微微生火,即生肾气也。故不曰温肾,而名肾气,斯知肾以气为主,肾得气而土自生也。且形不足者,温之以气,则脾胃因虚寒而致病者固痊,即虚火不归其原者,亦纳之而归封蛰之本矣。"

【医案举例】　薛己治州守王用之,先因肚腹膨胀,饮食少思,服二陈、枳实之类,小便不利,大便不实,咳嗽腹胀。用淡渗破气之剂,手足俱冷,此足三阴虚寒之症也。用金匮肾气丸,不月而康。(《名医类案》)

【实验研究】　肾气丸配合行为干预可显著提高患者精液质量，改善其性激素水平，其机制可能与肾气丸抑制睾丸转化生长因子（TGF）-β1 表达、增加细胞色素（CY）-P19 表达、增强睾酮合成通路中关键酶 3β- 羟类固醇脱氢酶（HSD）的活性表达，使雄激素合成增多、精子的生成得到改善等有关。[郭煜晖，张长城，胡璇，等. 肾气丸药理作用与机制的相关研究进展 [J]. 中国老年学杂志，2021，41（01）：208-211.]

【方歌】《金匮》肾气治肾虚，熟地怀药及山萸，丹皮苓泽加桂附，引火归原热下趋。

炙甘草汤 《伤寒论》

【组成】　甘草炙,四两（12g）　生姜切,三两（9g）　人参二两（6g）　生地黄一斤（50g）　桂枝去皮,三两（9g）　阿胶二两（6g）　麦门冬去心,半升（10g）　麻仁半升（10g）　大枣擘,三十枚（10 枚）

【用法】　以清酒七升，水八升，先煮八味，取三升，去滓，内胶烊消尽，温服一升，日三服（现代用法：水酒各半煎服，阿胶烊化）。

【功用】　滋阴养血，益气温阳，复脉定悸。

【主治】

1. 阴血不足，阳气亏损证。脉结代，心动悸，虚羸少气，舌光少苔，或质干而瘦小者。

2. 虚劳肺痿。咳嗽，涎唾多，形瘦短气，虚烦不眠，自汗盗汗，咽干舌燥，大便干结，脉虚数。

【证治机理】　本证为阴血不足，心失所养，阳气虚弱而致。阴血不足，脉道无以充盈，阳气虚弱，血脉无以鼓动，故脉气不相续接，而见结代；气血俱虚，心失所养，故心动悸，虚羸少气，舌光少苔、质干瘦小。虚劳肺痿，乃久咳伤肺，气阴耗伤而成，终属阴血阳气俱虚。故皆可治以补养气血阴阳之法。

【方解】　方中生地黄滋阴养血，《本草衍义》谓其："凉血补血，补益肾水真阴不足"；炙甘草益气养心，可"安魂定魄"（《日华子本草》），二药重用，益气养血，阴阳并补，复脉之本，共为君药。臣以麦门冬滋养心阴，助生地黄滋阴血；桂枝温通心阳，助炙甘草养心气，君臣相合，气血阴阳并补。佐以人参补中益气；阿胶滋阴养血；麻仁滋阴润燥；大枣益气养血；生姜辛温，具宣通之性，合桂枝以温通阳气，配大枣以益脾胃、滋化源、调阴阳、和气血。用法中加酒煎服，以清酒辛热之性，温通血脉，以行药势。诸药配伍，补中寓通，滋而不腻，温而不燥；阴血足而血脉充，阳气旺而心脉通，气血充足，阴阳调和，则悸定脉复，故本方又名"复脉汤"。虚劳肺痿为阴阳气血诸不足，本方滋阴养血，益气温阳，故可用治阴阳气血俱虚之虚劳肺痿。

【运用】

1. 本方为治气血阴阳虚损证之常用方。临证以虚羸少气，心动悸，脉结代为辨证要点。

2. 若阴虚较甚，舌光而萎者，易生地为熟地，以加强滋补阴血之力；心悸怔忡较甚者，加酸枣仁、柏子仁等以助养心安神定悸之功，或加龙齿、磁石以增重镇安神之力；虚劳肺痿阴伤肺燥明显者，宜酌减桂枝、生姜、清酒，以防温药耗阴劫液之弊。

【方论选录】《伤寒溯源集》："此方以炙甘草为君，故名炙甘草汤。又能使断脉复续，故又名复脉汤。甘草生能泻心下之痞，熟能补中气之虚，故以为君。生姜以宣通其郁滞，桂枝以畅达其卫阳，入大枣而为去芍药之桂枝汤，可解邪气之留结。麦冬生津润燥，麻仁油滑润泽，生地黄养血滋阴，通血脉而益肾气。阿胶补血走阴，乃济水之伏流所成，济为十二经水中之阴水，犹人身之血脉也，故用之以导血脉。所以寇氏《本草》云，麦冬、地黄、阿胶、麻仁，同为润经益血复脉通心之剂也；人参补元气之虚，同麦冬又为生脉散之半；更以清酒为使，令其宣通百脉，流行血气，则经络自然流贯矣。"

【医案举例】 律师姚建……尝来请诊，眠食无恙，按其脉结代，约十余至一停，或二三十至一停不等，又以事繁，心常跳跃不宁。服炙甘草汤十余剂而愈。（《经方实验录》）

【实验研究】

1. 炙甘草汤能使心肌缺血再灌注损伤（MIRI）模型大鼠异常升高的心肌酶 CK、LDH、AST、Ctn I 降低，LC3-Ⅱ/LC3-Ⅰ 与 Beclin1 的相对表达量显著降低，抑制细胞的过度自噬，上调 PI3K、Akt 和 mTOR 的表达，说明炙甘草汤抗 MIRI 致心律失常的作用可能与 PI3K/Akt/mTOR 信号通路有关。[郑旭颖，麻春杰，陈永真，等. 基于 PI3K/Akt/mTOR 信号通路探讨炙甘草汤抗大鼠 MIRI 致室速和室颤的作用机制 [J]. 中国实验方剂学杂志，2020，26（17）：18.]

2. 炙甘草汤可降低 D- 半乳糖致衰老大鼠模型鼠脑和心肌组织中 AngⅡ和 IL-1 表达，具有抑制衰老模型大鼠心肌、脑组织炎症和潜在的类似 AngⅡ拮抗剂的作用。[卢年华，张海霞，靳国印，等. 炙甘草汤对衰老模型大鼠心肌及脑组织中 AngⅡ和 IL-1 表达的影响 [J]. 甘肃医药，2018，37（12）：1057-1058，1073.]

【方歌】 炙甘草汤参姜桂，麦冬生地火麻仁，大枣阿胶加酒服，虚劳肺痿效如神。

简释方

异功散（《小儿药证直诀》） 人参切，去顶　茯苓去皮　白术　陈皮锉　甘草炒，各等分（各6g）。上为细末，每服二钱，水一盏，加生姜五片，大枣两个，同煎至七分，食前温服，量多少与之。功用：益气健脾，行气化滞。主治：脾胃气虚兼气滞证。症见食欲不振，大便溏薄，胸脘痞闷不舒，或呕吐、泄泻等。本方由四君子汤基础上加陈皮、姜枣而成，陈皮既可理气以治气滞，又可补脾而助"四君"。

六君子汤（《医学正传》） 陈皮一钱（3g）　半夏一钱五分（4.5g）　茯苓一钱（3g）　甘草一钱（3g）　人参一钱（3g）　白术一钱五分（4.5g）。上细切，作一服，加大枣二枚，生姜三片，新汲水煎服。功用：益气健脾，燥湿化痰。主治：脾胃气虚兼痰湿证。症见面色萎白，语声低微，气短乏力，食少便溏，恶心呕吐，胸脘痞闷或咳嗽痰多稀白等，舌淡苔白腻，脉虚。本方为治脾胃气虚兼气滞证之异功散加燥湿化痰之半夏而成。

香砂六君子汤（《古今名医方论》） 人参一钱（3g）　白术二钱（6g）　茯苓二钱（6g）　甘草七分（2g）　陈皮八分（2.5g）　半夏一钱（3g）　砂仁八分（2.5g）　木香七分（2g）。上加生姜二钱（6g），水煎服。功用：益气化痰，行气温中。主治：脾胃气虚，痰阻气滞证。症见呕吐痞闷，不思饮食，脘腹胀痛，消瘦倦怠，或气虚肿满等。本方为六君子汤加砂仁、木香而成，以增其行气之功。

参苓白术散（《太平惠民和剂局方》） 莲子肉去皮，一斤（9g）　薏苡仁一斤（9g）　缩砂仁一斤（6g）　桔梗炒令深黄色，一斤（6g）　白扁豆姜汁浸，去皮，微炒，一斤半（12g）　白茯苓二斤（15g）　人参去芦，二斤（15g）　甘草炒，二斤（10g）　白术二斤（15g）　山药二斤（15g）。功用：益气健脾，渗湿止泻。主治：脾虚夹湿泄泻证。饮食不化，胸脘痞闷，肠鸣泄泻，四肢乏力，形体消瘦，面色萎黄，舌淡苔白腻，脉虚缓。亦可用治肺脾气虚，痰湿咳嗽。桔梗为舟楫之药，载药上行，使全方兼有脾肺双补之功，仍以补脾为主，培土生金。

七味白术散（《小儿药证直诀》，原名白术散） 人参二钱五分（7g）　白茯苓五钱（15g）　白术五钱

(15g) 藿香叶五钱(15g) 木香二钱(6g) 甘草一钱(3g) 葛根五钱,渴者加至一两(15～30g)。上药为粗末,每服三钱,水煎服。功用:健脾止泻。主治:脾胃久虚,呕吐泄泻,频作不止,津液枯竭,口渴烦躁,但欲饮水,乳食不进,羸瘦困劣。本方除健脾渗湿外,尚具升清、止渴、解表之功,亦可治脾虚久泻、津伤口渴而兼外感者。

举元煎(《景岳全书》) 人参 黄芪炙,各三五钱(各9～15g) 炙甘草一二钱(各3～6g) 升麻炒用,五七分(2～3g) 白术炒,一二钱(3～6g)。水一盅半,煎七八分,温服。功用:补气固脱,升提摄血。主治:气虚下陷,血崩血脱,亡阳垂危等证。

升陷汤(《医学衷中参西录》) 生黄芪六钱(18g) 知母三钱(9g) 柴胡一钱五分(4.5g) 桔梗一钱五分(4.5g) 升麻一钱(3g)。水煎服。功用:益气升陷。主治:胸中大气下陷证。症见气短不足以息,或努力呼吸,有似乎喘,或气息将停,危在顷刻,脉沉迟微弱,关前尤甚,或六脉不全,或叁伍不调。本方重用黄芪补气,配柴胡、升麻以升阳举陷,并以桔梗载药上行于胸,治胸中大气下陷证。

升阳益胃汤(《内外伤辨惑论》) 黄芪二两(30g) 半夏汤洗 人参去芦 甘草炙,各一两(15g) 独活 防风 白芍药 羌活各五钱(各9g) 橘皮四钱(6g) 茯苓 柴胡 泽泻 白术各三钱(各5g) 黄连一钱(1.5g)。上㕮咀,每服三钱至五钱,加生姜五片,大枣二枚,用水三盏,煎至一盏,去滓,早饭后温服。功用:益气升阳,清热除湿。主治:脾胃气虚,湿热内停证。症见怠惰嗜卧,四肢不收,肢体重痛,口苦舌干,饮食无味,食不消化,大便不调,小便赤涩。

保元汤(《博爱心鉴》) 黄芪三钱(9g) 人参一钱(3g) 炙甘草一钱(3g) 肉桂五分(1.5g)(原著本方无用量,今据《景岳全书补》)。上加生姜一片,水煎,不拘时服。功用:益气温阳。主治:虚损劳怯,元气不足证。症见倦怠乏力,少气畏寒,以及小儿痘疮,阳虚顶陷,不能发起灌浆者。本方配伍肉桂之用意在于辅助参芪益气温阳以治元阳虚损。

玉屏风散(《究原方》,录自《医方类聚》) 防风一两(15g) 黄芪蜜炙 白术各二两(各30g)。上㕮咀,每服三钱,水一盏半,加大枣一枚,煎至七分,去滓,食后热服(现代用法:散剂,每服6～9g;亦可作汤剂,水煎服)。功用:益气固表止汗。主治:表虚自汗。症见汗出恶风,面色㿠白,舌淡,苔薄白,脉浮虚。亦治虚人腠理不固,易感风邪。本方配以辛润之防风,使全方固表而不留邪,功似御风之屏障,故方名玉屏风也。东垣云方中黄芪畏防风,乃相畏而相成也。

生脉散(《医学启源》) 麦冬(9g) 五味子(6g) 人参(9g)(原著本方无用量)。水煎服。功用:益气生津,敛阴止汗。主治:①温热、暑热耗气伤阴证。汗多神疲,体倦乏力,气短懒言,咽干口渴,舌干红少苔,脉虚数。②久咳伤肺,气阴两虚证。干咳少痰,短气自汗,口干舌燥,脉虚细。本方为治疗气阴两虚证之常用方,三药相合,一补一润一敛,使气复津生,汗止阴存,脉气得充,则可复生,故名"生脉"。

人参蛤蚧散(《博济方》) 蛤蚧新好者,用汤洗十遍,慢火内炙令香,研细末,一对(30g) 人参 茯苓 知母 贝母去心,煨过,汤洗 桑白皮各二两(各6g) 甘草炙,五两(15g) 大杏仁汤洗,去皮尖,烂煮令香,取出,研,六两(18g)。上为细末,入杏仁拌匀研细。每服半钱,加生姜二片,酥少许,水八分,煎沸热服。如以汤点频服亦妙(现代用法:散剂,每服6g,日2次;亦可作汤剂,水煎服)。功用:补肺益肾,止咳定喘。主治:肺肾气虚,痰热咳喘证。咳嗽气喘,呼多吸少,声音低怯,痰稠色黄,或咳吐脓血,胸中烦热,身体羸瘦,或遍身浮肿,脉浮虚。本方以咳喘时久,呼多吸少为辨证要点,是治肺肾两虚证之常用方。

胶艾汤(《金匮要略》,又名芎归胶艾汤) 芎䓖 阿胶 甘草各二两(各6g) 艾叶 当归各三两

（各9g）　芍药四两（12g）　干地黄四两（12g）。以水五升，清酒三升，合煮取三升，去滓，内胶令消尽，温服一升，日三服，不瘥，更作。功用：养血止血，调经安胎。主治：妇人冲任虚损，血虚有寒证。症见崩漏下血，月经过多，淋漓不止；产后或流产损伤冲任，下血不绝；或妊娠下血，腹中疼痛。本方擅治冲任虚损、崩漏下血及胎动不安证。

圣愈汤（《医宗金鉴》）　熟地七钱五分（20g）　白芍酒拌，七钱五分（15g）　川芎七钱五分（8g）　人参七钱五分（15g）　当归酒洗，五钱（15g）　黄芪炙，五钱（15g）。水煎服。功用：益气，补血，摄血。主治：妇女月经先期而至，量多色淡，精神倦怠，四肢乏力。本方适用于气血两虚，气不摄血证，实为具有气血双补之作用。

桃红四物汤（《医垒元戎》录自《玉机微义》，原名加味四物汤）　即四物汤加桃仁（9g）　红花（6g）（原著本方无用量）。水煎服。功用：养血活血。主治：血虚兼血瘀证。症见妇女经期超前，血多有块，色紫稠黏，腹痛等。本方偏于活血化瘀，适用于血瘀诸证。

补肝汤（《医学六要》）　当归　生地　芍药　川芎　酸枣仁　木瓜　甘草（各10g）（原著本方无用量）。水煎服。功用：养血柔肝，活血调经。主治：肝血不足。症见头目眩晕，少寐，月经量少，以及血不养筋，肢体麻木，小腿转筋。本方为四物汤加酸枣仁、木瓜、甘草，酸甘化阴擅治血虚而兼伴转筋之症。

当归补血汤（《内外伤辨惑论》）　黄芪一两（30g）　当归酒洗，二钱（6g）。上咬咀，以水二盏，煎至一盏，去滓温服，空心食前（现代用法：水煎服）。功用：补气生血。主治：血虚发热证。症见肌热面赤，烦渴欲饮，脉洪大而虚，重按无力。亦治妇人经期、产后血虚发热头痛，或疮疡溃后，久不愈合者。本方黄芪与当归之比例为5:1，乃补气以生血之意，为治血虚发热之代表方。

透脓散（《外科正宗》）　黄芪四钱（12g）　山甲炒末，一钱（3g）　川芎三钱（9g）　当归二钱（6g）　皂刺一钱五分（5g）。水二盅，煎一半，随病前后服，临服入酒一杯亦好（现代用法：水煎服，临服入酒适量）。功用：补气养血，托毒溃痈。主治：气血两虚，疮痈脓成难溃。症见疮痈内已成脓，无力外溃，漫肿无头，或酸胀热痛。本方为治疗气血两虚，痈疮脓成难溃之常用方。用之不宜过早，疮疡初起未成脓者禁用。

八珍汤（《瑞竹堂经验方》）　当归去芦　川芎　熟地黄　白芍药　人参去芦　甘草炙　茯苓去皮　白术各一两（各15g）。上为咬咀，每服三钱，水一盏半，加生姜五片，枣一枚，煎至七分，去滓，不拘时候，通口服（现代用法：加生姜5片，大枣1枚，水煎服）。功用：益气补血。主治：气血两虚证。面色萎白或无华，头晕目眩，四肢倦怠，气短懒言，心悸怔忡，饮食减少，舌淡苔薄白，脉细弱或虚大无力。本方四君四物相合，为治气虚两虚之基础方。

十全大补汤（《太平惠民和剂局方》）　人参　肉桂去粗皮，不见火　川芎　地黄洗，酒蒸，焙　茯苓焙　白术焙　甘草炙　黄芪去芦　川当归洗，去芦　白芍药各等分（各9g）。上十味，锉为粗末，每服二大钱，水一盏，生姜三片，枣子二个，同煎至七分，不拘时候温服。功用：温补气血。主治：气血不足。症见饮食减少，久病体虚，脚膝无力，面色萎黄，精神倦怠，以及疮疡不敛，妇女崩漏。本方为八珍汤加黄芪、肉桂而成，擅治气血俱虚而偏寒者。

人参养荣汤（《三因极一病证方论》）　黄芪　当归　桂心　甘草炙　橘皮　白术　人参各一两（各3g）　白芍药三两（9g）　熟地黄　五味子　茯苓各三分（各3g）　远志去心，炒，半两（1.5g）。上为锉散。每服四大钱，水一盏半，姜三片，枣二个，煎至七分，去滓，空腹服。功用：益气养血，宁心安神。主治：气血不足，心神不宁证。症见倦怠乏力，食少气短，惊悸健忘，夜寐不安，虚热自汗，咽干口燥，血海虚弱，经候不调。本方擅治气血不足而心神不宁者。

泰山磐石散《古今医统大全》 人参一钱(3g) 黄芪一钱(3g) 白术五分(1.5g) 炙甘草五分(1.5g) 当归一钱(3g) 川芎八分(2g) 白芍药八分(2g) 熟地黄八分(2g) 川续断一钱(3g) 糯米一撮(3g) 黄芩一钱(3g) 砂仁五分(1.5g)。上用水一盏半，煎七分，食远服。但觉有孕，三五日常用一服，四月之后方无虑也(现代用法：水煎服)。功用：益气健脾，养血安胎。主治：堕胎、滑胎。胎动不安，或屡有堕胎宿疾，面色萎白，倦怠乏力，不思饮食，舌淡苔薄白，脉滑无力。本方为补虚安胎之常用方。

六味地黄丸《小儿药证直诀》 熟地黄炒，八钱(24g) 山萸肉 干山药各四钱(各12g) 泽泻 牡丹皮 茯苓去皮，各三钱(各9g)。用法：上为末，炼蜜为丸，如梧子大，空心温水化下三丸(现代用法：蜜丸，每服9g，日2～3次。亦可作汤剂，水煎服)。功用：填精滋阴补肾。主治：肾阴精不足证。腰膝酸软，头晕目眩，视物昏花，耳鸣耳聋，盗汗，遗精，消渴，骨蒸潮热，手足心热，舌燥咽痛，牙齿动摇，足跟作痛，以及小儿囟门不合，舌红少苔，脉沉细数。本方乃"三补"与"三泻"相配，以滋补肾之阴精为主，兼以清降虚火，即王冰所谓"壮水之主，以制阳光"。

内补黄芪汤《外科发挥》 黄芪盐水拌炒 麦门冬去心 熟地黄酒拌 人参 茯苓各一钱(各9g) 甘草炙，三分(4g) 白芍药炒 远志去心，炒 川芎 官桂 当归酒拌，各五分(各6g)。作一剂，水二盏，姜三片，枣一枚，煎八分，食远服(现代用法：水煎服)。功用：温补气血，生肌敛疮。主治：痈疽溃后，气血两虚证。症见痈疽发背，溃后虚羸少气，溃疡作痛，或疮口经久不敛，脓水清稀，倦怠懒言，少食乏味，自汗口干，夜寐不安，间有发热，经久不退，舌淡苔白，脉细弱。本方为治疗痈疽溃后、气血不足、疮口经久不敛证之常用方。

【鉴别】

举元煎 升陷汤 升阳益胃汤 保元汤

四方组方立意相似，同为补气升阳剂，多以黄芪、人参、甘草等益气健脾药配伍升阳药，用于治疗脾胃气虚、清阳不升或中气下陷之证。举元煎重用参、芪补气固脱，辅以升麻升阳，重在补气摄血，适用于气虚下陷、血失统摄之血崩、血脱证；升陷汤唯重用黄芪一味补气之品配伍升、柴以升阳举陷，又以桔梗载药上行，主治胸中大气下陷证，以气短不足以吸、脉沉迟微弱为主症；升阳益胃汤配伍柴胡、防风、羌活、独活升举清阳，又祛风除湿，半夏、陈皮、茯苓、泽泻、黄连祛湿清热，适用于脾胃气虚，清阳不升，湿热内壅，湿邪流注于四肢之证，以怠惰嗜卧、四肢不收、肢体重痛、口干口苦为主症；保元汤配伍肉桂，重在益气而温阳，主治虚损劳怯，元气不足证，以倦怠乏力，少气畏寒，以及小儿痘疮，阳虚顶陷，不能发起灌浆者为主症。

四君子汤 理中丸

四君子汤与理中丸均用人参、白术、炙甘草补益脾胃之气。但理中丸以干姜配人参为主，既补脾胃之虚，又温中祛寒，主治脾胃虚寒证；四君子汤则以人参配白术为主，重在健补脾胃之气，兼助运化，主治脾胃气虚之证。

异功散 六君子汤 香砂六君子汤

异功散、六君子汤、香砂六君子汤均由四君子汤加味而成，属治疗脾胃气虚之剂。异功散加入陈皮，益气健脾，辅以理气和胃，适用于脾胃气虚兼气滞证；六君子汤加入陈皮、半夏，又有燥湿化痰之功，适用于脾胃气虚兼痰湿证；香砂六君子汤加入陈皮、半夏、木香、砂仁，除益气化痰外，又能行气散寒止痛，适用于脾胃气虚、痰阻气滞、脘腹胀痛之证。

参苓白术散　七味白术散

两方皆取四君子汤益气健脾之义，治疗脾气虚弱之证。参苓白术散是由四君子汤加山药、莲子肉、白扁豆、薏苡仁、砂仁、桔梗制成的散剂，其健脾渗湿止泻力强，适用于脾虚湿盛的泄泻，并可培土生金而益肺；七味白术散是由四君子汤配藿香、葛根而成，健脾渗湿力逊，但有升清、止渴之功，且兼解表之效，故宜治脾虚久泻、津伤口渴者，亦可用于兼外感者。

玉屏风散　桂枝汤

两方均治表虚自汗，然病机却不同，桂枝汤所治之自汗，病由外感风寒，营卫不和所致，其云表虚，乃与麻黄汤之表实相对而言。玉屏风散证之自汗是因卫气虚弱，腠理不固所致。二者均有汗出恶风，但桂枝汤证当见发热、鼻鸣、身痛等外感症状。

胶艾汤　圣愈汤　桃红四物汤　补肝汤

四方均含四物汤之义，属补血调血之剂。胶艾汤较四物汤多阿胶、艾叶、甘草，侧重于养血止血、调经安胎，主治妇女冲任虚损、崩漏下血及胎动不安之证；圣愈汤较四物汤多人参、黄芪，侧重于补气摄血，适用于妇女气血亏虚、气不摄血之月经先期、量多色淡之证；桃红四物汤较四物汤多桃仁、红花，偏于活血化瘀，可适用于血瘀诸症；补肝汤较四物汤多酸枣仁、木瓜、甘草，酸甘化阴，有养血安神及舒筋缓急之效，适用于血虚所致少寐或肢麻转筋之症。

归脾汤　补中益气汤

两方均有补脾益气之功，均含人参、黄芪、白术、炙甘草。但补中益气汤配伍升阳举陷之品，重在补气，且能升阳，主治脾胃气虚、中气下陷及气虚发热等证；归脾汤则配伍养心安神之品，意在补养心脾，益气生血，主治心脾气血两虚之神志不安及脾不统血之失血证。

八珍汤　十全大补汤　人参养荣汤

三方皆具益气补血之功，主治气血两虚证。十全大补汤为八珍汤加黄芪、肉桂而成，增强补气温阳之力，使阳生阴长，治疗气血俱虚而偏寒者；人参养荣汤为十全大补汤去川芎加橘皮、五味子、远志而成，增强其养血安神之功，治疗气血不足而心神不宁者。

炙甘草汤　加减复脉汤

炙甘草汤与加减复脉汤都具有滋养阴液的作用。炙甘草汤擅长气血阴阳并补，在滋阴补血、益气养心之品中，更加温经通脉之桂枝、生姜、清酒，适用于阴血阳气俱虚之证；加减复脉汤则于炙甘草汤中去甘温之人参、大枣及辛温通散之桂枝、生姜、清酒，加入养血敛阴之白芍，全方重在滋阴养液，敛阴复脉定悸。

知柏地黄丸　杞菊地黄丸　都气丸　麦味地黄丸

知柏地黄丸、杞菊地黄丸、都气丸、麦味地黄丸皆由六味地黄丸加味而成，均有滋阴补肾之效。知柏地黄丸加知母、黄柏，故长于滋阴降火，适用于阴虚火旺、骨蒸潮热、遗精盗汗等；杞菊地黄丸加枸杞、菊花，故长于养肝明目，适用于肝肾阴虚、两眼昏花、视物模糊等；都气丸加五味子，故在补肾阴中兼有纳气敛肺之功，适用于肾不纳气之虚喘证；麦味地黄丸在都气丸之上加麦冬，故偏于滋肾敛肺，适用于肺肾阴虚之咳嗽。

左归丸　左归饮

左归饮与左归丸均为纯补之剂，皆可治肾阴不足证，均有纯甘壮水之熟地、山药、山茱萸、枸杞子。左归饮再入补脾之茯苓、甘草，适用于真阴不足之轻证；左归丸则在滋阴之中又配以血肉有情之鹿胶、龟胶及补肝肾、强筋骨之菟丝子、牛膝，以"阳中求阴"，用于肾阴亏损较重者。

一贯煎 逍遥散

一贯煎与逍遥散均能疏肝理气,主治肝郁不疏之胁痛。前方以滋补肝肾之品为主,伍少量疏肝理气之药,故重在滋养肝肾之阴,主治阴虚气滞证,而常伴见咽干口燥、吞酸吐苦等。后方疏肝养血健脾并重,主治肝郁兼血虚、脾虚证,多兼有头痛目眩、神疲食少等症。

加味肾气丸 十补丸

加味肾气丸与十补丸均系肾气丸变化而成。加味肾气丸为肾气丸加车前子、牛膝,但方中"三补""三泻"用量锐减,而附子之量倍增,重在温阳利水,适用于阳虚水肿而肾虚不著者;十补丸不仅加入鹿茸、五味子,且亦减"三补""三泻"之量,而增附子之量,遂易温补肾气之方而为补肾阳、益精血之剂,适用于肾阳虚损、精血不足证。

右归丸 右归饮

右归丸与右归饮均为温补肾阳,纯补无泻之方,两方在组成上均有熟地、枸杞子、山药、附子、肉桂、杜仲。右归饮尚有甘草,补脾之力较强;右归丸在右归饮基础上,又伍鹿角胶、菟丝子、当归,去甘草,故其温补肾阳、填精补血之功更著。

第六章　固　涩　方　药

固涩方药,即以收敛固涩作用为主,用于治疗气、血、精、津液耗散滑脱病证的方药。

本类方药是根据"涩可固脱"的理论立法,属于"十剂"中的涩剂。

耗散滑脱病证的形成,或由卫外不固,汗出不止;或由肾失封藏,精关不固,遗精滑泄;或因膀胱失约,尿频遗尿;或因脾肾虚寒,泄痢不止;或因崩中漏下,失血过多;或因脾虚肝郁,带下缠绵所致。其临床表现以气、血、精、津、液耗损滑脱为主,既各有特性又相互联系。

耗散滑脱的病证有气、血、精、津、液的不同,固涩方药亦分为固表止汗、敛肺止咳、涩肠止泻、涩精止遗、固崩止带等。

使用固涩方药应注意:固涩之药常与补益之品同用,可收标本兼顾之效。有实邪者,如热病汗多,痰浊壅肺之喘咳,实热积滞之泄泻、痢疾,湿热下注或虚火内扰之遗精滑泄,湿热带下等,均不宜使用。若外邪未尽,亦不可过早使用此类方药,以免闭门留寇之弊。

第一节　固　涩　药

乌梅　Wūméi（《神农本草经》）

本品为蔷薇科植物梅 *Prunus mume*（Sieb.）Sieb.et Zucc. 的干燥近成熟果实。主产于四川、浙江、福建。生用,去核用,或炒炭用。

【药性】　酸、涩,平。归肝、脾、肺、大肠经。

【功效】　敛肺,涩肠,生津,安蛔。

【应用】

1. 肺虚久咳　本品味酸而涩,其性收敛,入肺经能敛肺气,止咳嗽。适用于肺虚久咳少痰或干咳无痰之证,可与川贝母、罂粟壳、苦杏仁等同用。

2. 久泻久痢　本品酸涩入大肠经,有良好的涩肠止泻作用。用治久泻、久痢,可与罂粟壳、诃子同用。

3. 虚热消渴　本品味酸性平,善于生津液,止烦渴。治虚热消渴,可单用煎服,或与天花粉、麦冬等同用。

4. 蛔厥呕吐腹痛　本品极酸,"蛔得酸则静",故有安蛔止痛、和胃止呕的功效,为安蛔之良药。适用于蛔虫所致腹痛、呕吐、四肢厥冷的蛔厥病证,常与细辛、川椒等同用。

【用法用量】　煎服,6～12g。大剂量可用到30g。外用适量,捣烂或炒炭研末外敷。敛肺、生津、安蛔宜生用,止泻、止血宜炒炭用。

【使用注意】 外有表邪或内有实热积滞者均不宜服用。

【文献摘要】《神农本草经》:"主下气,除热,烦满,安心,肢体痛,偏枯不仁,死肌,去青黑痣,恶肉。"《名医别录》:"止下痢,好唾口干。利筋脉,去痹。"《本草拾遗》:"去痰,主疟瘴,止渴调中,除冷热痢,止吐逆。"

【现代研究】 主要含枸橼酸、苹果酸等有机酸类成分,还含有熊果酸、芦丁、豆甾醇等。本品有镇咳、止泻、促进胆汁分泌、抑蛔、止血、抑菌、抗休克、增强免疫等作用。

五味子 **Wǔwèizǐ**(《神农本草经》)

本品为木兰科植物五味子 *Schisandra chinensis*(Turcz.)Baill. 或华中五味子 *Schisandra sphenanthera* Rehd.et Wils. 的干燥成熟果实。前者称"北五味子",主产于辽宁、吉林;后者称"南五味子",主产于西南及长江流域以南各省。生用,或照醋蒸法蒸至黑色,干燥后用。

【药性】 酸、甘,温。归肺、心、肾经。

【功效】 收敛固涩,益气生津,补肾宁心。

【应用】

1. 久咳虚喘 本品味酸收敛,甘温而润,能上敛肺气,下滋肾阴,为治疗久咳虚喘之要药。治肺虚久咳,可与黄芪、罂粟壳等同用;治肺肾两虚之喘咳,常与山茱萸、熟地黄等同用;治寒饮喘咳,可与麻黄、细辛等同用。

2. 梦遗滑精,遗尿尿频 本品甘温而涩,入肾经能补肾涩精止遗。治滑精者,可与桑螵蛸、附子等同用;治梦遗者,常与麦冬、山茱萸等配伍。

3. 久泻不止 本品味酸涩性收敛,能涩肠止泻。治脾肾虚寒,久泻不止,与吴茱萸炒香研末,米汤送服,或与补骨脂、肉豆蔻等同用。

4. 自汗,盗汗 本品五味俱全,以酸为主,善于敛肺止汗。治自汗、盗汗,可与麻黄根、牡蛎等同用。

5. 津伤口渴,内热消渴 本品甘以益气,酸能生津,具有益气生津止渴之功。治热伤气阴,汗多口渴者,常与人参、麦冬同用;治阴虚内热,口渴多饮之消渴证,多与山药、知母等同用。

6. 心悸失眠 本品既能补益心肾,又能宁心安神。治阴血亏损,心神失养,或心肾不交之虚烦心悸、失眠多梦,常与麦冬、丹参等同用。

【用法用量】 煎服,2~6g。

【使用注意】 凡表邪未解,内有实热,咳嗽初起,麻疹初期,均不宜用。

【文献摘要】《用药心法》:"收肺气,补气不足,升也。酸以收逆气……"《本草汇编》:"五味治喘嗽,须分南北。生津液止渴,润肺,补肾,劳嗽,宜用北者;风寒在肺,宜用南者。"《本草纲目》:"五味子,入补药熟用,入嗽药生用。五味子酸咸入肝而补肾,辛苦入心而补肺,甘入中宫益脾胃。"

【现代研究】 主要含木脂素类、挥发油类及多糖、氨基酸等成分。本品有调节神经中枢、增强机体防御能力、镇咳祛痰、提高免疫、抗氧化、抗衰老、利胆保肝、抑菌、降压等作用。

山茱萸 **Shānzhūyú**(《神农本草经》)

本品为山茱萸科植物山茱萸 *Cornus officinalis* Sieb.et Zucc. 的干燥成熟果肉。主产于河南、浙江。生用或酒炖法、酒蒸法制用。

【药性】　酸、涩，微温。归肝、肾经。

【功效】　补益肝肾，收涩固脱。

【应用】

1. 肝肾亏虚，眩晕耳鸣，腰膝酸痛，阳痿　本品酸涩微温质润，其性温而不燥，补而不峻，功善补益肝肾，既能益精，又可助阳，为平补阴阳之要药。治肝肾阴虚，头晕目眩、腰酸耳鸣者，常与熟地黄、山药配伍；治命门火衰，腰膝冷痛，小便不利者，常与附子、肉桂等同用；治肾虚阳痿，多与鹿茸、补骨脂等配伍。

2. 遗精滑精，遗尿尿频　本品既能补益肝肾，又能固精缩尿，于补益之中又具封藏之功，为固精止遗之要药。治肾虚精关不固之遗精、滑精者，常与熟地黄、山药等同用；治肾虚膀胱失约之遗尿、尿频者，常与沙苑子、覆盆子等同用。

3. 月经过多，崩漏带下　本品入下焦，能补肝肾、固冲任以止血。治妇女肝肾亏损，冲任不固之崩漏、月经过多，常与熟地黄、白芍等配伍；治脾气虚弱，冲任不固而漏下不止者，常配伍龙骨、黄芪等药；带下不止，可与莲子、芡实等配伍。

4. 大汗虚脱　本品酸涩性温，能敛汗固脱，为防止元气虚脱之要药。治大汗不止，体虚欲脱或久病虚脱者，可与人参、附子等同用。

5. 内热消渴　本品能补益肝肾，治疗肝肾阴虚，内热消渴，常配伍黄精、枸杞子等药。

【用法用量】　煎服，6～12g。急救固脱可用至20～30g。

【使用注意】　素有湿热而致小便淋涩者不宜服用。

【文献摘要】　《神农本草经》："主心下邪气，寒热温中，逐寒湿痹，去三虫。"《名医别录》："强阴益精，安五脏，通九窍，止小便利。"《药性论》："止月水不定，补肾气，兴阳道，添精髓，疗耳鸣……止老人尿不节。"

【现代研究】　主要含莫诺苷、马钱苷、山茱萸裂苷等环烯醚萜苷类，另含有熊果酸、山茱萸鞣质、挥发油等成分。本品有增强免疫、抗肝损伤、升高白细胞、抗氧化、兴奋副交感神经、强心、升压、抑制血小板聚集、抗血栓形成、抑菌、抗流感病毒、降血糖、利尿等作用。

简析药

麻黄根　本品为麻黄科植物草麻黄或中麻黄的干燥根和根茎。味甘、涩，性平；归心、肺经。功能固表止汗。本品入肺经能行肌表、实卫气、固腠理、闭毛窍。主治气虚自汗，阴虚盗汗；产后虚汗不止。煎服，3～9g，外用适量，研粉撒扑。有表邪者忌用。

浮小麦　本品为禾本科植物小麦的干燥轻浮瘪瘦的颖果。味甘，性凉；归心经。功能固表止汗，益气，除热。本品甘凉并济，能益气阴，除虚热。主治气虚自汗，可与黄芪、煅牡蛎同用；治阴虚盗汗，可与五味子、麦冬配伍。也可用治阴虚发热，骨蒸劳热。煎服，6～12g。表邪汗出者忌用。

五倍子　本品为漆树科植物盐肤木、青麸杨或红麸杨叶上的虫瘿，主要由五倍子蚜寄生而形成。味酸、涩，性寒；归肺、大肠、肾经。功能敛肺降火，涩肠止泻，敛汗，固精止遗，止血，收湿敛疮。主治肺虚久咳，久泻久痢，自汗、盗汗等；肾虚精关不固之遗精、滑精、崩漏；便血、痔血；湿疮流水、溃疡不敛、疮疖肿毒、肛脱不收、子宫下垂等。煎服，3～6g。外用适量。湿热泻痢者忌用。

罂粟壳　本品为罂粟科植物罂粟的干燥成熟果壳。味酸、涩，性平；有毒；归肺、大肠、肾经。功能敛肺、涩肠、止痛。主治肺虚久咳不止;脾虚及脾肾两虚,久泻不止;脘腹疼痛,筋骨疼痛,单用或配伍使用。煎服,3～6g。止咳蜜炙用,止泻、止痛醋制用。本品易成瘾,不宜常服;孕妇及儿童禁用;运动员慎用;咳嗽或泻痢初起邪实者忌用。

诃子 本品为使君子科植物诃子或绒毛诃子的干燥成熟果实。味苦、酸、涩,性平;归肺、大肠经。功能涩肠止泻,敛肺止咳,降火利咽。主治久泻久痢属虚寒者,可配伍干姜、罂粟壳;泻痢日久,中气下陷之脱肛,可与人参、黄芪配伍;肠风下血,可配伍防风、秦艽;肺虚久咳、失音,可与人参、五味子配伍。也常用治痰热郁肺,久咳失音,常与桔梗、甘草配伍;久咳失音,咽痛音哑,可配伍硼砂、青黛。煎服,3～10g。凡外有表邪、内有湿热积滞者忌用。

肉豆蔻 本品为肉豆蔻科植物肉豆蔻的干燥种仁。味辛,性温;归脾、胃、大肠经。功能温中行气,涩肠止泻。主治脾胃虚寒之久泻久痢,常与人参、白术配伍;脾肾阳虚,五更泄泻,常配伍补骨脂、五味子、吴茱萸。也常用治寒气滞、脘腹胀痛、食少呕吐,可配伍木香、干姜。煎服,3～10g。内服需煨制去油用。湿热泻痢者忌用。

赤石脂 本品为硅酸盐类矿物多水高岭石族多水高岭石。味甘、酸、涩,性温;归大肠、胃经。功能涩肠止泻,收敛止血,生肌敛疮。主治泻痢日久,滑脱不禁,脱肛;虚寒下痢,大便脓血不止;崩漏、便血、痔疮;妇女肾虚、带脉失约而带下不止;疮疡久溃不敛;湿疮脓水浸淫。外用亦治外伤出血。煎服,9～12g,先煎。湿热积滞泻痢者忌服,不宜与肉桂同用,孕妇慎用。

莲子 本品为睡莲科植物莲的干燥成熟种子。味甘、涩,性平;归脾、肾、心经。功能补脾止泻,止带,益肾涩精,养心安神。主治脾虚久泻,食欲不振,常配伍人参、茯苓;脾虚带下,常与茯苓、白术配伍;脾肾两虚,带下清稀,腰膝酸软,可与山茱萸、山药配伍;肾虚精关不固之遗精、滑精,可配伍芡实、龙骨;心肾不交之虚烦、心悸、失眠,常与酸枣仁、茯神配伍。煎服,6～15g。

莲须 本品为睡莲科植物莲的干燥雄蕊。味甘、涩,性平;归心、肾经。功能固肾涩精。主治遗精滑精,带下,尿频。煎服,3～5g。

芡实 本品为睡莲科植物芡的干燥成熟种仁。味甘、涩,性平;归脾、肾经。功能益肾固精,补脾止泻,除湿止带。主治肾虚不固之腰膝酸软,遗精滑精,遗尿尿频者,常与金樱子、莲子配伍;脾虚湿盛,久泻不止,常与白术、茯苓配伍;脾肾两虚之白浊、带下,可配伍党参、白术;湿热带下,配伍黄柏、车前子。煎服,9～15g。

覆盆子 本品为蔷薇科植物华东覆盆子的干燥果实。味甘、酸,性温;归肝、肾、膀胱经。功能益肾固精缩尿,养肝明目。主治肾虚遗精、滑精、阳痿、早泄、不孕;肾虚遗尿、尿频;肝肾不足,目暗不明等。煎服,6～12g。阴虚火旺,膀胱蕴热而小便短涩者忌用。

金樱子 本品为蔷薇科植物金樱子的干燥成熟果实。味酸、甘、涩,性平;归肾、膀胱、大肠经。功能固精缩尿,固崩止带,涩肠止泻。主治遗精滑精、遗尿尿频;崩漏下血;带下不止;脾虚久泻、久痢等。煎服,6～12g。邪气实者不宜用。

桑螵蛸 本品为螳螂科昆虫大刀螂、小刀螂或巨斧螳螂的干燥卵鞘。味甘、咸,性平;归肝、肾经。功能固精缩尿,补肾助阳。主治肾虚遗精、滑精;小儿遗尿;心神恍惚,遗尿尿频,小便白浊;肾虚阳痿等。煎服,5～10g。阴虚火旺,膀胱蕴热而小便短涩者忌用。

海螵蛸 本品为乌贼科动物无针乌贼或金乌贼的干燥内壳。味咸、涩,性温;归脾、肾经。功能收敛止血，涩精止带，制酸止痛，收湿敛疮。主治吐血、便血，崩漏；外伤出血；肾失固藏之遗精、滑精；肾虚带脉不固之带下清稀、赤白带下；胃痛吞酸；湿疮、湿疹。外用适量，研末敷患处治溃疡多脓，久不愈合。煎服，5～10g。

椿皮 本品为苦木科植物臭椿的干燥根皮或干皮。味苦、涩，性寒；归大肠、胃、肝经。功能清热燥湿，收涩止带，止泻，止血。主治湿热下注，带脉失约而致赤白带下，久泻久痢；湿热泻痢，崩漏、月经过多，便血痔血等。煎服，6～9g。外用适量。脾胃虚寒者慎用。

第二节 固 涩 剂

四神丸 《证治准绳》

【组成】 肉豆蔻二两(6g) 补骨脂四两(12g) 五味子二两(6g) 吴茱萸炒，一两(3g)

【用法】 上为末，生姜八两，红枣一百枚，煮熟取枣肉和末丸，如桐子大，每服五七十丸，空心或食前白汤送下(现代用法：丸剂，每服 6～9g，日 2 次，用淡盐汤或温开水送服；亦作汤剂，加生姜 12g，大枣 15 枚，水煎服)。

【功用】 温肾暖脾，固肠止泻。

【主治】 五更泻。不思饮食，食谷不化，或久泄不止，腹痛喜温，腰酸肢冷，神疲乏力，舌淡苔薄白，脉沉迟无力。

【证治机理】 五更泻又名肾泄、鸡鸣泄。多因命门火衰，火不暖土，脾失运化，肠失固摄所致。五更即为平旦，是阴气极盛，阳气萌发之际，命门火衰，阳气当至而不至，阴气盛极而下行则发为泄泻。正如汪昂《医方集解》所言："久泻皆由肾命火衰，不能专责脾胃。"故宜温肾暖脾，固肠止泻。

【方解】 方中重用补骨脂为君，温补肾门之火，《本草纲目》云："治肾泄，通命门，暖丹田，敛精神。"肉豆蔻为臣，温脾暖胃，涩肠止泻。君臣配伍脾肾同调，命门火旺以暖脾土则脾阳得运，肠得固摄则久泄可止。吴茱萸温肾暖胃以散阴寒；五味子酸敛收涩，固肠止泻；俱为佐药。生姜温胃散寒，大枣补脾养胃，共为佐使。诸药配伍，温涩并用，以温为主；脾肾同调，重在治肾。

《普济本事方》载二神丸(肉豆蔻、补骨脂)主治"脾肾虚弱，全不进食"，五味子散(五味子、吴茱萸)专治肾泄。

【运用】

1. 本方为治五更泻的代表方剂，临证以五更泄泻，不思饮食，舌淡苔白，脉沉迟无力为证治要点。

2. 若兼腹胀气滞者加小茴香、木香；食谷不化者加神曲、麦芽。

【方论选录】《绛雪园古方选注》："四神者，四种之药，治肾泄有神功也。补骨脂通癸水之真阳，肉豆蔻保戊土之真气，俾戊癸化火以运谷气；吴茱萸远肝邪而散虚寒；五味子摄肾气而固真阴；姜、枣和营卫，辛酸相辅，助阳强阴，则肾关自健固矣。"

【医案举例】 薛立斋治侍御沈东江之内，停食腹痛作泻。以六君子加木香、炮姜而愈。后复作，传为肾泻，用四神丸而愈。(《续名医类案》卷七)

【实验研究】 四神丸使慢性复发性结肠炎大鼠结肠质量明显减轻，结肠长度增长，结肠肉眼及镜下损伤明显减弱，同时使 SDH、Na^+-K^+-ATPase 和 Ca^{2+}-Mg^{2+}-ATPase 活力显著提升，LDH 活力明显降低，其机制可能与恢复结肠黏膜局部能量代谢水平有关。[王海燕，刘億，葛巍，等. 四神丸对慢性复发型结肠炎大鼠结肠组织 LDH、SDH、Na^+-K^+-ATPase 和 Ca^{2+}-Mg^{2+}-ATPase 活力的影响 [J]. 中国中医基础医学杂志，2019，25（07）：928-931.]

【方歌】 四神故纸与吴萸，肉蔻五味四般齐，大枣生姜共煎合，五更肾泄最相宜。

桑螵蛸散 《本草衍义》

【组成】 桑螵蛸 远志 菖蒲 龙骨 茯神 人参 当归 龟甲酥炙，以上各一两（10g）

【用法】 上为末，夜卧人参汤调下二钱（6g）（现代用法：共研细末，每服 6g，睡前以人参汤调下；亦可作汤剂，水煎服）。

【功用】 调补心肾，涩精止遗。

【主治】 心肾两虚证。小便频数，或尿如米泔色，或遗尿，或遗精，心神恍惚，健忘，舌淡苔白，脉细弱。

【证治机理】 本方证为心肾两虚，水火失济所致。肾与膀胱相表里，肾气亏虚则固摄无权，膀胱失约，故小便频数，或尿如米泔色，甚或遗尿；肾藏精，主封藏，肾气亏虚，封藏失职，精关不固，故遗精；心主藏神，肾之精气不足，不能上济于心，心气不足，神失所养，故心神恍惚、健忘；脉细弱为肾气精不足之征象。治宜调补心肾，涩精止遗。

【方解】 方中桑螵蛸甘咸平，补肾固精止遗，为君药。龙骨甘平，收敛固涩，镇心安神；龟甲咸甘微寒，滋阴益肾，补心安神；俱为臣药。人参用量独重，大补元气，安神益智；当归养血补心，与人参配伍则补益气血；茯神宁心安神，远志安神定志，二者配伍则交通心肾；菖蒲开心窍，益心志；共为佐药。诸药同用，补肾涩精、宁心安神，使神安精固遗止。

【运用】

1. 本方为治心肾两虚，水火不交证的常用方剂，临证以尿频或遗尿，心神恍惚，舌淡苔白，脉细弱为证治要点。肝经湿热之遗尿则非所宜。

2. 肾虚较甚者加入益智仁、覆盆子；心阴不足者加酸枣仁、五味子；遗精滑泄者加沙苑子、金樱子。

【方论选录】 《医略六书·杂病证治》："心不下交，肾气不密，故封藏不固，遗溺不止焉。桑螵蛸固涩膵气，龙骨固涩溺窍，人参扶元气以摄水，当归养血脉以荣经，茯神渗湿清水府，龟板滋阴壮肾水，菖蒲开窍通神明，远志宁神交心肾。为散参汤下，使真元布，则心肾相交，而真阳秘密，膵气自固，遗溺无不止矣。此通心固肾之剂，为心肾不交遗溺之方。"

【医案举例】 邻家有一男子，小便日数十次，如稠米泔，色亦白，心神恍惚，瘦瘁，食减，以女劳得之。令服此桑螵蛸散，未终一剂而愈。（《本草衍义》卷十七）

【方歌】 桑螵蛸散治便数，参苓龙骨同龟壳，菖蒲远志及当归，补肾宁心健忘觉。

固冲汤 《医学衷中参西录》

【组成】 白术炒，一两（30g） 生黄芪六钱（18g） 龙骨煅，捣细，八钱（24g） 牡蛎煅，捣细，八钱（24g） 萸肉去净核，八钱（24g） 生杭芍四钱（12g） 海螵蛸捣细，四钱（12g） 茜草三钱（9g） 棕边炭二钱（6g） 五倍子轧细，药汁送服，五分（1.5g）

【用法】 水煎服。

【功用】　益气健脾，固冲摄血。

【主治】　脾肾虚弱，冲脉不固证。血崩或月经过多，或漏下不止，色淡质稀，心悸气短，神疲乏力，腰膝酸软，舌淡，脉细弱。

【证治机理】　本方是张锡纯为治脾肾亏虚，冲脉不固之崩漏而设。脾为后天之本，脾健气旺，气血生化有源，则冲脉固，血海盈；肾为先天之本，肾气健固，封藏有司，月事则来止有时。若脾虚不能摄血，肾虚封藏失司，则冲脉不固，月经量多，甚血下如崩，或漏下难止；腰为肾之府，肾虚则见腰膝酸软；脾虚气血生化不足，崩漏出血过多，则气血俱虚，故见经色淡而质稀、心悸气短、神疲乏力，舌淡脉细弱。治宜益气健脾，固冲摄血。

【方解】　方中重用白术益气健脾，土炒以收涩止血；黄芪补气健脾，二药合用，令脾气旺而统摄有权，共为君药。山萸肉味酸涩，可补益肝肾，收敛固涩；龙骨味甘涩，牡蛎味咸涩，均可收敛固涩止血，龙、牡煅用，收涩之功更强；均为臣药。生白芍味酸，补益肝肾，养血敛阴；棕榈炭、五倍子收敛止血；海螵蛸、茜草化瘀止血，使血止而无留瘀之弊，以上皆为佐药。全方补涩结合，标本兼治，脾肾同调，止血而不留瘀。

【运用】

1. 本方为治脾肾亏虚，冲脉不固之血崩、月经过多的常用方剂，临证用以出血量多，色淡质稀，腰膝酸软，舌淡，脉微弱为证治要点。阴虚血热之崩漏则非所宜。

2. 有热者，加大生地；偏凉者，加乌附子；大怒之后，因肝气冲激血崩者，加柴胡；若服药两剂不愈，去棕边炭，加真阿胶（另炖）同服。

【方论选录】　《医学衷中参西录》："血崩之证，多有因其人暴怒，肝气郁结，不能上达，而转下冲肾关，致经血随之下注者，故其病俗亦名之曰气冲。兹方中多用涩补之品，独不虑于肝气郁者，有妨碍乎？答曰：此证虽有因暴怒气冲而得者，然其血大下之后，血脱而气亦随之下脱，则肝气之郁者，转可因之而开。且病急则治其标，此证诚至危急之病也。若其证初得，且不甚剧，又实系肝气下冲者，亦可用升肝理气之药为主，而以收补下元之药辅之也。"

【医案举例】　曾治一妇人，年四十许。骤得下血证甚剧，半日之间，即气息奄奄，不省人事。其脉右寸关微见，如水上浮麻，不分至数，左部脉皆不见。急用生黄芪一两，大火煎数沸灌之，六部脉皆出。然微细异常，血仍不止。观其形状，呼气不能外出，又时有欲大便之意，知其为大气下陷也。遂为开固冲汤方，将方中黄芪改用一两。早十一点钟，将药服下，至晚三点钟，即愈如平时。（《医学衷中参西录》）

【实验研究】　固冲汤可减少 IgA 肾病模型大鼠肾组织 TGFβ-1 的表达，使肾脏病变较轻，其作用机制可能与抑制 TGFβ-1 的表达和减少细胞外基质生成有关。[唐峰，余舒文，方靖，等. 固冲汤对 IgA 肾病模型大鼠肾组织 TGFβ-1 含量及病理形态的影响 [J]. 实用药物与临床，2021，24（12）：1067-1071.]

【方歌】　固冲术芪山萸芍，龙牡棕炭海螵蛸，茜草五倍水煎服，益气固冲功效高。

简释方

牡蛎散（《太平惠民和剂局方》）　黄芪去苗、土　麻黄根洗　牡蛎米泔浸，刷去土，火烧通赤，各一两（各 15g）　小麦百余粒（15g）。功用：敛阴止汗，益气固表。主治：自汗、盗汗证。自汗，盗汗，夜卧尤甚，久而不止，心悸惊惕，短气烦倦，舌淡红，脉细弱。本方为止汗之常用方，方中四药涩补并用，气阴兼顾，汗出自止。

九仙散（王子昭方，录自《卫生宝鉴》） 人参　款冬花　桑白皮　桔梗　五味子　阿胶　乌梅各一两（各12g）　贝母半两（6g）　罂粟壳去顶，蜜炒黄，八两（9g）。功用：敛肺止咳，益气养阴。主治：久咳伤肺，气阴两伤证。咳嗽日久不已，咳甚则气喘自汗，痰少而黏，脉虚数。全方酸涩之中纳甘润以顺气阴，敛降之中佐宣升以适肺性。

真人养脏汤（《太平惠民和剂局方》） 人参　当归去芦　白术焙，各六钱（各6g）　肉豆蔻面裹，煨，半两（8g）　肉桂去粗皮　甘草炙，各八钱（各6g）　白芍药一两六钱（12g）　木香不见火，一两四钱（3g）　诃子去核，一两二钱（9g）　罂粟壳去蒂萼，蜜炙，三两六钱（9g）。功用：涩肠固脱，温补脾肾。主治：久泻久痢，脾肾虚寒证。久泻，或下痢日久，滑脱不禁，甚则脱肛坠下，腹痛喜温喜按，不思饮食，舌淡苔白，脉沉迟细。方中诸药配伍，涩补结合，标本兼治。

桃花汤（《伤寒论》） 赤石脂一半全用，一半筛末，一斤（20g）　干姜一两（12g）　粳米一升（15g）。功用：涩肠止痢，温中散寒。主治：虚寒痢。下痢不止，或滑脱不禁，便脓血，色暗，腹痛喜温喜按，舌淡苔白，脉迟弱或微细。本方为治虚寒痢之常用方，方中三药相合，涩温并用，旨在涩肠止痢。

驻车丸（《延年秘录》，录自《外台秘要》） 黄连六两（18g）　干姜二两（6g）　当归三两（9g）　阿胶炙，三两（9g）。功用：清热燥湿，养阴止痢。主治：久痢赤白，休息痢。便下脓血，赤白相兼，或时作时止，里急后重，腹痛绵绵，心中烦热，舌红少苔，脉细数。本方为治久痢伤阴而湿热未尽证之常用方，方中诸药寒温燥润并用，清热燥湿，养阴止痢。

金锁固精丸（《医方集解》） 沙苑蒺藜炒　芡实蒸　莲须各二两（各12g）　龙骨酥炙　牡蛎盐水煮，一日一夜，煅粉，各一两（各6g）　莲子粉适量（10g）。功用：补肾涩精。主治：肾虚之精关不固证。遗精滑泄，腰疼耳鸣，四肢酸软，神疲乏力，舌淡苔白，脉细弱。方中诸药涩精补肾，重在固精。

缩泉丸（《魏氏家藏方》） 天台乌药细锉　益智仁大者，去皮，炒，各等分（各9g）　山药末适量（6g）。功用：温肾祛寒，缩尿止遗。主治：膀胱虚寒证。小便频数，或遗尿不禁，舌淡，脉沉弱。方中诸药温补涩行并用，使膀胱约束有权以缩尿止遗。

固经丸（《丹溪心法》） 黄芩炒　白芍炒　龟板炙，各一两（各30g）　黄柏炒，三钱（9g）　椿树根皮七钱半（22.5g）　香附子二钱半（7.5g）。功用：滋阴清热，固经止血。主治：阴虚血热之崩漏。月经过多，或崩中漏下，血色深红或紫黑稠黏，手足心热，腰膝酸软，舌红，脉弦数。本方为治阴虚血热之月经过多或崩漏的常用方，方中诸药苦甘寒滋阴清热以固经。

易黄汤（《傅青主女科》） 山药炒，一两（30g）　芡实炒，一两（30g）　黄柏盐水炒，二钱（6g）　车前子酒炒，一钱（3g）　白果十枚，碎（12g）。功用：补益脾肾，清热燥湿，收涩止带。主治：脾肾虚弱，湿热带下。带下黏稠量多，色黄如浓茶汁，其气腥臭，舌红苔黄腻。方中诸药涩清并用以祛湿清热止带，兼能补益脾肾。

清带汤（《医学衷中参西录》） 生山药一两（30g）　生龙骨捣细，六钱（18g）　生牡蛎捣细，六钱（18g）　海螵蛸去净甲，捣，六钱（12g）　茜草三钱（9g）。功用：健脾固涩止带。主治：妇女赤白带下。本方为治脾虚带下之常用方，方中诸药平和收涩健脾。

【鉴别】

四神丸　真人养脏汤

四神丸和真人养脏汤均能温肾暖脾，涩肠止泻，用于脾肾阳虚的泄泻，兼见不思饮食、神疲乏力等症。四神丸以补骨脂为君，重在温补命门之火，主治命门火衰、火不暖土之五更泻,以五更泄泻,食谷不化,舌淡苔白,脉沉迟无力为主症;真人养脏汤以罂粟壳、诃子、肉豆蔻涩肠止泻配伍人参、白术、当归、肉桂温阳健脾,适用于脾肾虚寒之久泻久痢证,以大便滑脱不禁,腹痛喜温喜按,食少神疲,舌淡苔白,脉沉细为主症。

桑螵蛸散　金锁固精丸

桑螵蛸散与金锁固精丸均可涩精止遗,补肾固精,用于肾虚精关不固之遗精滑泄证。桑螵蛸散重在调补心肾,兼以益气养血,用于治疗心肾两虚之尿频、遗精、滑泄等证,以遗尿或尿频,心神恍惚为主症;金锁固精丸重在固肾涩精止遗,用于治疗肾虚遗精滑泄之证,以遗精滑泄,腰痛耳鸣为主症。

固冲汤　固经丸

固冲汤和固经丸都可以固经止血,用于治疗冲脉不固之月经过多、崩漏诸证。固冲汤以白术、黄芪益气健脾配伍山萸肉、煅龙牡、棕榈炭、五倍子等固冲摄血,用于治疗脾肾亏虚、冲脉不固之崩漏、月经过多,以月经色淡质稀,神疲乏力,腰膝酸软,舌淡、脉微弱为主症;固经丸以龟板、白芍配伍黄芩、黄柏,重在滋阴清热,用于治疗阴虚血热之崩漏、月经过多,以血色深红或紫黑黏稠,手足心热,舌红脉弦数为主症。

易黄汤　清带汤

易黄汤和清带汤均为收涩止带之方,以山药益气健脾,补肾固带为主,用于治疗脾虚湿浊下注之带下。易黄汤以山药、芡实、白果收涩止带配伍黄柏、车前子清热祛湿,治疗脾肾虚弱、湿热带下证,以带下色黄量多黏稠,气腥秽,苔黄腻为主症;清带汤以生山药、龙骨、牡蛎收涩止带配伍海螵蛸、茜草化瘀止血,治疗脾虚之带下,以带下量多,赤白相兼为主。

第七章　安神方药

　　安神方药，即以安神定志作用为主，用于治疗神志不安病证的方药。

　　安神方药历史悠久，早在《神农本草经》中就有朱砂、枣仁等安神药物的记载，并列为上品，为安神方药的发展奠定了药物学基础。《素问·至真要大论》"惊者平之"，《素问·阴阳应象大论》"虚者补之""损者益之"等论述，为安神方药的组方奠定了治法基础，成为安神方药的立论依据。

　　本类方药适用于神志不安病证。神志不安，常表现为心悸怔忡、失眠健忘，甚见烦躁惊狂等。心藏神、肝藏魂、肾藏志，故其证多与心、肝、肾三脏之阴阳偏盛偏衰，或其相互间功能失调相关。变化多虚实夹杂，互为因果。凡神志不安见惊狂易怒、烦躁不安为主者，多属实证，遵"惊者平之"之旨，治宜重镇安神；若以心悸健忘、虚烦失眠为主者，多属虚证，根据"虚则补之"之法，治宜补养安神；若心烦不寐、多梦、遗精者，多属心肾不交、水火失济，治宜交通心肾。

　　此外，因火热而狂躁谵语者，治当清热泻火；因痰而癫狂者，则宜祛痰；因瘀而发狂者，又宜活血祛瘀；因阳明腑实而狂乱者，则应攻下；以虚损为主要表现而兼见神志不安者，又重在补益。诸如此类，皆见有关章节阐述。

　　使用安神方药应注意：重镇安神剂多以金石、贝壳类药物组方，易伤胃气；补养安神剂多配伍滋腻补虚之品，有碍脾胃运化，均不宜久服。脾胃虚弱者，宜配伍健脾和胃之品。此外，某些金石类安神药具有一定毒性，不宜过服、久服。

第一节　安　神　药

一、重镇安神药

朱砂　Zhūshā（《神农本草经》）

　　本品为硫化物类矿物辰砂族辰砂，主含硫化汞（HgS）。主产于贵州、湖南、四川。传统以产于湖南沅陵者最佳。水飞干燥后用。

　　【药性】　甘，微寒；有毒。归心经。

　　【功效】　清心镇惊，安神，明目，解毒。

　　【应用】

　　1. 心神不宁，心悸易惊，失眠多梦　本品甘、微寒。质重，寒能降火，重可镇怯，专归心经，既能清心经实火，又能镇惊安神，为清心、镇惊安神之要药。治心火亢盛，内扰神明之心神不宁，惊悸怔忡，烦躁不眠，常与黄连、甘草配伍；心火亢盛，阴血不足之失眠多梦，心中烦热，心悸怔忡，可配伍当归、地黄。

2. 癫痫发狂，小儿惊风　本品性微寒，善清心火，又质重，重可镇怯，有镇惊止痉之功。用治温热病热入心包或痰热内闭，高热烦躁，神昏谵语，惊悸抽搐，常与牛黄、麝香配伍；癫痫，可与磁石、六神曲配伍；小儿惊风，可配伍牛黄、全蝎。

3. 视物昏花　本品微寒，可清心降火、明目。用治心肾不交之视物昏花，耳鸣耳聋，心悸失眠，常与磁石、神曲配伍。

4. 口疮，喉痹，疮疡肿毒　本品性微寒，善清心火，无论内服、外用，均可清热解毒。用治热毒疮疡肿痛，常与雄黄、山慈菇配伍；咽喉肿痛，口舌生疮，可配伍冰片、硼砂；喉痹，可配伍雄黄、珍珠。

【用法用量】　0.1～0.5g。多入丸散服，不宜入煎剂。外用适量。

【使用注意】　本品有毒，不宜大量服用，也不宜久服；孕妇及肝肾功能不全者禁用；忌火煅，宜水飞入药。

【文献摘要】　《神农本草经》："味甘，微寒。治身体五脏百病，养精神，安魂魄，益气，明目，杀精魅、邪恶鬼。"《名医别录》："通血脉，止烦满、消渴，益精神，悦泽人面，除中恶腹痛，毒气疥瘘诸疮。"《珍珠囊》："心热非此不能除。"

【现代研究】　主要含硫化汞，另含有硒、铅、钡、镁、铁等多种微量元素，及雄黄、磷灰石、沥青质、氧化铁等杂质。本品有降低中枢神经兴奋性、镇静、催眠、抗惊厥、抗心律失常、抑菌、抗病毒等作用。

简析药

磁石　本品为氧化物类矿物尖晶石族磁铁矿。味咸，性寒；归心、肝、肾经。功能镇惊安神，平肝潜阳，聪耳明目，纳气平喘。主治肾虚肝旺，肝火上炎，扰动心神，或惊恐气乱、神不守舍所致的心神不宁、惊悸、失眠及癫痫；肝阳上亢或阴虚阳亢之头晕目眩、急躁易怒；肾虚耳鸣、耳聋；肝肾不足、视物昏花；肾气不足，摄纳无权之虚喘。煎服，9～30g，先煎。镇惊安神、平肝潜阳宜生用，聪耳明目、纳气平喘宜醋淬后用。不可多服，脾胃虚弱者慎用。

龙骨　本品为古代哺乳动物如三趾马类、犀类、鹿类、牛类、象类等骨骼的化石或象类门齿的化石。味甘、涩，性平；归心、肝、肾经。功能镇惊安神，平肝潜阳，收敛固涩。主治心神不宁、心悸失眠、健忘多梦，常与石菖蒲、远志等配伍；痰热内盛，惊悸抽搐，癫狂发作，配伍牛黄、胆南星；肝阴不足，肝阳上亢之头晕目眩、烦躁易怒，常与代赭石、牡蛎配伍；肾虚遗精、滑精，配伍芡实、沙苑子；心肾两虚，小便频数、遗尿，常与桑螵蛸、龟甲配伍；气虚不摄，冲任不固之崩漏，常与黄芪、海螵蛸配伍；表虚自汗，阴虚盗汗，可配伍牡蛎、浮小麦；大汗不止、脉微欲绝之亡阳证，可与牡蛎、人参配伍。研末外用可治湿疮流水、痒疹，疮疡溃久不敛。煎服，15～30g，先煎。外用适量。镇惊安神、平肝潜阳宜生用，收敛固涩宜煅用。湿热积滞者不宜使用。

琥珀　本品为古松科松属植物的树脂埋藏地下经年久转化而成。味甘，性平；归心、肝、膀胱经。功能镇惊安神，活血散瘀，利尿通淋。主治心神不宁，心悸失眠，健忘；心血亏虚，惊悸怔忡，夜卧不安；小儿惊风；血滞经闭痛经；心血瘀阻，胸痹心痛；癥瘕积聚；淋证，癃闭。1.5～3g，研末内服或入丸散，外用适量。

二、养心安神药

酸枣仁 *Suānzǎorén*（《神农本草经》）

本品为鼠李科植物枣 *Ziziphus jujuba* Mill. Var. *spinosa*（Bunge）Hu ex H.F.Chou 的干燥成熟种子。主产于辽宁、河北、山西、内蒙古、陕西。生用或炒用，用时捣碎。

【药性】 甘、酸，平。归肝、胆、心经。

【功效】 养心补肝，宁心安神，敛汗，生津。

【应用】

1. 虚烦不眠，惊悸多梦 本品味甘，入心、肝经，能养心阴、益肝血而宁心安神，为养心安神之要药。用治心肝阴血亏虚，心失所养之虚烦不眠，惊悸多梦，常与知母、茯苓配伍；心脾气血亏虚，惊悸不安，体倦失眠，常与黄芪、当归配伍；阴虚血少，心悸失眠，虚烦神疲，梦遗健忘，手足心热，口舌生疮，舌红少苔，脉细而数，常与生地黄、五味子等配伍。

2. 体虚多汗 本品味酸能敛阴，有收敛止汗之效。用治体虚自汗、盗汗，常与五味子、山茱萸等配伍。

3. 津伤口渴 本品味甘酸，有敛阴生津止渴之功。用治津伤口渴，常与生地黄、麦冬等同用。

【用法用量】 煎服，10～15g。

【文献摘要】 《神农本草经》：“治心腹寒热，邪结气聚，四肢酸疼，湿痹，久服安五脏，轻身，延年。”《名医别录》：“主心烦不得眠……虚汗，烦渴，补中，益肝气，坚筋骨，助阴气。”《本草纲目》：“其仁甘而润，故熟用疗胆虚不得眠，烦渴虚汗之证；生用疗胆热好眠，皆足厥阴、少阳药也。”

【现代研究】 主要含酸枣仁皂苷等三萜皂苷类，荷叶碱、欧鼠李叶碱、原荷叶碱等生物碱类，斯皮诺素等黄酮类，以及挥发油、糖类、蛋白质和有机酸类成分。本品有催眠、镇静、镇痛、降体温、改善心肌缺血、提高耐缺氧能力、降血压、降血脂、增强免疫、抗血小板聚集、抗肿瘤等作用。

简析药

柏子仁 本品为柏科植物侧柏的干燥成熟种仁。味甘，性平；归心、肾、大肠经。功能养心安神、润肠通便、止汗。主治心之阴血不足，心神失养之心悸怔忡、虚烦不眠、头晕健忘；心肾不交之心悸不宁、心烦少寐、梦遗健忘；阴虚血亏，老年、产后肠燥便秘；阴虚盗汗。煎服，3～10g。便溏及痰多者慎用。

鉴别用药： 酸枣仁与柏子仁皆味甘性平，均有养心安神、止汗之功，用治阴血不足、心神失养所致的心悸怔忡、失眠、健忘及阴虚盗汗，常相须为用。然酸枣仁安神作用较强，其味酸能收敛止汗，体虚自汗、盗汗较常选用，且能生津，可用于津伤口渴。柏子仁质润多脂，能润肠通便而治肠燥便秘。

首乌藤 本品为蓼科植物何首乌的干燥藤茎。味甘，性平；归心、肝经。功能养血安神，祛风通络。主治阴虚血少之失眠多梦，心神不宁；阴虚阳亢之失眠；血虚身痛；风湿痹痛；风疹、疥癣之皮肤瘙痒等。煎服，9～15g。外用适量，煎水洗患处。

远志 本品为远志科植物远志或卵叶远志的干燥根。味苦、辛，性温；归心、肾、肺经。功能安神益智，交通心肾，去痰开窍，消散痈肿。主治心肾不交之心神不宁，失眠多梦，健忘惊悸，神志恍惚；健忘证；癫痫昏扑、痉挛抽搐；惊风发狂；痰多黏稠、咳痰不爽；疮疡肿毒、乳房肿痛。煎服，3～10g。胃溃疡及胃炎患者慎用。

合欢花 本品为豆科植物合欢的干燥花序或花蕾。味甘，性平；归心、肝经。功能解郁安神。主治心神不安，忧郁失眠。煎服，5～10g。

合欢皮 本品为豆科植物合欢的干燥树皮。味甘，性平；归心、肝、肺经。功能解郁安神，活血消肿。主治心神不安，忿怒忧郁，失眠多梦；肺痈胸痛，咳吐脓血；疮痈肿毒；跌扑伤痛。煎服，6～12g。外用适量，研末调敷。孕妇慎用。

小麦 本品为禾本科植物小麦的干燥成熟果实。味甘，性微寒；归心经。功能养心除烦。主治心神不宁，烦躁失眠及妇人脏躁证。煎服，30～60g。

第二节 安 神 剂

朱砂安神丸 《内外伤辨惑论》

【组成】 朱砂另研，水飞为衣，五钱(1g) 甘草五钱五分(15g) 黄连去须净，酒洗，六钱(15g) 当归去芦，二钱五分(8g) 生地黄一钱，五分(6g)

【用法】 上药除朱砂外，四味共为细末，汤浸蒸饼为丸，如黍米大，以朱砂为衣，每服十五丸或二十丸，津唾咽下，或温水、凉水少许送下亦得(现代用法：上药研末，炼蜜为丸，每次6～9g，临睡前温开水送服；亦可作汤剂，水煎服，朱砂研细末冲服1g)。

【功用】 镇心安神，清热养血。

【主治】 心火亢盛，阴血不足证。心神烦乱，失眠多梦，惊悸怔忡，或胸中懊恼，舌尖红，脉细数。

【证治机理】 本证乃心火亢盛，灼伤阴血，心神失养所致。心火亢盛，扰及心神，则心神烦乱、失眠多梦、胸中懊恼；火热亢盛，灼伤阴血，心神失养，故惊悸怔忡；舌尖红，脉细数，为心火偏亢、阴血不足之证。治宜重镇安神、清心泻火为主，兼以滋阴养血。

【方解】 方中朱砂专入心经，秉寒降之性，长于镇心安神，清心火，为君药。黄连苦寒，泻心火以除烦热，为臣药。生地黄清热滋阴，当归养血，均为佐药。甘草防朱砂质重碍胃，并调药和中，为佐使药。诸药合用，使心火降、阴血充，则心烦失眠、惊悸怔忡自除，故以"安神"名之。

【运用】 本方为治疗心火亢盛，阴血不足而致神志失宁之代表方。以心神烦乱，惊悸，失眠，舌红，脉细数为辨证要点。方中朱砂含硫化汞，不宜多服、久服，以防汞中毒；素体脾胃虚弱者慎用。

【方论选录】《血证论》卷七："朱砂之重以镇怯，黄连之苦以清热，当归之辛以嘘血，更取甘草之甘以制黄连之太过，地黄之润以助当归所不及。合之养血清火、安镇心神，怔忡心烦不寐之症，可以治之。"

【医案举例】 治一人因心高志大,所谋不遂,怔忡善忘,口淡舌燥,多汗,四肢疲软,发热,小便白浊。诸医以内伤不足,拟进茸、附。公视其脉,虚大而数,曰:此思虑过度,少阴君火行患耳。夫君火以名,相火以位,相火代君火行事也。相火一扰,能为百病,况少阴乎!用补中益气汤、朱砂安神丸,空心则进坎离丸,月余而愈。(《医学入门》)

【实验研究】

1. 朱砂安神丸可以拮抗条件性恐惧,其拮抗作用主要体现在恐惧记忆消退阶段,并可能参与调节 BLA 区域单胺类神经递质含量以及该区域中 c-fos 蛋白表达水平。[郭文成,刘斌,张丽娟,等. 朱砂安神丸对条件性恐惧模型大鼠单胺类神经递质表达及其神经元 c-fos 蛋白表达的影响 [J]. 广东药科大学学报,2021,37(01):84-90.]

2. 朱砂安神丸可以起到安神助眠作用,其作用机制是抑制 VLPO 脑区 5-HT 和 NE 单胺类神经递质的含量,调节 NG2 和 5-HT、Glu、GABA 能神经元的兴奋性。[刘斌,李廷利. 朱砂安神丸对大鼠 VLPO 脑区内单胺类递质的影响 [J]. 中国药物依赖性杂志,2018,27(6):425-430.]

【方歌】 朱砂安神东垣方,归连甘草合地黄,怔忡不寐心烦乱,养阴清热可复康。

酸枣仁汤 《金匮要略》

【组成】 酸枣仁二升(15g) 甘草一两(3g) 知母二两(6g) 茯苓二两(6g) 川芎二两(6g)

【用法】 上五味,以水八升,煮酸枣仁,得六升,内诸药,煮取三升,分温三服(现代用法:水煎服)。

【功用】 养血安神,清热除烦。

【主治】 肝血不足,虚热内扰之虚烦不眠证。虚烦失眠,心悸不安,头目眩晕,咽干口燥,舌红,脉弦细。

【证治机理】 本证乃肝血不足,虚热内扰所致。肝藏血,血舍魂。若肝血不足,心失所养,魂不守舍,加之虚热内扰,则虚烦不寐、惊悸不安;头目眩晕,咽干口燥,舌红,脉弦细等,皆血虚肝旺之征。治宜养血安神,清热除烦之法。

【方解】 方中重用酸枣仁养血补肝,宁心安神,为君药。茯苓宁心安神,知母滋阴润燥、清热除烦,俱为臣药。川芎之辛散,调肝血,疏肝气,为佐药。川芎与酸枣仁相伍,寓散于收,补中有行,共奏养血调肝之功。甘草和中缓急,调和诸药,为佐使药。合而成方,共奏养血安神、清热除烦之功。

【运用】 本方为治疗肝血虚而致虚烦失眠之常用方。以虚烦失眠,咽干口燥,舌红,脉弦细为辨证要点。方中重用酸枣仁,且需先煎。

【方论选录】《成方便读》卷二:"夫肝藏魂,有相火内寄。烦自心生,心火动则相火随之,于是内火扰乱,则魂无所归。故凡有夜卧魂梦不安之证,无不皆以治肝为主。欲藏其魂,则必先去其邪。方中以知母之清相火,茯苓之渗湿邪,川芎独入肝家,行气走血,流而不滞,带引知、茯搜剔而无余。然后枣仁可敛其耗散之魂,甘草以缓其急悍之性也。虽曰虚劳,观其治法,较之一于呆补者不同也。"

【医案举例】 某三三,寐不成寐,食不甘味,尪羸,脉细数涩。阴液内耗,厥阳外越,化火化风,燔燥煽动。此属阴损,最不易治。姑与仲景酸枣仁汤。(《临证指南医案》)

【实验研究】 酸枣仁汤可改善原发性失眠(PI)患者的主观睡眠质量,其机制可能与调节 HPA 轴的神经内分泌功能紊乱有关。[尚俊，王玉中，袁悦滔，等. 酸枣仁汤对原发性失眠患者睡眠质量及神经内分泌的影响 [J]. 内蒙古中医药，2022，41（01）：26-28.]

【方歌】 酸枣仁汤治失眠，川芎知草茯苓煎，养血除烦清虚热，安然入睡梦乡甜。

简释方

生铁落饮（《医学心悟》） 天冬去心　麦冬去心　贝母各三钱（各 9g）　胆星　橘红　远志肉　石菖蒲　连翘　茯苓　茯神各一钱（各 3g）　元参　钩藤　丹参各一钱五分（各 4.5g）　辰砂三分（0.9g）。功用：镇心安神，清热涤痰。主治：痰热上扰之癫狂。症见狂躁不安，喜怒无常，骂詈叫号，不避亲疏，舌红绛，苔黄腻，脉弦数等。用生铁落煎熬三炷线香，取此水煎药，服后安神静睡，不可惊骇叫醒，犯之则病复作，难乎为力。凡狂症，服此药二十余剂而愈者多矣。

磁朱丸（《备急千金要方》） 磁石二两（60g）　光明砂一两（30g）　神曲四两（120g）。功用：重镇安神，交通心肾。主治：心肾不交证。以心悸失眠，耳鸣耳聋，视物昏花为辨证要点。亦治癫痫。柯琴称本方为"治癫痫之圣剂"。本方重镇沉降，交通心肾，兼顾中州。方中磁石、朱砂均为重坠之品，不宜久服重用。

珍珠母丸（《普济本事方》） 真珠母未钻珍珠也，研如粉，同碾，三分（1g）　当归洗，去芦，薄切，焙干后秤　熟干地黄酒洒，九蒸九曝，焙干，各一两半（各 45g）　人参去芦　酸枣仁微炒，去皮，研　柏子仁研，各一两（各 30g）　犀角（水牛角代）镑为细末　茯神去木　沉香　龙齿各半两（各 15g）。上为细末，炼蜜为丸，如梧桐子大，辰砂为衣，每服四五十丸，金银花、薄荷汤下，日午、夜卧服。功用：镇心安神，平肝潜阳，滋阴养血。主治：心肝阳亢，阴血不足，神志不宁证。入夜少寐，时而惊悸，头目眩晕，脉细弦。本方重镇潜降以治标，滋养安神以治本，为治阴血不足，心肝阳亢，神志不安证之常用方。以少寐、惊悸、眩晕、脉细弦为辨证要点。

桂枝甘草龙骨牡蛎汤（《伤寒论》） 桂枝去皮，一两（12g）　甘草炙，二两（30g）　牡蛎熬，二两（30g）　龙骨二两（30g）。功用：潜镇安神，温通心阳。主治：心阳虚损，神志不安证。心悸怔忡，失眠多梦，烦躁不安，面色㿠白，舌质淡胖嫩，苔白滑，脉弱；或见胸闷气短，畏寒肢冷，自汗乏力，面唇青紫，舌质紫暗，脉结或代等。本方潜摄浮阳以镇心神，辛甘合法以温心阳，为治太阳病误火劫津复下、重伤心阳所致心阳虚损证之代表方。以心悸怔忡，失眠多梦，烦躁不安，苔白滑，脉弱为辨证要点。

天王补心丹（《校注妇人良方》） 人参去芦　茯苓　玄参　丹参　桔梗　远志各五钱（各 5g）　当归酒浸　五味　麦门冬去心　天门冬　柏子仁　酸枣仁炒，各一两（各 9g）　生地黄四两（12g）。功用：滋阴养血，补心安神。主治：阴虚血少，神志不安证。心悸怔忡，虚烦失眠，神疲健忘，或梦遗，手足心热，口舌生疮，大便干结，舌红少苔，脉细数。方中重用甘寒之生地黄，滋阴养血，清虚热，补中寓清；心肾并治，重在养心。本方为治疗心肾阴血亏虚，虚火上炎，神志不安之常用方。以心悸失眠，手足心热，舌红少苔，脉细数为辨证要点。

柏子养心丸（《体仁汇编》） 柏子仁四两（12g）　枸杞子三两（9g）　麦门冬　当归　石菖蒲　茯神各一两（各 5g）　玄参　熟地黄各二两（各 6g）　甘草五钱（5g）。功用：养心安神，滋阴补肾。主治：阴血亏虚、心肾失调之精神恍惚，惊悸怔忡，夜寐多梦，健忘盗汗，舌红少苔，脉细而数。

孔圣枕中丹（《备急千金要方》） 龟甲　龙骨　远志　菖蒲各等分（3g）。功用：补肾宁心，益智安神。主治：心肾不交之健忘失眠，心神不安，或头目眩晕，舌红苔薄白，脉细弦。

甘麦大枣汤（《金匮要略》） 甘草三两（9g）　小麦一升（15g）　大枣十枚（10 枚）。功用：养心安神，和中缓急。主治：脏躁。精神恍惚，常悲伤欲哭，不能自主，心中烦乱，睡眠不安，甚则言行失常，呵欠频作，舌淡红苔少，脉细略数。方中重用小麦，取其甘凉之性，补心养肝，益阴除烦，宁心安神，为君药，正如《灵枢·五味》曰："心病者，宜食麦。"甘草甘平，补养心气，和中缓急，为臣药。大枣甘温质润，益气和中，润燥缓急，为佐药。三药相合，共奏养心安神、和中缓急之功。亦属"肝苦急，急食甘以缓之"（《素问·脏气法时论》）之法。本方甘平质润，缓益心肝，药简法专，为治疗脏躁之代表方。

养心汤（《仁斋直指方论》）　黄芪炙　白茯苓　茯神　半夏曲　当归　川芎各半两（各15g）远志取肉，姜汁淹，焙　辣桂　柏子仁　酸枣仁浸，去皮，隔纸炒香　北五味子　人参各一分（各8g）甘草炙，四钱（12g）　生姜五片　大枣两枚。功用：补益气血，养心安神。主治：气血不足，心神不宁证。神思恍惚，心悸易惊，失眠健忘，舌淡苔白，脉细弱。本方气血并补，重在补气；心脾并调，重在宁心。

定志丸（《杨氏家藏方》）　人参去芦头　白茯苓去皮　石菖蒲　远志去心　龙齿　酸枣仁微炒　铁粉别研　麦门冬去心，焙干　朱砂飞过　乳香别研　麝香别研　琥珀别研，各等分。上为细末，次入朱砂、铁粉同研匀，绞生地黄汁，浸蒸饼为丸，如梧桐子大，别用朱砂为衣。功用：补益心脾，安神定志。主治：怔忡健忘，精神恍惚，睡卧不宁，一切心疾。

交泰丸（《韩氏医通》）　川黄连五钱（15g）　肉桂心五分（1.5g）。功用：交通心肾。主治：心火偏亢，心肾不交证。怔忡不宁，或夜寐不安，口舌生疮。本方黄连、肉桂用量为十比一，寒热并用而主以苦寒，清降心火以交通心肾。《韩氏医通》赞其"能使心肾交于顷刻"。

黄连阿胶汤（《伤寒论》）　黄连四两（12g）　黄芩二两（6g）　芍药二两（6g）　鸡子黄二枚（2枚）阿胶三两（9g）。功用：滋阴降火，除烦安神。主治：阴虚火旺，心肾不交证。心中烦热，失眠不得卧，口燥咽干，舌红苔少，脉细数。本方苦寒以降心火，酸甘以滋肾水，标本兼顾，交通心肾。

【鉴别】

朱砂安神丸　生铁落饮

朱砂安神丸与生铁落饮均有重镇安神之功，主治心神不安证。然朱砂安神丸以重镇安神之朱砂与清心养阴药配伍组方，适用于心火上炎、灼伤阴血之心烦不安、失眠诸证；生铁落饮以重镇安神之生铁落、朱砂配伍涤痰、滋阴清热之品组方，其重镇之功大于朱砂安神丸，适用于痰火上扰之癫狂。

珍珠母丸　朱砂安神丸

珍珠母丸与朱砂安神丸均有重镇安神作用，皆可用治于烦乱，少寐，惊悸，多梦等症。珍珠母丸中珍珠母为君，加入了熟地黄、人参、酸枣仁、柏子仁、茯神等，擅于养血滋阴，益气生血，适用于阴血不足，心肝阳亢之证。朱砂安神丸中朱砂为君，黄连为臣，佐以生地，使得本方长于泻火清心，适用于心火亢盛而致阴血不足之证。

天王补心丹　归脾汤

天王补心丹与归脾汤同用酸枣仁、远志、当归、人参等，有养心安神之功。但天王补心丹重用大队滋阴药，意在补肾之阴血，主治以心肾阴亏内热为主之心神不安证；归脾汤则重用补益气血之品，意在补养心脾气血，主治心脾气血两虚之神志不宁证。

天王补心丹　柏子养心丸　孔圣枕中丹

三方同治阴血亏虚之虚烦不眠。但天王补心丹重用生地黄，配伍二冬、玄参等大队滋阴清热药以滋补心肾之阴，重在补心，用治以阴虚内热为主的心神不安证；柏子养心丸重用柏子仁与枸杞子，配伍熟地黄、当归等，滋阴之力弱，适用于心肾两虚之轻者；孔圣枕中丹则以宁心益智药与交通心肾之远志、菖蒲相配伍，故主治心肾不交之健忘、失眠等。

酸枣仁汤　天王补心丹

酸枣仁汤与天王补心丹均具滋阴养血安神之功，用治阴血不足、虚热内扰之虚烦不眠证。但天王补心丹重用生地黄，并与二冬、玄参等滋阴清热药为伍，主治心肾阴亏血少、虚火内扰之证；而酸枣仁汤重用酸枣仁，与茯苓、川芎为伍，养肝血，宁心神，主治肝血不足之证。

黄连阿胶汤　交泰丸

黄连阿胶汤与交泰丸均有交通心肾、安神之功。但黄连阿胶汤养阴与降火并重，适用于阴虚火旺、心肾不交之失眠；而交泰丸以降心火为主，适用于心火不降、肾水不升之失眠。

酸枣仁汤　甘麦大枣汤

酸枣仁汤与甘麦大枣汤均属滋养安神剂，均可用于治疗阴血不足之失眠不安。酸枣仁汤重用酸枣仁养血安神，配知母、茯苓以滋阴清热、除烦安神，故重在养血清热、除烦安神，适用于心肝血虚，虚热内扰之虚烦失眠、心悸、咽干口燥等；甘麦大枣汤重用小麦补心养肝、除烦安神，配甘草、大枣益气和中、润燥缓急，偏于甘润平补，养心调肝，主治心阴不足、肝气失和之脏躁，症见精神恍惚、喜悲伤欲哭等。

第八章 开窍方药

开窍方药,即具有开窍醒神作用,用于治疗窍闭神昏之证的方药。

窍闭神昏之证多由邪气壅盛,蒙蔽心窍所致。其有热闭和寒闭之分。热闭由温邪热毒内陷心包所致,治宜清热开窍;寒闭由寒湿痰浊之邪或秽浊之气蒙蔽心窍所致,治宜温通开窍。

窍闭者,心窍闭塞也。治当通关启闭,以复心主神明之常。故开窍方药,当以芳香开窍药为主组成。热闭者,治以清热解毒、开窍醒神;寒闭者,治以行气化浊、温通开窍。又因闭证常与痰浊内壅、肝风内扰有关,故祛痰、平肝之品亦应酌情选用。

应用开窍方药,首先当辨清闭证与脱证。凡见神昏口噤、两手握固、二便不通、脉实有力之闭证者,方可应用;而对汗出肢冷、呼吸气微、手撒尿遗、口开目合、脉象虚弱无力或脉微欲绝之脱证则不宜使用。其次辨清闭证寒热之属,正确地选用凉开或温开。至于阳明腑实而兼邪陷心包,应根据病情的轻重缓急,或先投寒下,或开窍与攻下同用。开窍方药多由气味芳香、辛散走窜之品组成,易耗伤正气,应中病即止,不宜久服;孕妇亦当慎用或禁用。本类方药多制成丸、散剂,不宜加热煎煮,以免药力散失,影响疗效。

第一节 开窍药

麝香 Shèxiāng（《神农本草经》）

本品为鹿科动物林麝 *Moschus berezovskii* Flerov、马麝 *Moschus sifanicus* Przewalski 或原麝 *Moschus moschiferus* Linnaeus 成熟雄体香囊中的干燥分泌物。用时研碎。

【药性】 辛,温。归心、脾经。

【功效】 开窍醒神,活血通经,消肿止痛。

【应用】

1. 神志昏迷,中风痰厥 本品辛香温通,走窜之性甚烈,有极强的开窍通闭之功,可用于各种原因所致的闭证神昏,为醒神回苏之要药。无论寒闭、热闭,用之皆效,尤宜于寒闭神昏。用治温病热陷心包、痰热蒙蔽心窍、小儿惊风及中风痰厥等热闭神昏,常配伍牛黄、冰片;寒痰湿浊阻闭心窍之寒闭神昏,常配伍苏合香、檀香。

2. 瘀血诸证 本品辛香,开通走窜,可行血中之瘀滞,开经络之壅遏,具有活血通经、止痛之功。用治血瘀经闭,常与丹参、桃仁配伍;癥瘕痞块等血瘀重症,可与水蛭、虻虫配伍;心腹暴痛,可配伍川芎、三七;偏正头疼,日久不愈,可配伍赤芍、川芎;跌扑肿痛、骨折扭挫，常与乳香、没药配伍；风寒湿痹，疼痛不已，可配伍独活、威灵仙；难产死胎、胞衣不下，常与肉桂配伍。

3. 痈肿，瘰疬，咽喉肿痛 本品辛香行散，有良好的活血散结、消肿止痛作用，内服、外用均可。用治疮疡肿毒，常与雄黄、乳香配伍；瘰疬，可配伍木鳖子、乳香；咽喉肿痛，可与牛黄、蟾酥配伍。

【用法用量】 0.03～0.1g，多入丸散用。外用适量。

【使用注意】 孕妇禁用。

【文献摘要】《神农本草经》："主辟恶气……温疟，蛊毒，痫，痓，去三虫。"《名医别录》："中恶，心腹暴痛胀急，痞满，风毒，妇人产难，堕胎，去面䵟，目中肤翳。"《本草纲目》："通诸窍，开经络，透肌骨，解酒毒，消瓜果食积，治中风、中气、中恶、痰厥、积聚癥瘕。"

【现代研究】 主要含麝香酮、麝香醇、麝香吡啶等麝香大环类成分，睾酮、胆固醇等甾类成分，以及蛋白质、多肽、氨基酸等。本品有兴奋中枢、抗脑损伤、改善学习记忆、强心、促进损伤神经功能恢复、扩张血管、增加子宫收缩频率和强度、抗早孕、抗着床、抗炎、抗肿瘤、免疫抑制等作用。

简析药

牛黄 本品为牛科动物牛的干燥胆结石。味苦，性凉；归心、肝经。功能凉肝息风，清心豁痰，开窍醒神，清热解毒。主治小儿急惊风，壮热神昏，惊厥抽搐，常与胆南星、朱砂配伍；痰蒙清窍之癫痫发作，可配伍全蝎、钩藤；温热病热入心包及中风、惊风、癫痫等痰热阻闭心窍所致的神昏谵语，高热烦躁，口噤舌謇，痰涎壅盛，常与麝香、冰片配伍；火热内盛之咽喉肿痛、牙龈肿痛、口舌生疮、目赤肿痛，常与黄芩、冰片同用；咽喉肿痛、溃烂，可与珍珠为末吹喉；痈肿疔疮、瘰疬，可配伍麝香、没药。内服，0.15～0.35g，多入丸散。外用适量，研末敷患处。非实热证不宜使用，孕妇慎用。

鉴别用药：麝香与牛黄均为开窍醒神之常用药，用治热病神昏及中风痰迷，常相须为用。但麝香性温而辛，芳香走窜力强，重在开窍醒神，寒闭、热闭均可应用；而牛黄性凉而苦，偏于清心豁痰定惊，故只宜热闭，用于痰热闭阻心窍之神昏、惊狂癫痫之证。二者又可消肿，均可用于热毒疮肿。麝香辛行走窜，功在行瘀消肿，故热毒痈肿以初起未溃者较好；而牛黄性凉善于清热解毒，以热毒壅盛之疮疡肿毒最宜。另外，麝香能活血通经，可用于多种血瘀病证；而牛黄能息风止痉，用治热极生风，惊痫抽搐。

冰片 本品为龙脑香科植物龙脑香树脂的加工品，或龙脑香树的树干、树枝切碎，经蒸馏冷却而得的结晶。味辛、苦，性微寒；归心、脾、肺经。功能开窍醒神、清热止痛。主治痰热内闭、热病神昏、暑热卒厥等热闭神昏，常与牛黄、麝香配伍；寒闭神昏，可配伍苏合香、安息香；目赤肿痛，单用点眼或与炉甘石、硼砂制成点眼药水；咽喉肿痛、口舌生疮、牙龈肿痛，可配伍硼砂、朱砂，或研末吹敷患处；风热喉痹，可与灯心草、黄柏、白矾共为末，吹患处；急、慢性化脓性中耳炎，搅溶于核桃油中滴耳；疮疡溃后不敛，可配伍牛黄、珍珠；烧烫伤，可与朱砂、香油制成药膏外用。内服，0.15～0.3g，入丸散用。外用适量。孕妇慎用。

苏合香 本品为金缕梅科植物苏合香树的树干渗出的香树脂经加工精制而成。味辛，性温；归心、脾经。功能开窍醒神，辟秽，止痛。主治中风痰厥，猝然昏倒，惊痫等属于寒邪、痰浊内闭者，常配伍麝香、安息香；寒凝气滞、心脉不通之胸痹心痛，可与冰片、檀香配伍；痰浊寒凝之胸脘痞满冷痛，常与檀香、冰片同用。内服，0.3～1g，入丸散服。

安息香 本品为安息香科植物白花树的干燥树脂。味辛、苦，性平；归心、脾经。功能开窍醒神，行气活血，止痛。主治中风痰厥，气郁暴厥，中恶昏迷，心腹疼痛，产后血晕，小儿惊风。内服，0.6～1.5g，入丸散服。

石菖蒲 本品为天南星植物石菖蒲的干燥根茎。味辛、苦，性温；归心、胃经。功能开窍豁痰，醒神益智，化湿和胃。主治中风痰迷心窍，神志昏乱，舌强不能语，常与半夏、天南星配伍；痰热蒙蔽，高热、神昏谵语，常与郁金、半夏配伍；痰热癫痫抽搐，常配伍枳实、竹茹；健忘证，常与人参、茯苓配伍；劳心过度、心神失养所致的失眠、多梦、心悸怔忡，常与人参、白术配伍；心肾两虚所致的耳鸣耳聋、头晕、心悸，可配伍菟丝子、女贞子；湿浊蒙蔽，见头晕、嗜睡、健忘、耳鸣、耳聋等症，可配伍茯苓、远志；湿浊中阻、脘痞不饥，常与砂仁、苍术配伍；湿热蕴伏之身热吐利、胸脘痞闷、舌苔黄腻，可配伍黄连、厚朴；湿热毒盛，水谷不纳、里急后重之噤口痢，可配伍黄连、茯苓。煎服，3～10g，鲜品加倍。

第二节 开 窍 剂

简释方

安宫牛黄丸(牛黄丸)(《温病条辨》) 牛黄一两(30g) 郁金一两(30g) 犀角(水牛角代)一两(30g) 黄连一两(30g) 朱砂一两(30g) 梅片二钱五分(7.5g) 麝香二钱五分(7.5g) 珍珠五钱(15g) 山栀一两(30g) 雄黄一两(30g) 黄芩一两(30g)。上为极细末，炼老蜜为丸，每丸一钱(3g)，金箔为衣，蜡护。脉虚者人参汤下，脉实者银花、薄荷汤下，每服一丸。昏迷不能口服者，可鼻饲给药。功用：清热解毒，豁痰开窍。主治：邪热内陷心包证。高热烦躁，神昏谵语，口干舌燥，或舌謇肢厥，舌红或绛，脉数。亦治中风昏迷，小儿惊厥属邪热内闭者。本方为治疗热陷心包证的常用方，亦为凉开法之代表方，清热泻火、凉血解毒与芳香开窍并用，但以清热解毒为主，意在驱邪外出，"使邪火随诸香一齐俱散也"(《温病条辨》)。

牛黄清心丸(《痘疹世医心法》) 辰砂一钱半(4.5g) 黄连五钱(15g) 黄芩 山栀仁各三钱(各9g) 郁金二钱(6g) 牛黄二分半(0.75g)。上为细末，腊雪调面糊为丸，如黍米大。每服七八丸，灯心汤下。功用：清热解毒，开窍安神。主治：温热之邪，内陷心包。身热，神昏谵语，烦躁不安，以及小儿高热惊厥，中风窍闭等属热闭心包者。

紫雪(《苏恭方》，录自《外台秘要》) 黄金百两(3 000g) 寒水石三斤(1 500g) 石膏三斤(1 500g) 磁石三斤(1 500g) 滑石三斤(1 500g) 玄参一斤(500g) 羚羊角屑，五两(150g) 犀角屑(水牛角浓缩粉代)，五两(150g) 升麻一升(250g) 沉香五两(150g) 青木香五两(150g) 丁子香一两(30g) 甘草炙，八两(240g)。功用：清热开窍，息风止痉。主治：热闭心包，热盛动风证。高热烦躁，神昏谵语，痉厥，口渴唇焦，尿赤便秘，舌质红绛，苔干黄，脉数有力或弦数；以及小儿热盛惊厥。本方以金石重镇、甘寒咸凉与芳香开窍之品相伍，心肝并治，清热开窍之中更具息风止痉之效，既开上窍，又通下窍。

至宝丹(《灵苑方》引郑感方，录自《苏沈良方》) 生乌犀(水牛角代) 生玳瑁 琥珀 朱砂 雄黄各一两(各30g) 牛黄一分(0.3g) 龙脑一分(0.3g) 麝香一分(0.3g) 安息香一两半，酒浸，重汤煮，令化，滤去滓，约取一两净(30g) 金银箔各五十片。上药为丸如皂角子大，人参汤下一丸，小儿量减。功用：清热开窍，化浊解毒。主治：痰热内陷心包证。神昏谵语，身热烦躁，痰盛气粗，舌绛苔黄垢腻，脉滑数。亦治中风、中暑、小儿惊厥属于痰热内闭者。本方于化浊开窍、清热解毒之中兼能通络散瘀，镇心安神，但以化浊开窍为主，清热解毒为辅。本方芳香辛燥之品较多，有耗阴劫液之弊，故神昏谵语由阳盛阴虚所致者忌用；孕妇慎用。

行军散（《霍乱论》）　西牛黄　麝香　珍珠　冰片　硼砂各一钱(各3g)　雄黄飞净,八钱(24g)　硝石精制,三分(0.9g)　飞金二十页。各研极细粉，再合研匀，瓷瓶密收，以蜡封之，每服一二分，凉开水调下，或点眼，搐鼻。功用：清热开窍，辟秽解毒。主治：暑秽蒙心之痧胀。吐泻腹痛，烦闷欲绝，头目昏晕，不省人事。或治口疮咽痛，点眼去风热障翳，搐鼻可避时疫之气。本方清热解毒开窍，但长于辟秽化浊，更适宜于暑秽之证，吐泻腹痛，烦闷欲绝。本方辛香走窜，孕妇慎服。

抱龙丸（《小儿药证直诀》）　天竺黄一两(30g)　雄黄水飞,一钱(3g)　辰砂　麝香各别研,半两(各15g)　天南星腊月酿牛胆内,阴干百日,如无,只将生者去皮、脐,锉,炒干用,四两(120g)。上为细末，煮甘草水和丸皂子大，温水化下服之。功用：清热化痰，开窍醒神。主治：小儿急惊，痰热闭窍之证。身热昏睡，痰盛气粗，发惊发厥，四肢抽搐。本方清热化痰与芳香开窍合法，但以清热化痰为主。

苏合香丸（吃力伽丸）（《广济方》,录自《外台秘要》)吃力伽(即白术)　光明砂(即朱砂)研　麝香　诃黎勒皮　香附子中白　沉香重者　青木香　丁子香　安息香　白檀香　荜茇上者　犀角(水牛角代)各一两(各30g)　熏陆香(即乳香)　苏合香　龙脑香(即冰片)各半两(各15g)。上十五味，捣筛极细，白蜜煎，去沫，和为丸。功用：温通开窍，行气止痛。主治：寒闭证。突然昏倒，牙关紧闭，不省人事，苔白，脉迟。亦治心腹卒痛，甚则昏厥。中风、中气及感受时行瘴疠之气等属寒凝气滞之闭证者。本方集诸辛温香散之品，相须为用，行气开窍，辟秽化浊之力尤著；佐以补气、收敛、寒凉、重镇之品，与诸香药配伍，既可防止过用辛香温散之弊，又能助开窍行气、温通辟秽之功，相反相成。

紫金锭（又名玉枢丹)（《片玉心书》）　山慈菇三两(90g)　红大戟一两半(45g)　千金子霜一两(30g)　五倍子三两(90g)　麝香三钱(9g)　雄黄一两(30g)　朱砂一两(30g)。为末，糯米糊作锭子，口服或磨水搽。功用：化痰开窍，辟秽解毒，消肿止痛。主治：感受秽恶痰浊之邪。症见脘腹胀闷疼痛，呕吐泄泻，小儿痰厥。本方内服能开窍化痰，辟秽解毒，并有缓下降逆之功，可用治呕恶、吐泻之证；外敷可治疗疮疖肿，有消肿散结之效。方中千金子霜、红大戟等有毒，小儿用量宜减。同时，又因麝香走窜之性，孕妇慎服。

【鉴别】

牛黄清心丸　安宫牛黄丸

牛黄清心丸出自明代万全《痘疹世医心法》，又称万氏牛黄清心丸、万氏牛黄丸。安宫牛黄丸是在牛黄清心丸基础上加上犀角（水牛角）清心凉血解毒，麝香、冰片芳香开窍，珍珠、金箔镇心安神，雄黄助牛黄辟秽解毒。两方功用、主治基本相同，安宫牛黄丸较牛黄清心丸药重力宏，且牛黄清心丸清热开窍、辟秽安神之力亦逊，故其适用于热闭之轻证。

安宫牛黄丸　紫雪　至宝丹

安宫牛黄丸、紫雪、至宝丹合称"凉开三宝"，皆由芳香开窍药和清热凉血解毒药为主组成，是凉开法的常用方剂，均有清热开窍之功，可治热闭心包之证。但同中有异，正如《温病条辨》所云："大抵安宫牛黄丸最凉，紫雪次之，至宝又次之。"其中，安宫牛黄丸长于清热解毒,适用于热盛之证;至宝丹长于化浊辟秽,适用于秽浊偏盛、邪热较轻之证;紫雪清热解毒之功不及安宫牛黄丸,化浊开窍之功逊于至宝丹,但长于息风止痉,故对热闭心包热盛动风,神昏而有痉厥者,较为适宜。

苏合香丸 紫金锭

苏合香丸是温开法中的常用代表方剂,治疗寒闭之证,并长于行气止痛,故对气滞寒凝所致的心腹疼痛,有较好疗效。紫金锭具有化痰开窍,辟秽解毒,消肿止痛之功,适用于感受秽恶痰浊之邪,脘腹胀闷疼痛,呕吐泄泻之证;亦可外敷,治疗疔疮疖肿。

第九章 理气方药

理气方药，即具有行气或降气等作用，用于治疗气滞或气逆病证的方药。本类方剂根据《素问·至真要大论》中"逸者行之""高者抑之"的原则立法，属于"八法"中的消法。

气机升降失常可分为气虚、气陷、气滞、气逆四类。气虚证和气陷证的方剂已在补益方药中介绍。本章方药主要适用于气滞和气逆的证候。气滞即气机阻滞，多为肝气郁滞或脾胃气滞，治宜行气以调之；气逆即气机上逆，多见肺气上逆或胃气上逆，治当降气以平之。故本章方剂分为行气方药与降气方药。

使用理气方药首先应辨清病证的虚实，勿犯虚虚实实之戒。如气滞实证，治当行气，误补则气滞愈甚；如气虚之证，当用补法，误用行气，则其气更虚。其次应辨清有无兼证，若气滞与气逆相兼为病，应分清主次，行气与降气结合应用。此外，理气方药中用药多为辛温香燥之品，易耗气伤津，助热生火，慎勿过剂，或适当配伍益气滋阴之品以制其偏。对于年老体弱、阴虚火旺，或有出血倾向者，或孕妇及正值经期的妇女，均应慎用。

第一节 理 气 药

陈皮 Chénpí 《神农本草经》

为芸香科植物橘 *Citrus reticulata* Blanco 及其栽培变种的干燥成熟果皮。主产于广东、广西、福建、四川等地。药材分为"陈皮"和"广陈皮"。生用。

【药性】 苦、辛，温。归肺、脾经。

【功效】 理气健脾，燥湿化痰。

【应用】

1. 脾胃气滞，脘腹胀满，食少吐泻 本品辛香走窜，苦燥温通，归肺、脾经。为脾、肺二经气分药。既能理气健脾，又能燥湿，寒湿阻滞中焦者尤为适宜。用治脾胃气滞之脘腹胀满者，可与木香、枳实等药同用；治湿阻中焦者，常与苍术、厚朴等药配伍；治脾胃气虚兼气滞者，常与人参、茯苓、白术等药配伍。

2. 呕吐，呃逆 本品味苦能降，能降逆止呕。用治胃气上逆之呕吐、呃逆，属寒者，常配伍生姜；胃虚有热者，常与人参、竹茹、大枣等药配伍。

3. 湿痰寒痰，咳嗽痰多 本品味苦性温，能燥湿化痰，为治湿痰、寒痰之要药。用治湿痰咳嗽者，常与半夏、茯苓等药配伍。

4. 胸痹 本品辛行温通，能理气化痰。用治痰阻气滞之胸痹、胸闷气短者，常与枳实、生姜配伍。

【用法用量】 煎服，3～10g。

【使用注意】 本品辛散苦燥，性温，易伤津助热，故内有实热、舌赤少津者慎用。

【文献摘要】《本草纲目》："苦能泄能燥，辛能散，温能和。其治百病，总是取其理气燥湿之功。"

【现代研究】 主要含柠檬烯等挥发油，橙皮苷、陈皮素等黄酮类成分。本品有调节胃肠运动、平喘、镇咳、祛痰、抗过敏、抗肿瘤等作用。

枳实 **Zhǐshí**（《神农本草经》）

为芸香科植物酸橙 *Citrus aurantium* L. 及其栽培变种或甜橙 *Citrus sinensis* Osbeck 的干燥幼果。主产于四川、江西、湖南等地。生用或麸炒用。

【药性】 苦、辛、酸，微寒。归脾、胃经。

【功效】 破气消积，化痰散痞。

【应用】

1. 积滞内停，痞满胀痛，泻痢后重，大便不通 本品辛行苦泄，性寒，归脾、胃经。其性烈，既能破气除痞，又能消积导滞。治热结便秘，脘腹痞满者，常配伍大黄、芒硝、厚朴；治脾胃虚弱，脘腹痞满者，常与白术配伍；治心下痞闷者，可与厚朴、半夏、黄连等药同用。

2. 痰阻气滞，胸痹，结胸 本品辛散苦降，能破气化痰消痞。用治胸痹，心下痞满者，常配伍薤白、桂枝、厚朴等药；治结胸者，常配伍黄连、半夏、瓜蒌。

3. 脏器下垂 治疗子宫脱垂、脱肛等脏器下垂者，可与黄芪、柴胡、升麻等药配伍。

【用法用量】 煎服，3～10g。麸炒后性较平和。

【使用注意】 孕妇慎用。

【文献摘要】《本草衍义》："枳实、枳壳一物也。小则其性酷而速，大则其性详而缓。故张仲景治伤寒仓猝之病，承气汤中用枳实，此其意也。皆取其疏通决泄、破结实之义。"《汤液本草》："如枳实、枳壳一种，实小而青，未瓤；壳大而黄紫色，已瓤。故壳高而治胸膈；实低而治心下。"《本草纲目》："魏晋以来，始分实、壳之用。洁古张氏、东垣李氏又分治高治下之说。大抵其功皆能利气。气下则痰喘止，气行则痞胀消，气通则痛刺止，气利则后重除。"

【现代研究】 主要含橙皮苷、新橙皮苷等黄酮类，辛弗林等生物碱类。并含有挥发油、蛋白质及碳水化合物等多种成分。本品有调节胃肠运动、抗溃疡、升高血压、强心、调节子宫功能、镇痛等作用。

木香 **Mùxiāng**（《神农本草经》）

为菊科植物木香 *Aucklandia lappa* Decne. 的干燥根。主产于云南。生用或煨用。

【药性】 辛、苦，温。归脾、胃、大肠、三焦、胆经。

【功效】 行气止痛，健脾消食。

【应用】

1. 脾胃气滞，脘腹胀痛，食积不消，不思饮食 本品辛行苦泄温通，芳香走窜，善行脾胃之气滞，为行气止痛之要药。既能行气止痛，又能健脾消食。治脾虚气滞之脘腹胀痛、不思饮食者，常配伍砂仁、人参、陈皮等药。

2. 泻痢后重　本品辛行苦降，善行大肠之气滞，为治湿热泻痢、里急后重之要药。用治湿热痢疾，里急后重者，常配伍黄连；治饮食积滞，脘腹胀满者，常配伍槟榔、青皮、大黄等药。

3. 胸胁胀痛，黄疸　本品辛香能行，入三焦、胆经，能理三焦之气滞。用治胸胁胀痛，黄疸者，可与郁金等药配伍。

此外，与补虚药同用，能减轻补虚药的腻胃和滞气之弊，可使补虚药补而不滞。

【用法用量】　煎服，3～6g。行气宜生用，实肠止泻宜煨用。

【使用注意】　本品辛温香燥，阴虚火旺者慎用。

【文献摘要】　《本草衍义》："专泄决胸腹间滞塞冷气，他则次之。"《本草纲目》："木香乃三焦气分之药，能升降诸气。"

【现代研究】　主要含木香烃内酯和去氢木香内酯等萜内酯类成分，还含有烯类成分。本品有调节胃肠运动、抗溃疡、抗炎、抑菌、扩张血管等作用。

香附　*Xiāngfù*（《名医别录》）

为莎草科植物莎草 *Cyperus rotundus* L. 的干燥根茎。主产于山东、浙江、福建等地。生用或醋炙用。

【药性】　辛、微苦、微甘，平。归肝、脾、三焦经。

【功效】　疏肝解郁，理气宽中，调经止痛。

【应用】

1. 肝郁气滞，胸胁胀痛，疝气疼痛　本品味辛能行，微苦能降，芳香走窜，性平，主归肝经，为疏肝解郁之要药。用治肝郁气滞之胁肋胀痛者，常配伍柴胡、白芍、川芎等药；治寒凝气滞，肝气犯胃之胃脘疼痛者，常与高良姜配伍；治寒疝腹痛者，可配伍乌药、小茴香、吴茱萸等药。

2. 肝郁气滞，月经不调，经闭痛经，乳房胀痛　本品既能疏肝理气，又能调经止痛，为妇科调经之要药。用治肝郁气滞之月经不调、经闭痛经者，常配伍当归、川芎、柴胡等药；治乳房胀痛者，可配伍青皮、橘核、柴胡等药。

3. 脾胃气滞，脘腹痞闷，胀满疼痛　本品味辛能行，归脾经，能理气宽中止痛，常用治脾胃气滞。用治胸膈痞闷，脘腹胀痛者，常与川芎、苍术、栀子等药配伍；治外感风寒，气郁不舒之胸脘痞闷、不思饮食者，常配伍紫苏叶、陈皮、炙甘草。

【用法用量】　煎服，6～10g。醋炙增强疏肝止痛作用。

【鉴别用药】　香附与木香均入脾、三焦经，均能行气止痛，适用于脾胃气滞，脘腹胀痛。香附性平，主入肝经，以疏肝解郁见长，常用治肝郁气滞证。木香性温，主入脾、胃、大肠经，为治胃肠气滞之要药，常用治湿热痢疾、里急后重者。香附又善调经止痛，为妇科调经之要药，主治肝郁气滞之月经不调、经闭痛经者。木香又能健脾消食，用治食积不消、不思饮食者。

【文献摘要】　《本草纲目》："气病之总司，女科之主帅。"《本草求真》："香附，专属开郁散气，与木香行气，貌同实异，木香气味苦劣，故通气甚捷，此则苦而不甚，故解郁居多，且性和于木香，故可加减出入，以为行气通剂。"《本草正义》："香附，辛味甚烈，香气颇浓，皆以气用事，故专治气结为病。"

【现代研究】 主要含 α- 香附酮、β- 香附酮等挥发油,还含有黄酮类、三萜类及生物碱等多种成分。本品有调节子宫、抑制肠管收缩、保肝、促进胆汁分泌、镇痛、抗炎、抗肿瘤等作用。

简析药

青皮 本品为芸香科植物橘及其栽培变种的干燥幼果或未成熟果实的果皮。味苦、辛,性温;归肝、胆、胃经。功能疏肝破气,消积化滞。本品药性峻烈,主入肝、胆经,善于疏理肝胆之气,尤宜于肝郁气滞证。主治肝郁气滞,胸胁胀痛,疝气疼痛,乳癖乳痈,食积气滞,脘腹胀痛,癥瘕积聚等。煎服,3～10g。醋炙用增强疏肝止痛之力。气虚者慎用。

橘核 本品为芸香科植物橘及其栽培变种的干燥成熟种子。味苦,性平;归肝、肾经。功能理气,散结,止痛。主治疝气疼痛,睾丸肿痛,乳痈乳癖。煎服,3～9g。

枳壳 本品为芸香科植物酸橙及其栽培变种的干燥未成熟果实。性味归经同枳实,但作用较为缓和。功能理气宽中,行滞消胀。主治气滞胸胁胀满疼痛,食积不化,痰饮内停,脏器下垂。煎服,3～10g。麸炒后性较平和。孕妇慎用。

紫苏梗 本品为唇形科植物紫苏的干燥茎。味辛,性温;归肺、脾经。功能理气宽中,止痛,安胎。主治气滞胸膈痞闷,胃脘疼痛,嗳气呕吐,胎动不安。煎服,5～10g。

沉香 本品为瑞香科植物白木香含有树脂的木材。味辛、苦,性微温;归脾、胃、肾经。功能行气止痛,温中止呕,纳气平喘。主治寒凝气滞,胸腹胀闷疼痛,胃寒呕吐呃逆,肾虚气逆喘息。煎服,1～5g,后下。阴虚火旺者慎用。

檀香 本品为檀香科植物檀香树干的干燥心材。味辛,性温;归脾、胃、心、肺经。功能行气温中,开胃止痛。主治寒凝气滞,胸膈不舒,胸痹心痛,脘腹疼痛,呕吐食少。治气滞血瘀之心胸刺痛、胃脘疼痛者,常配伍丹参、砂仁。煎服,2～5g,宜后下。

川楝子 本品为楝科植物川楝的干燥成熟果实。味苦,性寒;有小毒;归肝、小肠、膀胱经。功能疏肝泄热,行气止痛,杀虫。本品苦寒,主入肝经,既能疏肝泄热,又能行气止痛,善治肝郁气滞疼痛,尤宜于肝郁化火诸痛证。主治肝胃不和或肝郁化火,胸胁、脘腹疼痛,疝气疼痛,常配伍延胡索;并治虫积腹痛。煎服,5～10g。外用适量,研末调涂。炒用寒性减弱。不宜过量或持续服用,脾胃虚寒者慎用。

乌药 本品为樟科植物乌药的干燥块根。味辛,性温;归肺、脾、肾、膀胱经。功能行气止痛,温肾散寒。主治寒凝气滞,胸腹胀痛,气逆喘急,膀胱虚冷,遗尿尿频,疝气疼痛,经寒腹痛。治膀胱虚冷之小便频数、遗尿者,常配伍益智仁、山药。煎服,6～10g。

佛手 本品为芸香科植物佛手的干燥果实。味辛、苦、酸,性温;归肝、脾、胃、肺经。功能疏肝理气,和胃止痛,燥湿化痰。本品辛行苦泄,气味芳香,既能疏肝解郁,又能理气和中止痛。主治肝胃气滞,胸胁胀痛,脾胃气滞,胃脘痞满,食少呕吐,咳嗽痰多。煎服,3～10g。

香橼 本品为芸香科植物枸橼或香圆的干燥成熟果实。味辛、苦、酸,性温;归肝、脾、胃、肺经。功能疏肝解郁,理气宽中,燥湿化痰。主治肝胃气滞,胸胁胀痛,脘腹痞满,呕吐噫气,咳嗽痰多。本品功似佛手,两者均辛香行散,味苦能泄,均能疏肝解郁、理气宽中、燥湿化痰,常相须为用。煎服,3～10g。

薤白 本品为百合科植物小根蒜或薤的干燥鳞茎。味辛、苦,性温;归心、肺、胃、大肠经。功能通阳散结,行气导滞。本品辛散温通,能通胸中之阳气,散阴寒之凝结,为治胸痹之要药。主治寒痰阻滞、胸阳不振之胸痹，常配伍瓜蒌、半夏、枳实等药。也可用治胃肠气滞之脘腹痞满胀痛、泻痢后重。煎服，5～10g。

柿蒂　本品为柿树科植物柿的干燥宿萼。味苦，性平；归胃经。功能降逆止呃。本品味苦降泄，专入胃经，善降胃气而止呃逆，主治各种原因所致的呃逆。治虚寒呃逆，常配伍人参、丁香。煎服，5～10g。

第二节　理　气　剂

越鞠丸　《丹溪心法》

【组成】　苍术　香附　川芎　神曲　栀子各等分(各6～10g)

【用法】　上为末，水泛为丸，如绿豆大（现代用法：丸剂，口服，一次 6～9g，一日 2 次；亦可水煎服）。

【功用】　行气解郁。

【主治】　六郁证。胸膈痞闷，脘腹胀痛，嗳腐吞酸，恶心呕吐，饮食不消。

【证治机理】　本方证乃因喜怒无常、忧思过度，或饮食失节、寒温不适所致气、血、痰、火、湿、食六郁之证。六郁之中以气郁为主。气郁而肝失条达，则见胸膈痞闷；气郁又使血行不畅而成血郁，故见胸胁胀痛；气血郁久化火，则见嗳腐吞酸吐苦之火郁；气郁一则肝气不舒，肝病及脾，脾胃气滞，运化失司，升降失常，则聚湿生痰，一则气不布津，也能聚而成痰，或食滞不化而见恶心呕吐。朱丹溪说："凡郁皆在中焦"，本证以肝郁脾滞为要，故治宜行气解郁为主，使气行则血行，气行则痰、火、湿、食诸郁自解。

【方解】　方中香附行气解郁，以治气郁，故为君药。川芎活血行气，为血中气药，既能治血郁，又可加强君药行气解郁之功；苍术燥湿运脾，以治湿郁；栀子清热泻火，以治火郁；神曲消食和胃，以治食郁，以上共为臣佐。诸药合用，行气解郁，使气行血活，湿去热清，食化脾健，则气、血、湿、火、食五郁自解。痰郁，或因脾不运湿而生，或因气滞湿聚而生，或因火邪炼津而成，或因饮食积滞而成，尽管方中未用治痰之药，今五郁得解，则痰郁自消，实乃治病求本之意也。

【运用】　本方为治疗气血痰火湿食"六郁"的代表方。以胸膈痞闷、脘腹胀痛、饮食不消等为辨证要点。本方示人以治郁之大法，临床使用视何郁为重，调整相应药物用量以之为君。若气郁偏重，可重用香附；血郁偏重，可重用川芎；湿郁偏重，可重用苍术；食郁偏重，可重用神曲；火郁偏重，可重用栀子；痰郁偏重，宜酌加瓜蒌、半夏等以助化痰行滞。

【方论选录】《医方集解·理气之剂》："此手足太阴、手少阳药也。吴鹤皋曰：越鞠者，发越鞠郁之谓也。香附开气郁，苍术燥湿郁，抚芎调血郁，栀子解火郁，神曲消食郁。陈来章曰：皆理气也，气畅则郁舒矣。"

【医案举例】　一儒官，仲秋末，患便闭证，初因小便时闭，服五苓散、八正散、益元散俱不效。一医诊得二尺俱无脉，作下元阴虚水涸，用八味丸治之，日一服。服三日，大便亦闭，口渴咽干，烦满不睡。用脾约丸、润肠丸，小便一日数十次，惟点滴而已，大便连闭十日，腹满难禁。众议急用三一承气汤下之，服后微利，随闭，又加小腹绕脐满痛。复用舟车丸、遇仙丹，每空心一服，日利三五次，里急后重，粪皆赤白。如此半月，日夜呻吟，惟饮清米饮及茶盂许。九月终,请予诊治,诊得两寸沉伏有力,两关洪缓无力,两尺不见。予曰:关尺无。
盖病在膈上,此思虑劳神,气秘病也。以越鞠汤投之:香附醋炒一钱,苏梗六分,连翘六分,
苍术八分,神曲一钱,甘草三分,桔梗四分,黄芩八分,枳壳五分,山栀六分,抚芎六分,水煎
服。服一盂,嗳气连出;再一盂,大小便若倾,所下皆沉积之物,浑身稠汗,因进姜汤一盂,
就榻熟睡。睡觉觅粥,进二盏。次早复诊,六脉无恙,调理气血,数日痊愈。(《清代八名医
医案•陈修园医案》)

【实验研究】

1. 越鞠丸可能通过调节小鼠海马组织中 CREB 靶基因的表达,从而产生抗抑郁作用。
[李筱琪,葛瑞,王一淇,等. 越鞠丸对小鼠海马组织中 CREB 靶基因表达的影响 [J]. 时珍国
医国药,2021,32(06):1313-1315.]

2. 越鞠丸给药可以上调海马组织中 BDNF 和 TrkB 的表达,并降低血清中 IL-1β、TNF-α、
IL-10 的含量,因此其可能是通过影响 LPS 模型小鼠血清中的炎症因子表达,以及激活脑内
BDNF-TrkB 通路来实现的。[聂春莹,王江荟,张海楼,等. 越鞠丸对 LPS 抑郁模型小鼠抗
抑郁作用的机制研究 [J]. 时珍国医国药,2020,31(04):774-778.]

【方歌】 越鞠丸治六般郁,气血痰火湿食因,芎苍香附兼栀曲,气畅郁舒痛闷伸。

瓜蒌薤白白酒汤 《金匮要略》

【组成】 瓜蒌实捣,一枚(24g) 薤白半升(12g) 白酒七升(适量)

【用法】 三味同煮,取二升,分温再服(现代用法:加酒适量,水煎服)。

【功用】 通阳散结,行气祛痰。

【主治】 胸痹,胸阳不振,痰气互结证。胸部闷痛,甚至胸痛彻背,咳唾喘息,短气,舌
苔白腻,脉沉弦或紧。

【证治机理】 本方主治之胸痹,由胸阳不振,痰阻气滞所致。诸阳聚气于胸而转行于
背,胸阳不振,阳不化阴,津液不得输布,凝聚为痰,痰阻气机,故胸中闷痛,甚则胸痛彻背;
痰浊阻滞,肺失宣降,故见咳唾喘息、短气;舌苔白腻,脉沉弦或紧,皆胸中痰浊结聚之象。
是证以胸阳不振为本,痰阻气滞为标,治以通阳散结,行气祛痰。

【方解】 方中君以瓜蒌,其善涤痰散结,理气宽胸。《本草思辨录》云:"瓜蒌实之长,在
导痰浊下行,故结胸胸痹,非此不治。"薤白辛温,通阳散结,行气止痛,用为臣药。二药相
配,化上焦痰浊,散胸中阴寒,宣胸中气机,为治胸痹要药。佐使以辛散温通之白酒,行气活
血,以增行气通阳之力。药仅三味,配伍精当,共奏通阳散结、行气祛痰之功。

【运用】 本方为治疗胸阳不振,气滞痰阻之胸痹的基础方。以胸中闷痛,喘息短气,舌
苔白腻,脉弦紧为辨证要点。

【方论选录】《金匮玉函经二注》:"寒浊之邪,滞于上焦,则阻其上下往来之气,塞其前
后阴阳之位,遂令为喘息、为咳唾、为痛、为短气也。阴寒凝泣,阳气不复自舒,故沉迟见于
寸口,理自然也。乃小紧数复显于关上者,何耶?邪之所聚,自见小紧,而阴寒所积,正足以
遏抑阳气,故反形数。然阳遏则从而通之,栝蒌实最足开结豁痰,得薤白、白酒佐之,既辛散
而复下达,则所痹之阳自通矣。"

【医案简析】 胃痛十六年,遍治无效,得洋烟始止痛,久之亦不应,年甚一年,胸痛掣
背,喘息抬肩,不能安卧,胸脘膨胀,而腑气旬余始得一解,诊其脉大搏指,舌苔垢白,此即

《金匮》胸痹不得卧，胸痛掣背之候。痰垢积留胸中，溢于经脉，循脉而溢于背，腑中为清阳之府，如离照当空，不受继翳，地气一上，则真阳蒙遏，膻中之气窒塞不宣，肺胃相灌输，肺肠相表里，肠胃又同府，胃为浊阻，肺气不降，金源中涸，便闭浊结，阴翳愈甚，故痛势愈张，宜通阳蠲浊法。半夏、瓜蒌、薤白、白酒。（《清代名医医案精华类编》）

【实验研究】

1. 瓜蒌薤白白酒汤可降低脑卒中大鼠血小板聚集率，降低血液黏稠度，改善模型大鼠脑组织病理状态。瓜蒌薤白白酒汤对大鼠缺血性脑卒中有预防作用，其作用机制可能与改善血液流变学有关。[卞海，杨帆，张静，等. 瓜蒌薤白白酒汤对硬膜下血肿模型大鼠抗凝血实验 [J]. 中成药，2015，37（06）：1333-1335.]

2. 瓜蒌薤白白酒汤能减小血肿面积，从而起到脑保护作用，并且能降低血液中凝血酶水平，升高纤维蛋白原和凝血酶原水平，发挥抑制凝血系统的功能，从而对硬膜下血肿具有治疗作用。[卞海，王雅娟，李亚军，等. 瓜蒌薤白白酒汤对缺血性脑卒中模型大鼠血液流变学的影响 [J]. 中药材，2014，37（02）：303-306.]

【方歌】 瓜蒌薤白治胸痹，益以白酒温肺气，加夏加朴枳桂枝，治法稍殊名亦异。

苏子降气汤 《太平惠民和剂局方》

【组成】 紫苏子 半夏汤洗七次，各二两半（各9g） 川当归去芦，两半（6g） 甘草炙，二两（6g） 前胡去芦 厚朴去粗皮，姜汁拌炒，各一两（各6g） 肉桂去皮，一两半（3g）

【用法】 上为细末，每服二大钱（6g），水一盏半，入生姜二片，枣子一个，紫苏五叶，同煎至八分，去滓热服，不拘时候（现代用法：加生姜3g，大枣1枚，苏叶2g，水煎服）。

【功用】 降气平喘，祛痰止咳。

【主治】 上实下虚之喘咳证。喘咳痰多，短气，胸膈满闷，呼多吸少，或腰疼脚软，或肢体浮肿，舌苔白滑或白腻，脉弦滑。

【证治机理】 本证因痰涎壅肺，肾阳不足所致。上实，是指痰涎壅盛在肺而肺失宣降；下虚，是指肾阳虚衰于下而失于纳气。痰涎壅阻于肺，肺失宣降，则气机上逆而咳喘，气机不畅而胸膈满闷；肾虚，主骨生髓功能失常，则腰疼脚软；肾不纳气，则喘而气短，呼多吸少；肾阳不足，蒸腾气化功能不利，肺失宣降，通调水道功能受到影响，则水液内停、肢体浮肿；舌苔白滑或白腻，脉象弦滑，均为痰涎壅盛之征。此乃本虚标实之证，痰涎壅盛于肺，为发病之标，属上实；肾阳不足于下，为致病之本，属下虚。喘咳发作期以治标为主，故宜降气平喘，祛痰止咳。

【方解】 方中以紫苏子为君药，温而不燥，质润而降，善降上逆之肺气，消壅滞之痰涎，为治痰逆咳喘之要药。半夏燥湿化痰降逆，为臣药。厚朴降逆平喘，宽胸除满；前胡降气祛痰；肉桂温肾助阳纳气；当归辛甘温润，既止咳逆上气，又可养血补虚以助肉桂温补下元，共为佐药。生姜、大枣调和脾胃；苏叶宣肺散寒，与诸药相伍，降逆化痰之中兼宣肺气；甘草和中益气，调和药性，为佐使药。诸药合用，标本兼治，治上顾下，使气降痰消，则咳喘自平。本方始载于唐代《备急千金要方》，原名"紫苏子汤"。宋宝庆年间此方加入苏叶，更名为"苏子降气汤"而辑入《太平惠民和剂局方》。

本方原书注"一方有陈皮去白一两半"，理气燥湿祛痰之力有所增强。《医方集解》载本方"一方无桂，有沉香"，则温肾力减，纳气力增。

【运用】 本方为治疗痰涎壅盛，上实下虚之喘咳的常用方。以喘咳痰多，胸膈满闷，苔白滑或白腻，脉弦滑为辨证要点。若痰涎壅盛，喘咳气逆难卧者，可酌加沉香以加强其降气平喘之功；兼气虚者，可酌加人参等益气。

【方论选录】 《医方集解·理气之剂》："此手太阳药也。苏子、前胡、厚朴、橘红、半夏皆能降逆上之气，兼能祛痰，气行则痰行也；数药亦能发表，既以疏内壅，兼以散外寒也。当归润以和血；甘草甘以缓中；下虚上盛，故又用肉桂引火归元也。"

【医案简析】 顾芝岩夫人，喘嗽半载，卧不着枕，舌燥无津，屡治不应。诊之，右关尺虚涩无神，此标在肺，而本在肾也。肺为出气之路，肾为纳气之府，今肾气亏乏，吸不归根，三焦之气出多入少，所以气聚于上，而为喘嗽，口干不得安卧。《中藏经》云：阴病不能吸者，此也。法当清气于上，纳气于下，使肺得清肃，肾复其蛰藏，则气自纳，而喘嗽平矣。用苏子降气汤加人参五钱，肉桂一钱，连进三剂，症渐平。改用《金匮》肾气汤加人参五钱，二十余剂，可以安枕。后因调护失宜，前症复作，乃委之庸手，纯用破气镇逆之剂，极诋人参为不可用。病者自觉不支，求少参不与，遂气败而死。伤哉！（《续名医类案》）

【实验研究】 苏子降气汤可能通过祛痰、解痉、强心、镇静、抗菌等药理作用达到降气平喘的目的。本研究发现，与模型组小鼠比较，苏子降气汤干预后小鼠肺组织的炎性病理变化有一定的改善，其血清中炎性介质浓度降低，提示苏子降气汤对由烟熏和脂多糖联合诱发的慢性支气管炎的作用机制与减轻 TNF-α、IL-8 等炎性介质介导的炎症反应相关。[杜秀婷，林海雄，卓桂锋，等. 苏子降气汤对慢性支气管炎模型小鼠 TNF-α、IL-8 表达的影响 [J]. 时珍国医国药，2015，26（10）：2311-2313.]

【方歌】 苏子降气半夏归，前胡桂朴甘草煨，上实下虚痰嗽喘，煎加姜枣苏叶随。

简释方

柴胡疏肝散（《证治准绳》） 陈皮醋炒 柴胡各二钱（各6g） 川芎 枳壳麸炒 芍药各一钱半（各4.5g） 甘草炙，五分（1.5g） 香附一钱半（4.5g）。功用：疏肝解郁，行气止痛。主治：肝气郁滞证。胁肋疼痛，胸闷喜太息，情志抑郁或易怒，或嗳气，脘腹胀满，脉弦。本方为治疗肝气郁结证之代表方。以胁肋胀痛，脉弦为辨证要点。

金铃子散（《太平圣惠方》，录自《袖珍方》） 金铃子 延胡索各一两（各9g）。功用：疏肝泄热，活血止痛。主治：肝郁化火证。胸腹、胁肋、脘腹诸痛，或痛经、疝气痛，时发时止，口苦，舌红苔黄，脉弦数。本方为治疗气郁化火证之常用方。以胸腹胁肋疼痛，口苦，舌红苔黄，脉弦数为辨证要点。

瓜蒌薤白半夏汤（《金匮要略》） 瓜蒌实捣，一枚（24g） 薤白三两（9g） 半夏半升（12g） 白酒一斗（适量）。功用：通阳散结，祛痰宽胸。主治：胸痹而痰浊较甚，胸痛彻背，不能安卧者。

枳实薤白桂枝汤（《金匮要略》） 枳实四枚（12g） 厚朴四两（12g） 薤白半升（9g） 桂枝一两（3g） 瓜蒌实捣，一枚（24g）。功用：通阳散结，祛痰下气。主治：胸痹。气结在胸，胸满而痛，甚或气从胁下上逆抢心，舌苔白腻，脉沉弦或紧。

半夏厚朴汤（《金匮要略》） 半夏一升（12g） 厚朴三两（9g） 茯苓四两（12g） 生姜五两（15g） 苏叶二两（6g）。功用：行气散结，降逆化痰。主治：梅核气。咽中如有物阻，咯吐不出，吞咽不下，或咳或呕，舌苔白润或白滑，脉弦缓或弦滑。本方为治疗痰气互结之梅核气的代表方。以咽中如有物阻，苔白腻，脉弦滑为辨证要点。

枳实消痞丸（《兰室秘藏》）　干生姜　炙甘草　麦蘖面　白茯苓　白术各二钱（各6g）　半夏曲　人参各三钱（各9g）　厚朴炙,四钱（12g）　枳实　黄连各五钱（各15g）。功用：行气消痞，健脾和胃。主治：脾虚气滞，寒热互结证。心下痞满，不欲饮食，倦怠乏力，舌苔腻而微黄，脉弦。

枳术汤（《金匮要略》）　枳实七枚（12g）　白术二两（6g）。功用：行气消痞。主治：气滞水停。症见心下坚，大如盘，边如旋盘。

枳术丸（《脾胃论》）　枳实麸炒黄色,去瓤,一两（30g）　白术二两（60g）。功用：健脾消痞。主治：脾虚气滞，饮食停积。症见胸脘痞满，不思饮食，舌淡苔白，脉弱。

厚朴温中汤（《内外伤辨惑论》）　厚朴姜制　橘皮去白,各一两（各15g）　甘草炙　草豆蔻仁　茯苓去皮　木香各五钱（各8g）　干姜七分（2g）。功用：行气除满，温中燥湿。主治：脾胃气滞寒湿证。脘腹胀满或疼痛，不思饮食，舌苔白腻，脉沉弦。

良附丸（《良方集腋》）　高良姜酒洗七次,焙,研　香附子醋洗七次,焙,研,各等分（各9g）。功用：行气疏肝，祛寒止痛。主治：气滞寒凝证。胃脘疼痛，胸胁胀闷，畏寒喜温，苔白脉弦，以及妇女痛经等。本方是治疗寒凝气滞胃脘疼痛的常用方。

天台乌药散（《圣济总录》）　乌药　木香　茴香子微炒　青橘皮汤浸,去白,焙　高良姜炒,各半两（各15g）　槟榔锉,二枚（9g）　楝实十枚（15g）　巴豆微炒,敲破,同楝实二味,用麸一升炒,候麸黑色,拣去巴豆并麸不用,七十枚（12g）。功用：行气疏肝，散寒止痛。主治：寒凝气滞证。小肠疝气，少腹痛引睾丸，舌淡，苔白，脉沉弦。亦治妇女痛经、瘕聚。本方为治疗寒凝肝脉所致疝痛之常用方。川楝子与巴豆同炒，去巴豆，用川楝子，乃制性存用之法。

橘核丸（《济生方》）　橘核炒　海藻洗　昆布洗　海带洗　川楝子去肉,炒　桃仁麸炒,各一两（各30g）　厚朴去皮,姜汁炒　木通　枳实麸炒　延胡索炒,去皮　桂心不见火　木香不见火,各半两（各15g）。功用：行气止痛，软坚散结。主治：㿉疝。睾丸肿胀偏坠，或坚硬如石，或痛引脐腹，甚则阴囊肿大，轻者时出黄水，重者成痈溃烂。本方为治疗寒湿疝气的常用方。

加味乌药汤（《奇效良方》）　乌药　缩砂　木香　延胡索各一两（各6g）　香附炒,去毛,二两（9g）　甘草一两半（9g）。功用：行气活血，调经止痛。主治：肝郁气滞之痛经。月经前或月经初行时，少腹胀痛，胀甚于痛，或连胸胁、乳房胀痛，舌淡，苔薄白，脉弦紧。本方为治疗肝郁气滞之痛经的常用方。以经前少腹胀痛，胀甚于痛为辨证要点。

定喘汤（《摄生众妙方》）　白果去壳,砸碎,炒黄色,二十一个（9g）　麻黄三钱（9g）　苏子二钱（6g）　甘草一钱（3g）　款冬花三钱（9g）　杏仁去皮尖,一钱五分（4.5g）　桑皮蜜炙,三钱（9g）　黄芩微炒,一钱五分（4.5g）。功用：宣降肺气，清热化痰。主治：痰热内蕴，风寒外束之哮喘。咳喘痰多气急，痰稠色黄，或微恶风寒，舌苔黄腻，脉滑数。本方是治疗痰热内蕴，风寒外束之哮喘的常用方。以咳喘气急，痰多色黄，苔黄腻，脉滑数为辨证要点。

旋覆代赭汤（《伤寒论》）　旋覆花三两（9g）　人参二两（6g）　生姜五两（15g）　代赭石一两（3g）　甘草炙,三两（9g）　半夏洗,半升（9g）　大枣擘,十二枚（4枚）。功用：降逆化痰，益气和胃。主治：胃虚气逆痰阻证。心下痞硬，噫气不除，或见纳差、呃逆、恶心，甚或呕吐，舌苔白腻，脉缓或滑。本方为治疗胃虚痰阻气逆证之常用方。以心下痞硬，噫气频作，或呕吐，呃逆，苔白腻，脉缓或滑为辨证要点。方中代赭石性寒沉降，有碍胃气，若胃虚较著者，其用量不可过重。

橘皮竹茹汤（《金匮要略》）　橘皮二升（12g）　竹茹二升（12g）　大枣三十枚（5枚）　生姜半斤（9g）　甘草五两（6g）　人参一两（3g）。功用：降逆止呃，益气清热。主治：胃虚有热之呃逆。呃逆或干呕，虚烦少气，口干，舌红嫩，脉虚数。本方为治疗胃虚有热，气逆不降之呃逆的常用方。

以呃逆或呕吐，舌红嫩为辨证要点。

丁香柿蒂汤（《症因脉治》） 丁香(6g) 柿蒂(9g) 人参(3g) 生姜(6g)（原著本方无用量）。功用：降逆止呃，温中益气。主治：胃气虚寒之呃逆。呃逆不已，胸脘痞闷，舌淡苔白，脉沉迟。本方为治疗虚寒呃逆之常用方。以呃逆，舌淡苔白，脉沉迟为辨证要点。

四磨汤（《济生方》） 人参(6g) 槟榔(9g) 沉香(6g) 天台乌药(6g)（原著本方无用量）。功用：行气降逆，宽胸散结。主治：肝气郁结证。胸膈胀闷，上气喘急，心下痞满，不思饮食，苔白，脉弦。本方为行气降逆，宽胸散结之常用方。以七情所伤之胸膈胀闷，上气喘急为辨证要点。

五磨饮子（《医便》） 木香 乌角沉香 槟榔 枳实 台乌药各等分（各6g）。功用：行气降逆，宽胸散结。主治：七情郁结，脘腹胀满，或走注攻冲，以及暴怒暴死之气厥证。

六磨饮子（《世医得效方》） 大槟榔 沉香 木香 乌药 枳壳 大黄各等分（各6g）。功用：行气降逆，通便导滞。主治：气滞腹胀，胁腹痞满或腹中胀痛，大便秘结，纳食减少，舌苔薄腻，脉弦。

【鉴别】
瓜蒌薤白白酒汤　瓜蒌薤白半夏汤　枳实薤白桂枝汤

三方均以瓜蒌配伍薤白为基础，皆具通阳散结、行气祛痰之功，治疗胸阳不振、痰阻气滞之胸痹。但瓜蒌薤白白酒汤药力较小，是通阳散结、行气祛痰之基础方，适用于胸痹而痰浊较轻者；瓜蒌薤白半夏汤伍用半夏，祛痰散结之力较大，适用于胸痹而痰浊较甚，胸闷甚不得安卧者；枳实薤白桂枝汤伍以枳实、厚朴及桂枝，通阳散结之力较大，善下气降逆、行气除满，适用于胸痹而气结较甚进而出现气逆者，以胸满而痛、气从胁下上逆抢心为主症者。

枳实消痞丸　枳术汤　枳术丸

三方均为消补兼施之剂。枳实消痞丸用行气消痞之药配伍益气健脾、辛开苦降之品，并寒热同调，适用于脾虚气滞、寒热互结之心下痞满。枳术汤与枳术丸皆用行气之枳实配伍健脾益气之白术，但枳术汤中的枳实量重于白术，消大于补，适用于气滞水停心下坚满之证；而枳术丸中的白术量倍于枳实，补大于消，且为丸剂，作用更缓，适用于脾虚气滞停食之证。

厚朴温中汤　良附丸

厚朴温中汤与良附丸均有温中行气的作用。但厚朴温中汤还具燥湿除满之功，且行气之力较强，适用于脾胃寒湿气滞证，病在脾胃，见有脘腹胀满疼痛、舌苔白腻者；而良附丸温中祛寒，理气疏肝，无燥湿之功，适用于寒凝气滞证，病在肝胃，见胸脘胁痛、畏寒喜热者。

定喘汤　苏子降气汤

定喘汤与苏子降气汤均为降气平喘之剂。定喘汤是用宣肺之麻黄与敛肺之白果相伍，配以清热化痰、降气平喘之品，而成宣降肺气、清热化痰之剂，主治痰热内蕴、风寒外束之哮喘；苏子降气汤以降气消痰之苏子为主，配以下气祛痰、温肾纳气之品，主治上实下虚而以上实为主之喘咳。

四磨汤　五磨饮子　六磨饮子

四磨汤与五磨饮子、六磨饮子均为行气降逆之剂，故三方均以乌药行气解郁配以沉香、槟榔下气降逆。但四磨饮子配伍人参培补正气，攻补兼施；五磨饮子则配以木香、枳实增强其行气之功；而六磨饮子则在五磨饮子基础上伍用大黄兼以泄热通便。

第十章 理血方药

理血方药，即以通利血脉、消散瘀血或止血等作用为主，用于治疗各种瘀血证或出血病证的方药。

本类方药是根据"结者散之，留者攻之"（《素问·至真要大论》），"血实宜决之"（《素问·阴阳应象大论》），"疏其血气，令其调达，而致和平"（《素问·至真要大论》），以及"定其血气，各守其乡"（《素问·阴阳应象大论》）的理论立法。

理血方药适用于血分病证，血分病证包括血热、血寒、血虚、血瘀及出血等证。血热者当清热凉血，血寒者当温经散寒，血虚者当养血扶正，其相关方药已分别在清热方药、温里方药、补益方药中论述，本章重点论述治疗血瘀证和出血证的方药。

使用理血剂时，须辨清瘀血和出血的成因，详审病机，分清标本缓急，依据急则治其标，缓则治其本的原则，随证配伍，以标本兼顾。活血祛瘀剂性多破泻，故孕妇禁用，有出血倾向或月经过多者又当慎用；逐瘀过猛，易伤正气，故应中病即止，不宜久服。新瘀证急，多用汤剂，取力大效速；久瘀证缓，宜用丸剂，取力小性缓，使瘀消而正不伤。使用止血剂时，应分清出血部位，上部出血忌升提，下部出血忌沉降，以免加速出血之势。对大失血有虚脱征兆者，又当急速补气固脱，因为有形之血不能速生，无形之气所当急固。

第一节 理 血 药

一、活血化瘀药

川芎 Chuānxiōng（《神农本草经》）

本品为伞形科植物川芎 *Ligusticum chuanxiong* Hort. 的干燥根茎。主产于四川。生用。

【药性】 辛，温。归肝、胆、心包经。

【功效】 活血行气，祛风止痛。

【应用】

1. 血瘀气滞，胸痹心痛，胸胁刺痛，跌仆肿痛，月经不调，经闭痛经，癥瘕腹痛 本品辛香行散，温通血脉，既能活血祛瘀，又能行气通滞，为"血中气药"，功善止痛，是治血瘀气滞诸痛证之要药。治心脉瘀阻，胸痹心痛，常配伍丹参、红花、降香等；治肝血瘀阻，胸胁刺痛，常配伍桃仁、红花、赤芍等；治跌仆损伤，瘀肿疼痛，可与乳香、没药、三七等药配伍。本品性善行窜，善通气血，为妇科活血调经要药。治瘀滞痛经闭经，月经不调，常配伍当归、吴茱萸、桂心等；治产后瘀阻腹痛，恶露不行，可与当归、桃仁、炮姜等药配伍。

2. 头痛 本品能活血行气止痛，尤长于祛风止痛，为治头痛要药。治外感风寒头痛，常配伍白芷、细辛、羌活等；治风热头痛，常配伍升麻、藁本、黄芩等；治风湿头痛，常配伍羌活、藁本、防风等；治血瘀头痛，常配伍赤芍、红花、麝香等。

3. 风湿痹痛 本品辛散温通，具有祛风通络的作用，治风湿痹阻、肢节疼痛，常配伍羌活、当归、姜黄等。

【用法用量】 煎服，3～10g。

【使用注意】 本品辛温升散，凡阴虚阳亢之头痛，阴虚火旺，月经过多及出血性疾病，不宜使用。孕妇慎用。

【文献摘要】 《汤液本草》："入手足厥阴经，少阳经本经药。"《本草备要》："上行头目，下行血海（冲脉）。搜风散瘀，止痛调经……头痛必用之。"

【现代研究】 本品主要含藁本内酯、松油烯、月桂烯、有机酸类成分（阿魏酸、琥珀酸、咖啡酸等）、生物碱类成分（川芎嗪）等。本品有保护心肌细胞、抗心肌缺血、抗脑缺血、保护脑组织损伤、延缓动脉粥样硬化、抑制血小板聚集、抗凝血、抗血栓、镇痛、降血压等作用。

丹参 Dānshēn（《神农本草经》）

本品为唇形科植物丹参 *Salvia miltiorrhiza* Bge. 的干燥根及根茎。主产于四川、山东、河北。生用或酒炙用。

【药性】 苦，微寒。归心、肝经。

【功效】 活血祛瘀，通经止痛，清心除烦，凉血消痈。

【应用】

1. 瘀血阻滞之月经不调，痛经经闭，产后腹痛 本品苦泄，归心肝经，入血分，善活血化瘀，调经止痛，祛瘀生新，为治血行不畅、瘀血阻滞之经产病的要药。治妇女月经不调，经期错乱，经量稀少，经行腹痛，经色紫暗或伴血块，产后恶露不下，少腹作痛，常配伍生地黄、当归、香附等。

2. 血瘀胸痹心痛，脘腹胁痛，癥瘕积聚，跌打损伤，热痹疼痛 本品性善通行，能活血化瘀，通经止痛，为治疗血瘀证的要药。治心脉瘀阻，胸痹心痛，常配伍檀香、砂仁；治癥瘕积聚，常配伍三棱、莪术、皂角刺等；治跌打损伤，常配伍乳香、没药、当归等。

3. 疮痈肿痛 本品性寒入血分，既能凉血活血，又能散瘀消痈，治热毒瘀阻所致的疮痈肿痛，常配伍金银花、连翘、紫花地丁等。

4. 心烦不眠 本品性寒入心经，能清心凉血、除烦安神。治热入营血，高热神昏，烦躁不寐，常配伍生地黄、玄参、连翘等；治心血不足之心悸失眠，常配伍酸枣仁、柏子仁、五味子等。

【用法用量】 煎服，10～15g。活血化瘀宜酒炙用。

【使用注意】 不宜与藜芦同用。

【文献摘要】 《神农本草经》："治心腹邪气，肠鸣幽幽如走水，寒热积聚，破癥除瘕，止烦满。"《本草备要》："一味丹参散，功同四物汤。为女科要药。"《本经逢原》："丹参气平而降，心与包络血分药也。"

【现代研究】 本品主要含水溶性的酚酸类化合物及脂溶性的二萜醌类化合物。其中酚酸类成分包括丹参酸A（又称丹参素）、丹参酸B、丹参酸C、丹酚酸A、丹酚酸B、丹酚酸C等；二萜醌类成分包括丹参酮Ⅰ、丹参酮ⅡA、丹参酮ⅡB、隐丹参酮、异隐丹参酮、丹参酸甲酯等。本品有抗心律失常，扩张冠状动脉，调节血脂，改善微循环，降血压，降低血液黏度，抑制血小板聚集，抗血栓形成，保护肝细胞损伤，促进肝细胞再生，抗肝纤维化，改善肾功能，及镇静、镇痛、抗炎、抗过敏、抗肿瘤、改善胰岛素抵抗等作用。

桃仁　**Táorén**（《神农本草经》）

本品为蔷薇科植物桃仁 *Prunus persica*（L.）Batsch 或山桃 *Prunus davidiana*（Carr.）Franch. 的干燥成熟种子。主产于北京、山东、陕西、河南、辽宁。生用，或照燀法去皮用、炒黄用，用时捣碎。

【药性】　苦、甘，平。归心、肝、大肠、肺经。

【功效】　活血祛瘀，润肠通便，止咳平喘。

【应用】

1. 瘀血阻滞之经闭痛经，产后腹痛，癥瘕痞块，跌仆损伤　本品味苦通泄，善泄血滞，为治疗多种瘀血阻滞病症的要药。治瘀血经闭、痛经，常配伍红花、当归、川芎等；治瘀血蓄积之癥瘕痞块，常配桂枝、牡丹皮、赤芍等；治跌打损伤，瘀肿疼痛，常配当归、红花、大黄等。

2. 肺痈，肠痈　本品既能活血祛瘀以消痈，又能润肠通便以泄瘀，为治肺痈、肠痈的常用药。治肺痈，常配伍苇茎、冬瓜仁等；治肠痈，常配伍大黄、牡丹皮等。

3. 肠燥便秘　本品富含油脂，能润肠通便，治肠燥便秘，常配伍当归、火麻仁等。

4. 咳嗽气喘　本品能降泄肺气，止咳平喘。治咳嗽气喘，既可单用煮粥食用，又常与苦杏仁同用。

【用法用量】　煎服，5～10g。

【使用注意】　孕妇及便溏者慎用。

【文献摘要】　《神农本草经》："治瘀血，血闭癥瘕，邪气，杀小虫。"《名医别录》："止咳逆上气，消心下坚，除卒暴击血，破癥瘕，通月水，止痛。"《珍珠囊》："治血结、血秘、血燥，通润大便，破蓄血。"

【现代研究】　本品主要含脂肪酸类、苷类成分（苦杏仁苷等）、多糖、蛋白质、氨基酸等。本品能改善血流动力学、抗凝血、抑制血小板聚集、抗血栓，并可抗组织纤维化、镇咳平喘。此外，还有调节子宫、抗炎、抗菌、抗氧化、镇痛、调节免疫、抗肿瘤、保护神经等作用。

牛膝　**Niúxī**（《神农本草经》）

本品为苋科植物牛膝（怀牛膝）*Achyranthes bidentata* Bl. 的干燥根，主产于河南。生用或酒炙用。

【药性】　苦、甘、酸，平。归肝、肾经。

【功效】　逐瘀通经，补肝肾，强筋骨，利尿通淋，引血下行。

【应用】

1. 瘀血闭经，痛经，跌仆伤痛　本品苦泄，归肝、肾经，性善下行，长于活血通经，多用于妇科瘀滞经产诸病。治瘀血经闭，痛经，产后腹痛，常配伍当归、桃仁、红花等。本品功善活血祛瘀，通经止痛，治跌打损伤、瘀肿疼痛，常配伍续断、当归、红花等。

2. 腰膝酸痛，筋骨无力 本品味苦通泄，味甘缓补，性质平和，主归肝、肾经，既能活血祛瘀，又能补益肝肾，强筋健骨，善治肝肾亏虚之腰膝酸痛，筋骨无力，常配伍杜仲、续断、补骨脂等；治痹痛日久，腰膝酸痛，常配伍独活、桑寄生等；治湿热成痿，足膝痿软，常配伍苍术、黄柏等。

3. 淋证，水肿，小便不利 本品性善下行，既能利尿通淋，又能活血祛瘀，为治下焦水湿潴留病证常用药。治热淋、血淋、砂淋，常配伍冬葵子、瞿麦、滑石等；治水肿、小便不利，常配伍地黄、泽泻、车前子等。

4. 吐血衄血、牙痛口疮、头痛眩晕 本品酸苦降泄，能导热下泄，引血下行，用于气火上逆、迫血妄行的吐血、衄血，常配伍生地、郁金、山栀子；治胃火上炎之齿龈肿痛、口舌生疮，常配伍地黄、石膏、知母等；治阴虚阳亢之头痛眩晕，常配伍代赭石、生牡蛎、白芍等。

【用法用量】 煎服，5～12g。活血通经、利尿通淋、引血下行宜生用，补肝肾、强筋骨宜酒炙用。

【使用注意】 孕妇慎用。

【文献摘要】《本草正义》:"所主皆气血壅滞之病。"《本草经疏》:"走而能补，性善下行……能引诸药下行。"

【现代研究】 本品主要含三萜皂苷类、甾酮类，以及黄酮、有机酸、生物碱、多糖及氨基酸等化合物。有抗凝血、改善血液流变学、抗动脉粥样硬化、降血压、抗骨质疏松、收缩子宫平滑肌、抗着床、抗早孕、降血糖、抗炎、镇痛、调节免疫、抗肿瘤等作用。

简析药

延胡索 本品为罂粟科植物延胡素的干燥块茎。味辛、苦，性温；归肝、脾、心经。功能活血，行气，止痛。本品辛散温通，善活血行气，止痛作用显著，为活血行气止痛要药。李时珍谓其"能行血中气滞，气中血滞，故专治一身上下诸痛"，主治血瘀气滞所致身体各部位的疼痛。煎服，3～10g；研末服，每次1.5～3g。醋制可增强止痛作用。

郁金 本品为姜科植物温郁金、姜黄、广西莪术或蓬莪术的干燥块根。味辛、苦，性寒；归肝、胆、心、肺经。功能活血止痛，行气解郁，清心凉血，利胆退黄。本品辛散苦泄性寒，既入血分，又入气分，善活血化瘀止痛，疏肝行气解郁，善治血瘀气滞之证；又能凉血止血、清心解郁开窍，利胆退黄。主治气血郁滞所致身体各部位的疼痛，热病神昏，癫痫发狂，血热吐衄，妇女倒经及肝胆湿热的黄疸、胆胁胀痛。煎服，3～10g。不宜与丁香、母丁香同用。

姜黄 本品为姜科植物姜黄的干燥根茎。味辛、苦，性温；归肝、脾经。功能活血行气，通经止痛。主治气滞血瘀，胸胁刺痛，胸痹心痛，痛经经闭，癥瘕，跌仆肿痛，以及风湿肩臂疼痛。煎服，3～10g。外用适量。孕妇慎用。

鉴别用药: 郁金、姜黄来源于同一植物，均能活血散瘀、行气止痛，用于气滞血瘀之证。但姜黄药用根茎，辛温行散，祛瘀力强，善治寒凝气滞血瘀之证，且祛风通痹而用治风湿痹痛。郁金药用块根，苦寒降泄，行气力强，善治血热血瘀之证，又能利胆退黄、清心凉血而用治湿热黄疸、热病神昏等证。

乳香 本品为橄榄科植物乳香树及同属植物树皮渗出的树脂。味辛、苦，性温；归心、肝、脾经。功能活血定痛，消肿生肌。本品辛香走窜，苦泄温通，行气散瘀止痛，活血消痈、祛腐生肌，为外伤科要药，主治跌打损伤，痈疽肿痛，疮疡溃后久不收口。且宣通脏腑气血，透达经络，长于止痛，也常用治气滞血瘀，胸痹心痛，胃脘疼痛，痛经经闭，产后瘀阻，癥瘕腹痛，风湿痹痛，筋脉拘挛。煎汤或入丸、散，3～5g，宜炮制去油。外用适量，研末调敷。孕妇及胃弱者慎用。

没药 本品为橄榄科植物地丁树或哈地丁树的干燥树脂。味辛、苦，性平；归心、肝、脾经。功能活血定痛，消肿生肌。没药的功效主治与乳香相似，常与乳香相须为用，偏于散血化瘀，主治跌打损伤、瘀滞疼痛，痈疽肿痛，疮疡溃后久不收口以及多种瘀滞痛证。多入丸、散，3～5g，宜炮制去油。外用适量。孕妇及胃弱者慎用。

五灵脂 本品为鼯鼠科动物复齿鼯鼠的干燥粪便。味苦、咸、甘，性温；归肝经。功能活血止痛，化瘀止血。本品苦泄温通，功善活血化瘀止痛，为治疗瘀滞疼痛之要药，主治瘀血阻滞诸痛证，常与蒲黄相须为用。也常用治瘀血内阻所致的妇女崩漏、月经过多、色紫多块、少腹刺痛。煎服，3～10g，包煎。外用适量。孕妇慎用。不宜与人参同用。

红花 本品为菊科植物红花的干燥花。味辛，性温；归心、肝经。功能活血通经，散瘀止痛。本品活血祛瘀、通经止痛之力强，是妇科瘀血阻滞之经产病的常用药，善治瘀阻心腹胁痛，也是治跌打损伤、瘀滞肿痛的要药。主治瘀血阻滞之经闭、痛经、恶露不行，瘀滞腹痛、胸痹心痛、胸胁刺痛、癥瘕痞块，跌仆损伤，疮疡肿痛，以及瘀热郁滞之斑疹色暗。煎服，3～10g。外用适量。孕妇慎用，有出血倾向者不宜多用。

西红花 本品为鸢尾科植物番红花的干燥柱头。味甘，性微寒；归心、肝经。功能活血化瘀，凉血解毒，解郁安神。主治经闭癥瘕，产后瘀阻，温毒发斑，忧郁痞闷，惊悸发狂。煎服或沸水泡服，1～3g。孕妇慎用。

川牛膝 本品为苋科植物川牛膝的干燥根。味甘、微苦，性平；归肝、肾经。功能逐瘀通经，通利关节，利尿通淋。主治血滞经闭癥瘕，跌仆伤痛，风湿痹痛，足痿筋挛，尿血血淋。煎服，5～10g。孕妇慎用。

益母草 本品为唇形科植物益母草的新鲜或干燥地上部分。味苦、辛，性微寒；归肝、心包、膀胱经。功能活血调经，利尿消肿，清热解毒。本品主入血分，功善活血调经，祛瘀通经，为妇科经产要药；又能利水消肿，性寒清热解毒。主治血瘀经闭痛经，产后恶露不尽、瘀滞腹痛，跌打损伤、瘀滞肿痛，水瘀互结之水肿，疮痈肿毒。煎服，9～30g，鲜品 12～40g。孕妇慎用。

泽兰 本品为唇形科植物毛叶地瓜儿苗的干燥地上部分。味苦、辛，性微温；归肝、脾经。功能活血调经，祛瘀消痈，利水消肿。主治血瘀月经不调、经闭痛经、产后瘀滞腹痛，跌打损伤、疮痈肿毒，以及瘀血阻滞、水瘀互结之水肿、腹水等证。煎服，6～12g。

鉴别用药：益母草、泽兰均能活血调经、祛瘀消痈、利水消肿，用治妇科经产血瘀病证，以及跌打损伤、瘀肿疼痛、疮痈肿毒、水瘀互结之水肿等证。益母草辛散苦泄力强，其活血、利水作用均强于泽兰，性寒又能清热解毒。

鸡血藤 本品为豆科植物密花豆的干燥藤茎。味苦、甘，性温；归肝、肾经。功能活血补血，调经止痛，舒筋活络。本品既能活血通络止痛，又能补血养血荣筋。主治妇女血瘀及血虚之月经不调、痛经、闭经，以及风湿痹痛、肢体麻木、血虚萎黄。煎服，9～15g。

王不留行 本品为石竹科植物麦蓝菜的干燥成熟种子。味苦，性平；归肝、胃经。功能活血通经，下乳消肿，利尿通淋。本品善于通利血脉，活血通经，通乳汁，性善下行，走而不守。为治疗产后乳汁不下常用之品。主治血瘀经闭、痛经，产后乳汁不下、乳痈肿痛，以及多种淋证涩痛。煎服，5～10g。孕妇慎用。

凌霄花　本品为紫葳科植物凌霄或美洲凌霄的干燥花。味甘、酸，性寒；归肝、心包经。功能活血通经，凉血祛风。本品活血力强，能破血通经消癥，又能清热凉血，祛风止痒。主治血瘀经闭、月经不调、癥瘕、产后乳肿、跌打损伤，以及血分有热之治风疹发红、皮肤瘙痒、痤疮、湿癣等。煎服，5～9g。外用适量。孕妇慎用。

骨碎补　本品为水龙骨科植物槲蕨的干燥根茎。味苦，性温；归肝、肾经。功能活血疗伤止痛，补肾强骨；外用消风祛斑。本品既活血疗伤、散瘀消肿，又温补肾阳、强筋健骨，以善补骨碎而得名，为伤科要药。主治跌扑闪挫、筋骨折伤，以及肾虚腰痛、筋骨痿软、耳鸣耳聋、牙齿松动、久泻；外用能消风祛斑，用治斑秃、白癜风。煎服，5～9g。外用适量，研末调敷，或浸酒擦患处。孕妇慎用。

血竭　本品为棕榈科植物麒麟竭果实渗出的树脂经加工制成。味甘、咸，性平；归心、肝经。功能活血定痛，化瘀止血，生肌敛疮。本品能活血散瘀，消肿止痛，又能止血，止血不留瘀，且祛瘀化腐，敛疮生肌，为外伤科及其他瘀滞痛证要药。主治跌打损伤、心腹瘀痛，外伤出血以及疮疡不敛等证。研末服，1～2g，或入丸剂。外用研末撒或入膏药用。孕妇慎用。月经期不宜服用。

马钱子　本品为马钱科植物马钱的干燥成熟种子。味苦，性温，有大毒；归肝、脾经。功能通络止痛，散结消肿。本品性善通行，善搜筋骨间风湿，开通经络，透达关节，止痛力强，且毒性大能攻毒散结。故为疗伤止痛要药而用治跌打损伤，骨折肿痛，也是治疗风湿顽痹、拘挛疼痛、麻木瘫痪之常用药，并可治疗痈疽疮毒、喉痹肿痛。内服，0.3～0.6g，炮制后入丸散用。孕妇禁用。不宜多服、久服及生用；运动员慎用；有毒成分能经皮肤吸收，故外用不宜大面积涂敷。

土鳖虫　本品为鳖蠊科昆虫地鳖或冀地鳖的雌虫干燥体。味咸，性寒；有小毒。归肝经。功能破血逐瘀，续筋接骨。本品性善走窜，活血力强，功善破血消癥，续筋接骨，逐瘀通经。主治跌打损伤、筋伤骨折，可单用或配伍续断、骨碎补；也常用治血瘀经闭、产后瘀阻腹痛、癥瘕痞块，常配伍大黄、桃仁等。煎服，3～10g。孕妇禁用。

莪术　本品为姜科植物蓬莪术、广西莪术或温郁金的干燥根茎。味辛、苦，性温；归肝、脾经。功能破血行气，消积止痛。主治气滞、血瘀、食积、寒凝所致的癥瘕痞块，瘀血经闭，胸痹心痛，脘腹胀痛等诸痛证，以及跌打损伤、瘀肿疼痛，常与三棱相须为用。煎服，6～9g，醋制后可加强祛瘀止痛作用。孕妇及月经过多者禁用。

三棱　本品为黑三棱科植物黑三棱的干燥块茎。味辛、苦，性平；归肝、脾经。功能破血行气，消积止痛。三棱所主治的病证与莪术相同，二者常相须为用，但三棱偏于破血，莪术偏于破气。煎服，5～10g。醋制后可加强祛瘀止痛作用。孕妇及月经过多者禁用。不宜与芒硝、玄明粉同用。

水蛭　本品为水蛭科动物蚂蟥、水蛭或柳叶蚂蟥的干燥全体。味咸、苦，性平；有小毒，归肝经。功能破血通经，逐瘀消癥。主治血瘀经闭，癥瘕痞块，常与虻虫相须为用，或配伍三棱、莪术等药。也常用治中风偏瘫、跌打损伤、瘀滞心腹疼痛。煎服，1～3g。孕妇及月经过多者禁用。

虻虫　本品为虻科虻属动物华广原虻、黄绿原虻、指角原虻或三重原虻的雌虫干燥体。味苦，微寒，有小毒，归肝经。功能破血逐瘀，消癥散积。本品功效主治与水蛭相似，两者常相须为用。本品性烈善破,苦寒破血力更强;而水蛭性平,且能通经活络,还用治中风偏瘫。煎服,1～1.5g;研末服,0.3g。孕妇禁用。体虚无瘀、腹泻者不宜使用。

二、止血药

小蓟　Xiǎojì（《名医别录》）

本品为菊科植物刺儿菜 *Cirsium setosum*（Willd.）MB. 的干燥地上部分。全国大部分地区均产。生用或炒炭用。

【药性】　甘、苦,凉。归心、肝经。

【功效】　凉血止血,散瘀解毒消痈。

【应用】

1. 血热吐血、衄血、尿血、血淋、便血、崩漏,外伤出血　本品性凉,善清血分之热而凉血止血,凡血热妄行之吐血、衄血、便血、尿血、崩漏,皆可选用;因兼能利尿通淋,入心经而清心火,尤善治尿血、血淋。用治多种出血证,常与大蓟、侧柏叶、白茅根等同用;用治尿血、血淋,可配伍生地黄、栀子、淡竹叶等。

2. 痈肿疮毒　本品性味苦凉,能清热解毒、散瘀消肿,用治热毒疮疡初起肿痛之证。

【用法用量】　煎服,5～12g。鲜品加倍。外用适量,捣敷患处。

【现代研究】　本品主要含蒙花苷、原儿茶酸、绿原酸、咖啡酸、芹菜素及蒲公英甾醇等。本品具有止血、抗菌、降脂、利胆、利尿等作用。

三七　Sānqī（《本草纲目》）

本品为五加科植物三七 *Panax notoginseng*（Burk.）F.H.Chen 的干燥根和根茎。主产于云南、广西。切片,或捣碎,或碾细粉用。

【药性】　甘、微苦,温。归肝、胃经。

【功效】　散瘀止血,消肿定痛。

【应用】

1. 咳血,吐血,衄血,便血,尿血,崩漏,外伤出血　本品味甘微苦性温,主入肝经血分,功善止血,又能祛瘀,有止血不留瘀、化瘀不伤正的特点,对人体内外各种出血,无论有无瘀滞均可应用,尤以有瘀滞者为宜,内服外用均有良效。

2. 血滞胸腹刺痛,跌仆肿痛,痈疽肿痛　本品活血消肿,止痛力强,为治瘀血诸证之佳品,尤为伤科要药。本品可作为首选药物治疗跌打损伤,或骨折损伤,瘀血肿痛,单用即有效;也可用治痈疽肿痛、痈疽溃烂。

此外,取其补虚强壮之功,民间以之与鸡肉、猪肉炖服,用治虚损劳伤。

【用法用量】　煎服,3～9g;研末吞服,1 次 1～3g。外用适量。

【使用注意】　孕妇慎用。阴虚血热之出血不宜单用。

【文献摘要】　《本草纲目》:"金不换,近时始出,南人军中用为金疮要药。"《本草新编》:"三七根……最止诸血,外血可遏,内血可禁,崩漏可除。"

【现代研究】　本品主要含四环三萜类成分,人参皂苷 Rb1、Rd、Rg1 等,三七皂苷 R1～R7,三七皂苷 A～J 等,还含有三七素、槲皮素及多糖等。本品具有止血、抗血小板聚集、溶栓、降血压、抗心律失常、降低心肌耗氧量、扩张脑血管、增强脑血容量、提高体液免疫功能等作用。还具有镇痛、抗炎、改善学习记忆、抗疲劳、抗衰老、抗肿瘤、调节血脂等作用。

艾叶 Àiyè《名医别录》

本品为菊科植物艾 *Artemisia argyi* Levl.et Vant. 的干燥叶。主产于山东、安徽、湖北、河北，传统以湖北蕲州产者为佳，称"蕲艾"。生用或炒炭用。

【药性】 辛、苦，温；有小毒。归肝、脾、肾经。

【功效】 温经止血，散寒止痛，调经，安胎；外用祛湿止痒。

【应用】

1. 虚寒性吐血，衄血，崩漏，月经过多 本品气香味辛，温可散寒，能暖气血而温经脉，为温经止血之要药，适用于虚寒性出血病证，尤宜于崩漏。用治下元虚冷，冲任不固之崩漏下血，可单用或配伍阿胶、芍药、干地黄等；用治血热妄行之出血证，则需配伍生地黄、生荷叶、生柏叶等。

2. 少腹冷痛，经寒不调，宫冷不孕，脘腹冷痛 本品专入三阴经而直走下焦，能温经脉，暖胞宫，散寒止痛，尤善调经，为治妇科下焦虚寒或寒客胞宫之要药。治疗下焦虚寒之月经不调、经行腹痛、宫冷不孕、带下清稀等，每与香附、吴茱萸、当归等同用。也可用治脾胃虚寒所致的脘腹冷痛。

3. 胎动不安，胎漏下血 本品为妇科安胎之要药，每与阿胶、桑寄生等同用，治疗胎动不安，胎漏下血。

4. 皮肤瘙痒 本品辛香苦燥，煎汤外洗有祛湿止痒之功，可用治湿疹、阴痒、疥癣等皮肤瘙痒。

此外，将本品捣绒，制成艾条、艾炷等，用以熏灸体表穴位，能温煦气血，透达经络，为温灸的主要原料。

【用法用量】 煎服，3～9g。外用适量，供灸治或熏洗用。醋艾炭温经止血，用于虚寒性出血；其余生用。

【文献摘要】《名医别录》："主灸百病，可作煎，止下痢，吐血……妇人漏血，利阴气，生肌肉，辟风寒，使人有子。"《药性论》："止崩血，安胎，止腹痛。"《本草纲目》："艾叶服之则走三阴而逐一切寒湿，转肃杀之气为融和；灸之则透诸经而治百种病邪，起沉疴之人为康泰，其功亦大矣。"

【现代研究】 本品主要含桉油精、香叶烯、樟脑、异龙脑等挥发油，及三萜类、黄酮类等成分。具有止血、镇痛、抗炎、抗过敏、镇咳、平喘等作用。

简析药

大蓟 本品为菊科植物蓟的干燥地上部分。味甘、苦，性凉；归心、肝经。功能凉血止血，散瘀解毒消痈。本品与小蓟性味相同，均能凉血止血、散瘀解毒消痈，广泛用于血热出血诸证及热毒疮疡。大蓟凉血止血、散瘀消痈力强；而小蓟兼能利尿通淋，以治尿血、血淋为佳。煎服，9～15g，鲜品可用 30～60g；外用适量，捣敷患处。

地榆 本品为蔷薇科植物地榆或长叶地榆的干燥根。味苦、酸、涩，性微寒；归肝、大肠经。功能凉血止血，解毒敛疮。本品苦寒沉降，尤宜于下焦血热之便血、痔血、血痢及崩漏，常配伍黄芩、槐花。又常用治水火烫伤，痈肿疮毒，湿疹，为治烧烫伤之要药。煎服，9～15g。外用适量，研末涂敷患处。止血多炒炭用，解毒敛疮多生用。大面积烧烫伤患者，不宜使用地榆制剂外涂，以防其所含鞣质被大量吸收而引起中毒性肝炎。

槐花　本品为豆科植物槐的干燥花及花蕾。味苦，性微寒；归肝、大肠经。功能凉血止血，清肝泻火。主治血热妄行所致的各种出血，因其苦降下行，善清泄大肠火热，故对大肠火盛之便血、痔血、血痢最为适宜，常配伍黄连、地榆等。也可用治肝火上炎之目赤肿痛、头痛眩晕。煎服，5～10g。外用适量。止血多炒炭用，清热泻火宜生用。

侧柏叶　本品为柏科植物侧柏的干燥枝梢及叶。味苦、涩，性寒；归肺、肝、脾经。功能凉血止血，化痰止咳，生发乌发。主治血热妄行之出血证，常配伍荷叶、生地黄、艾叶等。也用治肺热咳嗽、咳痰黄稠，血热脱发、须发早白。煎服，6～12g。外用适量。止血多炒炭用，化痰止咳多生用。

荷叶　本品为睡莲科植物莲的干燥叶。性味苦，平；归肝、脾、胃经。功能清暑化湿，升发清阳，凉血止血。适用于暑热烦渴，暑湿泄泻，脾虚泄泻，血热吐衄，便血崩漏。煎服，3～10g。荷叶炭收涩化瘀止血，适用于出血症和产后血晕。煎服，3～6g。

白茅根　本品为禾本科植物白茅的干燥根茎。味甘，性寒；归肺、胃、膀胱经。功能凉血止血，清热利尿。本品甘寒，善清血分之热，清泄肺胃之热，并入膀胱而导热下行。主治多种血热出血之证，尤宜于下焦血热之尿血、血淋。也常用治热病烦渴、肺热咳嗽、胃热呕吐，湿热黄疸、水肿尿少，热淋涩痛等证。煎服，9～30g。鲜品加倍。止血多炒炭用，清热利尿宜生用。

鉴别用药：白茅根与芦根均能清肺胃热、利尿，用治肺热咳嗽、胃热呕吐、热淋涩痛。然白茅根偏入血分，以凉血止血见长；芦根偏入气分，以清热生津为优。

苎麻根　本品为荨麻科植物苎麻的干燥根及根茎。味甘，性寒；归心、肝经。功能凉血止血，安胎，清热解毒。主治血热出血，热盛胎动不安、胎漏下血，及热毒痈疮。煎服，10～30g。外用适量，煎汤外洗，或鲜品捣敷。

茜草　本品为茜草科植物茜草的干燥根及根茎。味苦，性寒；归肝经。功能凉血，祛瘀，止血，通经。主治血热妄行或血瘀脉络之吐血、衄血、崩漏、外伤出血等证，尤宜于血热夹瘀之出血。也常用治血滞闭经、风湿痹痛、跌打肿痛之证，尤为妇科调经要药。煎服，6～10g。止血炒炭用，活血通经生用或酒炒用。

蒲黄　本品为香蒲科植物水烛香蒲、东方香蒲或同属植物的干燥花粉。味甘，性平；归肝、心包经。功能止血，化瘀，利尿通淋。本品止血不留瘀，且能通经止痛。主治各种出血证，瘀血阻滞之经闭痛经，胸腹刺痛，跌仆肿痛，以及血淋涩痛。治心腹刺痛、产后瘀阻腹痛、痛经，常配伍五灵脂。煎服，5～10g，包煎。外用适量，敷患处。止血炒炭用，化瘀、利尿多生用。孕妇慎用。

白及　本品为兰科植物白及的干燥块茎。味苦、甘、涩，性微寒；归肺、胃、肝经。功能收敛止血，消肿生肌。本品味涩质黏，主治体内外诸出血证，尤宜于肺胃出血。也常用治疮疡肿毒、皮肤皲裂、烧烫伤，疮疡无论未溃或已溃均可应用。煎服，6～15g；研末吞服3～6g。外用适量。不宜与川乌、制川乌、草乌、制草乌、附子同用。

仙鹤草　本品为蔷薇科植物龙芽草的干燥地上部分。味苦、涩，性平；归心、肝经。功能收敛止血，截疟，止痢，解毒，补虚。广泛用于全身各部位的出血证，大凡出血无瘀滞者，无论寒热虚实，皆可应用。也常用治血痢，久泻久痢，疟疾寒热，痈肿疮毒，阴痒带下，脱力劳伤。煎服,6～12g。外用适量。

棕榈炭　本品为棕榈科植物棕榈的干燥叶柄。味苦、涩,性平;归肝、肺、大肠经。功能收敛止血。广泛用于全身各部位的出血而无瘀滞者,尤多用于崩漏。煎服,3～9g。外用适量。

血余炭　本品为人发制成的炭化物。味苦,性平;归肝、胃经。功能收敛止血,化瘀,利尿。本品止血不留瘀,主治各种出血证,以及小便不利。煎服,5～10g。外用适量。

炮姜　本品为姜科植物姜的干燥根茎的炮制加工品。味辛,性热;归脾、胃、肾经。功能温经止血,温中止痛。主治脾胃虚寒、脾不统血之吐衄崩漏,以及脾胃虚寒之腹痛吐泻。煎服,3～9g。

灶心土　本品为烧木柴或杂草的土灶内底部中心的焦黄土块。味辛,性温;归脾、胃经。功能温中止血,止呕,止泻。主治中焦虚寒之出血证,脾胃虚寒、胃气不降之呕吐,以及脾虚久泻。煎服,15～30g,布包先煎;或60～120g,煎汤代水。

第二节　理　血　剂

血府逐瘀汤　《医林改错》

【组成】　桃仁四钱(12～15g)　红花三钱(9～12g)　当归三钱(9～12g)　生地三钱(9～12g)　川芎一钱半(4.5～6g)　赤芍二钱(6～9g)　牛膝三钱(6～9g)　桔梗一钱半(4.5～6g)　柴胡一钱(3～6g)　枳壳二钱(6g)　甘草二钱(6g)

【用法】　水煎服。

【功用】　活血化瘀,行气止痛。

【主治】　胸中血瘀证。胸痛,头痛,日久不愈,痛如针刺而有定处,或呃逆日久不止,或饮水即呛,干呕,或内热瞀闷,或心悸怔忡,失眠多梦,急躁易怒,入暮潮热,唇暗或两目暗黑,舌质暗红中有瘀斑、瘀点,脉涩或弦紧。

【证治机理】　本方所治诸证,皆为瘀血内阻胸部,气机郁滞所致,即王清任所称"胸中血府血瘀"之证。血瘀胸中,气机阻滞,不通则痛,故见胸痛日久不愈,痛如针刺而有定处;头为诸阳之首,诸阳受于胸中,胸中瘀血阻滞,郁遏清阳不得上达于脑,清空失养,故见头痛;肝主藏血,性喜条达,胸胁为肝经循行之处,血瘀胸中,气机郁滞,故胸胁刺痛;郁滞日久,肝失条达之性,故急躁易怒;血瘀日久化热,病在血分阴分,故入暮潮热,内热烦闷;瘀血上扰心神,闭阻心脉,心失所养,故失眠多梦,心悸怔忡;瘀热上冲动膈,引动胃气,可见呃逆、干呕,甚或饮水即呛;至于唇、目、舌、脉所见,皆为瘀血征象。治宜活血化瘀,行气止痛。

【方解】　本方取桃红四物汤(生地易熟地,赤芍易白芍)与四逆散(枳壳易枳实)的主要配伍,加下行之牛膝、上行之桔梗而成。方中以桃仁破血行滞润燥,红花活血祛瘀止痛,二药相须为用,共为君药。赤芍、川芎助活血祛瘀止痛;牛膝入血分,性善下行,能祛瘀血,通血脉,并引胸中瘀血、瘀热下行,使血不滞于胸中,瘀热不上扰,共为臣药。生地清热凉血,合赤芍清血中瘀热,并能滋养阴血;当归养血活血,合生地滋养阴血,使祛瘀血而不伤正,既清血中瘀热,祛瘀又兼顾扶正,共为佐药。血液的运行,又依赖于肝气的疏泄、肺气的敷布,故伍以柴胡疏肝解郁,又升达清阳;桔梗开宣肺气,并载药上行,合以苦降下气、理气宽胸之枳壳一升一降,尤擅开郁行滞,使气行则血行,亦为佐药。甘草调和诸药,为使药。诸药合用，活血与行气相伍，祛瘀与养血同施，升降兼顾，气血同调，使血活瘀化，气行热清，则诸证可愈。

【运用】

1. 本方为治疗胸中血瘀证的代表方剂，临证以胸痛、头痛，痛有定处，舌质暗红或有瘀斑，脉涩或弦紧为证治要点。孕妇及月经过多者当忌用。

2. 若瘀滞脘腹部，宜重用桃仁、红花，加乳香、没药、香附等；瘀阻致肝肿胁痛者，加丹参、郁金、䗪虫等；血瘀经闭、痛经者，加三棱、莪术、制大黄等。

3. 本方有动胎堕胎之虞，孕妇忌服。

【方论选录】《血证论》："王清任著《医林改错》，论多粗舛，唯治瘀血最长。所立三方，乃治瘀活套方也。一书中唯此汤'血化下行不作痨'句颇有见识。凡痨有所成，多是瘀血为害，吾于血证诸门，言之綦详，并采此语以为印证。"

【医案举例】 江西巡抚阿霖公，年七十四，夜卧露胸可睡，盖一层布则不能睡，已经七年，召余诊之，此方五付痊愈。（《医林改错》上卷）

【实验研究】

1. 血府逐瘀汤能够明显减小心肌缺血再灌注（I/R）损伤模型大鼠心肌梗死面积，降低血清中心肌酶 LDH、CK、CK-MB 的含量，明显减少心肌组织中的细胞凋亡率，其作用机制可能与激活 I/R 大鼠心肌 PI3K/Akt 通路有关。[刘红，张玲燕，薛杨. 血府逐瘀汤通过 PI3K/Akt 通路缓解大鼠心肌缺血再灌注损伤的实验研究 [J]. 中药药理与临床，2019，35（05）：11-15.]

2. 血府逐瘀汤可以下调心肌缺血大鼠外周血内皮祖细胞（EPCs）中 p53 的表达，上调沉默信息调节因子 1（SIRT1）的表达，延缓心肌缺血大鼠外周血 EPCs 的衰老。表明血府逐瘀汤减轻心肌缺血损伤的作用与延缓外周血 EPCs 衰老有关，且其延缓外周血 EPCs 衰老的作用与下调 p53、上调 SIRT1 表达的作用有关，一方面其可以通过改变心肌细胞凋亡过程、减轻氧化应激损伤等发挥作用，另一方面通过抑制内皮细胞的凋亡，改善内皮细胞的血管新生能力保护心肌和血管。[杨漾，苏畅，邹蔓姝，等. 血府逐瘀汤对心肌缺血大鼠外周血内皮祖细胞衰老的作用机制研究 [J]. 中国临床药理学杂志，2021，37（14）：1832-1835，1839.]

【方歌】 血府逐瘀归地桃，红花牛膝芎赤芍，柴胡枳壳甘桔梗，血化下行不作痨。

温经汤 《金匮要略》

【组成】 吴茱萸三两（9g）　桂枝二两（6g）　当归二两（6g）　芍药二两（6g）　阿胶二两（6g）麦冬去心，一升（9g）　川芎二两（6g）　牡丹皮二两，去心（6g）　人参二两（6g）　半夏半升（6g）　生姜二两（6g）　甘草二两（6g）

【用法】 上十二味，以水一斗，煮取三升，分温三服（现代用法：水煎取汁，阿胶烊化冲服）。

【功用】 温经散寒，养血祛瘀。

【主治】 冲任虚寒，瘀血阻滞证。漏下日久，月经或前或后，或一月数行，或逾期不止，或经停不至，或痛经，小腹冷痛，唇口干燥，傍晚发热，手心烦热。亦治女子久不受孕。舌暗红，脉细涩。

【证治机理】 妇人以血为本，冲为血海，任主胞胎，二脉皆起于胞宫，与经、产密切相关。《素问·上古天真论》云："二七而天癸至，任脉通，太冲脉盛，月事以时下，故有子……七七，任脉虚,太冲脉衰少,天癸竭,地道不通,故形坏而无子。"血气喜温而恶寒,寒主凝滞收引,血遇寒则凝,若冲任虚损受寒,血凝气滞,瘀阻胞宫,故小腹冷痛,或月经后期,或闭经,或痛经。冲脉虚寒,胞宫失养,则宫寒不孕。瘀血内阻,血不循经,则漏下不止,或月经提前,或一月数行。瘀血不去,新血不生,阴血亏虚,则唇口干燥,手心烦热,傍晚发热。舌暗红,脉细涩,乃寒凝血瘀兼血虚生热之征象。证属虚、寒、瘀、热兼夹,寒热错杂,虚实相兼,但以寒凝、血瘀为主。治当温经散寒,祛瘀养血,兼清虚热为法。

【方解】 方中吴茱萸辛苦性热,入肝肾而走冲任,温经散寒,疏肝止痛;桂枝辛甘性温入血分,温经通脉。二药配伍以加强温经散寒、温通血脉之力,共为君药。当归、川芎为血中之气药,疏通气血以止痛;白芍养血柔肝,缓急止痛;三药活血化瘀,养血调经,补血之虚,祛血之瘀,共为臣药。牡丹皮活血散瘀,并能清退虚热;阿胶甘平,养血止血,滋阴润燥;麦冬甘寒清润,滋阴润燥,合阿胶以滋阴养血,配丹皮以清虚热,并能监制吴萸、桂枝之温燥;脾胃为营血生化之源,冲任与足阳明胃经于气街相合,阳明气血充足,则冲任得以盈满,故配伍人参、甘草益气补中,健脾助运,以资生化之源,使阳生阴长,气旺血充;半夏辛温行散,入胃经通降胃气,以助通冲任,散瘀结;生姜既助半夏通降胃气以散结,又解半夏之毒,以上俱为佐药。甘草调和诸药,兼为使药。诸药合用,温经散寒,祛瘀养血,使瘀血去,新血生,寒凝散,血脉和畅,经血自调。方名温经,且重用吴茱萸,使本方功用重在温散寒凝,温中寓通,温中寓补,温中寓清,可谓主次分明,全面兼顾。

【方论选录】《金匮要略论注》:"药用温经汤者,其证因半产之虚而积冷气结,血乃瘀而不去。故以归、芍、芎调血,吴萸、桂枝温其血分之气而行其瘀。肺为气主,麦冬、阿胶以补其本。土以统血,参、甘以补其虚,丹皮以去标热。然下利已久,脾气有伤,故姜、半正脾气。名曰温经汤,治其本也。唯温经,故凡血分虚寒而不调者,皆主之。"

【医案举例】 李某某,女,45岁,1993年5月5日初诊。10年前因做人工流产而患痛经,每值经讯,小腹剧痛,发凉,虽服止痛药片而不效。经期后延,量少色暗,夹有瘀块。本次月经昨日来潮,伴见口干唇燥,头晕,腰痛脚软,抬举无力。舌质暗,脉沉。证属冲任虚寒,瘀血停滞。治宜温经散寒,祛瘀养血。疏温经汤:吴茱萸8g,桂枝10g,生姜10g,当归12g,白芍12g,川芎12g,党参10g,炙甘草10g,丹皮10g,阿胶10g,半夏15g,麦冬30g。服5剂,小腹冷痛大减,原方续服5剂,至下次月经,未发小腹疼痛,从此月经按期而至,俱无不适。(《刘渡舟临证验案精选》)

【实验研究】

1. 温经汤可抑制肾虚寒凝血瘀型子宫内膜异位症(EMT)大鼠腹腔炎症反应,改善异位病灶低氧微环境,诱导异位内膜间质细胞线粒体损伤,从而使异位病灶萎缩。温经汤含药血清能下调冲任虚寒、瘀血内阻证EMT患者异位ESCs中HIF-1α的表达,改善低氧应激,抑制细胞增殖,改变线粒体形态,降低线粒体生物活性,诱导细胞凋亡,这很可能是其防治EMT的作用机制。[王心茹,果金玉,高乐,等. 温经汤对子宫内膜异位症患者异位内膜间质细胞HIF-1α表达及线粒体功能的调控作用[J]. 中国实验方剂学杂志,2022,28(06):17-25.]

2. 温经汤治疗寒凝血瘀型原发性痛经,可有效降低痛经症状积分,改善临床症状,降低血清PAF水平,上调β-内啡肽浓度,减少复发率,改善患者生活质量。[孙萌,赵阳,杨东霞. 温经汤对寒凝血瘀型原发性痛经患者血清PAF及β-内啡肽的影响[J]. 中国实验方剂学杂志,2020,26(02):1-5.]

【方歌】　温经汤用桂萸芎，归芍丹皮姜夏冬，参草阿胶调气血，暖宫祛瘀在温通。

简释方

桃核承气汤（《伤寒论》）　桃仁五十个，去皮尖(12g)　大黄四两(12g)　桂枝二两，去皮(6g)　芒硝二两(6g)　甘草二两，炙(6g)。功用：逐瘀泻热。主治：下焦蓄血证。少腹急结，小便自利，其人如狂，甚则烦躁谵语，或妇人闭经、痛经，脉象沉实或涩。本方为逐瘀泻热法的基础方，亦为治疗瘀热互结，下焦蓄血证的代表方。组方以清热泻下，破滞通瘀为法。

下瘀血汤（《金匮要略》）　大黄二两(6g)　桃仁二十枚(12g)　䗪虫熬，去足，二十枚(9g)。功用：破血下瘀。主治：产后干血内结，着于脐下。症见少腹刺痛拒按，按之有硬块，或见恶露不下，口燥舌干，大便燥结，甚则可见肌肤甲错，舌质紫红而有瘀斑瘀点，苔黄燥，脉沉涩；亦治血瘀而致经水不利之证。本方药简效宏，专以攻下瘀血为用。

通窍活血汤（《医林改错》）　赤芍一钱(3g)　川芎一钱(3g)　桃仁二钱，研泥(6g)　红花三钱(9g)　老葱三根，切碎(6g)　鲜姜三钱，切碎(9g)　红枣七个，去核(5g)　麝香五厘(0.15g)，绢包　黄酒半斤。功用：活血通窍。主治：瘀阻头面之头痛昏晕，或耳聋年久，或头发脱落，或酒渣鼻，面色青紫，或白癜风，以及妇女干血痨，小儿疳积而见肌肉消瘦，腹大青筋，皮毛憔悴，舌暗，或有瘀斑、瘀点。本方祛瘀之中配以麝香、老姜、老葱等以辛香通窍，引药上行，为头面瘀阻所致头痛、头晕、耳聋、脱发的常用方。

会厌逐瘀汤（《医林改错》）　桃仁炒，五钱(15g)　红花五钱(15g)　甘草三钱(9g)　桔梗三钱(9g)　生地四钱(12g)　当归二钱(6g)　玄参一钱(3g)　柴胡一钱(3g)　枳壳二钱(6g)　赤芍二钱(6g)。功用：活血化瘀，散结利咽。主治：会厌血凝证。症见饮水即呛，或呃逆，以及慢喉喑，喉痹等。本方祛瘀之中配以桔梗、玄参、枳壳、柴胡等以利咽散结，疏利气机，主要用于会厌瘀阻气滞所致呃逆、喉瘖、喉痹等。

膈下逐瘀汤（《医林改错》）　五灵脂炒，二钱(6g)　当归三钱(9g)　川芎二钱(6g)　桃仁研泥，三钱(9g)　丹皮二钱(6g)　赤芍二钱(6g)　乌药二钱(6g)　延胡索一钱(3g)　甘草三钱(9g)　香附一钱半(5g)　红花三钱(9g)　枳壳一钱半(5g)。水煎服。功用：活血祛瘀，行气止痛。主治：膈下瘀血证。肚腹积块，痛处不移，或卧则腹坠似有物，或小儿痞块，肚大青筋，舌暗红或有瘀斑，脉弦。本方祛瘀之中配以延胡索、香附、乌药等疏肝行气止痛，主要用于膈下瘀阻气郁所致两胁、腹部疼痛，痛处固定，或癥积痞块之证。

少腹逐瘀汤（《医林改错》）　小茴香七粒，炒(1.5g)　干姜二分，炒(0.6g)　延胡索一钱(3g)　没药一钱(3g)　当归三钱(9g)　川芎一钱(3g)　官桂一钱(3g)　赤芍二钱(6g)　蒲黄三钱(9g)　五灵脂二钱，炒(6g)。功用：活血祛瘀，温经止痛。主治：少腹寒凝血瘀证。少腹积块疼痛或不痛，或疼痛而无积块，或少腹胀满，或经行腰酸，少腹作胀，或经血一月见三五次，色或紫或黑，或有瘀块，或崩漏兼少腹疼痛，或久不受孕。舌暗苔白，脉沉弦而涩。本方祛瘀之中配以肉桂、干姜、小茴香温通下焦气机，是妇科治疗少腹寒凝瘀阻所致经闭、痛经的常用方。

身痛逐瘀汤（《医林改错》）　秦艽一钱(3g)　川芎二钱(6g)　桃仁三钱(9g)　红花三钱(9g)　甘草二钱(6g)　羌活一钱(3g)　没药二钱(6g)　当归三钱(9g)　五灵脂二钱，炒(6g)　香附一钱(3g)　牛膝三钱(9g)　地龙二钱，去土(6g)。功用：活血行气，祛瘀通络，通痹止痛。主治：瘀阻经络痹证。肩痛、臂痛、腰痛、腿痛，或周身疼痛，痛如针刺，经久不愈。本方祛瘀之中配以秦艽、羌活、地龙等以走行肢臂，通经活络，宣痹止痛，主要用于瘀阻肢体经络，周身痹痛，痛如针刺,经久不愈者。

补阳还五汤《医林改错》 黄芪生,四两(120g) 归尾二钱(6g) 赤芍一钱半(5g) 川芎一钱(3g) 红花一钱(3g) 桃仁一钱(3g) 地龙一钱,去土(3g)。功用:补气活血通络。主治气虚血瘀之中风。半身不遂,口眼㖞斜,语言謇涩,口角流涎,小便频数或遗尿不禁,舌暗淡,苔白,脉缓。本方重用补气药黄芪与量小的诸活血通络药配伍,意在使气旺血行,为益气活血法的代表方,又是治疗中风后遗症之气虚血瘀证的常用方。

复元活血汤《医学发明》 大黄酒浸,一两(30g) 柴胡半两(15g) 桃仁酒浸,去皮尖,研如泥,五十个(12g) 当归 瓜蒌根各三钱(各9g) 红花 甘草 穿山甲炮,各二钱(各6g)。功用:活血祛瘀,疏肝通络。主治:跌打损伤,胁下瘀血证。胁肋瘀肿,痛不可忍。本方祛瘀之中配以大黄、柴胡、瓜蒌根等逐下瘀血、消肿止痛,是伤科治疗跌打损伤,胁下瘀肿、疼痛难忍的常用方。

七厘散《同寿录》 上朱砂一钱二分,水飞净(4g) 真麝香一分二厘(0.4g) 梅花冰片一分二厘(0.4g) 净乳香一钱五分(5g) 红花一钱五分(5g) 明没药一钱五分(5g) 瓜儿血竭一两(30g) 粉口儿茶二钱四分(7.5g)。功用:活血散瘀,定痛止血。主治:跌打损伤,筋断骨折之瘀血肿痛,或刀伤出血;以及一切无名肿毒之疮肿瘀痛,烧伤烫伤等。本方既能消肿定痛,又能化瘀止血,既可内服,又可外敷,为伤科要药。因其作用猛峻,方中朱砂、血竭均有小毒,麝香、冰片辛香走窜力大,制为散剂,每服七厘(0.22g),不可多服,以免中毒、伤正,故名七厘散。

生化汤《傅青主女科》 当归八钱(24g) 川芎三钱(9g) 桃仁十四粒,去皮尖,研(6g) 黑姜五分(2g) 炙甘草五分(2g)。功用:化瘀生新,温经止痛。主治:产后血虚寒凝,瘀血阻滞证。恶露不行,小腹冷痛,脉迟细或弦。本方重用当归,能生新血,化瘀血,为妇人产后血虚受寒,瘀滞胞宫的常用方。

桂枝茯苓丸《金匮要略》 桂枝 茯苓 牡丹皮去心 芍药 桃仁去皮尖,熬,各等分(各6g)。功用:活血化瘀,缓消癥块。主治:瘀血留结胞宫。妊娠胎动不安,漏下不止,血色紫黑晦暗,腹痛拒按,舌质紫暗或有瘀点,脉沉涩。本方为化瘀消癥的代表方,主治妇人瘀阻胞宫而有癥积者。临证应以小剂量开始,"不效"渐加,使癥消而不伤胎;且中病即止,不可久服之。

失笑散《太平惠民和剂局方》 五灵脂净好者 蒲黄等分(各6g)。功用:活血祛瘀,散结止痛。主治:瘀血停滞证。心胸或脘腹刺痛,或产后恶露不行,或月经不调,少腹急痛等。本方药简力专,是治疗血瘀疼痛的基础方。

丹参饮《时方歌括》 丹参一两(30g) 檀香 砂仁各一钱(各3g)。功用:活血祛瘀,行气止痛。主治:血瘀气滞之心胃诸痛。本方药性平和,为治疗血瘀气滞胃脘刺痛的常用有效方剂。

大黄䗪虫丸《金匮要略》 大黄蒸,十分(7.5g) 黄芩二两(6g) 甘草三两(9g) 桃仁一升(6g) 杏仁一升(6g) 芍药四两(12g) 干地黄十两(30g) 干漆一两(3g) 虻虫一升(6g) 水蛭百枚(6g) 蛴螬一升(6g) 䗪虫半升(3g)。功用:活血消癥,祛瘀生新。主治:五劳虚极,干血内停证。形体羸瘦,腹满食少,肌肤甲错,两目暗黑,舌有瘀斑,脉沉涩或弦。本方立法遵"去病即所以补虚"之旨,择虫类药活血祛瘀为主,配用养阴润燥泄热之品,制成丸剂以图缓消渐散,即"润以濡其干,虫以动其瘀,通以祛其闭"(《金匮要略心典》),是治疗虚劳所致瘀血干结,新血难生,化热伤阴之"干血痨"的代表方剂。

鳖甲煎丸《金匮要略》 鳖甲炙,十二分(90g) 乌扇烧 黄芩 鼠妇熬 干姜 大黄 桂枝 石韦去毛 厚朴 紫葳 阿胶炙,各三分(各22.5g) 柴胡 蜣螂熬,各六分(各45g) 芍药 牡

193

丹去心　䗪虫熬,各五分(各37g)　蜂窠炙,四分(30g)　赤硝十二分(90g)　桃仁　瞿麦各二分(15g)
人参　半夏　葶苈各一分(各7.5g)。功用:行气活血,祛湿化痰,软坚消癥。主治:疟母、癥瘕。
疟疾日久不愈,胁下痞硬成块,结成疟母;及癥块积于胁下,推之不移,腹中疼痛,肌肉消瘦,
饮食减少,时有寒热,女子经闭等。本方是治疗寒热痰湿与气血相搏所致癥积的常用方。

十灰散(《十药神书》)　大蓟　小蓟　荷叶　柏叶　茅根　茜根　山栀　大黄　牡丹皮
棕榈皮各等分(各9~15g)。功用:凉血止血。主治:血热妄行之上部出血。咯血、吐血、衄血,
血色鲜红,舌红,脉数。本方诸药炒炭存性,集凉血、止血、清降化瘀于一方,是治疗血热妄
行所致各种上部出血证之常用方。

咳血方(《丹溪心法》)　青黛(6g)　山栀子(9g)　瓜蒌仁(9g)　海粉(9g)　诃子(6g)(原著无剂
量)。功用:清肝宁肺,凉血止血。主治:肝火犯肺之咳血。咳嗽,痰中带血,痰稠咯吐不爽,
胸胁作痛,心烦易怒,口苦便结,舌红苔黄,脉弦数。本方是治疗情志所伤,肝火灼肺,肺络
受损之咳血的常用方。

小蓟饮子(《济生方》,录自《玉机微义》)　小蓟　生地黄　蒲黄　藕节　滑石　木通　淡竹
叶　当归　山栀子　甘草各等分(各9g)。功用:凉血止血,利尿通淋。主治:热结下焦之血
淋、尿血。尿中带血,小便热赤,或频数涩痛,舌红苔黄,脉数。

槐花散(《普济本事方》)　槐花炒　柏叶烂杵,焙　荆芥穗　枳壳切,麸炒黄,各等分(9g)。功用:
清肠止血,疏风理气。主治:肠风、脏毒。便前出血,或便后出血,或粪中带血,血色鲜红或
晦暗污浊,舌红苔黄或腻,脉数或滑。本方为治疗肠风脏毒下血之常用方。

黄土汤(《金匮要略》)　灶心黄土半斤(30g)　附子炮　白术　甘草　阿胶　干地黄　黄芩各
三两(各9g)。功用:温阳健脾,养血止血。主治:脾阳不足,脾不统血证。大便下血,或吐血、
衄血、妇人崩漏,血色暗淡,四肢不温,面色萎黄,舌淡苔白,脉沉细无力。本方用药寒温兼
备,刚柔相济,标本兼治,温阳不伤阴,养血不碍阳,是治疗虚寒性便血或崩漏的常用方。

【鉴别】

桃核承气汤　下瘀血汤

桃核承气汤与下瘀血汤组方立意相似,均以桃仁、大黄为主药,共具破血下瘀之功,用
于治疗瘀热互结于下焦的蓄血证。其中桃核承气汤适用于瘀血初结之时,血结不甚之少腹
急结,至夜发热以及经闭等证,用大黄与芒硝配伍以增泻热逐瘀之力,服后微利,意在使瘀
热从下而走,且配伍桂枝温通血脉,使全方凉而不郁;下瘀血汤配伍䗪虫,专以攻下瘀血为
用,主治久瘀"干血着于脐下"而致腹痛、拒按、按之有块,以及血瘀所致经水不利者。

血府逐瘀汤　通窍活血汤　会厌逐瘀汤　膈下逐瘀汤　少腹逐瘀汤　身痛逐瘀汤

六方皆为王清任创制的活血化瘀之方,多以川芎、桃仁、红花及当归、赤芍等活血祛瘀
药组方,同具活血化瘀止痛之功。其中,血府逐瘀汤又配伍行气宽胸的柴胡、枳壳、桔梗以
及引血下行的牛膝,故宣通胸胁气滞、引血下行之力较好,主治胸中瘀阻之证;通窍活血汤
配以通阳开窍的麝香、老葱、生姜,辛香温通止痛之力较佳,主治瘀阻头面之证;会厌逐瘀
汤配伍玄参、桔梗,利咽散结作用较好,适用于瘀阻会厌之证;膈下逐瘀汤配伍疏肝行气之
香附、乌药、枳壳,行气止痛作用较强,主治瘀阻膈下及肝郁血滞之证;少腹逐瘀汤配伍辛
热温通之干姜、肉桂、小茴香,长于温经散寒止痛,以治疗寒凝血瘀之少腹冷痛、月经不调及
痛经为宜;身痛逐瘀汤配伍走行四肢、祛风通络之秦艽、羌活、地龙,长于宣痹通络止痛,主
治瘀阻经络的肢体痹痛或关节疼痛。

黄土汤　归脾汤

黄土汤、归脾汤均可用治脾不统血之便血、崩漏。黄土汤以灶心土合炮附子、白术温阳健脾以摄血止血为主,配伍生地、阿胶、黄芩滋阴养血而止血,标本兼治,适用于脾阳不足,统摄无权之出血证;归脾汤用黄芪、人参、白术配伍龙眼肉、茯神、酸枣仁、远志以补气健脾,统血摄血,并能养心安神,旨在治本,适用于脾气不足,气不摄血之出血证。

第十一章　平肝息风方药

平肝息风方药，即具有平息肝风等作用，用于治疗内风证之方药。内风证有虚实之分。内风证属实者，如热极生风，症见高热不退，烦闷，痉厥，四肢抽搐等；或如肝阳化风，症见眩晕，头部热痛，面红如醉，甚则突然昏倒，口眼㖞斜，半身不遂等。治宜凉肝息风或平肝息风。内风证属虚者，如阴虚风动，症见筋脉拘挛，手足蠕动，眩晕耳鸣，舌绛苔少，脉虚弱等。治宜滋阴息风。

第一节　平肝息风药

牡蛎　Mǔlì 《神农本草经》

本品为牡蛎科动物长牡蛎 *Ostrea gigas* Thunberg、大连湾牡蛎 *Ostrea talienwhanensis* Crosse 或近江牡蛎 *Ostrea rivularis* Gould 的贝壳。主产于广东、福建、浙江等地。生用或煅用。

【药性】　咸，微寒。归肝、胆、肾经。

【功效】　潜阳补阴，重镇安神，软坚散结，收敛固涩，制酸止痛。

【应用】

1. 肝阳上亢，眩晕耳鸣　本品咸寒质重，归肝、肾经，既能平肝潜阳，又能益阴。治阴虚阳亢之眩晕耳鸣，常与龟甲、龙骨、白芍等药配伍；治热病日久，阴虚风动之神倦瘛疭者，常与龟甲、鳖甲、生地黄等药配伍。

2. 心神不宁，惊悸失眠　本品质重能镇，重镇安神，用于心悸怔忡、失眠多梦，常配伍桂枝、甘草、龙骨。

3. 瘰疬痰核，癥瘕痞块　本品味咸性寒，能软坚散结。治痰火郁结之瘰疬、痰核、瘿瘤，常与玄参、浙贝母配伍。

4. 自汗盗汗，遗精滑精，崩漏带下　本品煅后长于收敛固涩，常用于多种滑脱不禁病证。治自汗，常与黄芪、麻黄根配伍；治肾虚遗精、滑精者，常配伍沙苑子、龙骨、芡实等药；治崩漏、带下，常配伍龙骨、山茱萸、海螵蛸等药。

5. 胃痛吞酸　本品煅后能制酸止痛。治胃痛泛酸，可与瓦楞子、海蛤壳等药配伍。

【用法用量】　煎服，9～30g，先煎。潜阳补阴、重镇安神、软坚散结宜生用，收敛固涩、制酸止痛宜煅用。

【鉴别用药】　牡蛎与龙骨均能平肝潜阳、重镇安神、收敛固涩，适用于阴虚阳亢之眩晕耳鸣，心神不宁之惊悸失眠、滑脱病证，二者常相须为用。牡蛎为平肝息风药，以平肝潜阳见长，又能益阴，常用治肝阳上亢病证。龙骨为安神药，善于重镇安神，多用治心神不宁病证。牡蛎又软坚散结，用治瘰疬、痰核、癥瘕痞块；制酸止痛，用治胃痛吞酸。龙骨又收湿敛疮，用治湿疮痒疹、疮疡久溃不敛。

【文献摘要】《本草纲目》："化痰软坚，清热除湿，止心脾气痛，痢下赤白浊，消疝瘕积块，瘿疾结核。"

【现代研究】 本品主要含碳酸钙，并含有氨基酸及镁等多种成分。有镇静、抗惊厥、镇痛、抗肿瘤、保肝、延缓衰老等作用。

羚羊角　Língyángjiǎo《神农本草经》

本品为牛科动物赛加羚羊 *Saiga tatarica* Linnaeus 的角。主产于俄罗斯。镑片用或粉碎成细粉用。

【药性】 咸，寒。归肝、心经。

【功效】 平肝息风，清肝明目，清热解毒。

【应用】

1. 肝风内动，惊痫抽搐，妊娠子痫，高热痉厥，癫痫发狂　本品味咸，性寒，主入肝经，既能息肝风，又能清肝热，为治肝风内动、惊痫抽搐之要药，尤宜于热极生风者。治热极动风之高热神昏、痉厥抽搐，常配伍钩藤、菊花、白芍等药。

2. 肝阳上亢，头痛眩晕　本品既能息风止痉，又能平肝潜阳。用治肝阳上亢之头痛眩晕、烦躁失眠，常配伍石决明、牡蛎、龟甲等药。

3. 肝火上炎，目赤翳障　本品善清肝明目。用治肝火上炎之目赤肿痛、羞明流泪、目生翳障，可与决明子、车前子、龙胆等药配伍。

4. 温毒发斑　本品性寒，归肝、心经，既能清心凉肝，又能泻火解毒。用治温毒发斑，可配伍生地黄、赤芍等药。

5. 痈肿疮毒　本品性寒，能清热解毒。用治热毒炽盛，痈肿疮毒者，可与黄连、栀子、金银花等药配伍。

【用法用量】 煎服，1～3g，宜另煎 2 小时以上；磨汁或研粉服，每次 0.3～0.6g。

【使用注意】 本品性寒，脾虚慢惊者忌用。

【文献摘要】《神农本草经》："主明目，益气，起阴，去恶血，注下……安心气。"《本草纲目》："入厥阴肝经甚捷……肝主木，开窍于目，其发病也，目暗障翳，而羚羊角能平之。肝主风，在合为筋，其发病也，小儿惊痫，妇人子痫，大人中风搐搦，及筋脉挛急，历节掣痛，而羚羊角能舒之。"

【现代研究】 主要含角蛋白、磷酸钙，并含有微量元素等多种成分。本品有镇静、抗惊厥、镇痛、解热、降血压等作用。

钩藤　Gōuténg《名医别录》

本品为茜草科植物钩藤 *Uncaria rhynchophylla*（Miq.）Miq. ex Havil.、大叶钩藤 *Uncaria macrophylla* Wall.、毛钩藤 *Uncaria hirsuta* Havil.、华钩藤 *Uncaria sinensis*（Oliv.）Havil. 或无柄果钩藤 *Uncaria sessilifructus* Roxb. 的干燥带钩茎枝。主产于广西、广东、湖南等地。生用。

【药性】 甘,凉。归肝、心包经。

【功效】 息风定惊,清热平肝。

【应用】

1. 肝风内动,惊痫抽搐,高热惊厥 本品味甘,性凉,归肝、心包经,善泻心包之火,清肝经之热,既能息风止痉,又能平抑肝阳,为治肝风内动、惊痫抽搐之常用药,尤宜于热极生风、四肢抽搐及小儿高热惊厥。治热极动风之高热神昏、痉厥抽搐,常配伍羚羊角、菊花、白芍等药;治小儿急惊风,常与天麻、僵蚕、全蝎等药配伍。

2. 头痛眩晕 本品性凉,主入肝经,既能平肝阳,又能清肝火,可用治肝火上攻或肝阳上亢之头胀头痛、眩晕。属肝火上攻者,常配伍夏枯草、栀子;属肝阳上亢者,常配伍天麻、石决明、牛膝等药。

3. 感冒夹惊,小儿惊啼 本品性凉,既能清透邪热,又能凉肝定惊。用治感冒夹惊、风热头痛、小儿惊啼,可与蝉蜕、薄荷等药配伍。

【用法用量】 煎服,3～12g,后下。

【文献摘要】 《名医别录》:"主小儿寒热,十二惊痫。"《药性论》:"主小儿惊啼,瘛疭热壅。"

【现代研究】 主要含钩藤碱、异钩藤碱、去氢钩藤碱、异去氢钩藤碱等生物碱,常春藤苷元、钩藤苷元等三萜类成分,槲皮素、槲皮苷等黄酮类成分。本品有镇静、抗惊厥、降血压、扩血管、抑制血小板聚集、抗血栓等作用。

天麻 Tiānmá (《神农本草经》)

本品为兰科植物天麻 *Gastrodia elata* B1. 的干燥块茎。主产于湖北、四川、云南等地。生用。

【药性】 甘,平。归肝经。

【功效】 息风止痉,平抑肝阳,祛风通络。

【应用】

1. 小儿惊风,癫痫抽搐,破伤风 本品味甘质润,性平,归肝经,能息风止痉,治疗肝风内动之惊痫抽搐,不论寒热虚实,皆可配伍应用。治小儿惊风,常与钩藤、全蝎、僵蚕等药配伍;治破伤风,角弓反张,常配伍天南星、白附子、防风等药。

2. 肝阳上亢,头痛眩晕 本品既能息风止痉,又能平抑肝阳,为治眩晕、头痛之要药。治肝阳上亢之头痛、眩晕,常配伍钩藤、石决明、牛膝等药;治风痰上扰之眩晕、头痛,常配伍半夏、白术等药。

3. 手足不遂,肢体麻木,风湿痹痛 本品归肝经,既能息内风,又能祛外风,还能通经络。用治手足不遂,肢体麻木,风湿痹痛,可与秦艽等药配伍。

【用法用量】 煎服,3～10g。

【鉴别用药】 天麻与钩藤均能息风止痉、平抑肝阳,适用于肝风内动、肝阳上亢证。但天麻性平,甘平质润,治疗寒热虚实之肝风内动、惊痫抽搐和多种原因之头痛眩晕,皆可配伍应用。钩藤性凉,长于清热息风,尤宜于热极生风、四肢抽搐及小儿高热惊厥。此外,天麻又能祛风通络,用治手足不遂、肢体麻木、风湿痹痛。钩藤轻清透达,也可用治感冒夹惊,小儿惊啼。

【文献摘要】《本草纲目》："天麻乃肝经气分之药。《素问》云：诸风掉眩，皆属于肝。故天麻入厥阴之经而治诸病。"

【现代研究】 主要含天麻素、对羟基苯甲醇等酚类成分，棕榈酸等脂肪酸类成分，天麻多糖等多糖类成分。并含有胡萝卜苷、多种氨基酸，及多种微量元素。本品有镇静、抗惊厥、抗抑郁、扩张血管、降血压、抗血栓、镇痛、抗炎等作用。

简析药

石决明 本品为鲍科动物杂色鲍、皱纹盘鲍、羊鲍、澳洲鲍、耳鲍或白鲍的贝壳。味咸，性寒；归肝经。功能平肝潜阳，清肝明目。本品咸寒沉降，入肝经，长于潜降肝阳，还能清肝火、益肝阴，为平肝凉肝之要药。主治肝阳上亢之头痛眩晕，风热或肝火上攻或肝虚血少之目赤翳障，视物昏花，青盲雀目。此外，本品煅用有收敛、制酸、止血作用，用于疮疡久溃不敛、胃痛泛酸、外伤出血。煎服，6～20g，先煎。平肝、清肝宜生用，外用点眼宜煅用、水飞。脾胃虚寒、食少便溏者慎用。

代赭石 本品为氧化物类矿物刚玉族赤铁矿，主含三氧化二铁（Fe_2O_3）。味苦，性寒；归肝、心、肺、胃经。功能平肝潜阳，重镇降逆，凉血止血。本品质重沉降，为重镇降逆之要药，降胃气而止呕呃，降肺气而平喘息。主治肝阳上亢之眩晕耳鸣，胃气上逆之呕吐、嗳气、呃逆，肺气上逆之喘息，血热迫血妄行之吐血、衄血、崩漏下血。治疗胃气上逆，常配伍旋覆花、半夏、生姜等药。煎服，9～30g，先煎。平肝潜阳、重镇降逆宜生用，止血宜煅用。脾胃虚寒、食少便溏者慎用。孕妇慎用。

珍珠母 本品为蚌科动物三角帆蚌、褶纹冠蚌或珍珠贝科动物马氏珍珠贝的贝壳。味咸，性寒；归肝、心经。功能平肝潜阳，安神定惊，明目退翳。主治肝阳上亢之头痛眩晕，心神不宁，惊悸失眠，目赤翳障，视物昏花。煎服，10～25g，先煎。脾胃虚寒者慎用。孕妇慎用。

刺蒺藜 本品为蒺藜科植物蒺藜的干燥成熟果实。味辛、苦，性微温；有小毒；归肝经。功能平肝疏肝，活血祛风，明目，止痒。主治肝阳上亢之头痛眩晕，肝郁气滞之胸胁胀痛、乳闭乳痈，肝经风热之目赤翳障，以及风疹瘙痒等。煎服，6～10g。孕妇慎用。

地龙 本品为钜蚓科动物参环毛蚓、通俗环毛蚓、威廉环毛蚓或栉盲环毛蚓的干燥体。味咸，性寒；归肝、脾、膀胱经。功能清热定惊，通络，平喘，利尿。本品既能息风止痉，又能清热，性善走窜，长于通行经络。主治热极生风之高热神昏、惊痫抽搐、癫狂，风湿热痹、肢体麻木、半身不遂，肺热喘咳，以及湿热水肿、小便不利、尿闭不通。治气虚血瘀之中风半身不遂、口眼㖞斜者，常配伍黄芪、当归、桃仁等药。煎服，5～10g。

全蝎 本品为钳蝎科动物东亚钳蝎的干燥体。味辛，性平；有毒；归肝经。功能息风镇痉，通络止痛，攻毒散结。本品为虫类药，性善走窜，能搜风通络，为治痉挛抽搐之要药。主治各种原因之痉挛抽搐、小儿惊风、中风口㖞、半身不遂、破伤风，风湿顽痹、偏正头痛，以及疮疡、瘰疬。治风痰阻于头面经络之口眼㖞斜者，常配伍僵蚕、白附子。煎服，3～6g。外用适量。孕妇禁用。

蜈蚣 本品为蜈蚣科动物少棘巨蜈蚣的干燥体。味辛，性温；有毒；归肝经。功能息风镇痉，通络止痛，攻毒散结。本品功似全蝎而力猛，二者均为虫类药，味辛行散，有毒，性善走窜，均能息风镇痉、通络止痛、攻毒散结，两药常相须为用。主治多种原因引起的痉挛抽搐、小儿惊风、中风口㖞、半身不遂、破伤风，风湿顽痹、偏正头痛，以及疮疡、瘰疬、蛇虫咬伤。煎服，3～5g。外用适量。孕妇禁用。

僵蚕　本品为蚕蛾科昆虫家蚕4～5龄的幼虫感染（或人工接种）白僵菌而致死的干燥体。味咸、辛，性平；归肝、肺、胃经。功能息风止痉，祛风止痛，化痰散结。主治肝风夹痰之惊痫抽搐、小儿急惊风、破伤风、中风口眼㖞斜，风热上攻之头痛、目赤咽痛、风疹瘙痒，以及瘰疬痰核，发颐疔腮。治风痰阻于头面经络之口眼㖞斜者，常配伍全蝎、白附子。煎服，5～10g。

第二节　平肝息风剂

镇肝熄风汤 《医学衷中参西录》

【组成】　怀牛膝一两（30g）　生赭石轧细，一两（30g）　生龙骨捣碎，五钱（15g）　生牡蛎捣碎，五钱（15g）　生龟板捣碎，五钱（15g）　生杭芍五钱（15g）　玄参五钱（15g）　天冬五钱（15g）　川楝子捣碎，二钱（6g）　生麦芽二钱（6g）　茵陈二钱（6g）　甘草钱半（4.5g）

【用法】　水煎服。

【功用】　镇肝息风，滋阴潜阳。

【主治】　类中风。头目眩晕，目胀耳鸣，脑部热痛，心中烦热，面色如醉，或时常噫气，或肢体渐觉不利，口角渐形㖞斜，甚或眩晕颠仆，昏不知人，移时始醒，或醒后不能复原，脉弦长有力。

【证治机理】　本方治证为肝肾阴虚，肝阳上亢，气血逆乱所致。肝肾阴虚，阴不维阳，肝阳上亢，气血逆乱，甚则阳亢化风，上扰清窍，故见头目眩晕，目胀耳鸣，面色如醉，脑中热痛；肝气犯胃，胃气上逆，故时常噫气；阴虚阳亢，水不济火，故心中烦热；阳亢化风，血随气逆，风中经络，则肢体渐觉不利，口角渐形㖞斜；风中脏腑，则猝然颠仆，昏不知人；脉弦长有力为肝阳亢盛之征。病性为标实本虚而以标实为急。治当镇肝息风，引气血下行为主，佐以滋养肝肾。

【方解】　方中怀牛膝、生代赭石为君。其中怀牛膝"走而能补，性善下行"（《本草经疏》），以引血下行，并能滋养肝肾；生代赭石质重性降，平肝镇逆，降胃平冲；二者相伍，镇肝息风治其标。生龙骨、生牡蛎均为介类药物，质重善降，助君药镇肝潜阳，共为臣药。生龟板、天冬、玄参、白芍药滋阴清热，滋水涵木；肝为将军之官，性喜条达而恶抑郁，如单纯镇潜摄纳，势必影响其疏泄条达之性，故又以少量之茵陈、川楝子、生麦芽以调畅肝气，清泄肝热；其中麦芽又可防止金石类药物败胃，共为佐药。甘草调和诸药为使。诸药配伍，镇潜以治其标，滋阴以治其本，标本兼顾，共奏镇肝息风，滋阴潜阳之效。

【运用】

1. 本方为治疗类中风之常用方。临证以头目眩晕，脑部胀痛，面色如醉，脉弦长有力为证治要点。热极动风者不宜使用本方。

2. 肝火较盛，头痛脑热重者，加夏枯草、菊花；兼夹胃热，心中热甚者，加生石膏；肾水亏虚，尺脉重按而虚者，加熟地黄、山萸肉。

【方论选录】《医学衷中参西录》："风名内中，言风自内生，非风自外来也。《内经》谓

'诸风掉眩，皆属于肝'。盖肝为木脏，木火炽盛，亦自有风。此因肝木失和，风自肝起。又加以肺气不降，肾气不摄，冲气、胃气又复上逆。于斯，脏腑之气化皆上升太过，而血之上注于脑者，亦因之太过，致充塞其血管而累及神经。其甚者，致令神经失其所司，至昏厥不省人事。西医名为脑充血证，诚由解剖实验而得也。是以方中重用牛膝以引血下行，此为治标之主药。而复深究病之本源，用龙骨、牡蛎、龟版、芍药以镇熄肝风，赭石以降胃降冲。玄参、天冬以清肺气，肺中清肃之气下行，自能镇制肝木。至其脉之两尺虚者，当系肾脏真阴虚损，不能与真阳相维系。其真阳脱而上奔，并挟气血以上冲脑部，故又加熟地、萸肉以补肾敛肾。从前所拟之方，原止此数味，后因用此方效者固多，间有初次将药服下，转觉气血上攻而病加剧者，于斯加生麦芽、茵陈、川楝子即无斯弊。盖肝为将军之官，其性刚果，若但用药强制，或转激发其反动之力。茵陈为青蒿之嫩者，得初春少阳升发之气，与肝木同气相求，泻肝热兼舒肝郁，实能将顺肝木之性。麦芽为谷之萌芽，生用之亦善将顺肝木之性，使不抑郁。川楝子善引肝气下达，又能折其反动之力。方中加此三味，而后用此方者，自无他虞也。心中热甚者，当有外感，伏气化热，故加石膏。有痰者，恐痰阻气化之升降，故加胆星也。"

【医案举例】 刘某丁卯来津后，其脑中常觉发热，时或眩晕，心中烦躁不宁，脉象弦长有力，左右皆然。知系脑充血证。盖其愤激填胸，焦思积虑者已久，是以有斯证也。为其脑中觉热，俾用绿豆实于囊中作枕，为外治之法。又治以镇肝熄风汤，于方中加地黄一两，连服数剂，脑中已不觉热。遂去川楝子，又将生地黄改用六钱。服过旬日，脉象和平，心中亦不烦躁，遂将药停服。(《医学衷中参西录》)

【实验研究】 镇肝熄风汤可能通过抑制帕金森病(PD)小鼠 α-synuclein，改善 PD 小鼠运动协调能力。[郭科东，张英博，付春雨，等. 镇肝熄风汤对帕金森病小鼠模型 α-synuclein 表达的影响 [J]. 齐齐哈尔医学院学报，2021，42(24)：2117-2120.]

【方歌】 镇肝熄风芍天冬，玄牡茵陈赭膝龙，龟板麦芽甘草楝，肝风内动有奇功。

简释方

羚角钩藤汤 (《通俗伤寒论》) 羚角片先煎，一钱半(4.5g) 双钩藤后入，三钱(9g) 霜桑叶二钱(6g) 滁菊花三钱(9g) 生白芍三钱(9g) 鲜生地五钱(15g) 京川贝去心，四钱(12g) 淡竹茹鲜刮，与羚角先煎代水，五钱(15g) 茯神木三钱(9g) 生甘草八分(3g)。功用：凉肝息风，增液舒筋。主治：热极生风证。症见高热不退，烦闷躁扰，手足抽搐，发为痉厥，甚则神昏，舌绛而干或舌焦起刺，脉弦数。本方为治热极生风证之常用方，又是凉肝息风法的代表方。

建瓴汤 (《医学衷中参西录》) 生怀山药一两(30g) 怀牛膝一两(30g) 生赭石轧细，八钱(24g) 生龙骨捣细，六钱(18g) 生牡蛎捣细，六钱(18g) 生怀地黄六钱(18g) 生杭芍四钱(12g) 柏子仁四钱(12g)。磨取铁锈浓水，以之煎药。功用：镇肝息风，滋阴安神。主治：肝肾阴虚，肝阳上亢证。症见头晕目眩，耳鸣目胀，心悸健忘，烦躁不宁，失眠多梦，脉弦硬而长。尤适用于肝阳上亢而见失眠多梦、心神不宁者。

天麻钩藤饮 (《中医内科杂病证治新义》) 天麻(9g) 钩藤后下(12g) 生决明先煎(18g) 山栀 黄芩(各9g) 川牛膝(12g) 杜仲 益母草 桑寄生 朱茯神 夜交藤(各9g)(原书未著用量)。功用：平肝息风，清热活血，补益肝肾。主治：肝阳偏亢，肝风上扰证。症见头痛，眩晕，失眠，舌红苔黄，脉弦数。

大定风珠《温病条辨》　生白芍六钱(18g)　阿胶三钱(9g)　生龟板四钱(12g)　干地黄六钱(18g)　麻仁二钱(6g)　五味子二钱(6g)　生牡蛎四钱(12g)　麦冬连心,六钱(18g)　炙甘草四钱(12g)　鸡子黄生,二枚(2个)　鳖甲生,四钱(12g)。功用:滋阴息风。主治:阴虚风动证。症见瘛疭,神倦乏力,舌绛苔少,脉气虚弱,有时时欲脱之势。本方为治疗温病后期,真阴大亏,虚风内动证之常用方。

小定风珠《温病条辨》　鸡子黄生用,一枚(1个)　真阿胶二钱(6g)　生龟板六钱(18g)　童便一杯(15ml)　淡菜三钱(9g)。功用:滋阴息风,降逆平冲。主治:肝肾阴虚,风动气逆证。症见温邪久羁下焦,烁肝液为厥,扰冲脉为哕,脉细弦。本方为治疗阴虚风动轻证,伴有呃逆者之常用方。

三甲复脉汤《温病条辨》　炙甘草六钱(18g)　干地黄六钱(18g)　生白芍六钱(18g)　麦冬不去心,五钱(15g)　阿胶三钱(9g)　麻仁三钱(9g)　生牡蛎五钱(15g)　生鳖甲八钱(24g)　生龟板一两(30g)。功用:滋阴复脉,潜阳息风。主治:阴虚风动之痉厥。症见温病热邪久羁下焦,热深厥深,心中憺憺大动,甚或心中痛。或手足蠕动者,脉细促。

阿胶鸡子黄汤《通俗伤寒论》　陈阿胶烊冲,二钱(6g)　生白芍三钱(9g)　石决明杵,五钱(15g)　双钩藤二钱(6g)　大生地四钱(12g)　清炙草六分(2g)　生牡蛎杵,四钱(12g)　络石藤三钱(9g)　茯神木四钱(12g)　鸡子黄先煎代水,二枚(2个)。功用:滋阴养血,柔肝息风。主治:阴血不足,虚风内动证。症见筋脉拘急,手足瘛疭,或头目眩晕,舌绛苔少,脉细数。本方为治疗邪热久羁,阴血不足,虚风内动证之常用方。

【鉴别】

钩藤饮　羚角钩藤汤

钩藤饮《医宗金鉴》与羚角钩藤汤皆用羚羊角、钩藤,均属凉肝息风之剂,用治高热抽搐之证。但前者配伍全蝎、天麻等息风止痉之品,重在止痉,且配人参,有扶正祛邪之意,适于肝热动风,抽搐较甚而正气受损的小儿天钓;后者配伍滋阴增液、清热化痰之品,适于肝热生风而兼有津伤痰阻的高热抽搐。

建瓴汤　镇肝熄风汤

建瓴汤与镇肝熄风汤均能镇肝息风,滋阴潜阳,用于肝肾阴亏,肝阳上亢之证。但后者镇潜清降之力较强,用于阳亢化风,气血逆乱而见脑部热痛、面色如醉,甚或中风昏仆者;而前者宁心安神之力略优,适用于肝阳上亢而见失眠多梦、心神不宁者。

镇肝熄风汤　天麻钩藤饮

镇肝熄风汤与天麻钩藤饮均可平肝息风,补益肝肾,主治肝肾阴虚,肝阳偏亢,肝风内动,风阳上扰之头痛、眩晕。镇肝熄风汤重镇降逆、滋阴潜阳力颇著,兼以引气血下行,宜于肝肾阴亏较重,肝阳偏亢,气血逆乱之类中风。天麻钩藤饮重镇滋阴潜阳之力稍逊,但兼清热安神、活血利水之功,宜于肝肾阴亏较轻,肝阳独亢,风火上扰之证。

大定风珠　小定风珠

大、小定风珠同为滋阴息风之剂,均治阴虚风动证。其中,大定风珠滋阴息风之力较强,且配以五味子之酸敛而摄纳浮阳,适用于阴虚风动重证伴见脉虚欲脱者;小定风珠滋阴息风之力较弱,但有平冲降逆之功,适用于阴虚风动轻证伴有呃逆者。

第十二章　祛湿方药

　　祛湿方药，即以化湿利水，通淋泄浊等作用为主，用于治疗水湿病证的方药。

　　本类方药是根据"湿淫所胜……以苦燥之，以淡泄之"，以及"洁净府"的理论立法，属于"八法"中的"消法"。

　　湿与水异名而同类，湿为水之渐，水为湿之积。湿邪为病，有外湿、内湿之分。外湿与内湿又常相兼为病。外湿者，湿从外侵，常伤及肌表、经络，其发病则见恶寒发热，头胀身重，肢节酸痛，或面目浮肿等。内湿者，湿从内生，每因恣食生冷，过饮酒酪、肥甘，其发病多伤及脏腑，见脘腹胀满，呕恶泄利，水肿淋浊，黄疸，痿痹等。

　　湿邪为病较为复杂，祛湿之法亦种类繁多。大抵湿邪在外在上者，可从表微汗以解（解表剂）；在内在下者，可芳香苦燥而化，或甘淡渗利以除；水湿壅盛，形气俱实者，又可攻下以逐之（泻下剂）；从寒化者，宜温阳化湿；从热化者，宜清热祛湿；湿浊下注，淋浊带下者，则宜分清化浊以治之。故本章祛湿方药亦分为化湿和胃、清热祛湿、利水渗湿、温化寒湿、祛风胜湿、祛湿化浊等。

　　使用祛湿方药应注意：湿为阴邪，其性重浊黏腻，最易阻碍气机，而气机阻滞，又使湿邪不得运化，故祛湿方中常配伍理气药，使气化则湿化。又因祛湿药多芳香温燥或甘淡渗利，易耗气伤阴、动胎元，故素体阴虚津亏，病后体弱，以及孕妇等，均应慎用。

第一节　祛湿药

一、祛风湿药

独活　Dúhuó（《神农本草经》）

　　本品为伞形科植物重齿毛当归 *Angelica pubescens* Maxim.f.*biserrata* Shan et Yuan 的干燥根。主产于四川、湖北。生用。

　　【药性】　辛、苦，微温。归肾、膀胱经。

　　【功效】　祛风除湿，通痹止痛，解表。

　　【应用】

　　1. 风寒湿痹，腰膝疼痛　本品辛散苦燥，气香温通，功善祛风湿、止痹痛，为治风湿痹痛之主药，凡风寒湿邪所致之痹证，无论新久，均可应用。因其主入肾经，性善下行，"宣肾经之寒湿"，故尤以下半身风寒湿痹为宜。治风寒湿痹，肌肉、腰背、手足疼痛，可与当归、白术、牛膝等同用；若与桑寄生、杜仲、人参等配伍，可治痹证日久正虚，腰膝酸软，关节屈伸不利者。

2. 风寒夹湿头痛　本品辛散苦燥温通，能发散风寒湿邪而解表，治外感风寒夹湿所致的头痛头重，一身尽痛，多配羌活、藁本、防风等。

3. 少阴伏风头痛　本品善入肾经而搜伏风，与细辛、川芎等相配，可治风扰肾经，伏而不出之少阴头痛。

【用法用量】　煎服，3～10g。外用适量。

【鉴别用药】　羌活与独活均能祛风湿，止痛、解表，皆可用治风寒湿痹，风寒夹湿表证。但羌活性较燥烈，发散力强，常用于风寒湿痹，痛在上半身者；独活性较缓和，发散力较弱，多用于风寒湿痹在下半身者。若风寒湿痹，一身尽痛，两者常相须配伍应用。

【文献摘要】　《名医别录》："治诸风，百节痛风无久新者。"《药性论》："治中诸风湿冷，奔喘逆气，皮肌苦痒，手足挛痛，劳损，主风毒齿痛。"

【现代研究】　本品主要含蛇床子素、香柑内酯、花椒毒素、二氢山芹醇当归酸酯等。具有抗炎、镇痛、镇静、抑制血小板聚集、延缓脑衰老、降血压等作用。

防己　Fángjǐ（《神农本草经》）

本品为防己科植物粉防己 *Stephania tetrandra* S. Moore 的干燥根。习称"汉防己"。主产于浙江、江西、安徽、湖北。生用。

【药性】　苦、辛，寒。归膀胱、肺经。

【功效】　祛风湿，止痛，利水消肿。

【应用】

1. 风湿痹痛　本品辛能行散，苦寒降泄，既能祛风除湿止痛，又能清热。对风湿痹证湿热偏盛，肢体酸重，关节红肿疼痛，及湿热身痛者尤为要药，常与滑石、薏苡仁、蚕沙等配伍；若与麻黄、肉桂、威灵仙等同用，亦可用于风寒湿痹，四肢挛急者。

2. 水肿，脚气肿痛，小便不利　本品苦寒降泄，能清热利水，善下行而泄下焦膀胱湿热，尤宜于下肢水肿，小便不利者。常与黄芪、白术、甘草等配伍，用于风水水肿，脉浮，身重汗出恶风者；与茯苓、黄芪、桂枝等同用，可治一身悉肿，小便短少者；与椒目、葶苈子、大黄合用，又治湿热腹胀水肿；治脚气足胫肿痛、重着、麻木，可与吴茱萸、槟榔、木瓜等同用。

3. 湿疹疮毒　本品苦以燥湿，寒以清热，治湿疹疮毒，可与苦参、金银花等配伍。

此外，本品有降血压作用，可用于高血压。

【用法用量】　煎服，5～10g。

【使用注意】　本品苦寒易伤胃气，胃纳不佳及阴虚体弱者慎服。

【文献摘要】　《神农本草经》："治风寒，温疟，热气，诸痫。除邪，利大小便。"《名医别录》："疗水肿、风肿，去膀胱热，伤寒寒热邪气，中风手脚挛急，止泄，散痈肿恶结。"《医林纂要》："泻心，坚肾，燥脾湿，功专行水决渎，以达于下。"

【现代研究】　本品主要含粉防己碱、防己诺林碱、轮环藤酚碱、氧防己碱、防己斯任碱等。本品能增加排尿量、镇痛和抗炎；对心肌有保护作用，能对抗心律失常；能明显抑制血小板聚集，抑制凝血酶；对子宫收缩有明显的松弛作用；有抗菌、抗肿瘤、免疫抑制、抗过敏等作用。

桑寄生 **Sāngjìshēng**（《神农本草经》）

本品为桑寄生科植物桑寄生 *Taxillus chinensis*（DC.）Danser 的干燥带叶茎枝。主产于广西、广东。生用。

【药性】 苦、甘，平。归肝、肾经。

【功效】 祛风湿，补肝肾，强筋骨，安胎元。

【应用】

1. 风湿痹痛，腰膝酸软，筋骨无力 本品苦燥、甘补，既能祛风湿，又长于补肝肾、强筋骨，对痹证日久，损及肝肾，腰膝酸软，筋骨无力者尤宜，常与独活、杜仲、牛膝等同用。

2. 崩漏经多，妊娠漏血，胎动不安 本品味甘，能补肝肾而固冲任、安胎元。治肝肾亏虚，崩漏，月经过多，妊娠下血，胎动不安者，每与阿胶、续断、香附等配伍；或配阿胶、续断、菟丝子等。

3. 头晕目眩 本品能补益肝肾以平肝降压，用于高血压头晕目眩属肝肾不足者，可与杜仲、牛膝等药配伍。

【用法用量】 煎服，9～15g。

【文献摘要】 《神农本草经》："治腰痛，小儿背强，痈肿，安胎，充肌肤，坚发齿，长须眉。"《药性论》："能令胎牢固，主怀妊漏血不止。"《日华子本草》："助筋骨，益血脉。"

【现代研究】 本品主要含黄酮类成分（广寄生苷、槲皮素、金丝桃苷、槲皮苷等）及挥发油（苯甲酰、苯二烯、芳姜黄烯、桉树脑）等。有抗炎、镇痛、降血脂、降血压、扩张冠状动脉、减慢心率、抑菌、抗病毒等作用。

简析药

威灵仙 本品为毛茛科植物威灵仙、棉团铁线莲或东北铁线莲的干燥根和根茎。味辛、咸，性温；归膀胱经。功能祛风湿，通经络，止痛，消骨鲠。本品辛散温通，性猛善走，既能祛风湿，又能通经络而止痛，为治风湿痹痛之要药。主治风湿痹痛，筋骨拘挛，跌打伤痛；又能软坚而消骨鲠，用治诸骨鲠咽。煎服，6～10g，消骨鲠可用30～50g。气血虚弱者慎服。

川乌 本品为毛茛科植物乌头的干燥母根。味辛、苦，性热；归心、肝、脾、肾经。生川乌有大毒，制川乌有毒。功能祛风除湿，温经止痛。本品辛热苦燥，善于驱逐寒湿、温经止痛，为治寒湿痹痛之佳品，主治风寒湿痹，关节疼痛，不可屈伸；又辛散温通，散寒止痛之功显著，常用治心腹冷痛，寒疝作痛，及治跌打损伤，骨折瘀肿疼痛，并可作为麻醉止痛药。制用煎服，1.5～3g，宜先煎、久煎，孕妇慎用；生品慎内服，宜外用，适量，孕妇禁用；不宜与半夏、川贝母、浙贝母、平贝母、伊贝母、湖北贝母、瓜蒌、瓜蒌皮、瓜蒌子、天花粉、白及、白蔹同用。

草乌 本品为毛茛科植物北乌头的干燥块根。味辛、苦，性热，有大毒；归心、肝、肾、脾经。本品的药性、功效、应用、用法用量、使用注意与川乌相同，而毒性更强。

蕲蛇 本品为蝰科动物五步蛇的干燥体。味甘、咸，性温；有毒；归肝经。功能祛风，通络，止痉。具走窜之性，能内走脏腑，外达肌表而透骨搜风，通经活络，以祛内外之风邪，为截风要药，主治风湿痹证，尤善治病深日久之风湿顽痹，经络不利，麻木拘挛；中风口眼㖞斜，半身不遂、小儿急慢惊风、破伤风、抽搐痉挛；麻风、疥癣、瘰疬、梅毒、恶疮。煎服，

3～9g；研末吞服，一次1～1.5g，一日2～3次。酒浸、熬膏，或入丸、散服。血虚生风者慎服。

木瓜 本品为蔷薇科植物贴梗海棠的干燥近成熟果实。味酸，性温；归肝、脾经。功能舒筋活络，化湿和中。为治湿痹筋脉拘挛之要药，又可治筋急项强，不可转侧；温通祛湿，治感受风湿，脚气浮肿；温香入脾，味酸入肝，舒筋活络而缓挛急，用治暑湿吐泻，转筋挛痛，或湿阻中焦之腹痛吐泻转筋。此外，尚有消食作用，用于消化不良；并能生津止渴，可治津伤口渴。煎服，6～9g。胃酸过多者不宜服用。

蚕沙 本品为蚕蛾科昆虫家蚕的干燥粪便。味甘、辛，性温；归肝、脾、胃经。功能祛风除湿，化湿和中。本品辛甘发散，温燥祛风，除湿舒筋，作用缓和，主治风湿痹痛；入脾胃，能化湿和中，止泻舒筋，治暑湿中阻而致的腹痛吐泻转筋；又能祛风湿、止痒，治疗风疹、湿疹瘙痒。布包煎服，5～15g；外用适量。

路路通 本品为金缕梅科植物枫香树的干燥成熟果序。味苦，性平；归肝、肾经。功能祛风活络，利水，通经。主治风湿痹痛，麻木拘挛，中风半身不遂，水肿胀满，跌打损伤，经行不畅，经闭，乳少，乳汁不通。煎服，5～10g。外用适量。月经过多者不宜；孕妇慎用。

秦艽 本品为龙胆科植物秦艽、麻花秦艽、粗茎秦艽或小秦艽的干燥根。味辛、苦，性平；归胃、肝、胆经。功能祛风湿，清湿热，舒筋络，止痹痛，退虚热。本品能"通关节，流行脉络"，为"风药中之润剂"，辛散苦泄，质润不燥，凡风湿痹痛，筋脉拘挛，骨节酸痛，无问寒热新久，均可配伍应用，尤宜于热痹；还可用于中风半身不遂，口眼㖞斜，四肢拘急，舌强不语；湿热黄疸，骨蒸潮热；小儿疳积发热。煎服，3～10g。

桑枝 本品为桑科植物桑的干燥嫩枝。味微苦，性平；归肝经。功能祛风湿，利关节。治疗风湿痹证，善达四肢经络，通利关节，主治肩臂、关节酸痛麻木，痹证新久、寒热均可应用，尤宜于风湿热痹，但单用力弱，多配伍其他药物。煎服，9～15g。外用适量。

豨莶草 本品为菊科植物豨莶、腺梗豨莶或毛梗豨莶的干燥地上部分。味辛、苦，性寒；归肝、肾经。功能祛风湿，利关节，清热解毒。主治风湿痹痛，筋骨无力，腰膝酸软，四肢麻木，中风半身不遂，风疹，湿疮，痈肿疮毒。此外，本品能降血压，可治高血压。煎服，9～12g，外用适量。治风湿痹痛、半身不遂，宜制用；治风疹湿疮、痈肿疮毒，宜生用。

络石藤 本品为夹竹桃科植物络石的干燥带叶藤茎。味苦，性微寒；归心、肝、肾经。功能祛风通络，凉血消肿。主治风湿热痹，筋脉拘挛，腰膝酸痛，热毒之喉痹、咽喉肿痛、痈肿疮毒，以及跌仆损伤，瘀滞肿痛。煎服，6～12g。

雷公藤 本品为卫矛科植物雷公藤的干燥根或根的木质部。味苦、辛，性寒，有大毒；归肝、肾经。功能祛风除湿，活血通络，消肿止痛，杀虫解毒。其祛风湿、活血通络之功较强，为治风湿顽痹要药；苦寒清热力强，消肿止痛功效显著，尤宜于关节红肿热痛、肿胀难消、晨僵、功能受限、甚至关节变形者；也可用治麻风、顽癣等多种皮肤病。煎服，1～3g，先煎；外用适量。有大毒，内服宜慎，外敷不可超过半小时，否则起疱；凡有心、肝、肾器质性病变及白细胞减少者慎服，孕妇禁用。

五加皮 本品为五加科植物细柱五加的干燥根皮，习称"南五加皮"。味辛、苦，性温；归肝、肾经。功能祛风除湿，补益肝肾，强筋壮骨，利水消肿。主治风湿痹证，肝肾不足，腰膝疼痛，筋脉拘挛，因其兼补益之功，尤宜于老人及久病体虚者。也常用治筋骨痿软，小儿发育不良，骨软行迟，体虚乏力；又可治疗水肿、小便不利，脚气肿痛。煎服，5～10g，或酒浸、入丸散服。

狗脊 本品为蚌壳蕨科植物金毛狗脊的干燥根茎。味苦、甘,性温;归肝、肾经。功能祛风湿,补肝肾,强腰膝。本品能行能补,适用于肝肾不足,兼有风寒湿邪之腰痛脊强,不能俯仰者;也可用治肝肾虚损之腰膝酸软、下肢无力,肾虚不固之遗尿尿频、带下清稀;其绒毛有止血作用,外敷可用于金疮出血。煎服,6~12g。肾虚有热,小便不利,短涩黄赤者慎服。

千年健 本品为天南星科植物千年健的干燥根茎。味苦、辛,性温;归肝、肾经。功能祛风湿,强筋骨。主治风寒湿痹,腰膝冷痛,拘挛麻木,筋骨痿软,颇宜于老人。煎服,5~10g;或酒浸服。阴虚内热者慎服。

二、化湿药

广藿香 Guǎnghuòxiāng 《名医别录》

本品为唇形科植物广藿香 *Pogostemon cablin*(Blanco)Benth. 的干燥地上部分。主产于广东。生用。

【**药性**】 辛,微温。归脾、胃、肺经。

【**功效**】 芳香化湿,和中止呕,发表解暑。

【**应用**】

1. 湿浊中阻,脘腹痞闷 本品气味芳香,为芳香化湿浊之要药。用治湿浊中阻所致的脘腹痞闷,少食作呕,神疲体倦等症,常与苍术、厚朴等同用。

2. 呕吐 本品既能芳香化湿浊,又能和中止呕,为治湿浊中阻所致之呕吐的要药。常与半夏、丁香等同用。偏湿热者,配黄连、竹茹等;偏寒湿者,配生姜、白豆蔻等药;妊娠呕吐,配砂仁、苏梗等;脾胃虚弱者,配党参、白术等。

3. 暑湿表证,湿温初起,寒湿闭暑 本品既能芳香化湿浊,又可发表解暑,治疗暑湿表证,或湿温初起,湿热并重,发热倦怠,胸闷不舒,多与黄芩、滑石、茵陈等同用;也可用治暑月外感风寒,内伤生冷而寒湿闭暑证,恶寒发热,头痛脘闷,腹痛吐泻,常配伍紫苏、厚朴、半夏等。

【**用法用量**】 煎服,3~10g。

【**文献摘要**】 《名医别录》:"疗风水毒肿,去恶气,疗霍乱,心痛。"《本草图经》:"治脾胃吐逆,为最要之药。"《本草述》:"散寒湿、暑湿、郁热、湿热。治外感寒邪,内伤饮食,或饮食伤冷湿滞,山岚瘴气,不伏水土,寒热作疟等症。"

【**现代研究**】 本品主要含广藿香醇、广藿香酮、百秋李醇等挥发油及生物碱、黄酮等。具有促进胃液分泌、增强消化、解除胃肠痉挛、防腐、抗菌、止泻、发汗等作用。

苍术 Cāngzhú 《神农本草经》

本品为菊科植物茅苍术 *Atractylodes lancea*(Thunb.)DC. 或北苍术 *Atractylodes chinensis*(DC.)Koidz. 的干燥根茎。主产于江苏、河南、河北、山西、陕西,以产于江苏茅山一带者质量最好,故名茅苍术。生用或麸炒用。

【**药性**】 辛、苦,温。归脾、胃、肝经。

【**功效**】 燥湿健脾,祛风散寒,明目。

【应用】

1. 湿阻中焦　本品苦温燥湿以祛湿浊，辛香健脾以和脾胃。主治湿阻中焦，脾失健运而致脘腹胀闷，呕恶食少，吐泻乏力，舌苔白腻等症，常与厚朴、陈皮等配伍；治疗脾虚湿聚，水湿内停的痰饮、泄泻或水湿外溢水肿者，与茯苓、泽泻、猪苓等利水渗湿药同用。

2. 风湿痹痛，脚气痿躄　本品辛散苦燥，长于祛湿，故痹证湿胜者尤宜，可与薏苡仁、独活等药同用；治疗湿热下注，脚气肿痛，痿软无力，常与黄柏、薏苡仁、牛膝配伍；治湿热痹痛，与石膏、知母等配伍；治湿热带下、湿疮、湿疹，与龙胆草、黄芩、栀子等配伍。

3. 风寒感冒　本品辛香燥烈，能开肌腠而发汗，祛肌表之风寒表邪，治疗外感风寒表证，又因其长于胜湿，故以风寒表证夹湿者最为适宜，常与羌活、白芷、防风等同用。

4. 夜盲症，眼目昏涩　本品尚能明目，用于夜盲症，眼目昏涩。可单用，或与羊肝、猪肝蒸煮同食。

【用法用量】　煎服，3～9g。

【鉴别用药】　苍术和广藿香均为芳香化湿药，具有化湿之力，用于湿阻中焦证。但苍术苦温燥烈，可燥湿健脾，不仅适用于湿阻中焦，亦可用于其他湿邪泛滥之证；而藿香微温，以化湿醒脾为主，多用于湿邪困脾之证。

【文献摘要】　《珍珠囊》："能健胃安脾，诸湿肿非此不能除。"《本草纲目》："治湿痰留饮，或挟瘀血成窠囊，及脾湿下流，浊沥带下，滑泻肠风。"

【现代研究】　本品主要含 β- 橄榄烯、花柏烯、丁香烯、榄香烯、芹子烯、广藿香烯、苍术酮、苍术素、芹子二烯酮等挥发油，及白术内酯等。具有促进胃肠运动、镇静、降血糖、排钠、排钾作用。其维生素 A 样物质可治疗夜盲及角膜软化症。

厚朴　Hòupò《神农本草经》

本品为木兰科植物厚朴 *Magnolia officinalis* Rehd.et Wils. 或凹叶厚朴 *Magnolia officinalis* Rehd. et Wils.var. *biloba* Rehd.et Wils. 的干燥干皮、根皮及枝皮。生用或姜汁炙用。

【药性】　苦、辛，温。归脾、胃、肺、大肠经。

【功效】　燥湿，行气，消积，消痰平喘。

【应用】

1. 湿滞伤中，脘痞吐泻　本品苦燥辛散，既能燥湿，又能下气除满，为消除胀满的要药。治疗湿阻中焦，脘腹痞满，呕吐泄泻，常与苍术、陈皮等同用。

2. 食积气滞，腹胀便秘　本品可行气宽中，消积导滞。治疗积滞便秘，常与大黄、枳实同用；治疗热结便秘，常配大黄、芒硝、枳实。

3. 痰饮喘咳　本品能燥湿消痰，下气平喘。治疗痰饮阻肺，咳喘胸闷，与紫苏子、陈皮、半夏等同用；治疗寒饮化热，胸闷气喘，喉间痰鸣，烦躁不安，与麻黄、石膏、苦杏仁等同用；治疗宿有喘病，外感风寒而发，与桂枝、苦杏仁等同用。

4. 梅核气证　本品燥湿消痰，下气宽中，可治疗七情郁结，痰气互阻，咽中如有物阻，咽之不下、吐之不出的梅核气，配伍半夏、茯苓、苏叶、生姜等。

【用法用量】　煎服，3～10g。

【使用注意】　本品辛苦温燥，易耗气伤津，故气虚津亏者及孕妇当慎用。

【鉴别用药】　厚朴、苍术均为化湿药，味辛、苦，性温，具有燥湿运脾之功，常相须为用，治疗湿阻中焦之证。但厚朴以苦味为重，苦降下气，消积除满，又下气消痰平喘，既可除无形之湿满，又可消有形之实满，为消除胀满的要药；而苍术辛散温燥为主，为治湿阻中焦之要药，又可祛风散寒、明目。

【文献摘要】《神农本草经》："治中风，伤寒，头痛，寒热，惊悸气，血痹，死肌，去三虫。"《名医别录》："温中益气，消痰下气。疗霍乱及腹痛胀满，胃中冷逆及胸中呕不止，泄痢淋露，除惊，去留热心烦满，厚肠胃。"《药性论》："主疗积年冷气，腹内雷鸣，虚吼，宿食不消，除痰饮，去结水，破宿血，消化水谷，止痛。大温胃气，呕吐酸水。主心腹满，病人虚而尿白。"

【现代研究】 本品主要含厚朴酚、异厚朴酚、木兰醇、挥发油、生物碱等。厚朴煎剂对肺炎球菌、白喉杆菌、溶血性链球菌、枯草球菌、志贺氏痢疾杆菌、金黄色葡萄球菌、炭疽杆菌及若干皮肤真菌均有抑制作用。对实验性胃溃疡有防治作用。还有降压作用。

简析药

佩兰 本品为菊科植物佩兰的干燥地上部分。味辛，性平；归脾、胃、肺经。功能芳香化湿，醒脾开胃，发表解暑。主治湿浊中阻、脘痞呕恶，脾经湿热、口中甜腻、多涎、口臭之脾瘅证，以及暑湿表证，湿温初起，发热倦怠，胸闷不舒。煎服，3～10g。

砂仁 本品为姜科植物阳春砂、绿壳砂或海南砂的干燥成熟果实。味辛，性温；归脾、胃、肾经。功能化湿开胃，温中止泻，理气安胎。本品辛散温通，气味芳香，其化湿醒脾开胃、行气温中之效均佳，"为醒脾调胃要药"。主治湿浊中阻、脾胃气滞之脘腹胀痛、脘痞不饥；脾胃虚寒，呕吐泄泻；妊娠恶阻，气滞胎动不安。煎服，3～6g，后下。

豆蔻 本品为姜科植物白豆蔻或爪哇白豆蔻的干燥成熟果实。味辛，性温；归肺、脾、胃经。功能化湿行气，温中止呕，开胃消食。主治湿浊中阻，脾胃气滞，不思饮食，胸腹胀痛，食积不消；湿温初起，胸闷不饥；寒湿呕逆，或小儿胃寒，吐乳不食。煎服，3～6g，后下。阴虚血燥者慎用。

草豆蔻 本品为姜科植物草豆蔻的干燥近成熟种子。味辛，性温；归脾、胃经。功能燥湿行气，温中止呕。主治寒湿内阻，脾胃气滞，脘腹胀满冷痛，不思饮食，或寒湿内盛，清浊不分而腹痛泻痢；胃气上逆之呕吐呃逆。煎服，3～6g。阴虚血燥者慎用。

草果 本品为姜科植物草果的干燥成熟果实。味辛，性温；归脾、胃经。功能燥湿温中，截疟除痰。主治寒湿内阻，脘腹胀痛，痞满呕吐；疟疾寒热往来，瘟疫发热。煎服，3～6g。阴虚血燥者慎用。

三、利水渗湿药

茯苓 Fúlíng（《神农本草经》）

本品为多孔菌科真菌茯苓 *Poria cocos*（Schw.）Wolf 的干燥菌核。主产于安徽、云南、湖北。生用。

【药性】 甘、淡、平。归心、肺、脾、肾经。

【功效】 利水渗湿、健脾、宁心安神。

【应用】

1. 水肿尿少 本品味甘而淡。甘则补，淡则渗，药性平和，既能祛邪，又可扶正，利水而不伤正气，为利水渗湿之要药，可用治寒热虚实各种水肿。治疗水湿内停所致之水肿、小便不利，常与泽泻、猪苓、白术等同用；治脾肾阳虚水肿，常与附子、生姜等同用；用于水热互结，阴虚小便不利，水肿，常与滑石、阿胶、泽泻等合用。

2. 痰饮眩悸　本品善于渗泄水湿，使湿无所聚，痰无由生，可治痰饮之目眩心悸，常配伍桂枝、白术、甘草等；治饮停于胃之呕吐，常配伍半夏、生姜等。

3. 脾虚食少，便溏泄泻　本品味甘、入脾经，能健脾补中、渗湿止泻，使中焦清升浊降，尤宜于脾虚湿盛之泄泻，可与山药、白术、薏苡仁等同用；治疗脾胃虚弱、倦怠乏力、食少便溏，常配伍人参、白术、甘草等。

4. 心神不安，惊悸失眠　本品补益心脾而宁心安神，常用治心脾两虚，气血不足之心悸、失眠、健忘，多与黄芪、当归、远志等同用；治疗心气虚，不能藏神，惊恐而不安卧者，常与人参、龙齿、远志等同用。

【用法用量】　煎服，10～15g。

【文献摘要】　《神农本草经》："治胸胁逆气，忧恚，惊邪，恐悸，心下结痛，寒热，烦满，咳逆。止口焦，舌干，利小便。"《名医别录》："止消渴，好睡，大腹，淋沥，膈中痰水，水肿淋结。开胸腑，调脏气，伐肾邪，长阴，益气力，保神守中。"

【现代研究】　本品主要含多糖，其中 β- 茯苓聚糖含量最高；三萜类化合物如乙酰茯苓酸、茯苓酸、土莫酸、齿孔酸等；甾醇类成分如麦角甾醇等；还含蛋白质、脂肪、卵磷脂、葡萄糖、腺嘌呤等。本品有利尿、镇静、抗肿瘤、增加心肌收缩力、增强免疫功能、护肝、降血糖、延缓衰老、抗胃溃疡等作用。

泽泻　Zéxiè（《神农本草经》）

本品为泽泻科植物东方泽泻 *Alisma orientale*（Sam.）Juzep. 或泽泻 *Alisma plantago-aquatica* Linn. 的干燥块茎。主产于福建、四川。生用或盐水炙用。

【药性】　甘、淡，寒。归肾、膀胱经。

【功效】　利水渗湿，泄热，化浊降脂。

【应用】

1 水肿胀满，小便不利，泄泻尿少，痰饮眩晕　本品利水渗湿作用较强，治疗水湿停蓄之小便不利、水肿，常与茯苓、猪苓、桂枝等同用；能"利小便以实大便"，治脾胃伤冷，水谷不分，泄泻不止，常与厚朴、苍术、陈皮等配伍；泻水湿，行痰饮，治痰饮停聚，清阳不升之头目昏眩，常与白术等同用。

2. 热淋涩痛，遗精　本品性寒，既能清膀胱之热，又能泄肾经之虚火，故下焦湿热者尤为适宜。用治湿热蕴结之热淋涩痛，常与木通、车前子等药同用；对肾阴不足，相火偏亢之遗精、潮热，则与熟地黄、山茱萸、牡丹皮等同用。

3. 高脂血症　本品利水渗湿，可化浊降脂，常用于治疗高脂血症，可与决明子、荷叶、何首乌等药同用。

【用法用量】　煎服，6～10g。

【文献摘要】　《药性论》："主肾虚精自出，治五淋，利膀胱热，直通水道。"《本草纲目》："渗湿热，行痰饮，止呕吐、泻痢，疝痛，脚气。"

【现代研究】　本品主要含四环三萜酮醇类成分。具有利尿、降血压、降血糖、抗脂肪肝的作用，对金黄色葡萄球菌、肺炎双球菌、结核杆菌有抑制作用。

茵陈 Yīnchén（《神农本草经》）

本品为菊科植物滨蒿 *Artemisia scoparia* Waldst.et Kit. 或茵陈蒿 *Artemisia capillaris* Thunb. 的干燥地上部分。主产于陕西、山西、河北。生用。

【药性】 苦、辛，微寒。归脾、胃、肝、胆经。

【功效】 清利湿热，利胆退黄。

【应用】

1. 黄疸尿少 本品苦泄下降，微寒清热，善于清利脾胃、肝胆湿热，使之从小便而出，为治黄疸之要药。若身目发黄，小便短赤之阳黄证，常与栀子、大黄同用；若湿重于热者，可与茯苓、猪苓等同用；若脾胃寒湿郁滞，阳气不得宣运之阴黄，多与附子、干姜等配伍。

2. 湿温暑湿 本品其气清芬，善于清利湿热，治疗外感湿温或暑湿，身热倦怠，胸闷腹胀，小便不利，常与滑石、黄芩、木通等药同用。

3. 湿疮瘙痒 本品苦而微寒，其清利湿热之功，可用于湿热内蕴之湿疮瘙痒、风痒瘾疹，可单味煎汤外洗，也可与黄柏、苦参、地肤子等同用。

【用法用量】 煎服，6～15g。外用适量，煎汤熏洗。

【使用注意】 蓄血发黄及血虚萎黄者慎用。

【文献摘要】 《神农本草经》："治风湿寒热邪气，热结黄疸。"《名医别录》："治通身发黄，小便不利，除头热，去伏瘕。"《本草经疏》："蓄血发黄者，禁用。"

【现代研究】 本品主要含香豆素、黄酮、有机酸，及挥发油、烯炔、三萜、甾体等。有显著利胆作用，并有解热、保肝、抗肿瘤和降压作用。对人型结核杆菌和流感病毒有抑制作用。

简析药

薏苡仁 本品为禾本科植物薏苡的干燥成熟种仁。味甘、淡，性凉；归脾、胃、肺经。功能利水渗湿，健脾止泻，除痹，排脓，解毒散结。主治脾虚湿胜之水肿腹胀，脚气浮肿，小便不利，泄泻；湿痹筋脉挛急疼痛、湿热痿证、两足麻木、痿软肿痛；肺痈、肠痈、赘疣、癌肿。煎服，9～30g。清利湿热宜生用，健脾止泻宜炒用。性质滑利，孕妇慎用。

猪苓 本品为多孔菌科真菌猪苓的干燥菌核。味甘、淡，性平；归肾、膀胱经。功专利水渗湿。主治水肿，小便不利，泄泻，淋浊，带下。煎服，6～12g。

香加皮 本品为萝藦科植物杠柳的干燥根皮。味辛、苦，性温，有毒；归肝、肾、心经。功能利水消肿，祛风湿，强筋骨。主治下肢浮肿，心悸气短；风寒湿痹，腰膝酸软或筋骨痿软、行迟。煎服，3～6g。不宜长期或过量服用。

大腹皮 本品为棕榈科植物槟榔的干燥果皮。味辛，性微温；归脾、胃、大肠、小肠经。功能行气宽中，行水消肿。主治湿阻气滞之脘腹胀满，食积气滞之脘腹痞胀，大便秘结或泻而不爽，水肿胀满，脚气浮肿，小便不利。煎服，5～10g。

生姜皮 本品为姜科植物姜的根茎外表皮。味辛，性凉；归脾、肺经。功能和脾行水消肿。主治水肿初起，小便不利。煎服3～10g。

椒目 本品为芸香科植物青椒或花椒的种子。味苦，辛，性寒，有毒；归肺、肾、膀胱经。功能利水消肿，降气平喘。主治水肿胀满、痰饮咳喘。煎服，3～10g。

　　车前子　本品为车前科植物车前或平车前的干燥成熟种子。味甘,性寒;归肝、肾、肺、小肠经。功能清热利尿通淋,渗湿止泻,明目,祛痰。本品甘寒滑利,善于通利水道,清膀胱之热,主治湿热下注,小便淋痛;水湿停滞之水肿,小便不利。又善利水湿、分清浊而止泻,即"利小便以实大便",用治湿盛之大便水泻,小便不利,暑湿泄泻。也常用治肝热目赤涩痛,肺热咳嗽痰多。煎服,9～15g,包煎。孕妇及肾虚精滑者慎用。

　　滑石　本品为硅酸盐类矿物滑石族滑石,主要为含水硅酸镁[$Mg_3(Si_4O_{10})(OH)_2$]。味甘、淡,性寒;归膀胱、肺、胃经。功能利尿通淋,清热解暑;外用清热祛湿敛疮。主治热淋,石淋、暑湿、湿温,湿热或暑湿水泻。外用治湿疮、湿疹、痱子。煎服,10～20g,滑石块先煎,滑石粉包煎;外用适量。脾虚、热病伤津及孕妇慎用。

　　木通　本品为木通科植物木通、三叶木通或白木通的干燥藤茎。味苦,性寒;归心、小肠、膀胱经。功能利尿通淋,清心除烦,通经下乳。本品能上清心经之火、下泄小肠之热,主治膀胱湿热,淋证,水肿,及心火上炎,心烦尿赤,口舌生疮;又入血分,能通经下乳,利血脉、通关节,用治血瘀经闭,乳汁短少或不通,及湿热痹痛。煎服,3～6g。孕妇慎用,不宜长期或大量服用。

　　通草　本品为五加科植物通脱木的干燥茎髓。味甘、淡,性微寒;归肺、胃经。功能清热利尿,通气下乳。主治热淋涩痛,石淋、血淋,水肿尿少,产后乳汁不畅或不下,湿温初起及暑温夹湿。煎服,3～5g。孕妇慎用。

　　萆薢　本品为薯蓣科植物绵萆薢、福州薯蓣、粉背薯蓣的干燥根茎。味苦,性平;归肾、胃经。功能利湿去浊,祛风除痹。善于利湿而分清去浊,为治膏淋要药,并可治疗白浊、白带过多。也可用治风湿痹痛,关节不利,腰膝疼痛。煎服,9～15g。肾阴亏虚、遗精滑精者慎用。

　　瞿麦　本品为石竹科植物瞿麦或石竹的干燥地上部分。味苦,性寒;归心、小肠经。功能利尿通淋,活血通经。本品苦寒泄降,能清心与小肠之火,导热下行,为治淋证之常用药。主治热淋、血淋、石淋,血热瘀阻之经闭或月经不调。煎服,9～15g。孕妇慎用。

　　萹蓄　本品为蓼科植物萹蓄的干燥地上部分。味苦,性微寒;归膀胱经。功能利尿通淋,杀虫,止痒。主治热淋涩痛,石淋,蛔虫病、蛲虫病、钩虫病,皮肤湿疹,阴痒带下。煎服,9～15g。外用适量,煎洗患处。

　　海金沙　本品为海金沙科植物海金沙的干燥成熟孢子。味甘、咸,性寒;归膀胱、小肠经。功能清热利湿,通淋止痛。主治热淋、石淋、血淋、膏淋,尿道涩痛,为治诸淋涩痛之要药。煎服,6～15g,包煎。

　　石韦　本品为水龙骨科植物庐山石韦、石韦或有柄石韦的干燥叶。味甘、苦,性微寒;归肺、膀胱经。功能利尿通淋,清肺止咳,凉血止血。主治热淋、血淋、石淋,小便不通,淋沥涩痛,兼可止血,尤宜于血淋。也可用治肺热咳喘气急,及血热妄行之吐血、衄血、尿血、崩漏。煎服,6～12g。

　　灯心草　本品为灯心草科植物灯心草的干燥茎髓。味甘、淡,性微寒;归心、肺、小肠经。功能利小便,清心火。主治热淋涩痛,心烦失眠、尿少涩痛,及小儿心热夜啼。煎服,1～3g。

　　金钱草　本品为报春花科植物过路黄的干燥全草,习称大金钱草。味甘、咸,性微寒;归肝、胆、肾、膀胱经。功能利湿退黄,利尿通淋,排石,解毒消肿。主治湿热黄疸,肝胆结石,石淋、热淋。外用治恶疮肿毒,蛇虫咬伤。煎服,15～60g,或用鲜品捣汁内服或捣烂外敷。

虎杖 本品为蓼科植物虎杖的干燥根茎和根。味苦,性微寒;归肝、胆、肺经。功能利湿退黄,清热解毒,散瘀止痛,化痰止咳。主治湿热黄疸,淋浊,带下,痈肿疮毒,水火烫伤,毒蛇咬伤,经闭,癥瘕,风湿痹痛,跌打损伤,肺热咳嗽。煎服,9～15g,外用适量,制成煎液或油膏涂敷。孕妇慎用。

第二节 祛 湿 剂

真武汤 《伤寒论》

【组成】 茯苓三两(9g) 芍药三两(9g) 白术二两(6g) 生姜切,三两(9g) 附子炮,去皮,破八片,一枚(9g)

【用法】 上五味,以水八升,煮取三升,去滓,温服七合,日三服(现代用法:水煎温服)。

【功效】 温阳利水。

【主治】

1. 阳虚水泛证。小便不利,四肢沉重疼痛,甚则肢体浮肿,畏寒肢冷,腹痛,下利,或咳或呕,舌淡胖,苔白滑,脉沉细。

2. 太阳病发汗太过,阳虚水泛证。汗出不解,其人仍发热,心下悸,头眩,身𥆧动,振振欲擗地。

【证治机理】 本方证为脾肾阳虚,以肾阳虚为主,水气内停所致。肾为水火之脏,主化气而利水;脾主运化水湿。今脾肾阳虚,肾阳虚弱,则不能蒸化水液;脾阳不足,则不能运化水湿。二者均可致水气内停,泛滥肌肤,而现肢体或全身浮肿、四肢沉重;水气凌心,则心悸;水阻清阳,清阳不升,则头眩。肾与膀胱相表里,肾阳虚致膀胱气化失常,故见小便不利;阳虚不能温煦全身,故见畏寒肢冷;水湿下注,阴寒凝滞,故见下利腹痛。若太阳发汗太过,则伤阳耗阴,筋脉失以温煦濡养,筋脉挛急,故身𥆧动,振振欲擗地;虚阳外浮,则发热;舌淡胖,苔白滑,脉沉细为阳虚水泛之象。治宜温补脾肾阳气,利水消肿。

【方解】 方中附子大辛大热,温肾暖脾,使脾肾阳气旺盛,则能化气行水,故为君药。白术、茯苓健脾渗湿,使水湿从小便而出,为臣药。生姜辛温以发散水气,并能助附子温阳化气以利水,又能助白术、茯苓健脾以化湿,故亦重用;白芍酸甘柔肝,敛阴舒筋以止筋惕肉𥆧,并可监制附子、生姜之辛热太过伤阴,共为佐药。诸药合用,泻中有补,标本兼顾,可使脾肾阳复,气化水行,共奏温阳利水之功。

【运用】

1. 本方为温阳利水之基础方。临证以小便不利,肢体沉重或浮肿,舌质淡胖,苔白脉沉为证治要点。

2. 肺有寒饮,加细辛、干姜、五味子;脾肾阳虚甚而下利者,去白芍,加干姜;若呕者,倍生姜,加陈皮。

【方论选录】 《伤寒明理论》:"真武,北方水神也,而属肾,用以治水焉。水气在心下,外带表而属阳,必应发散,故治以真武汤。青龙汤主太阳病,真武汤主少阴病。少阴,肾水也,此汤可以和之,真武之名得矣。茯苓味甘平,白术味甘温,脾恶湿,腹有水气,则脾不治。脾欲缓，急食甘以缓之。渗水缓脾，必以甘为主，故以茯苓为君，白术为臣。芍药味酸微寒，生姜味辛温。《内经》曰：湿淫所胜，佐以酸辛。除湿正气，是用芍药、生姜酸辛为佐也。附子味辛热。《内经》曰：寒淫所胜，平以辛热。温经散湿，是以附子为使也。水气内渍。至于散，则所行不一，故有加减之方焉。若咳者，加五味子、细辛、干姜。咳者，水寒射肺也，肺气逆者，以酸收之，五味子酸而收也；肺恶寒，以辛润之，细辛、干姜辛而润也。若小便利者，去茯苓。茯苓专渗泄者也。若下利者，去芍药，加干姜。酸之性泄，去芍药以酸泄也；辛之性散，加干姜以散寒也。呕者，去附子加生姜。气上逆则呕，附子补气，生姜散气，两不相损，气则顺矣。增损之功，非大智孰能贯之？"

【医案举例】　吴孚先治赵太学，患水气咳嗽而喘，误作伤风，概投风药，面目尽肿，喘逆愈甚。曰：风起则水涌，药之误也。以真武汤温中镇水，诸症悉平。（《续名医类案》）

【实验研究】　真武汤可能通过上调心肌细胞 p-ERK5 表达水平，同时下调线粒体自噬关键蛋白的表达水平，从而发挥治疗慢性心力衰竭的作用。[别明珂，曾昭文，陈新宇. 真武汤对慢性心力衰竭大鼠心肌细胞 ERK5 及线粒体自噬关键蛋白的影响 [J]. 湖南中医药大学学报，2021，41（12）：1840-1845.]

【方歌】　温阳利水真武汤，附子芍术苓生姜，小便不利水湿停，阳虚水肿用之良。

完带汤 《傅青主女科》

【组成】　白术土炒，一两（30g）　山药炒，一两（30g）　人参二钱（6g）　白芍酒炒五钱，（15g）　车前子酒炒，三钱（9g）　苍术制，三钱（9g）　甘草一钱（3g）　陈皮五分（2g）　黑芥穗五分（2g）　柴胡六分（2g）

【用法】　水煎服。

【功效】　健脾疏肝，祛湿止带。

【主治】　脾虚肝郁，湿浊下注之带下病。带下色白，清稀无臭，倦怠便溏，少气，舌淡苔白，脉缓或濡弱。

【证治机理】　带下病多与脾、肝、带脉关系密切。盖脾主运化，若脾虚则运化失常，湿浊下注，而成带下；肝主疏泄，若肝郁横逆乘脾，则脾失健运，湿浊下注，亦见带下；若带脉亏虚，失于约束，水湿下注而成带下。《傅青主女科》云："带下俱是湿证……脾气之虚，肝气之郁，湿气之侵，热气之逼，安得不成带下之病哉！"本方证为脾虚肝郁，带脉不固，湿浊下注所致，故见带下缠绵，清稀色白无臭或大便溏薄；脾虚生化之源不足，故倦怠无力；舌淡苔白，脉缓或濡弱为脾虚湿盛之象。脾虚易致肝郁，肝郁又可加重脾虚，故治法上当以益气健脾，祛湿止带为主，兼以疏肝解郁。

【方解】　方中重用炒白术益气健脾、燥湿以止带，炒山药益气健脾补肾以固带脉，二者相伍，标本兼治，共为君药。人参益气健脾，苍术燥湿运脾，车前子淡渗利湿，以助君药祛湿之力，共为臣药。白芍、柴胡疏肝养血，使肝主条达，则脾不致受犯，且柴胡升发阳气，使湿浊不致下流；黑荆芥祛湿止带，陈皮行气化湿，与柴胡相配，加强疏肝理气之效，与补气药配伍，使补而不滞，均为佐药。甘草补中，调和诸药，为使药。诸药相配，使脾气健运，肝气条达，带脉恢复其约束之功，湿浊得化，则带下自止。

【运用】

1. 本方为治脾虚肝郁，带脉不固，湿浊下注之带下病常用方。临证以带下色白，清稀无臭，倦怠无力，舌淡苔白，脉濡缓为证治要点。若带下色黄或赤白，稠黏臭秽，苔黄脉弦，非本方所宜。

2. 腰酸甚者，加桑寄生、杜仲、菟丝子；白带日久，清稀属寒者，加巴戟天、鹿角霜、炮姜；兼少腹痛甚者，可加乌药、小茴香。

【方论选录】《傅青主女科》："夫白带乃湿盛而火衰，肝郁而气弱，则脾土受伤，湿土之气下陷，是以脾精不守，不能化荣血以为经水，反变成白滑之物，由阴门直下，欲自禁而不可得也。治法宜大补脾胃之气，稍佐以舒肝之品，使风木不闭塞于地中，则地气自升腾于天上，脾气健而湿气消，自无白带之患矣。此方脾、胃、肝三经同治之法，寓补于散之中，寄消于升之内，开提肝木之气，则肝血不燥，何至下克脾土？补益脾土之元，则脾气不湿，何难分消水气？至于补脾而兼补胃者，由里及表也。脾非胃气之强，则脾之弱不能旺，是补胃正所以补脾耳。"

【实验研究】 完带汤通过降低炎症因子水平使宫颈炎得到改善，不仅治疗阴道局部微生态失调，还具有提高免疫力等多重功效。同时，健脾中药能够改善脾虚证，从而在整体上提高人体机能。[袁亚美，朱文莉，施慧. 完带汤对肝郁脾虚型慢性宫颈炎模型大鼠病理形态及阴道微生态的影响 [J]. 陕西中医药大学学报，2018，41（3）：85-88.]

【方歌】 完带汤术参芍山，苍车柴陈芥穗甘，脾虚肝郁湿下注，白带清稀少气痉。

独活寄生汤 《备急千金要方》

【组成】 独活三两(9g) 桑寄生 杜仲 牛膝 细辛 秦艽 茯苓 肉桂心 防风 川芎 人参 甘草 当归 芍药 干地黄各二两(各6g)

【用法】 上十五味，㕮咀，以水一斗，煮取三升，分三服，温身勿冷也(现代用法：水煎服)。

【功效】 祛风湿，止痹痛，益肝肾，补气血。

【主治】 风寒湿痹病日久，肝肾两亏，气血不足证。腰膝疼痛，肢节屈伸不利，或麻木不仁，畏寒喜温，心悸气短，舌淡苔白，脉细弱。

【证治机理】 本方所治之痹病，乃由风寒湿痹日久不愈，致肝肾不足，气血亏虚所致。风寒湿邪侵袭经络关节，气血运行不畅，又兼肝肾不足，气血亏虚，筋骨失养，故见腰膝疼痛、肢节屈伸不利，或麻木不仁；寒湿久侵，损伤阳气，则畏寒喜温；气血不足，则心悸气短、舌淡苔白、脉细弱。对此久痹伤及肝肾气血之证，治当邪正兼顾，既要祛风除湿散寒，通痹止痛以治标，又当益肝肾，补气血以治本。

【方解】 方中独活长于祛下半身之风寒湿邪，通痹止痛为君药。臣以防风、秦艽祛风除湿，活络舒筋；肉桂温阳散寒，温通经脉止痛；细辛发散风寒，《神农本草经》云"细辛主百节拘挛，风湿痹痛"。四药助君药祛风除湿，散寒止痛之功，共为臣药。桑寄生、牛膝、杜仲补肝肾，强腰膝，壮筋骨，祛风湿；当归、川芎、地黄、芍药养血活血；人参、茯苓、甘草补气健脾，皆为佐药。甘草调和诸药，又为使药。诸药合用，治标与固本兼顾，风湿得除，气血得充，肝肾得补，日久不愈之痹证则自愈。

【运用】

1. 本方为治疗风寒湿痹日久，肝肾不足，气血亏虚证之常用方。临证以腰膝冷痛，关节屈伸不利，心悸气短，舌淡苔白，脉细弱为证治要点。痹证属湿热实证者，忌用本方。

2. 寒邪偏甚者，加附子、干姜；湿邪偏甚者，加防己、苍术；痛甚者，加制川乌、白花蛇、鸡血藤；正虚不甚者，可减地黄、人参。

【方论选录】《医方考》："肾气虚弱，肝脾之气袭之，令人腰膝作痛，屈伸不便，冷痹无力者，此方主之。肾，水脏也，虚则肝脾之气凑之，故令腰膝实而作痛；屈伸不便者，筋骨俱病也。《灵枢经》曰：能屈而不能伸者，病在筋；能伸而不能屈者，病在骨。故知屈伸不便，为筋骨俱病也。冷痹者，阴邪实也；无力者，气血虚也。是方也，独活、寄生、细辛、秦艽、防风、桂枝，辛温之品也，可以升举肝脾之气，肝脾之气升，则腰膝弗痛矣；当归、熟地、白芍、川芎、杜仲、牛膝者，养阴之品也，可以滋补肝肾之阴，肝肾之阴补，则足得血而能步矣；人参、茯苓、甘草者，益气之品也，可以长养诸脏之阳，诸脏之阳生，则冷痹去而有力矣。"

【实验研究】　独活寄生汤可对小鼠起到镇痛作用，其机制可能与降低小鼠血清中 PGE2 和 cAMP 的浓度有关。[车萍，季旭明，宋小莉，等. 独活寄生汤对醋酸致痛模型小鼠 PGE2、cAMP 表达影响的实验研究 [J]. 时珍国医国药，2014，25（8）：2048-2049.]

【方歌】　独活寄生艽防辛，杜仲牛膝茯苓参，肉桂甘草及四物，冷风顽痹屈能伸。

平胃散　《简要济众方》

【组成】　苍术去黑皮,捣为粗末,炒黄色,四两（12g）　厚朴去粗皮,涂生姜汁,炙令香熟,三两（9g）陈橘皮洗令净,焙干,二两（6g）　甘草炙黄,一两（3g）

【用法】　上为散。每服二钱（6g），水一中盏，加生姜二片，大枣二枚，同煎至六分，去滓，食前温服（现代用法：共为细末，每服 4～6g，姜枣煎汤送下，亦可作汤剂，加生姜 2 片，大枣 2 枚，水煎服）。

【功用】　燥湿运脾，行气和胃。

【主治】　湿滞脾胃证。脘腹胀满，不思饮食，口淡无味，恶心呕吐，嗳气吞酸，肢体沉重，怠惰嗜卧，常多自利，舌苔白腻而厚，脉缓。

【证治机理】　本方证系由湿滞脾胃，脾胃失和所致。脾为太阴湿土，居中州而主运化，其性喜燥恶湿。湿困脾胃，气机不畅，则脘腹胀满；脾失健运，胃失和降，则食少无味，恶心呕吐，嗳气吞酸；湿邪中阻，下注肠道，则为泄泻；湿为阴邪，其性重滞，故为肢体沉重，怠惰嗜卧。由于"太阴湿土，得阳始运"（《临证指南医案》），故治宜燥湿运脾为主，辅之行气和胃，使气行而湿化。

【方解】　方中以苍术为君药，以其辛香苦温，入中焦燥湿运脾，使湿去则脾运有权，脾健则湿邪得化。臣以厚朴，辛温而散，味苦性燥，长于行气除满，且可燥湿。与苍术相伍，行气以除湿，燥湿以运脾，使气行而湿化，增强祛湿之力。佐以陈皮，理气和胃，燥湿醒脾，以助苍术、厚朴之力。使以甘草，调和诸药，且能益气健脾和中。煎煮时少加生姜、大枣以增补脾和胃之效。诸药合用，苦辛温燥，主以燥化，辅以行气，主以运脾，兼以和胃，使湿去脾运，气机调畅，胃气平和，升降有序，则诸证自愈。

【运用】

1. 本方为治疗湿滞脾胃证之基础方。临证以脘腹胀满，舌苔白腻而厚为辨证要点。因方中药物多辛苦温燥，易耗气伤津，故阴津不足或脾胃虚弱者及孕妇不宜使用。

2. 湿邪化热，加黄连、黄芩；湿邪寒化，加干姜、草豆蔻；伴有呕吐，加半夏；兼食滞，加炒神曲、炒麦芽。

【方论选录】《医方考》："湿淫于内，脾胃不能克制，有积饮痞膈中满者，此方主之。此湿土太过之证，《经》曰敦阜是也。苍术味甘而燥，甘则入脾，燥则胜湿；厚朴味温而苦，温则益脾，苦则燥湿，故二物可以平敦阜之土。陈皮能泄气，甘草能健脾，气泄则无湿郁之患，脾强则有制湿之能，一补一泄，又用药之则也。是方也，惟湿土太过者能用之，若脾土不足及老弱、阴虚之人，皆非所宜也。"

【医案举例】 程沙随任泰兴时，有一乳娘，因食冷肉，心脾胀痛不可忍，钱受之以陈茱萸五六十丸，水一盏煎汁去渣，入官局平胃散三钱，再煎热服。一服痛止，再服无他，云高宗尝以此赐近臣，愈疾甚多，真奇方也。（《续名医类案》卷十八）

【方歌】 平胃散是苍术朴，陈皮甘草四般药，除湿散满祛瘴岚，调胃诸方从此扩。若和小柴名柴平，煎加姜枣能除疟，又不换金正气散，即是此方加夏藿。

茵陈蒿汤 《伤寒论》

【组成】 茵陈六两(18g) 栀子十四枚(12g) 大黄去皮，二两(6g)

【用法】 上三味，以水一斗二升，先煮茵陈，减六升，内二味，煮取三升，去滓，分三服（现代用法：水煎服）

【功用】 清热利湿退黄。

【主治】 湿热黄疸。一身面目俱黄，黄色鲜明，发热，无汗或但头汗出，口渴欲饮，恶心呕吐，腹微满，小便短赤，大便不爽或秘结，舌红苔黄腻，脉沉数或滑数有力。

【证治机理】 《伤寒论》用其治疗瘀热发黄，《金匮要略》以其治疗谷疸。病因皆缘于邪热入里，与脾湿相合，湿热壅滞中焦所致。湿热壅结中焦，脾胃气机受阻，故腹微满，恶心呕吐，大便不爽，甚或秘结。无汗而热不得外越，小便不利则湿不得下泄，以致湿热熏蒸肝胆，胆汁外溢，浸淫肌肤，则一身面目俱黄，黄色鲜明。湿热内郁，津液不化，则口中渴。舌苔黄腻、脉沉数为湿热内蕴之征。是证以湿热瘀滞，邪无去路为病机要点。

【方解】 方中重用茵陈为君药，以其苦寒降泄，长于清利肝胆湿热，为治黄疸要药。臣以栀子，清热降火，通利三焦，助茵陈引湿热从小便而去。佐以大黄，泻热逐瘀，通利大便，导瘀热、湿热从大便而下。三药合用，利湿与泄热并进，通利二便，前后分消，湿邪得除，瘀热得去，黄疸自退。

【运用】

1. 本方为治疗湿热黄疸之代表方，其证属湿热并重。临证以一身面目俱黄，黄色鲜明，舌苔黄腻，脉沉数或滑数有力为辨证要点。寒湿黄疸（阴黄）则非本方所宜。

2. 热毒重者加黄芩、龙胆草、板蓝根；湿重者加猪苓、泽泻以渗湿；胁痛较重者加郁金、川楝子、延胡索；瘀滞重、胁下痞块者，加丹参、赤芍、丹皮。

【方论选录】《古今名医方论》卷三："太阳、阳明俱有发黄证。但头汗而身无汗，则热不外越；小便不利，则热不下泄，故瘀热在里。然里有不同，肌肉是太阳之里，当汗而发之，故用麻黄连翘赤豆汤，为凉散法；心胸是太阳阳明之里，当寒以胜之，用栀子柏皮汤，乃清火法；肠胃是阳明之里，当泻之于内，故立本方，是逐秽法。茵陈禀北方之色，经冬不凋，傲霜凌雪，偏受大寒之气，故能除热邪留结，率栀子以通水源，大黄以调胃实，令一身内外瘀热，悉从小便而出，腹满自减，肠胃无伤，仍合引而竭之之法，此阳明利水之圣剂也。仲景治阳明渴饮有四法：本太阳转属者，五苓散微发汗以散水气；大烦燥渴，小便自利者，白虎加参，清火而生津；脉浮，发热，小便不利者，猪苓汤，滋阴而利水；小便不利，腹满者，茵陈蒿汤以泄满,令黄从小便出。病情治法,胸有成竹矣。"

【方歌】 茵陈蒿汤治黄疸,阴阳寒热细推祥,阳黄大黄栀子入,阴黄附子与干姜,亦有不用茵陈者,加草柏皮栀子汤。

五苓散 《伤寒论》

【组成】 猪苓去皮,十八铢(9g) 泽泻一两六铢(15g) 白术十八铢(9g) 茯苓十八铢(9g) 桂枝去皮,半两(6g)

【用法】 上五味,捣为散,以白饮和,服方寸匕,日三服,多饮暖水,汗出愈,如法将息(现代用法:散剂,每服6～10g,多饮热水,取微汗;亦可作汤剂,水煎服,温服取微汗)。

【功用】 利水渗湿,温阳化气。

【主治】

1. 蓄水证。小便不利,头痛微热,烦渴欲饮,甚则水入即吐,舌苔白,脉浮。

2. 痰饮。脐下动悸,吐涎沫而头眩,或短气而咳者。

3. 水湿内停证。水肿、泄泻,小便不利,以及霍乱吐泻等。

【证治机理】 本方原治伤寒太阳病之"蓄水证",后世广泛用于治疗多种水湿内停证。所谓"蓄水证",即太阳表邪不解,循经传腑,以致膀胱气化不利,而成太阳经腑同病之证。表邪未解,故头痛微热,脉浮;膀胱气化失司,故小便不利;水蓄下焦,津液不得上承于口,故渴欲饮水;饮入之水不得输布而上逆,故水入即吐,又称"水逆证"。若因脏腑功能失调,水湿内盛,泛溢肌肤,则为水肿;下注大肠,则为泄泻;水湿稽留,升降失常,清浊相干,则霍乱吐泻;水停下焦,水气内动,则脐下动悸;水饮上犯,阻遏清阳,则吐涎沫而头眩;水饮凌肺,肺气不利,则短气而咳。诸症之候虽然各异,但皆属膀胱气化不利、水湿内停而以湿盛为主。

【方解】 方中重用泽泻为君,利水渗湿。臣以茯苓、猪苓助君药利水渗湿。佐以白术补气健脾以运化水湿,合茯苓健脾,培土制水。《素问·灵兰秘典论》谓:"膀胱者,州都之官,津液藏焉,气化则能出矣。"膀胱之气化有赖于阳气之蒸腾,故佐以桂枝温阳化气以助利水,解表散邪,以祛表邪,《伤寒论》示人服后当饮暖水,以助发汗,使表邪从汗而解。诸药合用,以甘淡渗利为主,佐以温阳化气,使水湿之邪从小便而去。

【运用】

1. 本方为利水化气之代表方,临证以小便不利,舌苔白,脉浮或缓为辨证要点。湿热之证忌用。

2. 兼腹胀者加陈皮、枳实;兼热者,去桂枝,加黄芩、车前子、木通;头目眩晕者加半夏、天麻。

【方论选录】《伤寒缵论》:"此两解表里之药,故云覆取微汗。茯苓、猪苓味淡,所以渗水涤饮也;泽泻味咸,所以泻肾止渴也;白术味甘,所以燥脾逐湿也;桂枝味辛,所以散邪和营也。欲兼温表,必用桂枝;专用利水,则宜肉桂,妙用全在乎此。若以其辛热而去之,则何能疏肝伐肾,通津利水乎?"

【医案举例】 江应宿治余氏仆。年十七岁,五月初患泄泻,至六月骨瘦如柴,粒米不入者五日矣,将就木。诊其脉,沉细濡弱而缓。告其主曰:湿伤脾病也。用五苓散加参、术各三钱,不终剂而索粥,三剂而愈。(《名医类案》卷四)

【方歌】 五苓散治太阳腑，白术泽泻猪茯苓，膀胱化气添桂枝，利便消暑烦渴清。

防己黄芪汤 《金匮要略》

【组成】 防己一两(12g)　黄芪一两一分(15g)　甘草炒,半两(6g)　白术七钱半(9g)

【用法】 上锉麻豆大，每抄五钱匕(15g)，生姜四片，大枣一枚，水盏半，煎至八分，去滓温服，良久再服，服后当如虫行皮中，从腰以下如冰，后坐被上，又以一被绕腰以下，温令微汗，瘥(现代用法：加生姜4片、大枣1枚，水煎服)。

【功用】 益气祛风，健脾利水。

【主治】 表虚之风水或风湿证。汗出恶风，身重或肿，或肢节疼痛，小便不利，舌淡苔白，脉浮。

【证治机理】 仲景原以本方治疗"风湿""风水"。本方所治，乃表虚不固，外受风邪，水湿郁于肌表经络所致。水湿泛溢于肌肤则为水肿(风水)，以头面浮肿为主；水湿流注肌肉、经络，发为风湿。风性开泄，表虚不固，营阴外泄则汗出，卫外不密故恶风；湿性重浊，水湿郁于肌腠，则身体重着，或头面浮肿；水湿流注肌肉、筋骨，则肢节疼痛；水湿蓄而不行，则小便不利；舌淡苔白，脉浮为风邪在表之象。

【方解】 方中重用黄芪与防己，共为君药。黄芪益气固表，行水消肿；防己祛风利水，除湿，止身体重痛。两者相伍，祛风除湿不伤正，益气固表不留邪。白术补气健脾祛湿，既助防己祛湿行水之力，又增黄芪益气固表之功，为臣药。煎时加生姜以助防己祛风湿，加大枣以助芪、术补脾气，姜枣为伍，调和营卫，俱为佐药。甘草益气和中，调和诸药，兼司佐使之职。诸药相伍，祛风与除湿健脾并用，扶正与祛邪兼顾，使风湿俱去，诸证自除。

【运用】

1. 本方是治疗风湿、风水属表虚证之常用方。临证以汗出恶风，小便不利，苔白脉浮为辨证要点。若水湿壅盛肿甚者，非本方所宜。

2. 兼见腹痛，加白芍；兼喘，加麻黄；水肿明显者，加泽泻、茯苓；上肢重痛加桂枝、桑枝；腰膝重痛者，加杜仲、牛膝、木瓜。

【方论选录】 《成方便读》："此治卫阳不足，风湿乘虚客于表也。风湿在表，本当以风药胜之，从汗出而愈，此为表虚有汗，即有风去湿不去之意，故不可更用麻黄、桂枝等药，再发其汗，使表益虚。防风、防己二物，皆走表行散之药，但一主风而一主湿，用各不同，方中不用防风之散风，而以防己之行湿。然病因表虚而来，若不振其卫阳，则虽用防己，亦不能使邪径去而病愈。故用黄芪助卫气于外，白术、甘草补土德于中，佐以姜、枣，通行营卫，使防己大彰厥效。服后如虫行皮中，上部之湿欲解也。或腰以下如冰，用被绕之，令微汗出，瘥。下部之湿，仍从下解，虽下部而邪仍在表，仍当以汗而解耳。"

【方歌】 防己黄芪金匮方，术甘姜枣共煎尝，此治风水与诸湿，身重汗出服之良。

苓桂术甘汤 《金匮要略》

【组成】 茯苓四两(12g)　桂枝去皮三两(9g)　白术二两(6g)　甘草炙,二两(6g)

【用法】 上四味，以水六升，煮取三升，去滓，分温三服(现代用法：水煎服)。

【功用】 温阳化饮，健脾利水。

【主治】 中阳不足之痰饮。胸胁支满，目眩心悸，短气而咳，舌苔白滑，脉弦滑或沉紧。

【证治机理】　本证系由中焦阳虚，脾失健运，湿聚为饮，饮停心下所致。脾阳不足，健运失职，则湿聚而为痰为饮。而痰饮随气升降，无处不到，停于胸胁，则见胸胁支满；阻滞中焦，清阳不升，则见头晕目眩；上凌心肺，则致心悸，短气而咳，舌苔白滑，脉沉滑或沉紧，皆为痰饮内停之征。仲景云："病痰饮者，当以温药和之。"故治当温阳化饮，健脾利水。

【方解】　方中重用茯苓为君，茯苓甘淡渗利，健脾利水以化饮，既可导已聚之饮从小便去，又可使脾健湿去而饮无所聚，亦无所生，是崇《金匮要略》"短气有微饮，当从小便去之"之意。饮为阴邪，遇寒则凝，得温则化，且水随气行，故臣以桂枝能温阳化气行水，气化水行则饮自消。白术为佐，健脾燥湿，合茯苓使脾健湿去，饮无所复聚，以治生饮之源；配桂枝能温阳健脾。又辅以炙甘草，补中益气，其合白术，益气健脾，崇土制水；配桂枝，辛甘化阳，温补中焦，并可调和诸药，而兼佐使之用。四药相合，中阳得建，痰饮得化，津液得布，诸症自愈。

【运用】

1. 本方为治中阳不足痰饮病的代表方。临证以胸胁支满，目眩心悸，舌苔白滑为辨证要点。饮邪化热，咳痰黏稠者，非本方所宜。

2. 咳痰多者，加半夏、陈皮；肢肿而尿少者，加泽泻、猪苓；眩晕加天麻、半夏。

【方论选录】　《伤寒来苏集·伤寒附翼》："君以茯苓，以清胸中之肺气，则治节出而逆气自降。用桂枝以补心血，则营气复而经络自和。白术培既伤之元气，而胃气可复。甘草调和气血，而营卫以和，则头目不眩而身不振摇矣。"

【方歌】　苓桂术甘化饮剂，温阳化饮又健脾，饮邪上逆胸胁满，水饮下行悸眩去。

简释方

藿香正气散《太平惠民和剂局方》　大腹皮　白芷　紫苏　茯苓去皮　各一两（各3g）　半夏曲　白术　陈皮去白　厚朴去粗皮,姜汁炙　苦桔梗各二两（各6g）　藿香去土,三两（各9g）　甘草炙,二两半（各6g）。功用：解表化湿，理气和中。主治：外感风寒，内伤湿滞证。症见恶寒发热，头痛，胸膈满闷，脘腹疼痛，恶心呕吐，肠鸣泄泻，舌苔白腻，以及山岚瘴疟等。

栀子柏皮汤《伤寒论》　栀子十五枚（10g）　甘草炙,一两（3g）　黄柏二两（6g）。功用：清热利湿。主治：黄疸，热重于湿证。身热，发黄，心烦懊恼，口渴，苔黄。本方为治疗热重湿轻之阳黄的基础方。

茵陈四逆汤《伤寒微旨论》　甘草　茵陈各二两（各6g）　干姜一两半（4.5g）　附子一个,破八片（6g）。功用：温里助阳，利湿退黄。主治：阴黄。黄色晦暗，皮肤冷，背恶寒，手足不温，身体沉重，神倦食少，口不渴或渴喜热饮，大便稀溏，舌淡苔白，脉紧细或沉细无力。本方为治疗寒湿阴黄的代表方。

八正散《太平惠民和剂局方》　车前子　瞿麦　萹蓄　滑石　山栀子仁　甘草炙　木通　大黄面裹煨,去面,切,焙,各一斤（各9g）。功用：清热泻火，利水通淋。主治：热淋。尿频尿急，溺时涩痛，淋沥不畅，尿色浑赤，甚则癃闭不通，小腹急满，口燥咽干，舌苔黄腻，脉滑数。本方清热利水通淋之力专而功著，是治湿热淋证的常用方，最宜用于湿热俱盛，正邪俱实者。

三仁汤《温病条辨》　杏仁五钱（15g）　飞滑石六钱（18g）　白通草二钱（6g）　白蔻仁二钱（6g）　竹叶二钱（6g）　厚朴二钱（6g）　生薏苡仁六钱（18g）　半夏五钱（15g）。功用：宣畅气机，清利湿热。主治：湿温初起及暑温夹湿之湿重于热证。头痛恶寒，身重疼痛，肢体倦怠，面色淡黄，胸闷不饥，午后身热，苔白不渴，脉弦细而濡。本方为治湿温初起，邪在气分，湿重热轻的代表方。用药特色：一是祛湿为主，兼以清热；二是宣上、畅中、渗下三法并举，体现了三焦分消法则。

藿朴夏苓汤《感证辑要》引《医原》） 杏仁二钱至三钱(6～9g) 蔻仁八分冲(2.5g) 半夏二钱至三钱(6～9g) 厚朴八分至一钱(2.5～3g) 藿梗一钱半至二钱(4.5～6g) 苡仁四钱至六钱(12～18g) 通草三钱至五钱(9～15g) 茯苓三钱至四钱(9～12g) 猪苓一钱半至两钱(4.5～6g) 泽泻一钱半至两钱(4.5～6g)。先用通草煎汤代水，煎上药服。功用：化湿解表。主治：湿温初起，身热恶寒，肢体倦怠，胸闷口腻，舌苔薄白，脉濡缓。本方为治湿温初起，湿重热轻表证明显的常用方。

甘露消毒丹《医效秘传》） 飞滑石十五两(15g) 淡黄芩十两(10g) 绵茵陈十一两(11g) 石菖蒲六两(6g) 川贝母 木通各五两(各5g) 藿香 连翘 白蔻仁 薄荷 射干各四两(各4g)。功用：利湿化浊，清热解毒。主治：湿温时疫之湿热并重证。发热口渴，胸闷腹胀，肢酸倦怠，颐咽肿痛，或身目发黄，小便短赤，或泄泻淋浊等，舌苔白腻或黄腻或干黄，脉濡数或滑数。本方为"治湿温时疫之主方"。

连朴饮《霍乱论》） 制厚朴二钱(6g) 川连姜汁炒 石菖蒲 制半夏各一钱(各3g) 香豉炒 焦栀各三钱(各9g) 芦根二两(60g)。功用：清热化湿，理气和中。主治：湿热霍乱。上吐下泻，胸脘痞闷，心烦躁扰，小便短赤，舌苔黄腻，脉滑数等。本方为治湿热霍乱证之常用方。方中芦根用量独重，取其清热止呕除烦，兼具利小便而导湿热下行。

当归拈痛汤《医学启源》） 羌活半两(15g) 防风三钱(9g) 升麻一钱(3g) 葛根二钱(6g) 白术一钱(3g) 苍术三钱(9g) 当归身三钱(9g) 人参二钱(6g) 甘草五钱(15g) 苦参酒浸二钱(6g) 黄芩炒一钱(3g) 知母酒洗三钱(9g) 茵陈酒炒五钱(15g) 猪苓三钱(9g) 泽泻三钱(9g)。功用：利湿清热，疏风止痛。主治：湿热相搏，外受风邪证。遍身肢节烦痛，或肩背沉重，或脚气肿痛，脚膝生疮，舌苔白腻或微黄，脉弦数。本方为治疗风湿热痹或湿热脚气之常用方。

二妙散《丹溪心法》） 黄柏炒 苍术米泔水浸，炒(各15g)。功用：清热燥湿。主治：湿热下注证。筋骨疼痛，或两足痿软，或足膝红肿疼痛，或湿热带下，或下部湿疮、湿疹等，小便短赤，舌苔黄腻。本方为治疗湿热下注证的基础方。

六一散《黄帝素问宣明论方》） 滑石六两(18g) 甘草一两(3g)。功用：清暑利湿。主治：暑湿证。身热烦渴，小便不利，或泄泻。本方为治疗暑湿证之基础方。

桂苓甘露散《黄帝素问宣明论方》） 茯苓去皮，一两(3g) 甘草炙，二两(6g) 白术半两(1.5g) 泽泻一两(3g) 桂去皮，半两(1.5g) 石膏二两(6g) 寒水石二两(6g) 滑石四两(12g) 猪苓半两(1.5g)(一方不用猪苓)。功用：清暑解热，化气利湿。主治：暑湿证。发热头痛，烦渴引饮，小便不利，以及霍乱吐泻。本方是由六一散合五苓散、甘露饮而成，为清暑利湿之常用方。

胃苓汤《世医得效方》） 五苓散 平胃散(各6～10g)。上二药合和，苏子、乌梅煎汤送下，未效，加木香、缩砂、白术、丁香煎服。功用：祛湿和胃，行气利水。主治：夏秋之间，脾胃伤冷，水谷不分，泄泻如水，以及水肿、腹胀、小便不利者。本方为平胃散与五苓散的合方，是治疗水湿内盛证之常用方。

茵陈五苓散《金匮要略》） 茵陈蒿末十分(4g) 五苓散五分(2g)。上二物合，先食，饮方寸匕(6g)，日三服。功用：利湿退黄。主治：湿热黄疸，湿重于热，小便不利者。本方为治湿重热轻之阳黄的代表方。

猪苓汤《伤寒论》） 猪苓去皮 茯苓 泽泻 阿胶 滑石碎，各一两(各10g)。功用：利水养阴清热。主治：小便不利，发热，口渴欲饮，或心烦不寐，或兼有咳嗽，呕恶，下利等，舌红苔白或微黄，脉细数。又治血淋，小便涩痛，点滴难出，小腹满痛者。本方为治疗水热互结而兼阴虚证候之常用方。

五皮散《中藏经》　生姜皮　桑白皮　陈橘皮　大腹皮　茯苓皮各等分（各9g）。功用：利水消肿，理气健脾。主治：脾虚湿盛，气滞水泛之皮水。一身悉肿，肢体沉重，心腹胀满，上气喘急，小便不利，以及妊娠水肿等，苔白腻，脉沉缓。本方药性平和，五药皆用皮，取其善行皮间水气之功，为治皮水之代表方。

茯苓桂枝甘草大枣汤《伤寒论》　茯苓半斤（15g）　桂枝去皮，四两（12g）　甘草炙，二两（6g）大枣擘，十五枚。功用：温通心阳，化气行水。主治：发汗后，其人脐下悸，欲作奔豚。伤寒发汗后，腹下气满，小便不利。本方重用茯苓半斤，且桂枝四两，重在温通心阳，利水降逆。

甘草干姜茯苓白术汤（又名肾著汤，《金匮要略》）　甘草二两（6g）　干姜四两（12g）　茯苓四两（12g）白术二两（6g）。上四味，以水五升，煮取三升，分温三服。功用：祛寒除湿。主治：肾著病。身重，腰下冷痛，腰重如带五千钱，饮食如故，口不渴，小便自利，舌淡苔白，脉沉迟或沉缓。本方为治疗寒湿腰痛之代表方。

实脾散《严氏济生方》　厚朴去皮，姜制，炒　白术　木瓜去瓤　木香不见火　草果仁　大腹子　附子炮，去皮脐　白茯苓去皮　干姜炮，各一两（各30g）　甘草炙，半两（15g）。功用：温阳健脾，行气利水。主治：脾肾阳虚，水气内停之阴水。身半以下肿甚，手足不温，口中不渴，胸腹胀满，大便溏薄，舌苔白腻，脉沉弦而迟。本方为治疗脾肾阳虚水肿（阴水）之代表方。

萆薢分清饮《杨氏家藏方》　益智仁　川萆薢　石菖蒲　乌药各等分（各9g）。功用：温肾利湿，分清化浊。主治：下焦虚寒之膏淋、白浊。小便频数，混浊不清，白如米泔，凝如膏糊，舌淡苔白，脉沉。本方为治下焦虚寒淋浊证的代表方。

羌活胜湿汤《脾胃论》　羌活　独活各一钱（各6g）　藁本　防风　甘草炙，各五分（各3g）　蔓荆子三分（2g）　川芎二分（1.5g）。功用：祛风胜湿止痛。主治：风湿犯表之痹证。肩背痛不可回顾，头痛身重，或腰脊疼痛，难以转侧，苔白，脉浮。本方为治疗风湿在表痹证之常用方。

【鉴别】

茵陈蒿汤　栀子柏皮汤　茵陈五苓散　茵陈四逆汤

四方均可利湿退黄，治疗黄疸之证。黄疸有湿热阳黄、寒湿阴黄之分，湿热阳黄有湿热轻重之别，临床上又分为湿热俱重、湿重热轻、热重湿轻等不同证型。茵陈蒿汤、栀子柏皮汤、茵陈五苓散均可治疗湿热内蕴之阳黄。其中茵陈蒿汤以茵陈配栀子、大黄，清热利湿并重，宜于湿热俱盛之黄疸；栀子柏皮汤以栀子配伍黄柏，以清热为主，宜于湿热黄疸属热重于湿者；茵陈五苓散以茵陈配五苓散（泽泻、茯苓、猪苓、白术、桂枝），长于利水渗湿，宜于湿热黄疸属湿重于热者。茵陈四逆汤以茵陈与干姜、附子配伍，温阳利湿退黄，宜于寒湿内阻之阴黄。

小蓟饮子　八正散　导赤散

三方均有清热利水通淋之功，用于治疗淋证。八正散集滑石、木通、萹蓄、瞿麦、车前子等大队清热利湿之品，清热利尿通淋之效颇著，且配入大黄之降泄，令诸药直达下焦，为治疗热淋之主方；小蓟饮子以小蓟、生地、藕节、蒲黄等凉血止血药与利水通淋之品为伍，宜用于治疗膀胱有热，灼伤血络之血淋；导赤散仅以木通、竹叶清热通淋，药简力薄，但有清心之功，并伍以生地，故既可上清心火，又能下利小肠，且利水而不伤阴，适用于心经热盛或心火下移小肠之口糜口疮、小便赤涩热痛或热淋轻证。

三仁汤　藿朴夏苓汤　甘露消毒丹

三方均具有清利湿热之功,皆为治疗湿温之常用方。其中,藿朴夏苓汤与三仁汤组成中均有"三仁"、半夏、厚朴、通草,皆可宣上、畅中、渗下以除湿热,用于治疗湿温初起,湿重热轻之证。藿朴夏苓汤尚配伍藿香、二苓、泽泻,芳香宣散与渗利湿邪之功较著,主治湿温初起,表证明显者;三仁汤配伍滑石、竹叶,清热之力胜于藿朴夏苓汤;甘露消毒丹重用滑石、黄芩、茵陈,配伍化浊辟秽,清热解毒之连翘、射干、石菖蒲,清热与利湿并重,兼能化浊解毒,主治湿热并重,疫毒上攻之证。

五苓散　胃苓汤　茵陈五苓散

胃苓汤、茵陈五苓散皆由五苓散加减而成,均可健脾利水渗湿,用于治疗脾失健运,水湿内停,小便不利之证。胃苓汤系五苓散与平胃散合方,故有燥湿和中、行气利水之效,适用于水湿内盛、气机阻滞之水肿、泄泻、腹胀、舌苔厚腻者;茵陈五苓散为五苓散加倍量茵陈而成,有利湿清热退黄之功,适用于黄疸湿多热少,小便不利之证。

五苓散　猪苓汤　防己黄芪汤

三方皆有利水消肿之功,均可治疗水湿内停之水肿证。五苓散、猪苓汤组成均有泽泻、猪苓、茯苓,然五苓散证由膀胱气化不利,水湿内盛而致,故配伍桂枝温阳化气兼解太阳未尽之邪,白术健脾燥湿,共成温阳化气利水之剂;猪苓汤证乃因邪气入里化热,水热互结,灼伤阴津而成里热阴虚、水湿停蓄之证,故配伍滑石清热利湿,阿胶滋阴润燥,共成利水清热养阴之方;防己黄芪汤证是因表虚不固,外受风邪,水湿郁于肌表经络所致,药用防己配伍黄芪、白术,祛风利水,益气固表而成益气利水之方。

苓桂术甘汤　五苓散

两方组成皆有茯苓、桂枝、白术,具有温阳化饮之功,均可用于治疗痰饮病,为温阳化饮之常用方。然五苓散以泽泻为君,配伍茯苓、猪苓直达下焦,以利水渗湿为主,主治饮停下焦之脐下悸、头眩、吐涎沫等症;苓桂术甘汤则以茯苓为君,配伍桂枝温阳化饮,四药皆入中焦脾胃,主治饮停中焦之胸胁支满、头眩、心下悸等症。

苓桂术甘汤　甘草干姜茯苓白术汤

两方组成仅一药之差。但苓桂术甘汤重用茯苓为君,配伍桂、术、草,重在利水渗湿,兼以温阳健脾,是治疗痰饮病之代表方;甘草干姜茯苓白术汤重用干姜为君,配伍苓、术、草,意在温中祛寒,兼以渗湿健脾,是治疗寒湿肾著病之常用方。

实脾散　真武汤

两方组成中均有附子、白术、茯苓和生姜,具有温补脾肾,利水渗湿之功,主治阳虚水肿之证。然真武汤以附子为君,配伍芍药、生姜,偏于温肾阳,温阳利水之中兼以敛阴柔筋、缓急止痛,主治肾阳不足,水湿内停之小便不利、浮肿者;实脾散以附子、干姜为君,温脾助阳之力更胜,且佐入木香、厚朴、草果等行气导滞之品,主治脾肾阳虚水肿兼有胸腹胀满等气滞见症者。

真武汤　附子汤

真武汤与附子汤均可治疗阳虚水湿泛溢之证。其中,真武汤中附子、白术量轻,并佐以生姜,重在温补肾阳而散水气,主治阳虚水气内停证;附子汤重用附子、白术,并配伍人参,重在温补脾阳而祛寒湿,主治阳虚寒湿内盛之痹病。

羌活胜湿汤　九味羌活汤

两方组成中均有羌活、防风、川芎和甘草,皆可祛风除湿止痛,治疗风湿在表之头身疼痛。但九味羌活汤配伍细辛、白芷、苍术及生地、黄芩,发汗解表力强,兼能清热,主治风寒湿邪在表而里有蕴热之证,其症以恶寒发热为主,兼见口苦微渴;羌活胜湿汤则配伍独活、藁本、蔓荆子,以祛周身风湿见长,方中各药用量较小,发汗之力逊之,主治风湿客于肌表经络之证,其症以头身、腰脊重痛为主。

第十三章 祛痰方药

祛痰方药，即以祛除痰饮等作用为主，用于治疗痰饮病证的方药。

痰饮之生成，与外邪犯肺和脏腑失调有关。如外邪犯肺，肺气失宣，或郁而生热，或化燥伤阴等，均可使津液凝结而生痰。脏腑功能失调，水液代谢失职，津液运行停滞，停聚日久，亦可凝结生痰。由于肺、脾、肾三脏与水液代谢密切相关，故痰饮之生成多责之于肺、脾、肾病变。

痰和饮均为人体水液代谢障碍所形成的病理产物，两者异名同类，常难以截然分开，故多痰饮并称。痰饮为病，内而脏腑，外至筋骨皮肉、胸膈肠胃、经络四肢，无处不到。由于所在部位不同且痰饮为病又多兼邪致病，故其临床症情十分复杂，常以咳嗽、喘促、头痛、眩晕、胸痹、呕吐、中风、痰厥、癫狂、惊痫、痰核及瘰疬等为主症。清代汪昂《医方集解》曾曰："在肺则咳，在胃则呕，在头则眩，在心则悸，在背则冷，在胁则胀，其变不可胜穷也。"故前贤有"百病皆为痰作祟"之说。痰饮病的成因很多，治法也各不相同。常依据其成因、性质和邪气兼夹，将祛痰剂分为燥湿化痰剂、清热化痰剂、润燥化痰剂、温化寒痰剂和治风化痰剂五类。

治疗痰病时，不仅要治已成之痰，还要治其生痰之本。因痰由湿聚而成，脾失健运，则生湿成痰，故祛痰剂每多配伍健脾祛湿药，以杜生痰之源，所谓"脾为生痰之源，治痰不理脾胃，非其治也"（《医宗必读》）。痰随气而升降，气壅则痰聚，气顺则痰消，故祛痰剂中又常配伍理气药。庞安常曾说："善治痰者，不治痰而治气，气顺则一身之津液亦随气而顺矣。"痰阻经络、肌腠，结为瘰疬、痰核等，故又需结合疏通经络、软坚散结等法，方可奏效。

使用祛痰方药时，需注意以下三点：第一，应察其标本缓急，辨明痰病性质，分清寒热燥湿，选用不同的治法及方剂；第二，有咳血倾向者，不宜使用辛温燥烈之剂；第三，祛痰剂多属行消之品，不宜久服。

第一节 祛痰止咳平喘药

半夏 Bànxià（《神农本草经》）

本品为天南星科植物半夏 *Pinellia ternata*（Thunb.）Breit. 的干燥块茎。主产于四川、湖北、河南、安徽等地。生用，或用生石灰、甘草制成法半夏，用生姜、白矾制成姜半夏，用白矾制成清半夏。

【药性】 辛、温，有毒。归脾、胃、肺经。

【功效】 燥湿化痰，降逆止呕，消痞散结。

【应用】

1. 湿痰寒痰，咳喘痰多，痰饮眩悸，风痰眩晕，痰厥头痛　本品辛温而燥，功善燥湿浊而化痰饮，为燥湿化痰、温化寒痰之要药，尤善治脏腑之湿痰。治痰湿阻肺之咳嗽声重，痰白质稀者，常与陈皮、茯苓同用，以增强燥湿化痰之功；治寒饮咳喘，痰多清稀，夹有泡沫，常与温肺化饮之细辛、干姜等同用。治痰饮眩悸，风痰眩晕，甚则呕吐痰涎，痰厥头痛，常配伍天麻、白术。

2. 胃气上逆，呕吐反胃　本品入脾胃经，善于燥化中焦痰湿，以助脾胃运化；又能和胃降逆，有良好的止呕作用。对各种原因所致呕吐，皆可随证配伍使用。因其性偏温燥，善除湿痰浊饮，故对痰饮或胃寒呕吐尤宜，常与生姜同用；若配伍性寒清胃之黄连，亦可治胃热呕吐；配石斛、麦冬，可治胃阴虚呕吐；配人参、白蜜，用治胃气虚呕吐。其化痰和胃之功，亦可用治痰饮内阻，胃气不和，夜寐不安者，可配秫米以化痰和胃安神。

3. 胸脘痞闷，梅核气　本品辛开散结，化痰消痞。治寒热错杂所致心下痞满者，常配伍干姜、黄连、黄芩等；若配伍瓜蒌、黄连，可治痰热结胸，胸脘痞闷，舌苔黄腻；治气滞痰凝之梅核气，咽中如有物阻，吐之不出，咽之不下，可与紫苏、厚朴、茯苓等同用，以行气解郁，化痰散结。

4. 痈疽肿毒，瘰疬痰核，毒蛇咬伤　本品外用能散结消肿止痛。治瘿瘤痰核，常与海藻、香附、青皮等同用，共奏行气化痰软坚之效；治痈疽发背或乳痈初起，可单用本品研末，鸡子白调涂；或用水磨敷。治毒蛇咬伤，亦可用生品研末调敷或鲜品捣敷。

【用法用量】　内服一般炮制后用，3～9g。外用适量，磨汁涂或研末以酒调敷患处。法半夏长于燥湿化痰，主治痰多咳喘，痰饮眩悸，风痰眩晕，痰厥头痛；姜半夏长于温中化痰，降逆止呕，主治痰饮呕吐，胃脘痞满；清半夏长于燥湿化痰，主治湿痰咳嗽，胃脘痞满，痰涎凝聚，咯吐不出。

【使用注意】　本品性温燥，阴虚燥咳、血证、热痰、燥痰应慎用。不宜与川乌、制川乌、草乌、制草乌、附子同用。生品内服宜慎。

【鉴别用药】　半夏与陈皮均为辛温之品，皆能燥湿化痰，常相须为用，治湿痰、寒痰，咳嗽气逆，痰多清稀，胸脘痞满。然半夏属化痰药，温燥之性尤强，燥湿化痰之力更著，又能降逆止呕，消痞散结，外用消肿止痛，用治气逆呕吐，心下痞，结胸，梅核气，痈疽肿毒，瘿瘤痰核等；陈皮属理气药，辛行苦泄，长于理气和中，擅治脾胃气滞，脘腹胀痛，食少便溏等。

【文献摘要】　《神农本草经》："治伤寒，寒热，心下坚，下气，喉咽肿痛，头眩，胸胀，咳逆，肠鸣，止汗。"《名医别录》："消心腹胸膈痰热满结，咳嗽上气，心下急痛，坚痞，时气呕逆，消痈肿，胎堕，治痿黄，悦泽面目。"《药性论》："能消痰涎，开胃，健脾，止呕吐，去胸中痰满，下肺气，主咳结。新生者摩涂痈肿不消，能除瘤瘿。气虚而有痰气加而用之。"

【现代研究】　主要含茴香脑、柠檬醛、β-榄香烯等挥发油成分，及天门冬氨酸、谷氨酸、精氨酸、β-谷甾醇、葡萄糖苷、皂苷、胆碱等。有镇咳、祛痰、镇吐、抑制胃液分泌、促进胆汁分泌、抗肿瘤、抗生育、抑制胰蛋白酶、增强免疫、利尿、降低眼内压、镇静催眠、降血脂等作用。

旋覆花　Xuánfùhuā 《神农本草经》

本品为菊科植物旋覆花 *Inula japonica* Thunb. 或欧亚旋覆花 *Inula britannica* L. 的干燥头状花序。全国大部分地区均产。生用或蜜炙用。

【药性】 苦、辛、咸,微温。归肺、脾、胃、大肠经。

【功效】 降气,消痰,行水,止呕。

【应用】

1. 风寒咳嗽,痰饮蓄结,胸膈痞闷,咳喘痰多 本品苦降辛开,咸能软坚,既降肺消痰以平喘咳,又消痞行水而除痞满。痰浊阻肺,肺气不降,咳喘痰黏,胸闷不舒者,不论寒热,皆可配伍应用。治外感风寒,痰湿内蕴,咳嗽痰多,常与半夏、麻黄等同用;治痰饮内停,浊阴上犯而致咳喘气促,胸膈痞闷者,可与桑白皮、槟榔等同用;若与瓜蒌、黄芩、贝母等清热化痰之品同用,亦可用于痰热咳喘;治顽痰胶结,难以咯出,胸中满闷者,可配伍海浮石、海蛤壳等。

2. 呕吐噫气,心下痞硬 本品又善降胃气而止呕止噫。治痰浊中阻,胃气上逆而噫气不除,呕吐,胃脘痞硬者,常与代赭石、半夏、生姜等同用;若胃热呕逆者,则须与黄连、竹茹等清胃止呕药同用。

【用法用量】 煎服,3~9g,包煎。

【使用注意】 阴虚劳嗽、肺燥咳嗽者慎用。

【文献摘要】 《神农本草经》:"治结气,胁下满,惊悸,除水,去五脏间寒热,补中,下气。"《名医别录》:"消胸上痰结,唾如胶漆,心胁痰水,膀胱留饮,风气湿痹。"《药性论》:"主肋胁气下寒热,水肿。主治膀胱宿水,去逐大腹,开胃,止呕逆、不下食。"

【现代研究】 主要含旋覆花素、大旋覆花素、旋覆花内酯等倍半萜内酯类成分,槲皮素、异槲皮素、木犀草素等黄酮类成分,以及咖啡酸、绿原酸等有机酸类成分。具有抗支气管痉挛、镇咳、祛痰、抗菌、杀虫、调节免疫、增加冠脉血流量、调节胃肠运动、增加胃酸分泌、增进胆汁分泌、抗炎、抑真菌等作用。

瓜蒌 Guālóu 《神农本草经》

本品为葫芦科植物栝楼 Trichosanthes kirilowii Maxim. 或双边栝楼 Trichosanthes rosthornii Harms 的干燥成熟果实。主产于山东、浙江、河南。生用。

【药性】 甘、微苦,寒。归肺、胃、大肠经。

【功效】 清热涤痰,宽胸散结,润燥滑肠。

【应用】

1. 肺热咳嗽,痰浊黄稠 本品甘寒清润,微苦降泄,主入肺经,善清肺热、润肺燥,并有化痰导滞之功,对肺热、痰热咳嗽,痰黄质稠者尤宜。用治痰热阻肺,咳嗽痰黄,质稠难咯,胸膈痞满者,可配黄芩、胆南星、枳实等;若治燥热伤肺,干咳无痰或痰少质黏,咯吐不利者,则配川贝母、天花粉、桑叶等。

2. 胸痹心痛,结胸痞满 本品又能利气开郁,导痰浊下行而奏宽胸散结之功。治痰气交阻,胸阳不振之胸痹疼痛,喘息咳唾不得卧者,常与薤白、半夏同用。治痰热结胸,胸膈痞满,按之则痛者,可配黄连、半夏。

3. 肺痈,肠痈,乳痈 本品性寒能清热散结消肿,常配清热解毒药以治内外痈。如治肺痈咳吐脓血,配鱼腥草、芦根等;治肠痈腹痛,可配败酱草、红藤等;治乳痈初起,红肿热痛,配蒲公英、天花粉、乳香等。

4. 大便秘结 瓜蒌仁质润多脂,能润燥滑肠,适用于津液不足,肠燥便秘,常与火麻仁、郁李仁、生地等同用。

【用法用量】　煎服，9～15g。

【使用注意】　不宜与川乌、制川乌、草乌、制草乌、附子同用。

【文献摘要】　《神农本草经》："治消渴，身热，烦满，大热，补虚，安中，续绝伤。"《名医别录》："主除肠胃中痼热，八疸，身面黄，唇干口燥，短气，通月水，止小便利。"《本草纲目》："润肺燥，降火，治咳嗽，涤痰结，利咽喉，止消渴。利大肠，消痈疮肿毒。"

【现代研究】　主要含正三十四烷酸、富马酸、琥珀酸等有机酸，栝楼萜二醇等萜类，以及丝氨酸蛋白酶 A、丝氨酸蛋白酶 B、糖类和甾醇类化合物等。具有祛痰、镇咳、抗炎、抑菌、扩张冠状动脉、提高耐缺氧能力、抗肿瘤、抑制溃疡形成、松弛胃肠平滑肌、抗血小板聚集等作用。

苦杏仁　Kǔxìngrén 《神农本草经》

本品为蔷薇科植物山杏 *Prunus armeniaca* L. Var. ansu Maxim.、西伯利亚杏 *Prunus sibirica* L.、东北杏 *Prunus mandshurica*（Maxim.）Koehne 或杏 *Prunus armeniaca* L. 的干燥成熟种子。主产于山西、河北、内蒙古、辽宁。生用，或照燀法去皮用，或炒用。

【药性】　苦，微温；有小毒。归肺、大肠经。

【功效】　降气止咳平喘，润肠通便。

【应用】

1. 咳嗽气喘，胸满痰多　本品味苦降泄，主入肺经，长于降泄上逆之肺气，又兼宣发壅闭之肺气，为止咳平喘之要药。凡咳嗽喘满，无论新久、寒热，皆可随证配伍。如风寒咳喘，鼻塞胸闷，常与麻黄、甘草同用；若风热咳嗽，发热口干，常配桑叶、菊花等；若外感凉燥，咳嗽痰稀，常与苏叶、半夏等配伍；若邪热壅肺，发热喘咳，常配石膏、麻黄、甘草；若燥热咳嗽，干咳无痰或少痰，病情较轻，可与桑叶、沙参等同用；病情较重，身热甚，咳逆而喘，则与石膏、麦冬等配伍。

2. 肠燥便秘　本品富含油脂而质润，味苦而下气，故能润肠通便。治津枯肠燥便秘，常与柏子仁、郁李仁、桃仁等同用；若血虚便秘，则与当归、生地、桃仁等配伍。此外，取其宣发疏通肺气之功，治湿温初起及暑温夹湿之湿重于热者，常配伍豆蔻仁、薏苡仁等药，共奏宣上、畅中、渗下之效。

【用法用量】　煎服，5～10g，生品入煎剂宜后下。

【使用注意】　内服不宜过量，以免中毒。大便溏泻者慎用。婴儿慎用。

【文献摘要】　《神农本草经》："治咳逆上气，腹中雷鸣，喉痹，下气，产乳，金创，寒心，贲豚。"《药性赋》："可升可降，阴中阳也。其用有二，利胸中气逆而喘促，润大肠气闭而难便。"《本草纲目》："杏仁能散能降，故解肌散风，降气润燥，消积治伤损药中用之。治疮杀虫，用其毒也。"

【现代研究】　主要含苦杏仁苷、苦杏仁酶、脂肪酸类成分。具有抑制呼吸中枢而镇咳平喘、祛痰、抑制胃蛋白酶活性、抗消化性溃疡、杀虫、抗炎、抑菌、镇痛、增强免疫、抗肿瘤、抗脑缺血、降血糖等作用。

简析药

半夏曲　本品为法半夏、赤小豆、苦杏仁、鲜青蒿、鲜辣蓼、鲜苍耳草与面粉经加工发酵而成。味甘、微辛，性温；归脾、胃经。功能化痰止咳，消食化积。主治咳嗽痰多，胸脘痞满，呕恶苔腻，及脾胃虚弱，饮食不消，泄泻，呕吐，腹胀等。煎服，3～9g。

天南星 本品为天南星科植物天南星、异叶天南星或东北天南星的干燥块茎。味苦、辛，性温；有毒；归肺、肝、脾经。功能燥湿化痰，祛风止痉，散结消肿。本品温燥之性胜于半夏，祛痰之力较强；又入肝经通行经络，尤善治顽痰、祛风痰而止痉。主治顽痰咳喘，胸膈胀闷，风痰眩晕，中风痰壅，口眼㖞斜，半身不遂，癫痫，惊风，破伤风；外用能治痈肿，瘰疬痰核，蛇虫咬伤等。内服制用，3～9g。外用生品适量，研末以醋或酒调敷患处。阴虚燥咳、阴血亏虚或热盛动风者不宜使用；孕妇慎用。生品毒性大，内服宜慎。

胆南星 本品为制天南星的细粉与牛、羊或猪胆汁经加工而成，或为生天南星细粉与牛、羊或猪胆汁经发酵而成。味苦、微辛，性凉；归肺、肝、脾经。功能清热化痰，息风定惊。主治痰热咳嗽，咳痰黄稠，中风痰迷，癫狂惊痫。煎服，3～6g。

白附子 本品为天南星科植物独角莲的干燥块茎。味辛，性温；有毒；归胃、肝经。功能燥湿化痰，祛风定惊，止痛，解毒散结。本品辛散温通，性锐上行，善逐头面风痰，又具较强止痛作用。主治中风痰壅，口眼㖞斜，语言謇涩，惊风癫痫，破伤风，痰厥头痛，偏正头痛；外用治瘰疬痰核，毒蛇咬伤等。煎服，3～6g，一般宜炮制后用。外用生品适量捣烂，熬膏或研末以酒调敷患处。阴血亏虚或热盛动风者不宜使用；孕妇慎用；生品毒性大，内服宜慎。

芥子 本品为十字花科植物白芥或芥的干燥成熟种子。味辛，性温；归肺经。功能温肺豁痰利气，散结通络止痛。本品辛温力雄，温通经络，善散"皮里膜外之痰"。主治寒痰咳喘，悬饮胸胁胀痛，痰滞经络，关节麻木疼痛，痰湿流注，阴疽肿毒。煎服，3～9g。外用适量。本品辛温走散，耗气伤阴。久咳肺虚及阴虚火旺者忌用；消化道溃疡、出血及皮肤过敏者忌用。用量不宜过大，以免引起腹泻。不宜久煎。

皂荚 本品为豆科植物皂荚的干燥成熟果实和不育果实。前者称大皂角，后者称猪牙皂，又称小皂荚。味辛、咸，性温；有小毒；归肺、大肠经。功能祛痰开窍，散结消肿。主治中风口噤，昏迷不醒，癫痫痰盛，关窍不通，痰阻喉痹；以及顽痰喘咳，咳痰不爽，大便燥结，痈肿。1～1.5g，多入丸散用。外用适量，研末吹鼻取嚏或研末调敷患处。本品辛散走窜之性极强，非顽痰实证体壮者不宜轻投。内服剂量不宜过大，过量易引起呕吐、腹泻。孕妇及咳血、吐血者忌服。

白前 本品为萝藦科植物柳叶白前或芫花叶白前的干燥根茎及根。味辛、苦，性微温；归肺经。功能降气，祛痰，止咳。主治肺气壅实，咳嗽痰多，胸满喘急。本品性微温而不燥烈，长于祛痰，降肺气以平咳喘，素有"肺家要药"之称。无论属寒属热，外感内伤，新嗽久咳均可用之，尤以痰湿或寒痰阻肺，肺气失降者为宜。煎服，3～10g。

橘红 本品为芸香科植物橘及其栽培变种的干燥外层果皮。味辛、苦，性温；归脾、肺经。功能理气宽中，燥湿化痰。主治咳嗽痰多，食积伤酒，呕恶痞闷。煎服，3～10g。

前胡 本品为伞形科植物白花前胡或紫花前胡的干燥根。味苦、辛，性微寒；归肺经。功能降气化痰，散风清热。主治痰热咳喘，咳痰黄稠，风热咳嗽痰多。煎服，3～10g。

桔梗 本品为桔梗科植物桔梗的干燥根。味苦、辛，性平；归肺经。功能宣肺，祛痰，利咽，排脓。本品辛散苦泄，开宣肺气，为肺经之要药，治咳嗽痰多，无论寒热皆可应用。主治咳嗽痰多，咳痰不爽，胸闷不畅，咽痛音哑，肺痈吐脓等。煎服，3～10g。本品性升散，凡气机上逆，呕吐、呛咳、眩晕、阴虚火旺咳血等不宜服用。用量过大易致恶心呕吐。

川贝母　本品为百合科植物川贝母、暗紫贝母、甘肃贝母、梭砂贝母、太白贝母或瓦布贝母的干燥鳞茎。按性状不同分别习称"松贝""青贝""炉贝"和"栽培品"。味苦、甘，性微寒；归肺、心经。功能清热润肺，化痰止咳，散结消痈。本品微寒质润，尤宜于内伤久咳，燥痰、热痰之证。治肺燥咳嗽，阴虚劳嗽，干咳少痰，常配知母；治痰火郁结之瘰疬，常配玄参、牡蛎等。也可用治热毒壅结之疮痈，乳痈，肺痈等。煎服，3～10g；研粉冲服，一次1～2g。不宜与川乌、制川乌、草乌、制草乌、附子同用。

浙贝母　本品为百合科植物浙贝母的干燥鳞茎。味苦，性寒；归肺、心经。清热化痰止咳，解毒散结消痈。本品功似川贝母，苦寒之性较甚而偏苦泄。主治风热咳嗽、痰热郁肺之咳嗽，痰火郁结之瘰疬结核，以及肺痈，疮毒。治疗痰火郁结之瘰疬结核，常配玄参、牡蛎等。煎服，5～10g。不宜与川乌、制川乌、草乌、制草乌、附子同用。

竹茹　本品为禾本科植物青秆竹、大头典竹或淡竹的茎秆的干燥中间层。味甘，性微寒；归肺、胃、心、胆经。功能清热化痰，除烦，止呕。主治痰热咳嗽，胆火夹痰，惊悸不宁，心烦失眠，中风痰迷，舌强不语，胃热呕吐，妊娠恶阻，胎动不安。煎服，5～10g。生用偏于清化热痰，姜汁炙用偏于和胃止呕。

竹沥　本品来源同竹茹。系新鲜的淡竹和青秆竹等茎秆经火烤灼而流出的淡黄色澄清液汁。味甘，性寒；归心、肺、肝经。功能清热豁痰，定惊利窍。本品性寒滑利，祛痰力强。主治痰热咳喘，痰稠难咯、顽痰胶结者最为适宜。也常用治中风痰迷，惊痫癫狂。30～50ml，冲服。本品性寒滑利，寒痰及便溏者忌用。

天竺黄　本品为禾本科植物青皮竹或华思劳竹等秆内分泌液干燥后的块状物。味甘，性寒；归心、肝经。功能清热豁痰，清心定惊。本品功用与竹沥相似，能清心、肝之火热而化痰定惊，无寒滑之弊，为清心定惊之良药，小儿痰热惊风者尤宜。主治热病神昏，中风痰迷，小儿痰热惊痫、抽搐、夜啼等。煎服，3～9g。

胖大海　本品为梧桐科植物胖大海的干燥成熟种子。味甘，性寒；归肺、大肠经。功能清热润肺，利咽开音，润肠通便。本品甘寒性润，能宣上导下，主治肺热声哑，咽喉干痛，干咳无痰，热结便秘，头痛目赤。2～3枚，沸水泡服或煎服。

冬瓜子　本品为葫芦科植物冬瓜的干燥成熟种子。味甘，性微寒；归肺、脾、大肠经。功能清热化痰，排脓，利湿。主治痰热咳嗽，肺痈，肠痈，带下，白浊，水肿，淋证。煎服，10～15g。

海藻　本品为马尾藻科植物海蒿子或羊栖菜的干燥藻体。味苦、咸，性寒；归肝、胃、肾经。功能消痰软坚散结，利水消肿。主治瘿瘤，瘰疬，睾丸肿痛，痰饮水肿。煎服，6～12g。不宜与甘草同用。

昆布　本品为海带科植物海带或翅藻科植物昆布的干燥叶状体。味咸，性寒；归肝、胃、肾经。功能消痰软坚散结，利水消肿。其功效、主治与海藻相似，唯力稍强，治疗瘿瘤，瘰疬，睾丸肿痛，痰饮水肿，二者常相须为用以增强疗效。煎服，6～12g。

黄药子　本品为薯蓣科植物黄独的干燥块茎。味苦，性寒；有小毒；归肺、肝、心经。功能化痰散结消瘿，清热凉血解毒。本品苦寒泄降，功擅化痰软坚，散结消瘿，为治痰火互结所致瘿瘤之要药。主治瘿瘤，疮疡肿毒，咽喉肿痛，毒蛇咬伤等。煎服，4.5～9g；研末服，1～2g。外用适量，鲜品捣敷，或研末调敷，或磨汁涂。本品有毒，不宜过量、久服。多服、久服可引起吐泻腹痛等消化道反应，并对肝肾有一定损害，故脾胃虚弱及肝肾功能损害者慎用。

海蛤壳 本品为帘蛤科动物文蛤或青蛤的贝壳。味苦、咸，性寒；归肺、肾、胃经。功能清热化痰，软坚散结，制酸止痛；外用收湿敛疮。主治痰火咳嗽，胸胁疼痛，痰中带血，瘰疬，瘿瘤，痰核，胃痛吞酸；煅后研末外用，治湿疹，烧烫伤。煎服，6～15g，先煎，蛤粉包煎。外用适量，研极细粉撒布或油调后敷患处。

礞石 本品为变质岩类黑云母片岩或绿泥石化云母碳酸盐片岩，或变质岩类蛭石片岩或水黑云母片岩。味甘、咸，性平；归肺、心、肝经。功能坠痰下气，平肝镇惊。主治顽痰胶结，咳逆喘急，癫痫发狂，烦躁胸闷，惊风抽搐。多入丸散服，3～6g；煎汤10～15g，布包先煎。本品重坠性猛，非痰热内结不化之实证不宜使用。脾虚胃弱，小儿慢惊忌用。孕妇慎用。

紫苏子 本品为唇形科植物紫苏的干燥成熟果实。味辛，性温；归肺、大肠经。功能降气化痰，止咳平喘，润肠通便。主治痰壅气逆，咳嗽气喘，肠燥便秘。煎服，3～10g。脾虚便溏者慎用。

百部 本品为百部科植物直立百部、蔓生百部或对叶百部的干燥块根。味甘、苦，性微温；归肺经。功能润肺下气止咳，杀虫灭虱。本品甘润苦降，微温不燥，作用平和，功专润肺止咳，无论外感内伤、暴咳久嗽、属寒属热，皆可用之。外用治头虱，体虱，疥癣，蛲虫，阴痒等。煎服，3～9g。外用适量，水煎或酒浸。久咳宜蜜炙用，杀虫灭虱宜生用。

紫菀 本品为菊科植物紫菀的干燥根和根茎。味辛、苦，性温；归肺经。功能润肺下气，化痰止咳。本品辛散苦降，温润不燥，长于润肺下气，辛开肺郁，化痰浊，止咳逆。凡咳嗽，无论新久、寒热虚实、外感内伤，皆可用之，尤宜于肺虚久咳痰多者。煎服，5～10g。外感暴咳宜生用，肺虚久咳宜蜜炙。

款冬花 本品为菊科植物款冬的干燥花蕾。味辛、微苦，性温；归肺经。功能润肺下气，止咳化痰。功效应用与紫菀相似，但紫菀偏于祛痰，款冬花尤善止咳，治咳喘方中常相须为用，则止咳化痰功效更著。主治痰多喘咳，新久咳嗽，劳嗽咳血。煎服，5～10g。外感暴咳宜生用，肺虚久咳宜蜜炙。

马兜铃 本品为马兜铃科植物北马兜铃或马兜铃的干燥成熟果实。味苦，性微寒；归肺、大肠经。功能清肺降气，止咳平喘，清肠消痔。主治肺热咳喘，痰中带血，肠热痔血，痔疮肿痛。煎服，3～9g。外用适量，煎汤熏洗。肺虚久咳蜜炙用，其余生用。本品含马兜铃酸，长期、大剂量服用可引起肾脏损害等不良反应；儿童及老年人慎用；孕妇、婴幼儿及肾功能不全者禁用。

枇杷叶 本品为蔷薇科植物枇杷的干燥叶。味苦，性微寒；归肺、胃经。功能清肺止咳，降逆止呕。本品味苦能降，性寒能清，既能清肺热、降肺气而止咳喘，又能清胃热、降胃气而止呕逆。主治肺热咳嗽，气逆喘急，胃热呕吐，哕逆，烦热口渴。煎服，6～10g。止咳宜炙用，止呕宜生用。

桑白皮 本品为桑科植物桑的干燥根皮。味甘，性寒；归肺经。功能泻肺平喘，利水消肿。本品甘寒清热，长于泻肺中火热，兼泻肺中水气而平喘。主治肺热喘咳，水肿胀满，尿少，面目肌肤浮肿。煎服，6～12g。泻肺利水、平肝清火宜生用；肺虚有热之咳喘宜蜜炙用。

葶苈子 本品为十字花科植物独行菜或播娘蒿的干燥成熟种子。味辛、苦，性大寒；归肺、膀胱经。功能泻肺平喘，行水消肿。本品苦泄辛散，功专泻肺之实而下气定喘，尤善泻肺中水饮及痰火。治痰涎壅盛，喘咳痰多，胸胁胀满，不得平卧，常配伍大枣。也常用治水肿，胸腹积水，小便不利。治痰热结胸，饮停胸胁，常与苦杏仁、大黄、芒硝等同用；治湿热蕴阻之腹水胀满，常与防己、椒目、大黄等同用。煎服，3～10g，包煎。

鉴别用药：葶苈子与桑白皮皆能泻肺平喘，利水消肿，为泻肺行水之品，常相须配伍，用治咳喘实证及水肿、小便不利等。但桑白皮甘寒，作用较缓，重在泻肺火，兼泻肺中水气，主治肺热咳喘、痰黄黏稠及皮水、风水水肿；葶苈子苦寒，作用峻猛，重在泻肺中痰水，主治痰涎壅盛，喘满不得平卧及胸腹积水。

白果　本品为银杏科植物银杏的干燥成熟种子。味甘、苦、涩，性平；有毒；归肺、肾经。功能敛肺定喘，收涩止带，缩尿。本品味涩收敛，善于敛肺定喘，且有一定化痰之功，为治哮喘痰嗽之常用药。主治喘咳气逆，痰多，带下，白浊，遗尿尿频。煎服，5～10g。本品生食有毒。不可多用，小儿尤当注意。

第二节　祛　痰　剂

二陈汤　《太平惠民和剂局方》

【组成】　半夏汤洗七次，五两（15g）　橘红五两（15g）　白茯苓三两（9g）　甘草炙，一两半（4.5g）

【用法】　上药㕮咀，每服四钱，用水一盏，生姜七片，乌梅一个，同煎六分，去滓，热服，不拘时候（现代用法：加生姜7片、乌梅1个，水煎服）。

【功用】　燥湿化痰，理气和中。

【主治】　湿痰证。咳嗽痰多，色白易咳，恶心呕吐，胸膈痞闷，肢体困重，或头眩心悸，舌苔白滑或腻，脉滑。

【证治机理】　本证乃由脾失健运，湿聚成痰所致。脾失健运，停湿成痰，湿痰犯肺则宣肃失常，故咳嗽痰多；痰阻气机，胃失和降则恶心呕吐；阻于胸膈，气机不畅，则痞闷不舒；湿性重滞，则肢体困重；阻遏清阳，则头目眩晕；痰浊凌心，则心悸。治以燥湿化痰，理气和中。

【方解】　方中君以半夏辛温而燥，善能燥湿化痰，又降逆和胃，兼以消痞除满。湿痰既成，阻滞气机，遂臣以辛苦温燥之橘红，理气行滞，燥湿化痰，乃"治痰先治气，气顺则痰清"之意。脾为生痰之源，茯苓甘淡渗湿健脾，以治其生痰之源，且半夏与茯苓配伍，燥湿渗湿则不生痰，而达湿化痰消之功；生姜之用，既能助半夏、橘红以降逆化痰，又制半夏之毒；复以少许乌梅收敛肺气，与半夏相伍，散中有收，使祛痰而不伤正，且有"欲劫之而先聚之"之意，均为佐药。炙甘草和中调药，为佐使药。

【运用】

1. 本方为湿痰证而设，为燥湿化痰的基础方。临床以咳嗽，痰多色白易咯，呕恶，舌苔白腻，脉滑为证治要点。燥痰者慎用；阴虚血弱者忌用。

2. 咳嗽痰多而兼恶风发热，加苏叶、前胡、荆芥；肺热而痰黄黏稠，加胆南星、鱼腥草、瓜蒌；肺寒而痰白清稀，加干姜、细辛、五味子；风痰上扰而头晕目眩，加天麻、僵蚕。

【方论选录】　《丹溪心法附余》："此方半夏豁痰燥湿，橘红消痰利气，茯苓降气渗湿，甘草补脾和中。盖补脾则不生湿，燥湿渗湿则不生痰，利气降气则痰消解，可谓体用兼赅，标本两尽之药也。令人但见半夏性燥，便以他药代之，殊失立方之旨。"

【医案举例】 矿工扬州黄某妻，患咳嗽，久而不愈。据云毫无余症，准五更时，喉间如烟火上冲，即痒而咳嗽，目泪交下，约一时许渐息。发散、清凉、温补，备尝之矣，率无寸效。脉之弦数，舌色红而苔白。曰：此有宿食停积胃中，久而化热，至天明时，食气上乘肺金，故咳逆不止。医者不究病源，徒以通常止咳之药施之，焉能获效？为授二陈汤加姜汁、炒黄连、麦芽、莱菔子，一帖知，二帖已。上症验案甚多，聊举其一，不复赘云。（《遯园医案》卷下）

【实验研究】

1. 二陈汤方能够减肥降脂，其作用机制可能与增加肠道菌群多样性、调节肠道菌群结构有关。[严晓丹，张斐，郑雪花，等. 二陈汤对高脂饮食诱导的肥胖小鼠肠道菌群的影响 [J]. 时珍国医国药，2021，32（08）：1868-1871.]

2. 二陈汤能够显著抑制痰湿型多囊卵巢综合征胰岛素抵抗水平，其机制可能是通过提高子宫内膜的自噬能力、增强 PI3K/Akt/Glut4 信号通路实现的。[丛培玮，张丽娜，赵丹玉，等. 二陈汤通过增强自噬改善痰湿型 PCOS 大鼠子宫葡萄糖转运功能的研究 [J]. 中国中医基础医学杂志，2021，27（08）：1270-1274.]

【方歌】 二陈汤用半夏陈，苓草姜梅一并存，燥湿化痰兼利气，湿痰为患此方珍。

简释方

导痰汤（《重订严氏济生方》） 半夏汤泡七次，四两（12g） 天南星炮，去皮 橘红 枳实去瓤，麸炒 赤茯苓去皮，各一两（各 6g） 甘草炙，半两（3g） 生姜十片（3g）。功用：燥湿化痰，行气开郁。主治：痰阻气滞证。痰涎壅盛，胸膈痞塞，胁肋胀痛，头痛吐逆，喘急痰嗽，涕唾稠黏，坐卧不安，饮食不思。全方配伍燥湿化痰，行气开郁，气顺则痰自降。

涤痰汤（《济生方》） 半夏姜制 胆星各二钱二分（各 8g） 橘红 枳实 茯苓各二钱（6g） 人参 菖蒲各一钱（各 3g） 竹茹七分（2g） 甘草五分（2g）。加姜枣。功用：涤痰开窍。主治：中风痰迷心窍，舌强不能言。心脾不足，风邪乘之，痰火塞其经络，故舌强难语。各药合用，则痰消火降，经络通利，痰迷可解，语言恢复。

小半夏汤（《金匮要略》） 半夏一升（20g） 生姜半斤（10g）。功用：化痰散饮，和胃降逆。主治：痰饮呕吐证。呕吐痰涎，口不渴，或干呕呃逆，谷不得下，便自利，舌苔白滑。方中二药相配是祛痰化饮或和胃降逆止呕的常用配伍组合。

金水六君煎（《景岳全书》） 当归二钱（6g） 熟地三至五钱（9～15g） 陈皮一钱半（5g） 半夏二钱（6g） 茯苓二钱（6g） 炙甘草一钱（3g） 生姜三至七片。功用：滋养肺肾，祛湿化痰。主治：肺肾阴虚，湿痰内盛证。咳嗽呕恶，喘逆多痰，痰带咸味，乏力腰酸，舌苔白润，脉滑无力。此方配伍为崇土益肾根本之法。

茯苓丸（又名指迷茯苓丸）（《全生指迷方》，录自《是斋百一选方》） 半夏二两（60g） 茯苓一两（30g） 枳壳麸炒，半两（15g） 风化朴硝二钱半（7.5g）。上为末，生姜自然汁煮糊为丸，如梧桐子大，每服三十丸，生姜汤下。功用：燥湿行气，软坚化痰。主治：痰停中脘，流于经络。两臂疼痛，手不能上举，或两手麻木，或四肢浮肿，或咳喘痰多，胸闷呕恶，舌苔白腻，脉弦滑等。诸药合用，不治四肢，而治中脘之结癖停痰，俾脾运复健，流于四肢之痰亦潜消默运，实含"治病求本"之意。

温胆汤（《三因极一病证方论》） 半夏汤洗七次 竹茹 枳实麸炒，去瓤，各二两（各 6g） 陈皮三两（9g）　茯苓一两半（4.5g）　甘草炙，一两（3g）。功用：理气化痰，清胆和胃。主治：胆胃不和，痰热内扰。胆怯易惊，虚烦不眠，惊悸不宁，或呕吐呃逆，及癫痫等，苔腻微黄，脉弦滑。本方化痰与理气合用，清胆与和胃兼行；重在祛痰，次及清热。

黄连温胆汤（《六因条辨》）　半夏汤洗七次　竹茹　枳实麸炒，去瓤，各二两（各6g）　陈皮三两（9g）　甘草炙，一两（3g）　茯苓一两半（5g）　黄连三两（9g）。功用：清热除烦，燥湿化痰。主治：痰热内扰所致失眠，眩晕虚烦，欲呕，口苦，舌苔黄腻。

清气化痰丸（《医方考》）　瓜蒌仁去油　陈皮去白　黄芩酒炒　杏仁去皮尖　枳实麸炒　茯苓各一两（各6g）　胆南星一两半（9g）　制半夏一两半（9g）。功用：清热化痰，理气止咳。主治：热痰证。咳嗽，咳痰黄稠，咯之不爽，胸膈痞满，甚则气急呕恶，舌质红，苔黄腻，脉滑数。本方化痰与泻火、降气药同用，有清降痰火之功；祛湿运脾与肃肺降气药相配，有肺脾兼治之妙。

清金降火汤（《古今医鉴》）　陈皮　杏仁各一钱五分（6g）　茯苓　半夏　桔梗　贝母　前胡　瓜蒌仁　炒黄芩　枳壳麸炒　石膏各一钱（4g）　炙甘草三分（1.5g）　生姜三片。功用：清金降火，化痰止咳。主治：肺胃郁火痰结证。咳嗽胸满，痰少而黏，面赤心烦，苔黄脉数。

清金化痰汤（《杂病广要》引《医学统旨》）　黄芩　栀子各一两半（各4.5g）　桔梗二两（6g）　麦门冬去心　贝母　橘红　茯苓各三两（各9g）　桑皮　知母　瓜蒌仁炒，各一两（各3g）　甘草四钱（1.2g）。功用：清肺化痰。主治：痰热证。咳嗽，咳痰黄稠腥臭，或带血丝，面赤，鼻出热气，咽喉干痛，舌苔黄腻，脉象濡数。

小陷胸汤（《伤寒论》）　黄连一两（6g）　半夏洗，半升（12g）　瓜蒌实大者一枚（20g）。功用：清热化痰，宽胸散结。主治：痰热互结之小结胸证。心下痞闷，按之则痛，或心胸闷痛，或咳痰黄稠，舌红苔黄腻，脉滑数。本方为治痰热互结，胸中痞痛证之常用方。

柴胡陷胸汤（《重订通俗伤寒论》）　柴胡一钱（3g）　姜半夏三钱（9g）　小川连八分（2.5g）　苦桔梗一钱（3g）　黄芩一钱半（4.5g）　瓜蒌仁杵，五钱（15g）　小枳实一钱半（4.5g）　生姜汁四滴。功用：和解清热，涤痰宽胸。主治：少阳证具，胸膈痞满，按之痛，口苦，苔黄，脉弦而数。本方即小柴胡汤去人参、甘草、大枣，加小陷胸汤及枳实、桔梗。故适宜邪陷少阳，痰热内结之少阳、结胸合病者。

滚痰丸（《玉机微义》）　大黄酒蒸　片黄芩酒洗净，各八两（各24g）　礞石捶碎，同焰硝一两，入小砂罐内盖之，铁线缚定，盐泥固济，晒干，火煅红，候冷取出，一两（3g）　沉香半两（2g）。功用：泻火逐痰。主治：实热老痰证。癫狂昏迷，或惊悸怔忡，或咳喘痰稠，或胸膈痞闷，或眩晕耳鸣，或绕颈结核，或口眼蠕动，或不寐，或梦寐奇怪之状，或骨节卒痛难以名状，或噎息烦闷，大便秘结，舌苔黄厚而腻，脉滑数有力。本方为治实热老痰之常用方。

贝母瓜蒌散（《医学心悟》）　贝母一钱五分（4.5g）　瓜蒌一钱（3g）　天花粉　茯苓　橘红　桔梗各八分（各2.5g）。功用：润肺清热，理气化痰。主治：燥痰咳嗽。咳嗽呛急，咳痰不爽，涩而难出，咽喉干燥，苔白而干。本方配伍重用甘寒，轻伍辛温，清润而无碍化痰，行气而不燥伤阴津，为治燥痰之常用方。

苓甘五味姜辛汤（《金匮要略》）　茯苓四两（12g）　干姜三两（9g）　甘草三两（9g）　细辛三两（5g）　五味子半升（5g）。功用：温肺化饮。主治：寒饮咳嗽证。咳嗽痰多，清稀色白，胸满不舒，舌苔白滑，脉弦滑。本方温散并行，开阖相济，肺脾兼顾。为治寒饮咳嗽证之常用方。

三子养亲汤（《韩氏医通》）　白芥子（3g）　紫苏子（3g）　莱菔子（3g）（原著本方无用量）。功用：温肺化痰，降气消食。主治：痰壅气逆食滞证。咳嗽喘逆，痰多胸痞，食少难消，舌苔白腻，脉滑。本方祛痰、理气与消食并用，总属治标偏温之剂，为治痰壅气逆食滞证之常用方。

半夏天麻白术汤《医学心悟》 半夏一钱五分(9g) 白术三钱(18g) 天麻 茯苓 橘红各一钱(各6g) 甘草五分(3g)。功用：化痰息风，健脾祛湿。主治：风痰上扰证。眩晕，头痛，胸闷呕恶，舌苔白腻，脉弦滑。本方风痰并治，肝脾同调，标本兼顾，但以化痰息风治标为主，健脾祛湿治本为辅。为治风痰眩晕、头痛之常用方。

定痫丸《医学心悟》 胆南星九制者 石菖蒲杵碎,取粉 全蝎去尾,甘草水洗 僵蚕甘草水洗,去嘴,炒 真琥珀腐煮,灯草研,各五钱(各15g) 明天麻 川贝母 半夏姜汁炒 茯苓蒸 茯神去木,蒸,各一两(各30g) 陈皮洗,去白 远志去心,甘草水泡,各七钱(各20g) 丹参酒蒸 麦冬去心,各二两(各60g) 辰砂细研,水飞,三钱(9g)。功用：涤痰息风，清热定痫。主治：痰热痫证。忽然发作，眩仆倒地，不省高下，甚则抽搐，目斜口歪，痰涎直流，叫喊作声，舌苔白腻微黄，脉弦滑略数。亦用于癫狂。本方化痰、息风与清热并施，佐以开窍宁神，为治风痰蕴热痫证之常用方。

小金丹《外科证治全生集》 白胶香 草乌 五灵脂 地龙 木鳖各制末,一两五钱(各75g) 乳香去油 没药去油 归身酒炒,各七钱五分(各42.5g) 麝香三钱(15g) 墨炭一钱二分(6g)。上药各研细末，用糯米粉一两二钱，同上药末糊厚，千捶打融为丸，如芡实大，每料约二百五十粒，临用陈酒送下一丸，醉盖取汗。功用：化痰祛湿，祛瘀通络。主治：寒湿痰瘀，阻于经络之流注、痰核、瘰疬、乳癌、横痃、贴骨疽诸证，初起皮色不变，肿硬作痛者。

海藻玉壶汤《外科正宗》 海藻 贝母 陈皮 昆布 青皮 川芎 当归 半夏制 连翘 甘草节 独活各一钱(各3g) 海带五分(1.5g)。功用：化痰软坚，消瘿散结。主治：瘿瘤初起，或肿或硬，或赤或不赤，但未破者。本方为治瘿瘤之专药，兼行气活血化痰，为消散瘿瘤之要方。

消瘰丸《医学心悟》 玄参蒸 牡蛎煅,醋研 贝母去心蒸,各四两(各120g)。共为末，炼蜜为丸，如梧桐子大。功用：清热化痰，软坚散结。本方以贝母配伍牡蛎、玄参，侧重于清热养阴化痰，适用于阴虚痰热结聚之瘰疬、痰核、瘿瘤；咽干，舌红，脉弦滑略数。

【鉴别】
二陈汤 导痰汤 涤痰汤 金水六君煎
四方均为燥湿化痰之剂。二陈汤为湿痰证而设，是燥湿化痰的基础方。其中导痰汤由二陈汤加天南星、枳实而成，燥湿化痰之力较强，长于祛痰降逆气，主治湿痰停阻而兼气逆之证；涤痰汤由二陈汤加胆星、枳实、人参、菖蒲、竹茹而成，长于理气化痰开窍，主治中风痰迷心窍，舌强不能言等；金水六君煎由二陈汤加熟地黄、当归而成，兼能滋补肺肾，主治肺肾阴虚，喘咳多痰之证。

温胆汤 酸枣仁汤
温胆汤与酸枣仁汤均可治疗虚烦不眠等症。温胆汤为胆胃不和，痰热内扰所致，重在理气化痰，清胆和胃，使痰热得清，胆胃得和，则虚烦自除。但酸枣仁汤证为心肝血虚，虚热内扰所致，重在养血安神，清热除烦，使心肝得养，虚热得清，则虚烦可止。

温胆汤 黄连温胆汤
温胆汤、黄连温胆汤两方均有燥湿化痰之功，均可治疗胆郁痰热内扰之证。但温胆汤侧重舒郁清胆，主治胆郁痰扰的胆怯易惊，虚烦惊悸，或呕吐呃逆等；黄连温胆汤偏重清热除烦，主治痰热内扰所致虚烦、口苦、苔黄等症。

小陷胸汤　大陷胸汤

两方均主治热实结胸。但大陷胸汤证为水热互结心下，涉及胸腹，其病情较重，病势较急，临证以心下痛、按之石硬，甚则从心下至少腹硬满而痛不可近、脉象沉紧为特征。治宜泻热逐水，破结通便，故方用大黄、芒硝与甘遂配伍，以泻热逐水破结。而小陷胸汤证则为痰热互结心下，病位局限，病情相对较轻，病势较缓，临证仅见胸脘痞闷，按之则痛，脉象滑数。治宜清热化痰，宽胸散结，故方用瓜蒌与黄连、半夏相伍，重在清热涤痰散结。

苓甘五味姜辛汤　小青龙汤

苓甘五味姜辛汤与小青龙汤均用干姜、细辛、五味子，皆有温肺化饮之功，可治疗寒饮内停所致的咳嗽、痰稀色白。但苓甘五味姜辛汤功专温肺化饮，而无解表之功；而小青龙汤除温肺化饮外，亦可发散风寒，适用于外感风寒、内有水饮者。

第十四章 消食方药

消食方药，即以消食化积，健脾和胃等作用为主，用于治疗各种食积证的方药。

本类方药是根据《素问•至真要大论》"坚者削之""结者散之"的理论立法，属于"八法"中的消法。

食积证的形成，多因饮食不节、暴饮暴食，或脾虚饮食难消所致，其临床表现虽有多种，例如表里、寒热、虚实之别，但总不外乎邪实和正虚两方面。

食积者，应治以消法。程钟龄云："消者，去其壅也，脏腑、经络、肌肉之间，本无此物，而忽有之，必为消散，乃得其平。"（《医学心悟》）邪实正不虚，治宜消食导滞；虚实夹杂，治宜消补兼施。

使用消食方药应注意以下几点：①辨证，食积内停多兼气血郁滞、痰湿凝聚、寒热错杂、虚实夹杂等证，故宜分清标本缓急，辨证施治，不致有误。②配伍，积滞内停易致气滞，气滞则坚积难消，故常配伍理气之品；若脾胃虚弱、气血不足等，宜配伍补益之品。③中病即止，不可久服，消导方药虽作用缓和，属于渐消缓散之品，但终究属攻削或克伐之品，不宜长期使用，以免耗损正气。④纯虚无实之证宜禁用。

消食方药与泻下方药的区别：两者均可用于饮食停积证，但其作用机制不同。消食方药多作用缓和，通过渐消缓散，使停留于中脘的宿食得以化解，适用于病情轻缓之食积不化，其剂型多为丸散剂；泻下方药多作用峻猛，收效快捷，通过攻逐荡涤，使停留于中脘的宿食等积滞从大便排出体外，适用于病情重、病势急的积滞证，其剂型多用汤剂。

第一节 消 食 药

简析药

山楂 本品为蔷薇科植物山里红或山楂的干燥成熟果实。味酸、甘，性微温；归脾、胃、肝经。功能消食健胃，行气散瘀，化浊降脂。本品酸甘，能治各种饮食积滞，尤善消化油腻肉食积滞。主治肉食积滞，胃脘胀满，腹痛泄泻，泻痢腹痛，疝气疼痛，血瘀经闭痛经，产后瘀阻腹痛，心腹刺痛，胸痹心痛，高脂血症。煎服，9～12g。生山楂、炒山楂偏于消食散瘀；焦山楂消食导滞作用增强。脾胃虚弱而无积滞、胃酸分泌过多者慎用。

六神曲 本品为青蒿、苍耳、辣蓼、苦杏仁加入面粉混合后经发酵而成的曲剂。味甘、辛，性温；归脾、胃经。功能消食和胃。主治食积停滞，脘腹胀满，食少纳呆，肠鸣腹泻者。因本品可解表退热，故尤宜食滞兼外感表证者。此外，凡丸剂中有金石、贝壳类药物者，前人用本品糊丸以助消化。煎服，6～15g。消食宜炒焦用。

麦芽　本品为禾本科植物大麦的成熟果实经发芽干燥的炮制加工品。味甘，性平；归脾、胃经。功能行气消食，健脾开胃，回乳消胀。本品气味俱薄，为消补兼施之剂，尤善促进淀粉类食物的消化，主治米面薯芋等淀粉性食积不化，脘腹胀满，脾虚食少。又能回乳疏肝，用治乳汁郁积，乳房胀痛，妇女断乳，肝郁胁痛，肝胃气痛。煎服，10～15g。回乳炒用60g。生麦芽健脾和胃、疏肝行气，用于脾虚食少，乳汁郁积；炒麦芽行气消食回乳，用于食积不消，妇女断乳；焦麦芽消食化滞，用于食积不消，脘腹胀痛。哺乳期妇女不宜使用。

莱菔子　本品为十字花科植物萝卜的干燥成熟种子。味辛、甘，性平；归脾、胃、肺经。功能消食除胀，降气化痰。本品味辛行散，既能行气，又能降气，消食化积之中尤善行气消胀。主治饮食停滞，脘腹胀痛，大便秘结，积滞泻痢，以及痰壅气逆，喘咳痰多，胸闷食少。煎服，5～12g。生用吐风痰，炒用消食下气化痰。本品辛散耗气，故气虚及无食积、痰滞者慎用。

鸡内金　本品为雉科动物家鸡的干燥沙囊内壁。味甘，性平；归脾、胃、小肠、膀胱经。功能健胃消食，涩精止遗，通淋化石。本品消食化积作用较强，并可健运脾胃，故广泛用于米面薯芋乳肉等各种食积证。也常用治小儿疳积，遗尿，遗精，石淋涩痛，胆胀胁痛。煎服，3～10g。研末服，每次1.5～3g。研末服效果优于煎剂。脾虚无积滞者慎用。

第二节　消　食　剂

保和丸　《丹溪心法》

【组成】　山楂六两（18g）　神曲二两（6g）　法半夏　茯苓各三两（9g）　陈皮　连翘　莱菔子各一两（3g）

【用法】　上为末，炊饼为丸，如梧桐子大，每服七八十丸（9g），食远白汤下（现代用法：上药共为末，水泛为丸，每服6～9g，温开水送下；亦可作汤剂，水煎服，用量按原方比例酌减）。

【功用】　消食和胃。

【主治】　食积证。脘腹痞满胀痛，嗳腐吞酸，恶食呕逆，或大便泄泻，舌苔厚腻，脉滑。

【证治机理】　本方是朱丹溪原治一切食积之证。其证多因饮食不节，暴饮暴食所致。《素问·痹论》曰："饮食自倍，肠胃乃伤。"胃主受纳，脾主运化，若饮食过度，积滞内停，则停滞而为积。食积内停，中焦气机受阻，气机不畅，故见脘腹胀满，甚则疼痛；食积中阻，脾胃升降失职，嗳腐吞酸；胃主降浊，浊阴不降则呕逆，纳运失司，则恶食；脾失健运，清阳不升则泄泻；舌苔厚腻、脉滑均为食积之征。治宜消食化积，理气和胃。

【方解】　方中重用山楂为君，酸甘微温，归脾、胃、肝经，消一切饮食积滞，尤长于消肉食油腻之积。神曲甘辛温，归脾、胃经，长于消食健脾，善化酒食陈腐之积；莱菔子辛甘平，归脾、胃、肺经，下气消食，长于行气消胀，善于消谷面痰气之积，二药共为臣药；君臣相合，可消各种饮食积滞。半夏辛温、有毒，入脾、胃、肺经，消痞散结，降逆止呕；陈皮苦、辛、温，归脾、肺经，行气化痰，和胃止呕；茯苓渗湿健脾，和中止泻；食积内郁，易于化热，配伍味苦性寒的连翘，既可散结以助消积，又可清食积所生之热，以上四药，均为佐药。诸药配伍,共奏消食化积,理气和胃之功。本方消食化积之中兼以理气、祛湿、清热、和胃,纯消无补,平和力缓。

【运用】

1. 本方为治饮食不节,暴饮暴食的基础方剂。临证以脘腹胀满,嗳腐吞酸,恶食呕逆,苔腻脉滑为证治要点。本方药力平和,用于一般食积轻证为宜。

2. 加减变化:若伤鱼蟹虾者,加紫苏、丁香、生姜;伤酒食者,加葛花、枳椇子;若脘腹胀甚者,加木香、厚朴、枳实等行气导滞;脘腹胀痛,大便不通者,可加大黄、槟榔、枳实等泻下导滞;若食积化热,苔黄口苦较重者,加黄芩、黄连以清热燥湿;若脾胃虚弱者,可加党参、白术、山药、扁豆等健脾养胃;伤食兼外感者,加藿香、紫苏、葛根等解表宽中。

【方论选录】《成方便读》卷三:"此为食积痰滞,内瘀脾胃,正气未虚者而设也。山楂酸温性紧,善消腥膻油腻之积,行瘀破滞,为克化之药,故以为君。神曲系蒸窨而成,其辛温之性,能消酒食陈腐之积。莱菔子辛甘下气,而化面积;麦芽咸温消谷,而行瘀积,二味以之为辅。然痞坚之处,必有伏阳,故以连翘之苦寒,散结而清热。积郁之凝,必多痰滞,故以二陈化痰而行气。此方虽纯用消导,毕竟是平和之剂,故特谓之保和耳。"

《医方考》:"伤于饮食,故令恶食。诸方以厉药攻之,是伤而复伤也。是方药味平良,补剂之例也,故曰保和。山楂甘而酸,酸胜甘,故能去肥甘之积。神曲甘而腐,腐胜焦,故能化炮炙之腻。卜子辛而苦,苦下气,故能化面物之滞。陈皮辛而香,香胜腐,故能消陈腐之气。连翘辛而苦,苦泻火,故能去积滞之热。半夏辛而燥,燥胜湿,故能消水谷之气。茯苓甘而淡,淡能渗,故能利湿伤之滞。"

【医案举例】 朱丹溪治一老人,年七十,面白,脉弦数,独胃脉沉滑,因饮白酒作痢,下淡血水,圊后腹痛,小便不利,里急后重。参、术为君,甘草、滑石、槟榔、木香、苍术为佐,下保和丸二十五丸。次日,前症俱减,独小便不利,以益元散服之而愈。(《续名医类案》)

【实验研究】 保和丸能降低食积小鼠细菌、乳酸菌以及大肠埃希菌的数目,同时能降低木聚糖酶、淀粉酶、蛋白酶和蔗糖酶等的活性。[何云山,谭周进,李丹丹,等. 保和丸对食积小鼠的肠道微生物及酶活性的影响[J]. 中国微生态学杂志,2019,31(7):763-767.]

【方歌】 保和神曲与山楂,陈翘莱菔苓半夏,消食化滞和胃气,煎服亦可加麦芽。

简释方

枳实导滞丸(《内外伤辨惑论》) 大黄一两(30g) 枳实麸炒 神曲炒,各五钱(各15g) 茯苓去皮 黄芩去腐 黄连拣净 白术各三钱(各9g) 泽泻二钱(6g)。功用:消食导滞,清热祛湿。主治湿热食积证。脘腹胀痛,大便秘积,或下痢泄泻,小便短赤,舌苔黄腻,脉沉有力。本方以攻积为主,兼行清热祛湿、健脾,为治疗湿热食积的常用方。制以丸剂,峻药缓用。

木香导滞丸(《幼科发挥》) 枳实炒 厚朴姜汁炒 槟榔各五钱(各15g) 黄连 黄芩 黄柏 大黄各七钱半(各22g) 木香二钱五分(7.5g) 黑牵牛半生半炒,取头末二钱半(7.5g)。功用:行气导滞,清热祛湿。本方以行气导滞为主,辅以清热祛湿、攻积,为治疗湿热痢疾、湿热食积的常用方。制以丸剂,峻药缓用。

木香槟榔丸(《儒门事亲》) 木香 槟榔 青皮 陈皮 莪术烧 黄连各一两(各3g) 黄柏 大黄各三两(各9g) 香附子炒 牵牛各四两(各12g)。上为细末,水泛为丸,如小豆大,每服三十丸,食后生姜汤送下。功用:行气导滞,攻积泄热。主治:积滞内停,湿蕴生热证。脘腹痞满胀痛，或赤白痢疾，里急后重，或大便秘结，舌苔黄腻，脉沉实者。本方主以行气导滞，辅以清热祛湿、攻积，通因通用，为治疗痢疾、食积者的常用方。制以丸剂，峻药缓用。

健脾丸（《证治准绳》）　白术炒,二两半(15g)　木香另研　黄连酒炒　甘草各七钱半(各6g)　白茯苓去皮二两(10g)　人参一两五钱(9g)　神曲炒　陈皮　砂仁　麦芽炒　山楂取肉　山药　肉豆蔻面裹煨热,纸包槌去油,各一两(各6g)。功用：健脾和胃，消食止泻。主治：脾虚食积证。食少难消，脘腹痞闷，大便溏薄，倦怠乏力，苔腻微黄，脉虚弱。本方主以健脾消食，辅以行气、温里，以适应脾虚食积之证。

葛花解醒汤（《内外伤辨惑论》）　白豆蔻仁　缩砂仁　葛花以上各五钱(各15g)　干生姜　神曲炒黄　泽泻　白术以上各二钱(各6g)　橘皮去白　猪苓去皮　人参去芦　白茯苓以上各一钱五分(各4.5g)　木香五分(3g)　莲花青皮去瓤,三分(3g)。功用：分消酒湿，理气健脾。主治：酒积伤脾证。眩晕呕吐，胸膈痞闷，食少体倦，小便不利，大便泄泻，舌苔腻，脉滑。本方主以化湿和胃、解酒毒，辅以消食、行气、利水，以适应酒积之证。

【鉴别】

枳实导滞丸　木香导滞丸

枳实导滞丸、木香导滞丸均具消积导滞，清热祛湿之功，皆配伍大黄、枳实、黄芩、黄连，治湿热积滞之征。枳实导滞丸法用下消补，主以攻下湿热积滞，辅以兼顾正气；功用为消食导滞，清热祛湿；主治湿热食积证。方中大黄为君，攻积泻热；枳实、神曲为臣，枳实行气消痞，助大黄攻下积滞，神曲消食健脾；佐以黄连、黄芩清热燥湿、厚肠止痢；茯苓、泽泻，甘淡渗湿，使湿热从小便分消；白术甘苦性温，健脾燥湿，以防诸药伤正。木香导滞丸法用消下，以攻下湿热积滞为主，作用强于枳实导滞丸；功用为行气导滞，清热祛湿；主治湿热痢疾和湿热食积。方中木香为君，行气导滞，调气则厚重自除，枳实、厚朴、槟榔为臣，助君药行气导滞，下气消食；佐以黄芩、黄连、黄柏清热祛湿，厚肠止痢；大黄、黑牵牛，攻下积滞；治疗湿热痢疾，体现通因通用之法。

木香槟榔丸　枳实导滞丸

木香槟榔丸、枳实导滞丸均具消积导滞，清热祛湿之功，皆配伍大黄、黄连，主治湿热食积之证，体现"通因通用"之法。木香槟榔丸法用消下，以清热燥湿之黄柏，配伍行气导滞之木香、槟榔、青皮、陈皮、莪术、香附、牵牛，纯泻无补，行气导滞之效更强；枳实导滞丸则用下消补法，以清热燥湿之黄芩，配伍行气健脾消食之枳实、神曲、白术、茯苓、泽泻，泻中寓补，清利湿热之功较强。

健脾丸　保和丸

两方均配伍山楂、神曲，用于治疗食积内停证。健脾丸采用消补兼施之法，以健脾益气的人参、白术、茯苓、山药、甘草为主，配伍神曲、山楂、麦芽、砂仁、木香、黄连等兼以消食和胃。该方健脾之力较强，适用于脾虚较甚，食积内停不化者，具有健脾和胃，消食止泻之功。保和丸采用消清之法，以消食药山楂、神曲、莱菔子为主，配以行气祛湿的陈皮、茯苓、半夏，清热散结的连翘，达到消食和胃的目的。

第十五章 和 解 剂

凡以和解少阳、调和肝脾、调和寒热等作用为主,用于治疗伤寒邪在少阳、肝脾不和、寒热错杂的方剂,统称为和解剂。属于"八法"中之"和法"。

和法,亦称和解法,是通过和解与调和的作用,达到祛除病邪、调整脏腑功能的治疗方法。该法适应证较为广泛,所谓"寒热并用之谓和,补泻合剂之谓和,表里双解之谓和,平其亢厉之谓和"(《广瘟疫论》卷四)。本草分类,并无"和解药"之类,故"和法"乃由方中药物间相互配伍方能体现。《景岳全书·新方八略引》云:"和方之制,和其不和者也。凡病兼虚者,补而和之;兼滞者,行而和之;兼寒者,温而和之;兼热者,凉而和之。"兼表者,散而和之;兼里者,攻而和之。《景岳全书·新方八略引》又云:"和之为义广矣。亦犹土兼四气,其于补泻温凉之用无所不及。务在调平元气,不失中和之为贵也。"

本章所选之方主要适用于少阳证,肝郁脾虚、肝脾不和,以及寒热互结、肠胃不和等证。

凡邪在肌表,未入少阳,或邪已入里,阳明热盛者,皆不宜使用和解剂。和解之剂,总以祛邪为主,兼顾正气。故劳倦内伤、气血虚弱等纯虚证者,亦非本类方剂所宜。

小柴胡汤 《伤寒论》

【组成】 柴胡半斤(24g) 黄芩三两(9g) 人参三两(9g) 甘草炙,三两(9g) 半夏洗,半升(9g) 生姜切,三两(9g) 大枣擘,十二枚(4枚)

【用法】 上七味,以水一斗二升,煮取六升,去滓,再煎,取三升,温服一升,日三服(现代用法:水煎服)。

【功用】 和解少阳。

【主治】

1. 伤寒少阳证。往来寒热,胸胁苦满,默默不欲饮食,心烦喜呕,口苦,咽干,目眩,舌苔薄白,脉弦。

2. 妇人中风,热入血室。经水适断,寒热发作有时。

3. 疟疾、黄疸等病而见少阳证者。

【证治机理】 本证由伤寒邪入少阳所致。少阳经脉循胸布胁,位于太阳、阳明表里之间。伤寒邪犯少阳,病在半表半里,邪正相争,正胜欲拒邪出于表,邪胜欲入里并于阴,故往来寒热。足少阳之脉起于目锐眦,其支者,下胸中,贯膈,络肝,属胆,循胁里。邪在少阳,经气不利,郁而化热,胆火上炎,而致胸胁苦满,心烦,口苦,咽干,目眩;胆热犯胃,胃失和降,气逆于上,故默默不欲饮食而喜呕。若妇人经期,感受风邪,内传胞宫,结于血室,肝胆疏泄失常则经水适断,瘀而化热,故寒热发作有时。邪在表者,当从汗解;邪在里者,治宜吐下，今邪不在表里，而在表里之间，故治法则非汗吐下所宜，唯有和解一法。

【方解】　方中柴胡苦平，入肝胆经，透泄少阳之邪，并能疏泄气机之郁滞，使少阳之邪得以疏散，《神农本草经》谓其主治"寒热邪气"，《本草正义》云柴胡可使邪"在半表半里者，引而出之，使还于表而寒邪自散"，故为君药。黄芩苦寒，清泄少阳之热，为臣药。柴胡、黄芩相伍，一散一清，共解少阳之邪，为治疗邪入少阳的基本配伍。胆气犯胃，胃失和降，佐以半夏、生姜和胃降逆止呕；邪从太阳传入少阳，缘于正气本虚，故又佐以人参益气健脾，一者取其扶正以祛邪，二者取其益气以御邪内传，俾正气旺盛，则邪无内向之机。炙甘草助参、枣扶正，且能调和诸药，用为佐使药。生姜与大枣配伍，既和脾胃，又和表里。诸药合用，透散清泄以和解，升清降浊兼扶正，以和解少阳为主，兼和胃气。使邪气得解，枢机得利，胃气调和，则诸症自除。

原方"去滓，再煎"，使药性更为醇和。小柴胡汤服后，一般不经汗出而病解，但也有药后得汗而愈者，此乃正复邪却，胃气调和之征。正如《伤寒论》所云："上焦得通，津液得下，胃气因和，身濈然汗出而解。"若少阳病证经误治损伤正气，或患者素体正气不足，服用本方，亦可见先寒战、后发热而汗出之"战汗"现象，属正胜邪却之征。

【运用】

1. 本方为治少阳病证之基础方，又是和解少阳法之代表方。以往来寒热，胸胁苦满，默默不欲饮食，心烦喜呕，口苦，咽干，目眩，苔白，脉弦为辨证要点。

2. 若胸中烦而不呕，为热聚于胸，去半夏、人参，加瓜蒌清热理气宽胸；渴者，是热伤津液，去半夏，加天花粉生津止渴；腹中痛，是肝气乘脾，宜去黄芩，加芍药柔肝缓急止痛；胁下痞硬，是气滞痰凝，去大枣，加牡蛎软坚散结；心下悸，小便不利，是水气凌心，宜去黄芩，加茯苓利水宁心；不渴，外有微热，是表邪仍在，宜去人参，加桂枝以解表；咳者，是素有肺寒留饮，宜去人参、大枣、生姜，加五味子、干姜温肺止咳。

【方论选录】　《医方集解·和解之剂》："此足少阳药也。胆为清净之腑，无出无入，其经在半表半里，不可汗吐下，法宜和解。邪入本经，乃由表而将至里，当彻热发表，迎而夺之，勿令传太阴。柴胡味苦微寒，少阳主药，以升阳达表为君。黄芩苦寒，以养阴退热为臣。半夏辛温，能健脾和胃以散逆气而止呕，人参、甘草以补正气而和中，使邪不得复传入里为佐。邪在半表半里，则营卫争，故用姜、枣之辛甘以和营卫，为使也。"

《古今名医方论》："方中柴胡以疏木，使半表之邪得从外宣；黄芩清火，使半里之邪得从内彻；半夏能开结痰，豁浊气以还清；人参补久虚，滋肺金以融木；甘草和之，而更加姜、枣助少阳生发之气，使邪无内向也。"

【医案举例】　己丑正月二十日，钱，三十四岁。太阳中风汗多，误与收涩，引入少阳，寒热往来，口苦脉弦，与小柴胡汤和法。其人向有痰饮喘症，加枳实、橘皮，去人参。柴胡五钱，姜半夏六钱，生姜五钱，广皮五钱，小枳实四钱，大枣（去核）二枚，炙甘草三钱，黄芩炭一钱五分。煮三杯，先服一杯，寒热止，止后服，尽剂不止，再作服。二帖。廿三日，风入少阳，与小柴胡汤已解其半，仍须用和法，寒多热少，而口渴，较前方退柴胡，进黄芩，加天花粉。姜半夏三钱，柴胡二钱，生姜三大片，天花粉三钱，炒黄芩三钱，大枣（去核）二枚，炙甘草二钱。煮三杯，分三次服。（《吴鞠通医案》卷一）

【实验研究】　小柴胡汤能显著降低蛋氨酸 - 胆碱缺乏（MCD）饮食诱导的非酒精性脂肪性肝炎（NASH）模型小鼠血清中 TG、TC、AST、ALT、IL-6、TNF-α 水平；以及肝组织中 TG、

TC 水平和 FAS、SREBP-1c 的基因表达水平，升高血清中 HDL-C 水平，减轻肝组织脂肪变性和炎症程度，改善肝细胞的形态和结构，其机制可能是通过调控抑制脂肪酸合成基因（FAS、SREBP-1c）的表达，减少脂肪堆积，实现调脂作用，并通过抑制炎症因子的表达改善肝组织的损伤。[刘静, 孙蓉. 小柴胡汤对非酒精性脂肪性肝炎模型小鼠的保护作用研究 [J]. 中草药, 2020, 51（14）: 3708-3716.]

【方歌】 小柴胡汤和解功, 半夏人参甘草从, 更用黄芩加姜枣, 少阳百病此为宗。

逍遥散 《太平惠民和剂局方》

【组成】 甘草微炙赤, 半两(4.5g) 当归去苗, 锉, 微炒 茯苓去皮, 白者 白芍药 白术 柴胡去苗, 各一两(各9g)

【用法】 上为粗末, 每服二钱(6g), 水一大盏, 烧生姜一块切破, 薄荷少许, 同煎至七分, 去渣热服, 不拘时候(现代用法: 加生姜 3 片, 薄荷 6g, 水煎服。亦有丸剂, 每服 6~9g, 日服 2 次)。

【功用】 疏肝解郁, 养血健脾。

【主治】 肝郁血虚脾弱证。两胁作痛, 头痛目眩, 口燥咽干, 神疲食少, 或往来寒热, 或月经不调, 乳房胀痛, 舌苔薄白, 脉弦而虚。

【证治机理】 本证由肝郁血虚脾弱所致。肝性喜条达, 恶抑郁, 为藏血之脏, 体阴而用阳。若情志不畅, 肝木不能条达, 则肝体失于柔和, 以致肝郁血虚。足厥阴肝经"布胁肋, 循喉咙之后, 上入颃颡, 连目系, 上出额, 与督脉会于巅"。肝郁血虚则两胁作痛, 头痛目眩; 郁而化火, 故口燥咽干; 肝木为病易于传脾, 脾胃虚弱, 故神疲食少; 脾为营之本, 胃为卫之源, 脾胃虚弱则营卫受损, 失于调和而致往来寒热; 肝藏血, 主疏泄, 肝郁血虚脾弱, 在妇女多见月经不调, 乳房胀痛。治宜疏肝解郁, 养血健脾之法。

【方解】 方中柴胡苦平, 疏肝解郁, 使肝郁得以条达, 为君药。当归甘辛苦温, 养血和血, 且其味辛散, 乃血中气药; 白芍酸苦微寒, 养血敛阴, 柔肝缓急; 归、芍与柴胡同用, 补肝体而助肝用, 使血和则肝和, 血充则肝柔, 共为臣药。肝病易传脾, 木郁则土衰, 故以白术、茯苓、甘草健脾益气, 非但实土以御木乘, 且使营血生化有源, 共为佐药。用法中加薄荷少许, 疏散郁遏之气, 透达肝经郁热; 烧生姜降逆和中, 且能辛散达郁, 亦为佐药。柴胡为肝经引经药, 甘草调和诸药, 均兼使药之用。合而成方, 深合《素问·脏气法时论》"肝苦急, 急食甘以缓之""脾欲缓, 急食甘以缓之""肝欲散, 急食辛以散之"之旨, 可使肝郁得疏, 血虚得养, 脾弱得复, 气血兼顾, 肝脾同调, 立法周全, 组方严谨, 故为调肝养血健脾之名方。

【运用】

1. 本方为治疗肝郁血虚脾弱证之基础方, 又是妇科调经的常用方。以两胁作痛, 神疲食少, 月经不调, 脉弦而虚为辨证要点。

2. 原方以疏肝为主, 君以柴胡, 臣佐养血、健脾之品。临证使用本方时, 宜视病机之主次酌定君药。若以血虚为主者, 君以当归、白芍, 臣佐健脾、疏肝之品; 脾气虚为著者, 君以白术, 臣以茯苓, 佐以疏肝、养血之品; 脾虚湿盛者, 君以茯苓, 臣以白术, 佐以疏肝、养血之品。盖临证执此一方, 圆机活法, 适证多端, 乃可窥"方之用, 变也"之一斑而方效无穷。

【方论选录】 《医宗金鉴·删补名医方论》:"五脏苦欲补泻, 云肝苦急, 急食肝以缓之。

盖肝性急善怒，其气上行则顺，下行则郁，郁则火动，而诸病生矣。故发于上则头眩耳鸣，而或为目赤；发于中则胸满胁痛，而或作吞酸；发于下则少腹疼疝，而或溲溺不利；发于外则寒热往来，似疟非疟。凡此诸症，何莫非肝郁之象乎？而肝木之所以郁，其说有二：一为土虚不能升木也，一为血少不能养肝也。盖肝为木气，全赖土以滋培，水以灌溉。若中土虚，则木不升而郁；阴血少，则肝不滋而枯。方用白术、茯苓者，助土德以升木也；当归、芍药者，益荣血以养肝也；薄荷解热，甘草和中。独柴胡一味，一以为厥阴之报使，一以升发诸阳。经云：木郁则达之。遂其曲直之性，故名曰逍遥。若内热、外热盛者，加丹皮解肌热，炒栀清内热，此加味逍遥散之义也。"

【医案举例】　一妊妇，因怒寒热，颈项动掉，四肢抽搐，此肝火血虚风热，用加味逍遥散加钩藤，数剂而痊。（《校注妇人良方》）

【实验研究】　数据库检索有关逍遥散加减方联合化疗治疗乳腺癌文献 16 篇，共涉及 1 107 例乳腺癌患者。Meta 分析结果显示，逍遥散加减方联合化疗治疗乳腺癌对比单纯化疗组，在乳腺癌实体瘤近期疗效有效率、提高患者生存质量、改善患者临床证候、缓解患者抑郁症、降低患者骨髓抑制、减少患者恶心呕吐、降低患者心脏毒性方面更占优势。但是在降低患者肝肾功损伤及对于提高晚期乳腺癌患者 3 年生存率方面却存在证据不足。[谢贞明，罗莉，杨柱，等. 逍遥散加减方联合化疗治疗乳腺癌的 Meta 分析 [J]. 时珍国医国药，2021，32（7）：1779-1785.]

【方歌】　逍遥散用归芍柴，苓术甘草姜薄偕，疏肝养血兼理脾，丹栀加入热能排。

半夏泻心汤　《伤寒论》

【组成】　半夏洗，半升（12g）　黄芩　干姜　人参各三两（各9g）　黄连一两（3g）　大枣擘，十二枚（4枚）　甘草炙，三两（9g）

【用法】　上七味，以水一斗，煮取六升，去滓，再煎，取三升，温服一升，日三服（现代用法：水煎服）。

【功用】　寒热平调，散结除痞。

【主治】　寒热互结之痞证。心下痞，但满而不痛，或呕吐，肠鸣下利，舌苔腻而微黄。

【证治机理】　本方所治之痞，原系小柴胡汤证误用攻下，损伤中阳，少阳邪热乘虚内陷，以致寒热互结，而成心下痞。痞者，痞塞不通，上下不能交泰之谓。心下即胃脘，病属脾胃。脾胃居中焦，为阴阳升降之枢纽，因中气虚弱，寒热互结，遂成痞证。脾为阴脏，其气主升，胃为阳腑，其气主降，中气既伤，升降失常，故上见呕吐，下则肠鸣下利。法宜调其寒热，益气和胃，散结除痞。

【方解】　方中以辛温之半夏为君，散结除痞，又善降逆止呕。臣以干姜之辛热以温中散寒，黄芩、黄连之苦寒以泄热开痞。以上四味相伍，具有寒热平调，辛开苦降之效。然寒热互结，又缘于中虚失运，升降失常，故方中又以人参、大枣甘温益气，以补脾虚，为佐药。甘草补脾和中兼调诸药而为佐使。合而成方，寒热并用以和阴阳，苦辛并进以调升降，补泻兼施以顾虚实，使寒去热清，升降复常，则痞满可除，呕利自愈。

【运用】

1. 本方为治中气虚弱，寒热互结，升降失常之基础方，又是寒热平调、辛开苦降、散结除痞法之代表方。以心下痞满，呕吐泻利，苔腻微黄为辨证要点。

2. 湿热蕴积中焦，呕甚而痞，中气不虚，或舌苔厚腻者，可去人参、干姜，加枳实、生姜以下气消痞止呕。

【方论选录】《医方考》："伤寒自表入里……若不治其表，而用承气汤下之，则伤中气，而阴经之邪乘之矣。以既伤之中气而邪乘之，则不能升清降浊，痞塞于中，如天地不交而成否，故曰痞。泻心者，泻心下之邪也。姜、夏之辛，所以散痞气；芩、连之苦，所以泻痞热；已下之后，脾气必虚，人参、甘草、大枣所以补脾之虚。"

【医案举例】 张某，男，36岁。平素嗜好饮酒，常饮又多饮，日久之后，酒湿内伤，脾胃失运，中气不和，痰从中生，影响中焦气机升降失调，而成心下痞满之证。伴见恶心呕吐，大便稀溏，每日三四次。虽经多方治疗却难以收功。舌质红，苔白，脉弦滑，此属痰气交阻而成痞，治宜半夏泻心汤。半夏12克，干姜6克，黄连6克，黄芩6克，党参9克，大枣7枚，炙甘草9克。服一剂，大便泻出白色黏液甚多，呕恶大减。再一剂，痞、利俱减。四剂尽而病愈。（《经方临证指南》）

【实验研究】

1. 半夏泻心汤可显著降低幽门螺杆菌（Hp）相关性胃炎模型小鼠FoxP3、RORγt mRNA和蛋白，相关细胞因子TGF-β、IL-10、IL-17A、IL-6表达，其机制可能是通过调控FoxP3、RORγt及其相关细胞因子表达，调节免疫微环境，进而发挥治疗Hp相关性胃炎的作用。[李慧臻，王天麟，马佳乐，等. 基于FoxP3/RORγt免疫失衡探讨半夏泻心汤对幽门螺杆菌相关性胃炎小鼠免疫微环境的影响[J]. 时珍国医国药，2021，32（11）：2574-2578.]

2. 半夏泻心汤可降低慢性萎缩性胃炎（CAG）模型大鼠胃黏膜组织Nrf2，NQO1，GST蛋白及mRNA表达水平，明显改善胃黏膜萎缩、肠化情况。其作用机制可能与半夏泻心汤可以降低Nrf2的转录活性，关闭Nrf2信号通路，降低NQO1，GST的表达水平，实现正常的氧化-抗氧化平衡有关。[石铖，王茜，刘宇，等. 基于Keap1/Nrf2/ARE信号通路探讨半夏泻心汤对慢性萎缩性胃炎大鼠的影响及作用机制[J]. 中国实验方剂学杂志，2021，27（20）：31-37.]

【方歌】 半夏泻心黄连芩，干姜甘草与人参，大枣和之治虚痞，辛开苦降效如神。

乌梅丸 《伤寒论》

【组成】 乌梅三百枚（30g） 细辛六两（3g） 干姜十两（9g） 黄连十六两（9g） 当归四两（6g）附子炮，去皮，六两（6g） 蜀椒炒香，四两（5g） 桂枝六两（6g） 人参六两（6g） 黄柏六两（6g）

【用法】 上十味，异捣筛，合治之。以苦酒（即醋）渍乌梅一宿，去核，蒸之五斗米下，饭熟，捣成泥，和药令相得，内臼中，与蜜杵二千下，丸如梧桐子大，先食，饮服十丸，日三服，稍加至二十丸。禁食生冷、滑物、臭食等（现代用法：乌梅用醋浸一宿，去核打烂，和余药打匀，烘干或晒干，研末，加蜜制丸，每服9g，日一至三次，空腹温开水送下。亦可作汤剂，水煎服）。

【功用】 温脏安蛔。

【主治】 蛔厥证。腹痛时作，手足厥冷，烦闷呕吐，时发时止，得食即呕，常自吐蛔。并治久泻久痢。

【证治机理】 本证系因患者原有蛔虫，复由肠寒胃热，蛔虫上扰所致。蛔虫本喜温而恶寒，"遇寒则动，得温则安"。素患蛔虫之人，蛔寄生于肠内，若肠寒胃热，亦即上热下寒，则不利于蛔虫生存而扰动不安，逆行窜入胃中或胆腑，阻塞胆道，则脘腹阵痛、烦闷呕吐，甚则吐出蛔虫；蛔虫起伏无时，虫动则发，虫伏则止，故时发时止；腹剧痛，气机逆乱，阴阳之气不相顺接，故四肢厥冷，发为蛔厥。此蛔虫内扰，寒热错杂之证，治当温脏安蛔，寒热并调。至于久泻久痢者，亦属寒热错杂，虚实夹杂之证，可一并治之。

【方解】 柯琴言："蛔得酸则静，得辛则伏，得苦则下。"故重用味酸之乌梅以安蛔，使蛔静痛止，又能涩肠以止泻痢，为君药。蛔动因于肠寒胃热，故以味辛性温之蜀椒、细辛，温脏而驱蛔；味苦性寒之黄连、黄柏，清热而下蛔，二药又为止痢之要药，共为臣药。附子、干姜、桂枝助其温脏祛寒、伏蛔之力；蛔虫久积脏腑，必耗伤气血，故以人参、当归益气补血，扶助正气，与桂、附、姜相配，既可养血通脉，以除四肢厥冷，亦有利于温脏安蛔，合为佐药。炼蜜为丸，甘缓和中，为使药。诸药合用，酸苦并进，寒温并用，邪正兼顾，共奏温脏安蛔、扶正祛邪之功。

本方具酸收涩肠，清热燥湿，温中补虚之功，亦可用治胃热肠寒，正气虚弱的久泻、久痢之证。

【运用】

1. 本方为治疗蛔厥证之代表方。以腹痛时作，常自吐蛔，甚或手足厥冷为证治要点。

2. 本方以安蛔为主，临床运用时可酌加使君子、苦楝根皮、榧子、槟榔等以增强驱虫作用。若热重者，可去附子、干姜；寒重者，可减黄连、黄柏；无虚者，可去人参、当归；呕吐者，可酌加吴茱萸、半夏，以和胃降逆而止呕；腹痛甚者，可酌加木香、川楝子以行气止痛；便秘者，可酌加大黄、槟榔以泻下通便。

【方论选录】《伤寒附翼》："仲景之方，多以辛甘、甘凉为君，独此方用酸收之品者，以厥阴主肝而属木。《洪范》云：木曰曲直，曲直作酸。《内经》曰：木生酸，酸入肝，以酸泻之，以酸收之。君乌梅之大酸，是伏其所主也。佐黄连泻心而除痞，黄柏滋肾以除渴，先其所因也。肾者肝之母，椒、附以温肾，则火有所归，而肝得所养，是固其本也。肝欲散，细辛、干姜以散之；肝藏血，桂枝、当归引血归经也。寒热并用，五味兼收，则气味不和，故佐以人参调其中气；以苦酒渍乌梅，同气相求，蒸之米下，资其谷气；加蜜为丸，少与而渐加之，缓则治其本也……蛔为生冷之物，与湿热之气相成，故寒热互用以治之。且胸中烦而吐蛔，则连、柏是寒因热用也。蛔得酸则静，得辛则伏，得苦则下，杀虫之方，无更出其右者。久利则虚，调其寒热，扶其正气，酸以收之，其利自止。"

【医案举例】 沈尧封治朱承宗室。甲戌秋，体倦吐食。诊之，略见动脉，询得停经两月，恶阻症也。述前治法，有效有不效。如或不效，即当停药。录半夏茯苓汤方之，不效，连更数医。越二旬，复邀沈诊，前之动脉不见，但觉细软，呕恶日夜不止，且吐蛔两条。沈曰：恶阻无碍，吐蛔是重候，姑安其蛔，以观动静。用乌梅丸，早晚各二十丸，四日蛔止，呕亦不作。此治恶阻之变局也，故志之。（《续名医类案》）

【实验研究】 乌梅丸可显著降低溃疡性结肠炎（UC）模型大鼠疾病活动指数和结肠组织病理学评分，下调结肠组织 IKKα、NF-κB、COX-2 蛋白及 mRNA 表达，下调 UC 模型对照组大鼠结肠组织 IKKα/NF-κB/COX-2 信号传导通路，抑制炎症反应，这可能是乌梅丸治疗UC 的重要机制之一。[杜丽东，马清林，吴国泰，等. 基于 IKKα/NF-κB/COX-2 信号通路探讨乌梅丸治疗溃疡性结肠炎的机制 [J]. 中药药理与临床，2021，37（02）：3-7.]

【方歌】 乌梅丸用细辛桂，黄连黄柏及当归，人参椒姜加附子，清上温下又安蛔。

简释方

柴胡桂枝干姜汤《伤寒论》 柴胡半斤(24g) 桂枝去皮,三两(9g) 干姜二两(6g) 瓜蒌根四两(12g) 黄芩三两(9g) 牡蛎熬二两(6g) 甘草炙,二两(6g)。功用:和解少阳,温化水饮。主治:伤寒邪入少阳,兼有寒饮。胸胁满微结,小便不利,渴而不呕,但头汗出,往来寒热,心烦。亦治疟疾寒多微有热,或但寒不热者。本方为治疗寒热错杂,胆热脾寒证之常用方,方中重用柴胡通达气血,透热利胆。

柴胡加龙骨牡蛎汤《伤寒论》 柴胡四两(12g) 龙骨 牡蛎熬 生姜切 人参 桂枝去皮 茯苓各一两半(各4.5g) 半夏洗,二合半(9g) 黄芩一两(3g) 铅丹一两半(1g) 大黄二两(6g) 大枣擘,六枚(2枚)。功用:和解少阳,通阳泻热,重镇安神。主治:伤寒少阳兼痰热扰心证。胸满烦惊,小便不利,谵语,一身尽重,不可转侧。本方为治疗少阳郁火重证之常用方,方中重用柴胡清透少阳郁火。

蒿芩清胆汤《通俗伤寒论》 青蒿脑钱半至二钱(4.5~6g) 淡竹茹三钱(9g) 仙半夏钱半(4.5g) 赤茯苓三钱(9g) 青子芩钱半至三钱(4.5~9g) 生枳壳钱半(4.5g) 陈广皮钱半(4.5g) 碧玉散(滑石、甘草、青黛)包,三钱(9g)。功用:清胆利湿,和胃化痰。主治:少阳湿热痰浊证。寒热如疟,寒轻热重,口苦膈闷,吐酸苦水,或呕黄涎而黏,甚则干呕呃逆,胸胁胀痛,小便黄少,舌红苔白腻,间现杂色,脉数而右滑左弦。本方为治少阳湿热证之常用方,清透并用,宣畅气机,化痰利湿,乃分消走泄之剂。

达原饮《温疫论》 槟榔二钱(6g) 厚朴一钱(3g) 草果仁五分(1.5g) 知母一钱(3g) 芍药一钱(3g) 黄芩一钱(3g) 甘草五分(1.5g)。功用:开达膜原,辟秽化浊。主治:温疫或疟疾,邪伏膜原证。憎寒壮热,或一日三次,或一日一次,发无定时,胸闷呕恶,头痛烦躁,脉数,舌边深红,舌苔垢腻,或苔白厚如积粉。本方为治温疫初起或疟疾,邪伏膜原之常用方,可使秽浊得化,热毒得清,则邪气溃散,速离膜原,故以"达原饮"名之。

四逆散《伤寒论》 甘草炙 枳实破,水渍,炙干 柴胡 芍药各十分(各6g)。功用:透邪解郁,疏肝理脾。主治:①阳郁厥逆证。手足不温,或腹痛,或泄利下重,脉弦。②肝脾不和证。胁肋胀痛,脘腹疼痛,脉弦等。本方原治阳郁厥逆证,后世多用作疏肝理脾的基础方,可调和肝脾,舒畅气机,升降同用,气血并调。

加味逍遥散《内科摘要》 当归 芍药 茯苓 白术炒 柴胡各一钱(各6g) 牡丹皮 山栀炒 甘草炙,各五分(各3g)。功用:养血健脾,疏肝清热。主治:肝郁血虚内热证。烦躁易怒,或自汗盗汗,或头痛目涩,或颊赤口干,或月经不调,少腹胀痛,或经期吐衄,舌红苔薄黄,脉弦虚数。

黑逍遥散《医略六书》 逍遥散加熟地(6g)。功用:疏肝健脾,养血调经。主治:肝脾血虚,临经腹痛,脉弦虚。其养血之力胜于逍遥散。

当归芍药散《金匮要略》 当归三两(9g) 芍药一斤(20g) 茯苓四两(12g) 白术四两(12g) 泽泻半斤(10g) 川芎半斤,一作三两(10g)。功用:养肝和血,健脾祛湿。主治:肝脾两虚,血瘀湿滞证。腹中拘急,绵绵作痛,或脘胁疼痛,头目眩晕,食少神疲,或下肢浮肿,小便不利,舌淡苔白,脉细弦或濡缓。本方为治疗"妇人腹中诸疾痛"的常用方,尤以气血两虚、湿瘀互结为宜。

痛泻要方《丹溪心法》 炒白术三两(9g) 炒芍药二两(6g) 炒陈皮两半(4.5g) 防风一两(3g)。

功用：补脾柔肝，祛湿止泻。主治：脾虚肝郁之痛泻。大便泄泻，肠鸣腹痛，泻必腹痛，泻后痛减，舌苔薄白，脉两关不调，左弦而右缓。本方补脾胜湿而止泻，柔肝理气以止痛，脾健肝柔，痛泻自止。

生姜泻心汤《伤寒论》　生姜切，四两(12g)　甘草炙，三两(9g)　人参三两(9g)　干姜一两(3g)　黄芩三两(9g)　半夏洗，半升(9g)　黄连一两(3g)　大枣十二枚(4枚)。功用：和胃消痞，宣散水气。主治：水热互结痞证。心下痞硬，干噫食臭，腹中雷鸣下利。方中生姜与干姜并用，温阳除痞之力强。

甘草泻心汤《伤寒论》　甘草炙，四两(12g)　黄芩　人参　干姜各三两(各9g)　黄连一两(3g)　大枣十二枚(4枚)　半夏半升(9g)。功用：和胃补中，降逆消痞。主治：胃气虚弱痞证。下利日数十行，谷不化，腹中雷鸣，心下痞硬而满，干呕，心烦不得安。本方为治疗寒热互结、痞利俱甚证的常用方。重用炙甘草，增补虚缓中之力。

黄连汤《伤寒论》　黄连　甘草炙　干姜　桂枝各三两(各9g)　人参二两(6g)　半夏洗，半升(9g)　大枣擘，十二枚(4枚)。功用：寒热并调，和胃降逆。主治：胃热肠寒证。腹中痛，欲呕吐者。本方为治疗寒热互结之腹痛的常用方。方中重用桂枝，通阳化阴，止痛降逆。

葛根黄芩黄连汤《伤寒论》　葛根半斤(15g)　甘草炙，二两(6g)　黄芩三两(9g)　黄连三两(9g)。功用：解表清里。主治：表证未解，邪热入里证。身热，下利臭秽，胸脘烦热，口中作渴，喘而汗出，舌红苔黄，脉数或促。本方外疏内清，表里同治。

五积散《仙授理伤续断秘方》　苍术　桔梗各二十两(各15g)　枳壳　陈皮各六两(各9g)　芍药　白芷　川芎　川归　甘草　肉桂　茯苓　半夏汤泡，各三两(各5g)　厚朴　干姜各四两(各6g)　麻黄去根、节，六两(6g)。功用：发表温里，顺气化痰，活血消积。主治：外感风寒，内伤生冷所致寒、湿、气、血、痰五积证。身热无汗，头痛身痛，项背拘急，胸满恶食，呕吐腹痛，以及妇女血气不和，心腹疼痛，月经不调。本方消温汗补四法并用，表里同治。

大柴胡汤《金匮要略》　柴胡半斤(24g)　黄芩三两(9g)　芍药三两(9g)　半夏洗，半升(9g)　生姜切，五两(15g)　枳实炙，四枚(9g)　大枣擘，十二枚(4枚)　大黄二两(6g)。功用：和解少阳，内泻热结。主治：少阳阳明合病。往来寒热，胸胁苦满，呕不止，郁郁微烦，心下痞硬，或心下满痛，大便不解或下利，舌苔黄，脉弦数有力。

防风通圣散《黄帝素问宣明论方》　防风　川芎　当归　芍药　大黄　薄荷叶　麻黄　连翘　芒硝各半两(各6g)　石膏　黄芩　桔梗各一两(各12g)　滑石三两(20g)　甘草二两(10g)　荆芥　白术　栀子各二钱半(各3g)。功用：疏风解表，清热通便。主治：风热壅盛，表里俱实证。憎寒壮热，头目昏眩，目赤睛痛，口苦而干，咽喉不利，胸膈痞闷，咳呕喘满，涕唾黏稠，大便秘结，小便赤涩，舌苔黄腻，脉数有力。并治疮疡肿毒，肠风痔漏，鼻赤，瘾疹等。本方为表里、气血、三焦通治之剂，"汗不伤表，下不伤里，名曰通圣"。

厚朴七物汤《金匮要略》　厚朴半斤(24g)　甘草　大黄各三两(各9g)　大枣十枚(4枚)　枳实五枚(12g)　桂枝二两(6g)　生姜五两(15g)。功用：解肌发表，行气通便。主治：外感表证未罢，里实已成。腹满发热，大便不通，脉浮而数。本方为治疗邪热壅盛、表里俱实证之常用方，方中桂枝辛温，用之解肌散热。

疏凿饮子《济生方》　泽泻(12g)　赤小豆炒(15g)　商陆(6g)　羌活去芦(9g)　大腹皮(12g)　椒目(6g)　木通(6g)　秦艽去芦(9g)　槟榔(6g)　茯苓皮各等分(15g)。功用：泻下逐水，疏风消肿。主治：阳水。遍身水肿，喘呼气急，烦躁口渴，二便不利，脉沉实。本方为治疗水湿壅盛,表里俱病之阳水实证的常用方,下、消、汗三法相伍,内外分消,表里同治,犹如大禹治水,疏江凿河,以利水势,故有"疏凿"之名。

【鉴别】

小柴胡汤　柴胡桂枝汤　柴胡加龙骨牡蛎汤

三方皆以柴胡、黄芩相合,为和解少阳之代表配伍,主治症见往来寒热者。小柴胡汤乃伤寒邪入少阳之主方,为和解少阳法之代表方剂,主治少阳证邪在半表半里者;柴胡桂枝汤证兼内有寒饮,故佐以桂枝、干姜温阳化饮,口渴加天花粉生津止渴,胸胁满微结加牡蛎软坚散结;柴胡加龙骨牡蛎汤证兼有痰热,且见谵语,故佐以大黄泻热,小便不利加茯苓利水而化痰,心烦惊恐加铅丹、龙骨、牡蛎镇心安神。

蒿芩清胆汤　小柴胡汤

蒿芩清胆汤与小柴胡汤均能和解少阳,用于邪在少阳,往来寒热,胸胁苦满者。但小柴胡汤以柴胡、黄芩配人参、大枣、炙甘草,和解中兼有益气扶正之功,宜于邪踞少阳,胆胃不和,胃虚气逆者;蒿芩清胆汤以青蒿、黄芩配赤茯苓、碧玉散,于和解之中兼有化痰清热利湿之效,宜于少阳胆热偏重,兼有湿热痰浊者。

四逆散　小柴胡汤

四逆散与小柴胡汤同为和解剂,均用柴胡、甘草。但小柴胡汤用柴胡配黄芩,解表清热作用较强;四逆散则以柴胡配白芍、枳实,升清降浊,疏肝理脾作用较著。故小柴胡汤为和解少阳的代表方,四逆散则为调和肝脾的基础方。

加味逍遥散　黑逍遥散

加味逍遥散是在逍遥散的基础上加丹皮、栀子而成,故又名丹栀逍遥散、八味逍遥散。因肝郁血虚日久,则生热化火,故加丹皮以清血中之伏火,炒山栀善清肝热,泻火除烦,并导热下行。临床多用于肝郁血虚有热所致的月经不调,经量过多,日久不止,以及经期吐衄等。黑逍遥散是在逍遥散的基础上加地黄,主治逍遥散证而血虚较甚者。若血虚而有内热,宜加生地黄,血虚无热象,应加熟地黄。

生姜泻心汤　甘草泻心汤　黄连汤

生姜泻心汤即半夏泻心汤减干姜二两,加生姜四两而成,方中重用生姜,取其和胃降逆,宣散水气而消痞满,配合辛开苦降,补益脾胃之品,故主治水热互结于中焦,脾胃升降失常所致的痞证;甘草泻心汤即半夏泻心汤加重炙甘草用量而成,方中重用炙甘草调中补虚,配合辛开苦降之品,故主治胃气虚弱、寒热互结所致的痞证;黄连汤即半夏泻心汤再加黄连二两,并去黄芩加桂枝而成,主治上热下寒,胃热则欲呕,肠寒则腹痛,故用黄连清胃热,干姜、桂枝温肠寒,配合半夏和胃降逆,参、草、大枣补虚缓急,全方温清并用,补泻兼施,使寒散热清,上下调和,升降复常,腹痛、呕吐自愈。

大柴胡汤　小柴胡汤

大柴胡汤与小柴胡汤均有柴胡、黄芩、半夏、大枣,具和解少阳之功。但大柴胡汤所治之证呕逆较小柴胡汤为重,故重用生姜以加强止呕之力,且生姜协柴胡还可加强散邪之功。大柴胡汤去小柴胡汤中人参、甘草,是因少阳之邪渐次传里,阳明实热已结,且见"呕不止",故不用人参、甘草,加大黄、枳实,意在泻热除结,用芍药旨在加强缓急止痛之功。小柴胡汤专治少阳病,大柴胡汤则治少阳阳明合病。

大柴胡汤　厚朴七物汤

　　大柴胡汤与厚朴七物汤均为和解攻里之方。但大柴胡汤主治少阳阳明合病而以少阳证为主者，故法取小柴胡汤之义以和解少阳之邪重，法取小承气汤之义以泻下阳明之邪轻；而厚朴七物汤则治太阳阳明合病而以阳明证为重者，故重用厚朴，配伍枳实以行气除满，大黄泻热通便，取厚朴三物汤之义以攻下阳明热结，轻用桂枝，佐以生姜、大枣、甘草以解肌散寒，调和营卫，共成发表攻里之剂。

第十六章　其他类中药

第一节　驱 虫 药

凡以驱除或杀灭人体内寄生虫为主要功效,常用以治疗虫证的药物,称为驱虫药。

本类药物主入脾、胃、大肠经,部分药物具有一定毒性,对人体内的寄生虫,特别是肠道寄生虫有杀灭、麻痹或刺激虫体促使其排出体外,从而起到驱虫作用。故可用治蛔虫、蛲虫、绦虫、钩虫、姜片虫等多种肠道寄生虫病。此类寄生虫病多由湿热内蕴或饮食不洁、食入或感染寄生虫卵所致。症见不思饮食或多食善饥,嗜食异物,绕脐腹痛,时发时止,胃中嘈杂,呕吐清水,肛门瘙痒等;迁延日久,则见面色萎黄,肌肉消瘦,腹部膨大,青筋浮露,周身浮肿等症。对机体其他部位的寄生虫病,如血吸虫、阴道滴虫等,部分驱虫药物亦有驱杀作用。某些驱虫药物兼有行气、消积、润肠、止痒等作用,对食积气滞、小儿疳积、便秘、疥癣瘙痒等病证,亦有疗效。

应用驱虫药时,应根据寄生虫的种类及患者体质强弱、证情缓急,选用适宜药物,并视患者的不同兼证进行恰当配伍。如大便秘结者,当配伍泻下药;兼有积滞者,可与消积导滞药同用;脾胃虚弱者,配伍健脾和胃之品;体质虚弱者,须先补后攻或攻补兼施。使用肠道驱虫药时,多与泻下药同用,以利于虫体的排出。

驱虫药物对人体正气多有损伤,故要控制剂量,防止用量过大中毒或损伤正气;对素体虚弱、年老体衰及孕妇,更当慎用。驱虫药一般应在空腹时服用,使药物充分作用于虫体而保证疗效。对发热或腹痛剧烈者,不宜急于驱虫,待症状缓解后,再行施用驱虫药物。

槟榔　Bīngláng 《名医别录》

本品为棕榈科植物槟榔 *Areca catechu* L. 的干燥成熟种子。我国主产于广东、云南;国外以菲律宾、印度及印度尼西亚产量最多。生用、炒黄或炒焦用。

【药性】　苦、辛,温。归胃、大肠经。

【功效】　杀虫,消积,行气,利水,截疟。

【应用】

1. 绦虫病,蛔虫病,姜片虫病,虫积腹痛　本品对绦虫、蛔虫、蛲虫、钩虫、姜片虫等肠道寄生虫均有驱杀作用,并以泻下驱除虫体为其特点。用治绦虫证疗效最佳,可单用;现代多与南瓜子同用,疗效更佳。治蛔虫病、蛲虫病,可与使君子、苦楝皮同用。治姜片虫病,可与乌梅、甘草配伍。

2. 食积气滞,腹胀便秘,泻痢后重　本品辛散苦泄,入胃肠经,善行胃肠之气,消积导滞，兼缓泻通便。治疗食积气滞，腹胀便秘，或泻痢后重，常与木香、青皮、大黄等同用；若治湿热泻痢，可与木香、黄连、芍药等同用。

3. 水肿，脚气肿痛　本品既能利水，又能行气，气行以助水运。治疗水肿实证，二便不利，常与商陆、泽泻、木通等同用；用治寒湿脚气肿痛，常与木瓜、吴茱萸、陈皮等配伍。

4. 疟疾　本品能截疟，治疗疟疾，常与常山、草果等同用。

【用法用量】　煎服，3～10g；驱绦虫、姜片虫 30～60g。生用力佳，炒用力缓；焦槟榔功能消食导滞，用于食积不消，泻痢后重。

【使用注意】　脾虚便溏、气虚下陷者忌用；孕妇慎用。

【文献摘要】　《名医别录》："主消谷，逐水，除痰癖，杀三虫伏尸，疗寸白。"《药性论》："宣利五脏六腑壅滞，破坚满气，下水肿，治心痛，风血积聚。"《本草纲目》："治泻痢后重，心腹诸痛，大小便气秘，痰气喘息。疗诸疟，御瘴疠。"

【现代研究】　主要含槟榔碱、槟榔次碱、去甲基槟榔碱、去甲基槟榔次碱等生物碱，以及脂肪油、鞣质、槟榔红色素等，生物碱为槟榔主要活性成分。本品能麻痹或驱杀绦虫、蛲虫、蛔虫、钩虫、肝吸虫、血吸虫，抑制真菌、流感病毒、幽门螺杆菌，促进唾液、汗腺分泌，增加肠蠕动，减慢心率，降血压，抗血栓，改善脑功能等。

简析药

使君子　本品为使君子科植物使君子的干燥成熟果实。味甘，性温；归脾、胃经。功能杀虫，消积。本品味甘气香而不苦，有良好的杀虫作用，为驱蛔要药。主治蛔虫病，蛲虫病，虫积腹痛，小儿疳积。使君子 9～12g，捣碎入煎剂；使君子仁 6～9g，多入丸散或单用，1～2 次，分服。小儿每岁 1～1.5 粒，炒香嚼服，1 日总量不超过 20 粒。大量服用可致呃逆、眩晕、呕吐、腹泻等反应。若与热茶同服，亦能引起呃逆、腹泻，故服用时忌饮浓茶。

苦楝皮　本品为楝科植物川楝或楝的干燥树皮和根皮。味苦，性寒；有毒；归肝、脾、胃经。功能杀虫，疗癣。本品苦寒有毒，有较强的杀虫作用，可用治多种肠道寄生虫病，为广谱驱虫中药。主治蛔虫病，蛲虫病，虫积腹痛，疥癣瘙痒。煎服，3～6g。外用适量，研末，用猪脂调敷患处。本品有毒，不宜过量或持续久服；孕妇、脾胃虚寒及肝肾功能不全者慎用。

南瓜子　本品为葫芦科植物南瓜的种子。味甘，性平；归胃、大肠经。功能杀虫。主治绦虫病，可单用，或与槟榔同用。亦可用治血吸虫病，但须较大剂量（120～200g），长期服用。研粉，60～120g。冷开水调服。

鹤草芽　本品为蔷薇科植物龙牙草（仙鹤草）的干燥冬芽。味苦、涩，性凉；归肝、小肠、大肠经。功能杀虫。本品善驱绦虫，兼能泻下通便，有利于虫体排出，为治绦虫病之专药。研粉吞服，每次 30～45g，小儿 0.7～0.8g/kg。每日 1 次，早起空腹服。不宜入煎剂，因有效成分（鹤草酚）几乎不溶于水。

雷丸　本品为白蘑科真菌雷丸的干燥菌核。味微苦，性寒；归胃、大肠经。功能杀虫，消积。本品驱虫面广，对多种肠道寄生虫均有驱杀作用，尤以驱杀绦虫为佳。主治绦虫病，钩虫病，蛔虫病，虫积腹痛，小儿疳积。内服，15～21g，不宜入煎剂，一般研粉服，1 次 5～7g，饭后用温开水调服，1 日 3 次，连服 3 天。因本品主要成分为一种蛋白水解酶（雷丸素），加热 60℃左右即易于破坏而失效，故不宜入煎剂，宜入丸散服。

鹤虱　本品为菊科植物天名精或伞形科植物野胡萝卜的干燥成熟果实。味苦、辛,性平;有小毒;归脾、胃经。功能杀虫,消积。主治多种肠道寄生虫病,蛔虫病,蛲虫病,绦虫病,虫积腹痛,小儿疳积。煎服,3~9g。孕妇慎用。

榧子　本品为红豆杉科植物榧的干燥成熟种子。味甘,性平;归肺、胃、大肠经。功能杀虫消积,润肺止咳,润燥通便。主治钩虫病,蛔虫病,绦虫病,虫积腹痛,小儿疳积,肺燥咳嗽,肠燥便秘。煎服,9~15g。大便溏薄者不宜使用。

芜荑　本品为榆科植物大果榆果实的加工品。味辛、苦,性温;归脾、胃经。功能杀虫,消积。主治虫积腹痛,小儿疳积。煎服,4.5~6g。外用量,研末调敷。脾胃虚弱者慎用。

第二节　涌 吐 药

凡以促使呕吐为主要功效,常用治毒物、宿食、痰涎等停滞在胃脘或胸膈以上病证的药物,称为涌吐药,也称催吐药。

本类药味多酸苦,归胃经,具有涌吐毒物、宿食、痰涎作用。适用于误食毒物,停留胃中,未被吸收;或宿食停滞不化,尚未入肠,胃脘胀痛;或痰涎壅盛,阻于胸膈或咽喉,呼吸急促;或痰浊上涌、蒙蔽清窍,癫痫发狂等证。

涌吐药作用强烈,且多具毒性,易伤胃损正,故仅适用于体壮邪实之证。为确保临床用药安全、有效,宜采用"小量渐增"法,切忌骤用大量;同时要注意"中病即止",只可暂投,不可连服或久服,谨防中毒或涌吐太过。若药后不吐或未达必要的呕吐程度,可饮热水以助药力,或用翎毛探喉以助涌吐。若药后呕吐不止,应立即停药,并积极采取措施,及时抢救。

吐后应适当休息,不宜马上进食。待胃肠功能恢复后,再进流质或易消化食物,忌食油腻辛辣及不易消化之物。凡体虚或老人、小儿、妇女胎前产后,及素患失血、头晕、心悸、劳嗽喘咳等证患者,均当忌用。

因本类药物作用峻猛,药后患者反应强烈而痛苦不堪,故现代临床已少用。

简析药

甜瓜蒂　本品为葫芦科植物甜瓜的干燥果蒂。味苦,性寒;有毒;归胃、胆经。功能涌吐痰食,祛湿退黄。主治风痰、宿食停滞,食物中毒,湿热黄疸。煎服,2.5~5g;入丸散服,每次0.3~1g。外用适量,研末吹鼻,待鼻中流出黄水即可停药。孕妇、体虚、心脏病、吐血、咳血、胃弱及上部无实邪者忌用。

常山　本品为虎耳草科植物常山的干燥根。味苦、辛,性寒;有毒;归肺、肝、心经。功能涌吐痰涎,截疟。主治痰饮停聚,胸膈痞塞,疟疾。煎服,5~9g。涌吐可生用,截疟宜酒制用。治疗疟疾宜在寒热发作前半天或2小时服用。用量不宜过大;孕妇及体虚者慎用。

胆矾　本品为三斜晶系胆矾的矿石,主含含水硫酸铜($CuSO_4 \cdot 5H_2O$)。味酸、辛,性寒;有毒;归肝、胆经。功能涌吐痰涎,解毒收湿,祛腐蚀疮。主治风痰壅塞,喉痹,癫痫,误食毒物,风眼赤烂,口疮,牙疳,胬肉,疮疡不溃。温水化服,0.3~0.6g。外用适量,煅后研末撒或调敷,或以水溶化后外洗。孕妇、体虚者忌服。

第三节　攻毒杀虫止痒生肌药

凡以攻毒疗疮，杀虫止痒为主要功效，常用以治疗疮疡肿毒，湿疹疥癣瘙痒的药物，称为攻毒杀虫止痒药；凡以拔毒化腐，生肌敛疮为主要功效，常用以治疗痈疽疮疡溃后脓出不畅或久不收口为主的药物，称为拔毒化腐生肌药。

本类药物多为矿石类，大多有毒，以外用为主，兼可内服。具有攻毒疗疮，解毒杀虫，燥湿止痒，拔毒化腐，生肌敛疮之功。适用于外科、皮肤科、五官科病证，如痈肿疔毒，疥癣，聤耳，梅毒，癌肿，虫蛇咬伤以及痈疽疮疡溃后脓出不畅，或溃后腐肉不去，新肉难生，伤口难以生肌愈合等。部分药物还可用于咽喉肿痛，口舌生疮，目赤翳障，耳疮等。

本类药物的外用方法，可根据病情和用途而定，如研末外撒，或煎汤洗渍及热敷、浴泡、含漱，或用油脂、水调敷，或制成软膏涂抹，或做成药捻、栓剂栓塞，或外用膏药敷贴，或点眼、吹喉、滴耳等。

本类药物内服使用时，宜作丸散剂用，使其缓慢溶解吸收，且便于掌握剂量。本类药物多具不同程度的毒性，无论外用或内服，均应严格掌握剂量及用法，不可过量或持续使用。其中，含砷、汞、铅等重金属类的药物尤应严加注意。应严格遵守炮制规范及制剂法度，以减低毒性而确保用药安全。

简析药

雄黄　本品为硫化物类矿物雄黄族雄黄，主含二硫化二砷（As_2S_2）。味辛，性温；有毒；归肝、大肠经。功能解毒杀虫，燥湿祛痰，截疟。主治痈肿疔疮，湿疹疥癣，蛇虫咬伤，虫积腹痛，惊痫，疟疾。内服，0.05～0.1g，入丸散用。外用适量，熏涂患处。本品应水飞入药，切忌火煅；内服宜慎；不可长期、大量使用；孕妇禁用。

硫黄　本品为自然元素类矿物硫族自然硫。味酸，性温；有毒；归肾、大肠经。外用解毒疗疮、杀虫止痒；内服补火助阳通便。本品性温而燥，乃纯阳之品，入肾经能补命门之火，尤为治疥疮之要药。主治疥疮，顽癣，秃疮，湿疹，阴疽恶疮，阳痿足冷，虚喘冷哮，虚寒便秘。外用适量，研末油调涂敷患处。内服，1.5～3g，炮制后入丸散服。孕妇慎用；不宜与芒硝、玄明粉同用；阴虚火旺者忌服。

白矾　本品为硫酸盐类矿物明矾石经加工提炼制成。主含含水硫酸铝钾［$KAl(SO_4)_2·12H_2O$］。味酸、涩，性寒；归肺、脾、肝、大肠经。外用解毒杀虫，燥湿止痒；内服止血止泻，祛除风痰。主治湿疹，疥癣，脱肛，痔疮，疮疡，聤耳流脓，便血，衄血，崩漏，久泻久痢，癫痫发狂。内服，0.6～1.5g，入丸散剂。外用适量、研末敷或化水洗患处。

蛇床子　本品为伞形科植物蛇床的干燥成熟果实。味辛、苦，性温；有小毒；归肾经。功能燥湿祛风，杀虫止痒，温肾壮阳。主治阴痒，疥癣，湿疹瘙痒，寒湿带下，湿痹腰痛，肾虚阳痿，宫冷不孕。煎服，3～10g。外用适量，多煎汤熏洗，或研末调敷。阴虚火旺或下焦有湿热者不宜内服。

蟾酥　本品为蟾蜍科动物中华大蟾蜍或黑眶蟾蜍的干燥分泌物。味辛，性温；有毒；归心经。功能解毒，止痛，开窍醒神。主治痈疽疔疮，咽喉肿痛，牙痛，中暑神昏，痧胀腹痛吐泻。内服，0.015～0.03g，多入丸散用。外用适量。本品有毒，内服切勿过量；孕妇慎用；外用不可入目。

红粉　本品为红氧化汞（HgO），以水银、火硝、白矾为原料加工而成的红色升华物。味辛，性热；有大毒；归肺、脾经。功能拔毒，除脓，去腐，生肌。主治痈疽疔疮，梅毒下疳，一切恶疮，肉暗紫黑，腐肉不去，窦道瘘管，脓水淋漓，久不收口，为外科要药。常与煅石膏研末外用，根据病情不同调整两药用量比例。外用适量，研极细粉单用或与其他药味配制成散剂或制成药捻。本品有大毒，只可外用，不可内服；外用亦不宜久用；孕妇禁用。

轻粉　本品为水银、白矾、食盐等经升华法炼制而成的氯化亚汞（Hg_2Cl_2）。味辛，性寒；有毒；归大肠、小肠经。外用杀虫，攻毒，敛疮；内服祛痰消积，逐水通便。主治疥疮，顽癣，臁疮，梅毒，疮疡，湿疹，痰涎积滞，水肿臌胀，二便不利。外用适量，研末掺敷患处。内服，每次 0.1～0.2g，每日 1～2 次，多入丸剂或装胶囊服。服后及时漱口，以免口腔糜烂。本品有毒，不可过量或久服；内服宜慎；孕妇禁服。

砒石　本品为矿物砷华的矿石，或由毒砂、雄黄等含砷矿物为原料的加工制成品，也称信石。药材分白砒（白信石）与红砒（红信石）两种，药用以红砒为主。砒石升华的精制品即砒霜。味辛，性大热；有大毒；归肺、脾、肝经。外用攻毒杀虫，蚀疮去腐；内服劫痰平喘，攻毒抑癌。主治恶疮，瘰疬，顽癣，牙疳，痔疮，寒痰哮喘，癌肿。外用适量，研末撒敷，宜作复方散剂或入膏药、药捻用。内服宜入丸、散，每次 0.002～0.004g。本品有剧毒，内服宜慎；外用亦应注意，以防局部吸收中毒。不可作酒剂服。体虚者及孕妇禁服。不宜与水银同用。

炉甘石　本品为碳酸盐类矿物方解石族菱锌矿，主含碳酸锌（$ZnCO_3$）。味甘，性平；归肝、脾经。功能解毒明目退翳，收湿止痒敛疮。主治目赤肿痛，睑弦赤烂，翳膜遮睛，胬肉攀睛，溃疡不敛，脓水淋漓，湿疮瘙痒。外用适量。本品专供外用，不作内服。

硼砂　本品为天然矿物硼砂经精制而成的结晶，主含含水四硼酸钠（$Na_2B_4O_7 \cdot 10H_2O$）。味甘、咸，性凉；归肺、胃经。外用清热解毒，内服清肺化痰。主治咽喉肿痛，口舌生疮，目赤翳障，痰热咳嗽。外用适量，研极细末干撒或调敷患处；或化水含漱。内服多入丸、散，1.5～3g。本品以外用为主，内服宜慎。

斑蝥　本品为芫青科昆虫南方大斑蝥或黄黑小斑蝥的干燥体。味辛，性热；有大毒；归肝、胃、肾经。功能破血逐瘀，散结消癥，攻毒蚀疮。主治癥瘕，瘀滞经闭，顽癣，赘疣，瘰疬，痈疽不溃，恶疮死肌。内服，0.03～0.06g，炮制后多入丸散用。外用适量，研末或浸酒、醋，或制油膏涂敷患处。本品有大毒，内服宜慎，孕妇禁用。外用对皮肤、黏膜有很强的刺激作用，能引起皮肤发红、灼热、起疱，甚至腐烂，故不宜久敷和大面积使用。

皂角刺　本品为豆科植物皂荚的干燥棘刺，又名皂角针。味辛，性温；归肝、胃经。功能消肿托毒，排脓，杀虫。主治痈疽初起或脓成不溃，疥癣麻风。煎服，3～10g。外用适量，醋蒸取汁涂患处。

中药名称索引

二画

丁香　　　112
人参　　　120

三画

三七　　　186
三棱　　　185
干姜　　　110
土茯苓　　　93
土鳖虫　　　185
大血藤　　　92
大豆黄卷　　　55
大青叶　　　91
大枣　　　124
大黄　　　72
大蓟　　　187
大腹皮　　　211
山豆根　　　92
山茱萸　　　149
山药　　　124
山楂　　　237
山慈菇　　　93
千年健　　　207
千金子　　　75
川贝母　　　230
川牛膝　　　184
川乌　　　205
川芎　　　180
川楝子　　　173
广藿香　　　207

女贞子　　　131
小麦　　　160
小茴香　　　112
小蓟　　　186
马齿苋　　　92
马勃　　　92
马钱子　　　185
马兜铃　　　231

四画

王不留行　　　184
天冬　　　130
天花粉　　　85
天竺黄　　　230
天南星　　　229
天麻　　　198
木瓜　　　206
木香　　　171
木通　　　212
五加皮　　　206
五灵脂　　　184
五味子　　　149
五倍子　　　150
太子参　　　124
车前子　　　212
牛黄　　　166
牛蒡子　　　54
牛膝　　　182
升麻　　　54
丹参　　　181
乌药　　　173

乌梅	148	白鲜皮	89
六神曲	237	白薇	96
火麻仁	74	瓜蒌	227
巴豆	75	冬瓜子	230
巴豆霜	75	冬虫夏草	134
巴戟天	133	玄参	94
水牛角	95	半夏	225
水蛭	185	半夏曲	228

五画

六画

玉竹	130	地龙	199
甘草	123	地骨皮	96
甘遂	74	地榆	187
艾叶	187	芒硝	73
石韦	212	西红花	184
石决明	199	西河柳	51
石菖蒲	167	西洋参	123
石斛	130	百合	129
石膏	83	百部	231
龙骨	158	当归	125
龙胆	88	肉苁蓉	134
龙眼肉	127	肉豆蔻	151
北沙参	128	肉桂	111
生地黄	93	朱砂	157
生姜	50	竹叶	85
生姜皮	211	竹沥	230
代赭石	199	竹茹	230
仙茅	134	延胡索	183
仙鹤草	188	血余炭	189
白及	188	血竭	185
白术	122	全蝎	199
白头翁	90	合欢皮	160
白芍	126	合欢花	160
白芷	51	灯心草	212
白附子	229	决明子	86
白茅根	188	安息香	167
白矾	254	冰片	166
白果	232	防己	204
白前	229	防风	51
白扁豆	124	红大戟	74

红花 184

红粉 255

七画

麦冬 128

麦芽 238

远志 160

赤石脂 151

赤芍 95

芜荑 253

芫花 74

花椒 113

芥子 229

苍术 207

苍耳子 51

芡实 151

苎麻根 188

芦荟 74

芦根 85

苏合香 166

杜仲 134

豆蔻 209

连翘 91

吴茱萸 112

牡丹皮 95

牡蛎 196

何首乌 127

皂角刺 255

皂荚 229

佛手 173

龟甲 129

辛夷 51

羌活 51

灶心土 189

沙苑子 134

没药 184

沉香 173

诃子 151

补骨脂 132

阿胶 127

陈皮 170

附子 109

鸡内金 238

鸡血藤 184

八画

青皮 173

青蒿 95

青黛 92

苦杏仁 228

苦参 89

苦楝皮 252

枇杷叶 231

板蓝根 92

刺蒺藜 199

郁李仁 74

郁金 183

虎杖 213

昆布 230

败酱草 92

知母 85

使君子 252

侧柏叶 188

佩兰 209

金钱草 212

金银花 89

金樱子 151

乳香 183

鱼腥草 91

狗脊 207

饴糖 124

京大戟 74

炉甘石 255

泽兰 184

泽泻 210

细辛 51

贯众 91

九画

珍珠母 199

荆芥	50
茜草	188
草乌	205
草豆蔻	209
草果	209
茵陈	211
茯苓	209
胡黄连	96
南瓜子	252
南沙参	130
枳壳	173
枳实	171
柏子仁	159
栀子	84
枸杞子	131
柿蒂	174
威灵仙	205
砒石	255
厚朴	208
砂仁	209
牵牛子	75
轻粉	255
鸦胆子	92
虻虫	185
骨碎补	185
钩藤	197
香加皮	211
香附	172
香橼	173
香薷	50
胆矾	253
胆南星	229
胖大海	230
独活	203
姜黄	183
前胡	229
首乌藤	159
炮姜	189
穿心莲	91
络石藤	206

十画

秦艽	206
秦皮	89
蚕沙	206
莱菔子	238
莲子	151
莲子心	85
莲须	151
莪术	185
荷叶	188
桂枝	49
桔梗	229
桃仁	182
核桃仁	134
夏枯草	85
柴胡	53
党参	124
射干	90
高良姜	113
益母草	184
益智仁	134
凌霄花	185
浙贝母	230
海金沙	212
海蛤壳	231
海螵蛸	151
海藻	230
浮小麦	150
通草	212
桑叶	52
桑白皮	231
桑枝	206
桑寄生	205
桑椹	131
桑螵蛸	151

十一画

| 黄芩 | 86 |
| 黄芪 | 121 |

黄连	87	紫苏梗	173
黄药子	230	紫河车	135
黄柏	88	紫草	95
黄精	131	紫菀	231
萆薢	212	蛤蚧	134
菟丝子	134	黑芝麻	131
菊花	54	锁阳	134
常山	253	番泻叶	74
蛇床子	254	滑石	212
银柴胡	96		
甜瓜蒂	253	**十三画**	
猪苓	211		
麻黄	48	蒲公英	91
麻黄根	150	蒲黄	188
鹿角	133	椿皮	152
鹿角胶	133	槐花	188
鹿茸	132	硼砂	255
旋覆花	226	雷丸	252
商陆	75	雷公藤	206
羚羊角	197	路路通	206
淫羊藿	133	蜈蚣	199
淡竹叶	85	蜂蜜	124
淡豆豉	55		
续断	134	**十四画**	
十二画		蔓荆子	54
		榧子	253
		槟榔	251
琥珀	158	酸枣仁	159
斑蝥	255	磁石	158
款冬花	231	豨莶草	206
葛根	54	蝉蜕	54
葱白	51	罂粟壳	150
葶苈子	231	熊胆粉	93
萹蓄	212		
椒目	211	**十五画**	
棕榈炭	189		
硫黄	254	蕲蛇	205
雄黄	254	墨旱莲	131
紫花地丁	91	僵蚕	200
紫苏子	231	熟地黄	125
紫苏叶	50	鹤虱	253

鹤草芽 252

檀香 173

十六画

薤白 173

薏苡仁 211

薄荷 52

橘红 229

橘核 173

十八画及以上

覆盆子 151

礞石 231

瞿麦 212

鳖甲 131

蟾酥 254

麝香 165

十七画

藁本 51

方剂名称索引

一画

一贯煎　　147

二画

二陈汤　　232
二妙散　　221
十灰散　　194
十全大补汤　　144
十补丸　　147
十枣汤　　80
丁香柿蒂汤　　179
七味白术散　　142
七厘散　　193
八正散　　220
八珍汤　　144
人参养荣汤　　144
人参蛤蚧散　　143
九仙散　　155
九味羌活汤　　58

三画

三子养亲汤　　234
三仁汤　　220
三甲复脉汤　　202
三拗汤　　65
三物备急丸　　79
下瘀血汤　　192
大羌活汤　　67
大青龙汤　　66

大定风珠　　202
大建中汤　　116
大承气汤　　75
大秦艽汤　　69
大柴胡汤　　248
大陷胸汤　　79
大黄䗪虫丸　　193
大黄牡丹汤　　76
大黄附子汤　　79
川芎茶调散　　68
己椒苈黄丸　　81
小半夏汤　　233
小青龙加石膏汤　　67
小青龙汤　　59
小金丹　　235
小定风珠　　202
小建中汤　　116
小承气汤　　79
小活络丹　　69
小柴胡汤　　241
小陷胸汤　　234
小蓟饮子　　194

四画

天王补心丹　　162
天台乌药散　　178
天麻钩藤饮　　201
木香导滞丸　　239
木香槟榔丸　　239
五仁丸　　80
五皮散　　222

五苓散	218	归脾汤	138
五味消毒饮	105	四君子汤	135
五积散	248	四妙勇安汤	105
五磨饮子	179	四物汤	137
止痉散	69	四逆汤	114
止嗽散	67	四逆散	247
少腹逐瘀汤	192	四神丸	152
贝母瓜蒌散	234	四磨汤	179
内补黄芪汤	145	生化汤	193
牛黄清心丸	167	生脉散	143
升阳益胃汤	143	生姜泻心汤	248
升陷汤	143	生铁落饮	162
升麻葛根汤	67	失笑散	193
化斑汤	106	仙方活命饮	100
丹参饮	193	白头翁汤	107
乌梅丸	245	白虎加人参汤	104
六一散	221	白虎加苍术汤	104
六君子汤	142	白虎加桂枝汤	104
六味地黄丸	145	白虎汤	97
六磨饮子	179	白通汤	117
孔圣枕中丹	162	瓜蒌薤白白酒汤	175
		瓜蒌薤白半夏汤	177
五画		半夏天麻白术汤	235
		半夏泻心汤	244
玉女煎	106	半夏厚朴汤	177
玉屏风散	143	加味乌药汤	178
玉真散	69	加味肾气丸	147
正柴胡饮	68	加味逍遥散	247
甘麦大枣汤	162	加减复脉汤	146
甘草干姜茯苓白术汤	222	加减葳蕤汤	68
甘草泻心汤	248		
甘遂半夏汤	80	**六画**	
甘露消毒丹	221		
左归丸	146	圣愈汤	144
左归饮	146	芍药汤	107
左金丸	106	再造散	68
右归丸	147	达原饮	247
右归饮	147	至宝丹	167
龙胆泻肝汤	102	当归六黄汤	107
戊己丸	106	当归四逆加吴茱萸生姜汤	117
平胃散	216	当归四逆汤	117

当归芍药散　247
当归补血汤　144
当归拈痛汤　221
当归建中汤　118
回阳救急汤　117
朱砂安神丸　160
竹叶石膏汤　104
华盖散　66
血府逐瘀汤　189
行军散　168
舟车丸　80
会厌逐瘀汤　192
交泰丸　163
安宫牛黄丸　167
异功散　142
导水丸　81
导赤散　101
导痰汤　233
阳和汤　115
防己黄芪汤　219
防风通圣散　248

七画

麦味地黄丸　146
苇茎汤　105
苏子降气汤　176
苏合香丸　168
杏苏散　68
杞菊地黄丸　146
连朴饮　221
牡蛎散　154
身痛逐瘀汤　192
羌活胜湿汤　222
完带汤　214
良附丸　178
补中益气汤　136
补阳还五汤　193
补肝汤　144
阿胶鸡子黄汤　202
附子汤　223

附子理中丸　116

八画

青蒿鳖甲汤　103
苓甘五味姜辛汤　234
苓桂术甘汤　219
抱龙丸　168
肾气丸　139
易黄汤　155
固冲汤　153
固经丸　155
败毒散（人参败毒散）　60
知柏地黄丸　146
金水六君煎　233
金铃子散　177
金锁固精丸　155
炙甘草汤　141
泻心汤　105
泻白散　106
泻青丸　106
泻黄散　106
定志丸　163
定喘汤　178
定痫丸　235
实脾散　222
建瓴汤　201
参苏饮　68
参附汤　117
参苓白术散　142
驻车丸　155

九画

珍珠母丸　162
荆防败毒散　67
茵陈五苓散　221
茵陈四逆汤　220
茵陈蒿汤　217
茱萸汤　116
茯苓丸　233
茯苓桂枝甘草大枣汤　222

枳术丸	178	桂枝汤	56
枳术汤	178	桂枝茯苓丸	193
枳实导滞丸	239	桃红四物汤	144
枳实消痞丸	178	桃花汤	155
枳实薤白桂枝汤	177	桃核承气汤	192
柏子养心丸	162	柴胡加龙骨牡蛎汤	247
栀子柏皮汤	220	柴胡桂枝干姜汤	247
厚朴七物汤	248	柴胡陷胸汤	234
厚朴温中汤	178	柴胡疏肝散	177
牵正散	69	柴葛解肌汤	67
胃苓汤	221	逍遥散	243
咳血方	194	透脓散	144
钩藤饮	202	健脾丸	240
香苏散	67	射干麻黄汤	67
香连丸	107	胶艾汤	143
香砂六君子汤	142	凉膈散	105
香薷散	64	消风散	69
复元活血汤	193	消瘰丸	235
保元汤	143	海藻玉壶汤	235
保和丸	238	涤痰汤	233
禹功散	80	润肠丸	80
独活寄生汤	215	调胃承气汤	79
养心汤	163	通脉四逆汤	117
举元煎	143	通窍活血汤	192
济川煎	78	桑杏汤	68
宣白承气汤	79	桑菊饮	67
		桑螵蛸散	153

十画

秦艽鳖甲散	107		
泰山磐石散	145	理中丸	113
都气丸	146	理中化痰丸	118
真人养脏汤	155	黄土汤	194
真武汤	213	黄龙汤	81
桂苓甘露散	221	黄芩汤	107
桂枝人参汤	116	黄芪建中汤	116
桂枝甘草龙骨牡蛎汤	162	黄芪桂枝五物汤	117
桂枝加芍药汤	66	黄连汤	248
桂枝加厚朴杏子汤	66	黄连阿胶汤	163
桂枝加桂汤	66	黄连温胆汤	234
桂枝加葛根汤	66	黄连解毒汤	104

十一画

萆薢分清饮	222
菊花茶调散	69
控涎丹	80
银翘散	61
猪苓汤	221
麻子仁丸	80
麻黄加术汤	66
麻黄汤	55
麻黄杏仁甘草石膏汤	63
麻黄杏仁薏苡甘草汤	66
麻黄细辛附子汤	68
旋覆代赭汤	178
羚角钩藤汤	201
清气化痰丸	234
清心莲子饮	108
清金化痰汤	234
清金降火汤	234
清带汤	155
清胃散	106
清骨散	107
清营汤	98
清暑益气汤	104
清瘟败毒饮	105
清燥救肺汤	64

十二画

越婢汤	67
越鞠丸	174
葛花解酲汤	240
葛根黄芩黄连汤	248
葱白七味饮	68
葱豉桔梗汤	67
葶苈大枣泻肺汤	106

紫金锭	168
紫雪	167
黑逍遥散	247
痛泻要方	247
普济消毒饮	99
温经汤	190
温胆汤	233
温脾汤（《备急千金要方》卷十三）	77
温脾汤（《备急千金要方》卷十五）	79
犀角地黄汤	104
犀黄丸	105
疏凿饮子	248

十三画

蒿芩清胆汤	247
槐花散	194
暖肝煎	117
新加香薷饮	68
新加黄龙汤	81
滚痰丸	234

十四画及以上

酸枣仁汤	161
磁朱丸	162
膈下逐瘀汤	192
缩泉丸	155
增液承气汤	81
镇肝熄风汤	200
橘皮竹茹汤	178
橘核丸	178
藿朴夏苓汤	221
藿香正气散	220
鳖甲煎丸	193

主要参考书目

[1] 林启寿. 中草药成分化学 [M]. 北京：科学出版社，1977.

[2] 秦伯未. 清代名医医案精华 [M]. 北京：人民卫生出版社，2006.

[3] 曹颖甫. 经方实验录 [M]. 北京：人民军医出版社，2010.

[4] 张山雷. 张山雷医学丛书：本草正义 [M]. 太原：山西科学技术出版社，2013.

[5] 严鸿志. 感证辑要 [M]. 2版. 北京：中国医药科技出版社，2019.

[6] 河北省卫生工作者协会. 流行性乙型脑炎中医治疗法 [M]. 石家庄：河北人民出版社，1956.

[7] 翟竹亭. 湖岳村叟医案 [M]. 郑州：中原农民出版社，2014.

[8] 陈明，刘燕华，李芳. 刘渡舟临证验案精选 [M]. 北京：学苑出版社，1996.

[9] 李冀. 方剂学 [M]. 北京：中国中医药出版社，2012.

[10] 李冀. 方剂学 [M]. 北京：高等教育出版社，2009.

[11] 钟赣生. 中药学 [M]. 北京：中国中医药出版社，2016.